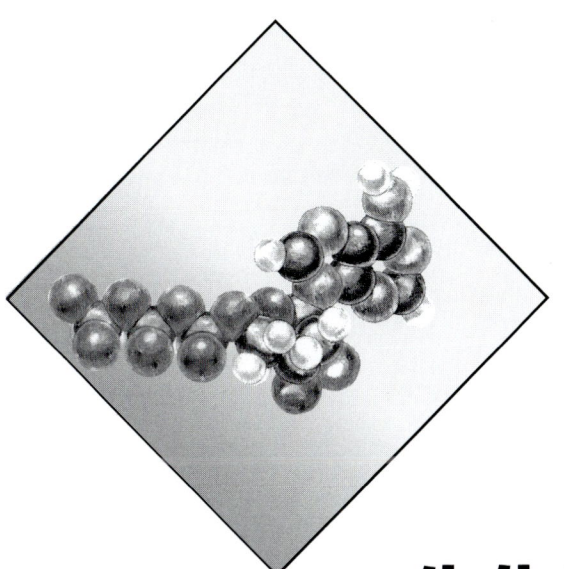

Guidebook to Biochemistry

生化学ガイドブック
改訂第3版増補

遠藤克己　三輪一智　共著

南江堂

┌──── **表紙イラストの説明と出典** ──────────────────────────┐

分子模型（ともに ATP）は下記の図書 1) p. 147 所載 Fig. 7-13, および 2) p. 234 所載図をそれぞれ参考に改写．おもての図は Golgi complex, 下記書 2) p. 18 所載 Fig. 1-13 を引用・改写．裏表紙上部の植物細胞図はおなじく p. 20 所載 Fig. 1-15 を参考に改写．なお，裏表紙（下）ミトコンドリア図は下記書 2) p.15 所載図を参考に下記 1) の Fig. 5-19 を引用・改写したもの．両書にはその他わかりやすい立体イラストが多数収載されていて，参考になる．

  1) Peter H. Raven, George B. Johnson : BIOLOGY, 2 nd edn., Times Mirror/Mosby College Publishing (St. Louis ほか), 1989.
  2) J. David Rawn : BIOCHEMISTRY, Neil Patterson Publishers/Carolina Biological Supply Company (Burlington, North Carolina, USA), 1989.

└──────────────────────────────────────┘

改訂第3版増補の序

「はてしなく広がる紺碧の海，澄みわたる空，燦然と輝く太陽，こういう景観を前にすると，いつともなく心が躍るものである．生化学という世界を垣間見たときも同じ心地がする」という書出しで『生化学ガイドブック』が刊行されたのは1965年のことである．1969年には改訂にともない『新生化学ガイドブック』と改めた．1975年には最初の著者，吉岡政七先生を失った．1988年には三輪一智が加わった．その際に，B5版に改め，最初の書名にもどした．

「広い知識と深い理論の上になり立った"生化学"のような科目を習得するには，多くの時間とたゆまぬ努力が必要である．このようなときに，知識の理解と整理を効率よく行うには，縦横に活用できる表の形式にまとめるのが効果的である」と，41年前の初版の序は述べている．この精神は今も引き継いでいる．

今回の増補版の基となる改訂第3版が刊行されたのは1996年の秋であるから，すでに10年の歳月が流れた．この間，幸いにして広く読者の方々の支持を頂戴することができ，増刷を重ねてきたが，そのつど，誤植等の訂正はもちろん，部分的ではあるものの，新しい記述に改めたり，図を手直しして，細かい修正を行ってきた．

今回，3版の基本構成と総頁数を維持しつつ全体の見直しを行う「増補」という形で世に送り出すこととし，編集にあたって，今まで積み重ねてきた修正の整合性をはかりつつ，さらに最新の学問の進歩に合わせて重要な新知見をできるだけ取り入れることをこころがけた．また，2色刷りをより有効活用したわかりやすい図と紙面の見やすさも，可能な限り追求したつもりである．

しかしながら，どれだけ所期の目的が達成されたか，いささか心もとない．この点については，読者の皆様からのご批判，ご示唆をいただければ幸いである．

最後に，参考とした多くの書物の著者に深く敬意を表します．また，出版に尽力いただいた南江堂出版部の諸氏に厚く感謝申しあげます．とくに，亡き吉岡政七先生には感謝の申しあげようもありません．

2006年8月

著　者

目 次

生化学ガイドブック

1　糖　質

1. 糖質の基礎事項 …………… 1
2. 主な単糖類 ………………… 8
3. 主な単糖類の誘導体 ……… 9
4. 主なオリゴ糖類（二糖類） … 10
5. 主なオリゴ糖類（三糖類以上） … 11
6. 主な多糖類 ………………… 12
7. 糖の主な反応 ……………… 18
8. 糖類の一般事項 …………… 19
9. 糖の定性反応 ……………… 26
10. 糖の定量法 ………………… 27

2　脂　質

11. 脂質の基礎事項 …………… 28
12. 主な天然の脂肪酸 ………… 30
13. 脂肪酸の性質 ……………… 34
14. 主なリン脂質 ……………… 36
15. 主な糖脂質 ………………… 38
16. 特殊な複合脂質 …………… 39
17. ステロイド ………………… 40

3　タンパク質

18. タンパク質の基礎事項 …… 45
19. アミノ酸の構造 …………… 46
20. アミノ酸の一般性質 ……… 49
21. アミノ酸の定性・定量反応 … 52
22. ペプチド …………………… 55
23. タンパク質の性質 ………… 58
24. タンパク質の分類 ………… 60
25. タンパク質の構造 ………… 62
26. タンパク質の一次構造決定法 … 66
27. 糖タンパク質 ……………… 71

4　核　酸

28. 核酸の基礎事項 …………… 73
29. ヌクレオシドとヌクレオチド … 76
30. デオキシリボ核酸(DNA)とリボ核酸(RNA) … 80

5　酵　素

31. 酵素の基礎事項 …………… 84
32. アロステリック酵素とフィードバック阻害 … 92
33. 酵素反応の基礎 …………… 95
34. 酵素の阻害とその形式 …… 99
35. 酵素の分類 ………………… 102
36. 酵素の分類一覧表 ………… 104

6　ビタミン

37. ビタミンの基礎事項 ……… 108
38. ビタミンの生理作用と性質 … 110
39. ビタミンの生理作用（詳細）… 124
40. 補酵素 ……………………… 129

7　消化と吸収

41. 糖質・タンパク質・脂質の消化と吸収 … 137
42. 消化液の性質と作用 ……… 138
43. 消化と吸収（詳細）………… 140

8　糖質の代謝

44. 糖質代謝の概説 …………… 145
45. 解糖系 ……………………… 146
46. グリコーゲンの合成と分解 … 148
47. 糖新生 ……………………… 151
48. 解糖と糖新生の調節 ……… 154
49. フルクトース・ガラクトース・マンノースの代謝 … 156
50. ＴＣＡサイクル …………… 158
51. ＴＣＡサイクルの関連代謝 … 160
52. 糖代謝によるＡＴＰの生成 … 161
53. ペントースリン酸回路 …… 164
54. 糖代謝経路の意義 ………… 165
55. その他の糖および関連物質の代謝 … 166
56. 糖ヌクレオチドの生合成 … 168
57. 肝臓および筋肉でのグルコースの代謝 … 170
58. 代謝と関連のあるビタミンと補酵素一覧 … 172

9　脂質の代謝

59. 脂質代謝の概説 …………… 173
60. 血漿リポタンパク質 ……… 174
61. 脂肪酸の酸化（β酸化）…… 176
62. 脂肪酸の生合成 …………… 179
63. ケトン体とケトーシス …… 183
64. リン脂質の代謝 …………… 184
65. エイコサノイドの合成 …… 188
66. コレステロールの代謝 …… 190

10　タンパク質の代謝

- 67　タンパク質代謝の概説 …… 193
- 68　アミノ酸の分解 …… 194
- 69　離脱したアンモニアの代謝 …… 197
- 70　尿素サイクル …… 198
- 71　クレアチンリン酸の生成 …… 199
- 72　α-ケト酸の代謝 …… 200
- 73　C_1基転移 …… 201
- 74　必須アミノ酸とタンパク質価 …… 205

（アミノ酸代謝各論）

- 75　(1) glycineの代謝 …… 206
- 76　(2) alanineの代謝 …… 207
- 77　(3) serineの代謝 …… 207
- 78　(4) valine, (5) leucine, (6) isoleucineの代謝 …… 208
- 79　(7) threonineの代謝 …… 210
- 80　(8) aspartic acid, (9) asparagineの代謝 …… 211
- 81　(10) glutamic acid, (11) glutamineの代謝 …… 212
- 82　(12) arginineの代謝 …… 213
- 83　(13) prolineの代謝 …… 214
- 84　　hydroxyprolineの代謝 …… 214
- 85　(14) phenylalanineの代謝 …… 215
- 86　(15) tyrosineの代謝 …… 216
- 87　(16) tryptophanの代謝 …… 218
- 88　(17) histidineの代謝 …… 220
- 89　(18) lysineの代謝 …… 221
- 90　(19) cysteineの代謝 …… 222
- 91　(20) methionineの代謝 …… 223

11　核酸の代謝

- 92　核酸代謝の概説 …… 224
- 93　プリンヌクレオチドの生合成 …… 226
- 94　ピリミジンヌクレオチドの生合成 …… 228
- 95　プリンヌクレオチドの分解 …… 230
- 96　ピリミジンヌクレオチドの分解 …… 231
- 97　ヌクレオチドの生合成の調節 …… 232

12　遺伝情報

- 98　遺伝情報概説 …… 233
- 99　複製 …… 235
- 100　転写 …… 237
- 101　翻訳（タンパク質の合成） …… 241
- 102　遺伝子発現調節 …… 247
- 103　遺伝子操作 …… 250

13　無機質

- 104　無機質概説 …… 253
- 105　無機質の生理作用と代謝 …… 254
- 106　無機質関連タンパク質の機能と性質 …… 260
- 107　金属と酵素 …… 261

14　ホルモン

- 108　ホルモン概説 …… 262
- 109　ホルモンの作用機構 …… 263
- 110　ホルモンの生合成と分泌 …… 266
- 111　ホルモンの生理作用と性質 …… 268
- 112　ホルモン様物質の生理作用と性質 …… 282
- 113　主な副腎皮質ホルモン …… 288
- 114　主な男性ホルモンと卵胞ホルモン …… 289
- 115　主な黄体ホルモン …… 290
- 116　主な合成タンパク質同化ステロイド …… 291
- 117　性周期 …… 292

15　細胞

- 118　細胞の構造と機能 …… 294

16　エネルギー代謝

- 119　エネルギー代謝概説 …… 301
- 120　酸化還元電位 …… 303
- 121　酸化的リン酸化 …… 305
- 122　呼吸商と基礎代謝量 …… 308

17　ポルフィリン

- 123　ポルフィリンの基礎事項 …… 309
- 124　主なヘム誘導体 …… 311
- 125　ポルフィリンの生合成 …… 315
- 126　胆汁色素の生成 …… 317

18　水・血液・尿

- 127　水の代謝 …… 318
- 128　細胞内液と細胞外液 …… 319
- 129　血液 …… 321
- 130　血液凝固 …… 324
- 131　免疫グロブリン …… 328
- 132　尿の基礎事項 …… 332
- 133　尿の成分 …… 335

生化学年表 …… 337～340
生化学略語集 …… 341～346

日本語索引 …… 347～361
外国語索引 …… 362～378

Carbohydrate

(糖　質)

1　　　糖質の基礎事項

定　義	糖質とは，$C_n(H_2O)_m$ という一般式で表される単糖類，およびその誘導体や縮合体の総称で，炭水化物ともいわれる．糖質のうち，それ以上加水分解されない糖を単糖類といい，加水分解によって2分子以上の単糖類を生じる糖をオリゴ糖類あるいは多糖類という． 　単糖類は多価アルコール polyhydric alcohol の -OH 基が一つ酸化されて，アルデヒド基 (-CHO) またはケトン基 (>C＝O) になったものである． 　酢酸 $C_2(H_2O)_2$，乳酸 $C_3(H_2O)_3$ は一般式にあてはまるが糖質ではなく，また，ラムノース rhamnose $C_6H_{12}O_5$ などは一般式にあてはまらないが糖質である．
| アルドースと<br>　　　ケトース | 　アルデヒド基を持つものを **アルドース** aldose<br>　ケ ト ン 基を持つものを **ケ ト ー ス** ketose という．<br><br>aldose　　（例：glucose）　　　　ketose　　（例：fructose）<br><br>```
      CHO                           CH₂OH
      |                             |
  H - C - OH                        C = O
      |                             |
 HO - C - H                    HO - C - H
      |                             |
  H - C - OH                    H - C - OH
      |                             |
  H - C - OH                    H - C - OH
      |                             |
      CH₂OH                         CH₂OH
``` |
| 単糖類の誘導体 | 　下のような単糖類の誘導体も糖質に含まれる．

　酸化生成物　　　　還元生成物　　　　置換生成物　　　　エステル化物

```
     COOH   CH₂OH   CHO   CHO
     | | | |
 H - C - OH   H - C - OH   H - C - NH₂   H - C - OH
     | | | |
HO - C - H   HO - C - H   HO - C - H   HO - C - H
     | | | |
 H - C - OH   H - C - OH   H - C - OH   H - C - OH
     | | | |
 H - C - OH   H - C - OH   H - C - OH   H - C - OH
     | | | |
     CH₂OH   CH₂OH   CH₂OH   CH₂O - PO₃H₂
```
　gluconic acid　　　glucitol　　　glucosamine　　glucose 6 - phosphate<br>　　グルコン酸　　　　グルシトール　　　グルコサミン　　　グルコース 6-リン酸 |

## 2　糖質

### ①糖質

**糖質の分類**

**単糖類 monosaccharide**
- トリオース　triose　〔三炭糖〕：炭素数3個
- テトロース　tetrose　〔四炭糖〕：炭素数4個
- ペントース　pentose　〔五炭糖〕：炭素数5個
- ヘキソース　hexose　〔六炭糖〕：炭素数6個
- ヘプトース　heptose　〔七炭糖〕：炭素数7個

**オリゴ糖類　oligosaccharide**：2〜10数個の単糖類の縮合体（少糖類，寡糖類ともいう）．麦芽糖・乳糖・ショ糖のような二糖類，ラフィノース・マルトトリオースのような三糖類など．

**多糖類　polysaccharide**：10数個以上の単糖類の縮合体．

**ホモ多糖類　homopolysaccharide**：同一種類の単糖類の縮合体．
- デンプン，グリコーゲン，セルロース：D-グルコースの縮合体．（☞ p.12, 14）
- イヌリン：D-フルクトースの縮合体．（☞ p.14）

**ヘテロ多糖類　heteropolysaccharide**：2種類以上の単糖およびその誘導体の縮合体．
- コンニャクマンナン：D-グルコースとD-マンノースの縮合体．
- グリコサミノグリカン：アミノ糖とウロン酸（あるいはD-ガラクトース）が交互に繰り返し縮合したものの総称．ヒアルロン酸やコンドロイチン硫酸などのこと．

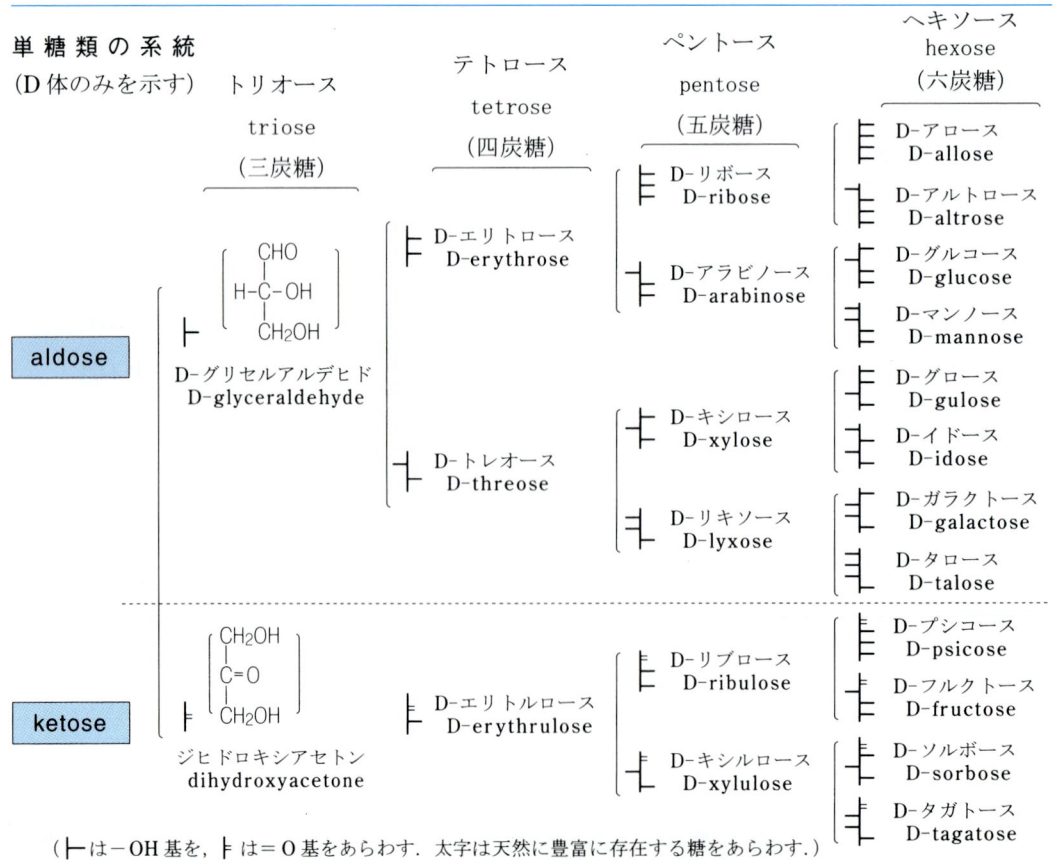

単糖類の系統（D体のみを示す）

（├─は−OH基を，┤は＝O基をあらわす．太字は天然に豊富に存在する糖をあらわす．）

## 単糖類の構造

【 I 】 glucose は I のように書きあらわされることがある．これを Fischer の式（または Fischer の投影式）という．

アルデヒド基を上に書き，上から順に炭素原子に番号をつけ，それぞれの炭素原子を順に $C_1$, $C_2$, …… $C_6$ とよぶ．

【 II 】 II は $C_2$〜$C_5$ の炭素原子につく -OH 基の方向のみをあらわしている．学習のため便宜上用いられるが，通常は用いない．

【 III 】 glucose は水溶液中では大部分が環状構造で存在する（鎖状構造は約 0.003 ％）．III の環状構造は Fischer - Tollens の式とよばれる．この表記法は酸素橋が不自然に長く，実際の環状構造とはあまりにもかけ離れている．

【 IV 】 IV は Haworth（ハース）の式とよばれ，実際の環状構造により近いあらわし方で，よく用いられている．【 V 】V のように一部の炭素原子や水素原子を省略するのが一般的である．これらの式では，酸素原子と $C_1$〜$C_5$ から構成された六員環は平面上にあり，太い線の側が手前にあることを示し，ななめ上方から透視した状態をあらわす．-H, -OH や -$CH_2OH$ はこの環の作る平面と垂直に交わっていることを意味している．

【 VI 】 VI は，実際の環状構造にもっとも近い表記法である．環状の glucose は種々の立体配座（conformation）をとりうるが，その中でもっとも安定であると考えられている立体配座が示してある．

糖が環状構造をとると，$C_1$ に新たに -OH 基が生じる．そのつき方に二つの場合がある．例えば，IV では $C_1$ に結合する -OH 基を下側に，-H を上側に書いたが，その逆の場合も存在する．左の III 〜 VI の環状構造はいずれもそのうちの一方のみを示したものである．

なお，結晶の glucose は 2 種類の環状構造のどちらか，あるいは混合物として存在している．

## Fischer の式と Haworth の式の関連

Haworth の式は太い線を用いずに右端に示すように細い線のみであらわすこともしばしば行われる．

# 糖質

## 光学異性体
### optical isomer
（鏡像異性体 enantiomer）

糖は一般に不斉炭素原子を持つので, 光学活性である. それゆえ, 糖の水溶液に偏光を当てると, 偏光面が変化する. glucoseにはD体とL体という2種類の**光学異性体optical isomer（鏡像異性体enantiomerともいう）**が存在する.

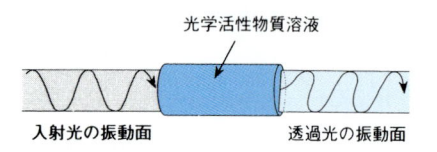

D, Lの区別は **D-glyceraldehyde, L-glyceraldehyde** の立体配置 (configuration) をもとに決められる.

右図のように, 光学異性体（鏡像異性体）であるD-glyceraldehydeとL-glyceraldehydeは一方が他方の鏡像という関係にあり, 重ね合わせることはできない.

1分子中に複数の不斉炭素原子を持つ場合には, ある特定の不斉炭素原子の立体配置が D- あるいは L-glyceraldehyde のいずれに相当するかによってD体か, L体かを決める. 糖の場合には, アルデヒド基(あるいはケトン基)からもっとも遠い位置にある不斉炭素原子の立体配置を基準にする. glucose はヘキソースに属し, $C_1$ はアルデヒド基, $C_6$ は$-CH_2OH$ 基となっており, $C_2$〜$C_5$ の四つの不斉炭素原子のうち$C_3$の $-H$, $-OH$ の配置が他の三つの不斉炭素原子($C_2$, $C_4$, $C_5$)の$-H$, $-OH$の配置と異なるもののことである.

したがって, glucose にはつぎの2種類 ( D-glucose と L-glucose ) が存在し, それらはそれぞれ D- および L-glyceraldehyde と関連づけられる.

## 右旋性と左旋性

D, L は立体配置の区別を示すものであり, 旋光性には関係がない. **右旋性 dextro-rotatory** のものは, $d$-または(+)で表し, **左旋性 levo-rotatory** のものは $l$-または(−)であらわす. 例えば, D(+)-glucose, D(−)-fructose のように書く.

また, D体とL体の等量混合物は**ラセミ体 racemic compound** といわれ, 旋光性を示さない. ラセミ体は DL-または(±)の符号をつけて示す. 純粋に化学的に合成した糖はラセミ体と考えてよい.

| アノマー<br>anomer | glucose は水溶液中できわめてわずかしか鎖状構造として存在しない(0.003%). ほとんどが環状構造をとり存在する. 鎖状構造ではアルデヒド基である $C_1$ は環状構造をとることによって新たな不斉炭素原子となる. このように**新たに生じた不斉炭素原子の立体配置の相違にもとづく2種類の異性体を, たがいにアノマー anomer** とよび, $\alpha$, $\beta$ で区別する.<br>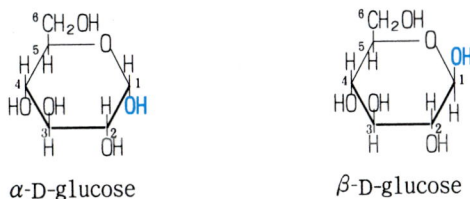<br>Fisher–Tollens の式で, アノマー炭素原子(アノマーを生じる炭素原子)と基準炭素原子(番号のもっとも大きい不斉炭素原子)が同じ配置であるものを $\alpha$-アノマーとよび, 逆の配置であるものを $\beta$-アノマーとよぶ. D体の糖では $\alpha$-アノマーの方が, L体の糖では $\beta$-アノマーの方が, より正側の旋光度を示す.<br>なお, 環状構造の glucose は5個の不斉炭素原子を持つので, その異性体は $2^5 = 32$ 個存在する. そのうち, $\alpha$ 型, $\beta$ 型が半数ずつで, さらにそれぞれの半数がD体, L体である. |
|---|---|
| 変旋光<br>mutarotation | 環状構造をとる単糖類(テトロース以上)や還元性を持つ二糖類などの結晶を水に溶かしておくと, 比旋光度が時間とともに変化し, ある一定の値に達する現象を**変旋光 mutarotation** という.<br>例えば, $\alpha$-D-glucose ($[\alpha]_D^{20} = +112.2°$) や $\beta$-D-glucose ($[\alpha]_D^{20} = +18.7°$) をそれぞれ20℃の水に溶かした場合, 右図のような比旋光度の変化を示し, 時間が充分経過すると平衡状態に達し, 比旋光度は $+52.7°$ となる.<br>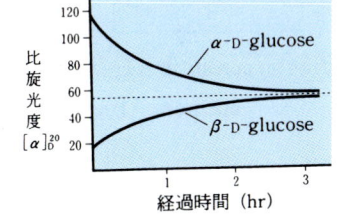<br>これはアルデヒド型を介してグルコースの $\alpha$ と $\beta$ 型が相互に変換し, 平衡状態ではある一定の割合($\alpha$ 型が 36.4%, $\beta$ 型が 63.6%)となることによっている. この変旋光は温度の上昇や, 酸・アルカリの添加などにより促進される. |

α-D-glucose (36.4%) ⇌ aldehyde form (0.003%) ⇌ β-D-glucose (63.6%)

# 1 糖質

## pyranose構造とfuranose構造

ある種の糖は六員環構造でなく，五員環構造をとることがある．六員環構造はpyranの還元されたもの(tetrahydropyran)に似ているので**pyranose構造**といい，五員環構造はfuranの還元されたもの(tetrahydrofuran)に似ているところから**furanose構造**とよばれる．

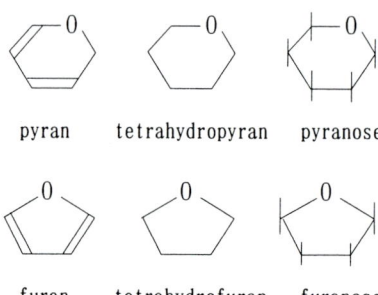

α- およびβ-D-glucose はいずれも六員環構造をとるので，それぞれα- およびβ-D-glucopyranose とよぶこともある．

D-fructose の場合，水溶液中ではpyranose 構造2種と，furanose 構造2種の混合物として存在する（鎖状構造はきわめてわずかである）．

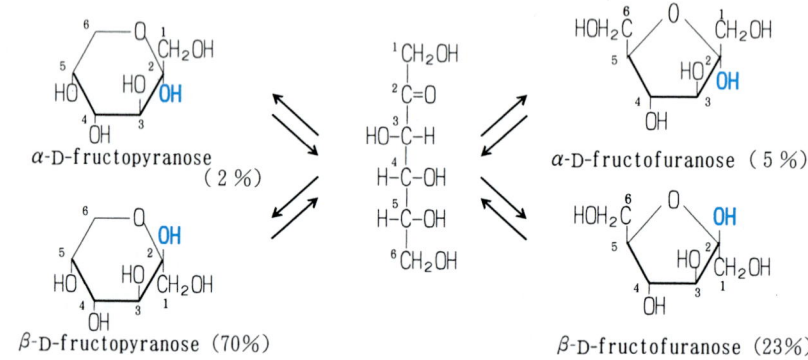

## diastereomerとepimer

天然に豊富に存在するaldohexose（アルデヒド基を持つヘキソース）であるD-glucose，D-mannoseおよびD-galactoseは，各炭素原子に結合する置換基が同じであるが立体配置が異なる．このように，不斉炭素原子が2個以上存在する分子の立体異性体のうち，鏡像異性体でない異性体同士を**diastereomer**という．

また，D-glucose と D-mannose は，ただ1個の不斉炭素原子($C_2$)の立体配置が異なるだけである．このような関係にある化合物同士を **epimer** とよぶ．D-glucose と D-galactose は，$C_4$の立体配置が異なるのみであるから，やはり epimer の関係にある．しかし，D-mannose と D-galactose では2個の不斉炭素原子の立体配置が異なるので，epimer の関係にはない．

| | |
|---|---|
| グリコシド-OH<br>(glycoside-OH) | 糖が**環状構造**をとったために生じた-OH 基は，他の炭素原子に結合した-OH 基よりも反応性に富む．この-OH を glycoside-OH，hemiacetal-OH（アルドースの場合）または hemiketal-OH（ケトースの場合）とよぶ．<br>なお，α型の-OH に結合した配糖体を **α-glycoside**，<br>　　　β型の-OH に結合した配糖体を **β-glycoside** という．<br>　　　天然の glycoside には β 型が多い．<br>また，glycoside の非糖部分を **aglycone** または **genin** という．<br><br>R¹–OH　　+　　R²–CHO　⇌　R¹–O–CH(OH)–R²<br>alcohol　　　　aldehyde　　　　　hemiacetal |
| 還元糖<br>reducing sugar | 還元性を示す糖を**還元糖** reducing sugar という．<br>　すべての単糖類および，ある種のオリゴ糖類（maltose, lactose など）は水溶液中で遊離のアルデヒド基あるいはケトン基を持つので，Fehling 反応や Benedict 反応（☞p. 26）は陽性を示す．<br>　sucrose や trehalose は二つの構成単糖のどちらの glycoside-OH も結合に使われているため環状構造しかとらず，遊離のアルデヒド基やケトン基が存在しないので還元性を示さない．<br><br>α-maltose ⇌ maltose（アルデヒド型） ⇌ β-maltose<br><br>sucrose |

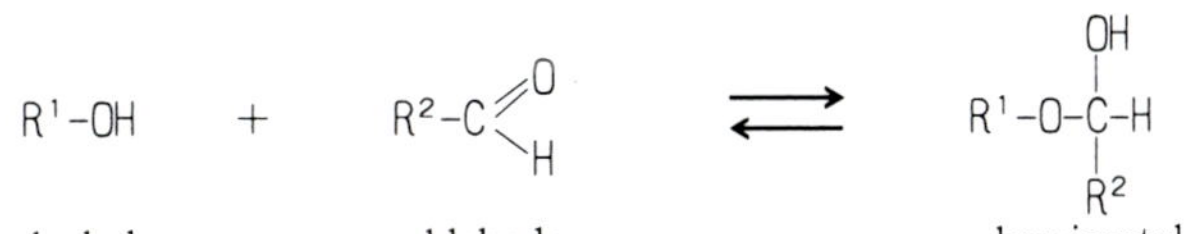

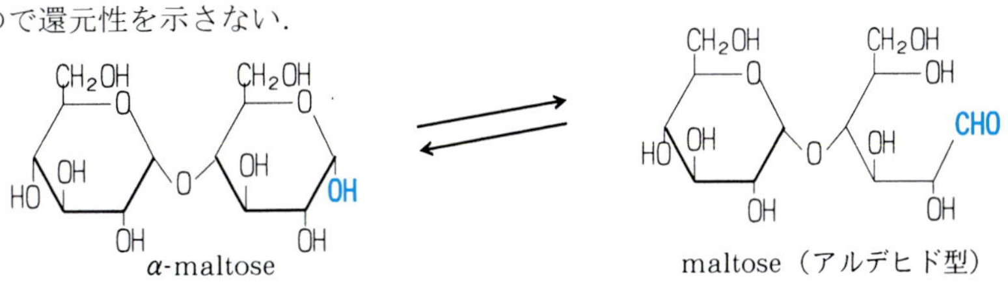

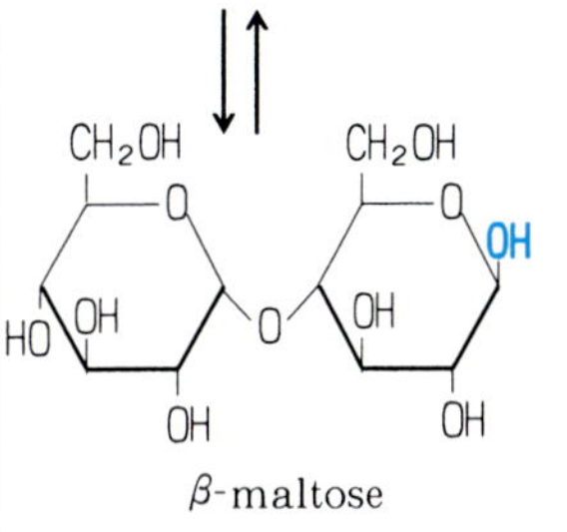

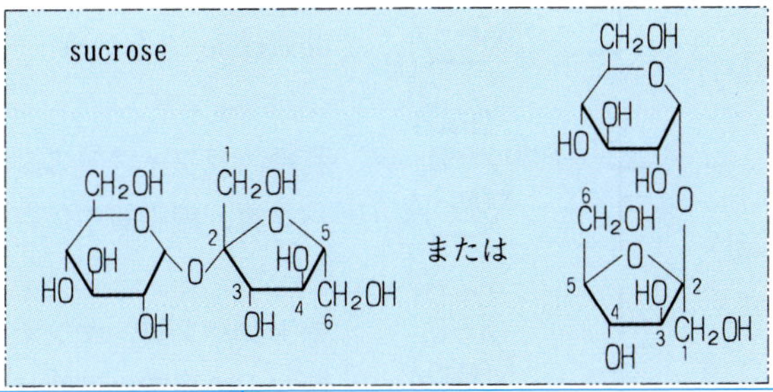

| 環状構造と<br>鎖状構造の<br>存 在 率<br>（水溶液中） | 単　糖 | 存　在　率　（％） | | | | |
|---|---|---|---|---|---|---|
| | | α-pyranose | β-pyranose | α-furanose | β-furanose | 鎖　状 |
| | D-glucose | 36.4 | 63.6 | 0 | 0 | 0.003 |
| | D-mannose | 65.5 | 34.5 | 0 | 0 | 0.005 |
| | D-galactose | 30.0 | 64.0 | 2.5 | 3.5 | 0.02 |
| | D-ribose | 21.5 | 58.5 | 6.5 | 13.5 | 0.05 |
| | D-fructose | 2.0 | 70.0 | 5.0 | 23.0 | 0.7 |

## 2  主な単糖類 (monosaccharide)

| 分類 | 名称（略号） | 化学構造 | 備考・その他・比旋光度, $[\alpha]_D^{20}$ |
|---|---|---|---|
| triose | D-glyceraldehyde | | 糖代謝の中間体として，リン酸と結合した形で存在． +8.7° |
| | dihydroxyacetone | | (☞ p.147) |
| tetrose | D-erythrose | | ペントースリン酸回路中間体として，リン酸と結合した形で存在．(☞ p.164) −32° |
| pentose | **D-ribose** (Rib) | | 天然には遊離の状態で存在しない．RNA，補酵素の構成成分．(☞ p.75, 79) −25° |
| | D-xylose (Xyl) | | 多糖類 キシラン の構成成分． +19° |
| | L-arabinose (Ara) | | 多糖類 アラバンの構成成分．松，杉などの心材に遊離状で存在． +105° |
| hexose | **D-glucose** (ブドウ糖) (Glc) | | 自然界にもっとも広く存在．dextrose ともいう． +52.7° |
| | **D-galactose** (Gal) | | 乳糖，ラフィノース，ガラクタン，糖タンパク質，糖脂質中に存在． +81° |
| | **D-mannose** (Man) | | 糖タンパク質，マンナン中に存在．リンゴ，桃などの果実に遊離状で存在． +14° |
| | **D-fructose** (果糖) (Fru) | | ショ糖，フルクタン(イヌリン)中に存在．果汁，ハチミツ中に遊離の形で存在． −92.3° |
| heptose | D-sedoheptulose | | ペントースリン酸回路および光合成の中間体として，リン酸と結合した形で存在． (☞ p.164) |

## 3　主な単糖類の誘導体

| 総称 | glucoseから誘導される物質の構造式 | 自然界での存在 | 備考（比旋光度, $[\alpha]_D^{20}$） |
|---|---|---|---|
| アルドン酸<br>aldonic acid | 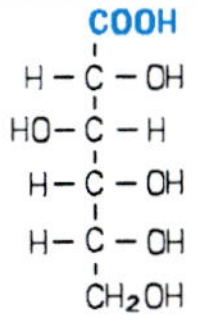 COOH<br>H–C–OH<br>HO–C–H<br>H–C–OH<br>H–C–OH<br>CH₂OH<br>gluconic acid<br>グルコン酸 | カビ，細菌 | グルコン酸カルシウム：<br>　カルシウム補給剤.<br>還元性なし<br>（-6.7°） |
| ウロン酸<br>uronic acid | 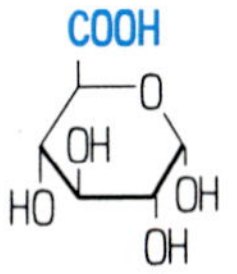 （構造式）<br>glucuronic acid<br>（GlcUA）<br>グルクロン酸 | コンドロイチン硫酸A<br>コンドロイチン硫酸C<br>ヒアルロン酸<br>などの構成成分. | グルクロン酸抱合によって解毒作用を行うが　直接には働かない．（☞ p.166）<br>還元性あり<br>（+36.3°） |
| 糖アルコール<br>sugar alcohol | 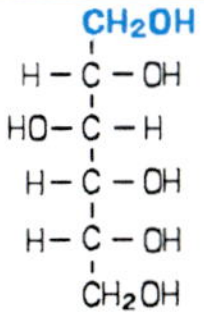 CH₂OH<br>H–C–OH<br>HO–C–H<br>H–C–OH<br>H–C–OH<br>CH₂OH<br>glucitol グルシトール<br>（sorbitol ソルビトール） | 植物全般，とくに<br>　ナナカマドの果実に多い．<br>ribitolはビタミンB₂の構成成分． | 糖尿病患者用甘味剤，ビタミンC化学合成原料<br>還元性なし<br>（-2.1°） |
| アミノ糖<br>aminosugar | 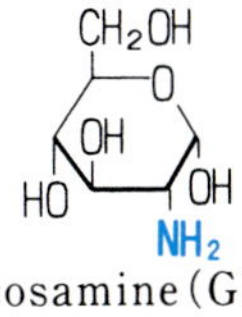 （構造式）<br>glucosamine（GlcN）<br>グルコサミン | キチン<br>ヘパリン<br>ヒアルロン酸<br>糖タンパク<br>の構成成分. | 還元性あり<br>（+47.5°） |
| デオキシ糖<br>deoxy sugar | 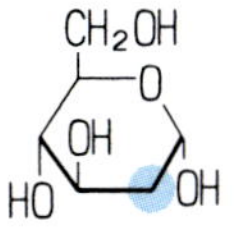 （構造式）<br>2-deoxyglucose<br>2-デオキシグルコース | 配糖体構成成分 | 糖代謝阻害作用<br>還元性あり<br>（+45°） |
| 糖メチルエーテル<br>sugar methyl ether | 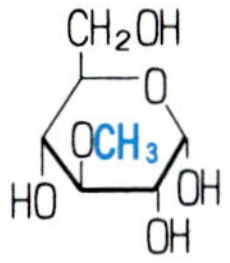 （構造式）<br>3-$O$-methylglucose<br>3-$O$-メチルグルコース | 配糖体構成成分 | 還元性あり |

## 4 主なオリゴ糖類（oligosaccharide）……二糖類

| 一般名 | 化学構造　（結合様式） | 所在・分解酵素・還元性<br>比旋光度, $[\alpha]_D^{20}$・その他 |
|---|---|---|
| 麦芽糖<br>maltose | (glucose) (glucose)　（$\alpha 1 \to 4$） | 発芽中の種子<br>デンプン，グリコーゲンの基本構成単位<br>maltase($\alpha$-glucosidase)により2 glucoseとなる．還元性あり　$+130.4°$ |
| 乳糖<br>lactose | (galactose) (glucose)　（$\beta 1 \to 4$） | 乳汁中．$\beta$型が栄養学上すぐれている．<br>lactase($\beta$-galactosidase) により<br>galactose と glucose になる．<br>還元性あり　$+52.3°$ |
| セロビオース<br>cellobiose | (glucose) (glucose)　（$\beta 1 \to 4$） | 松の葉，トウモロコシの茎<br>セルロースの基本構成単位<br>$\beta$-glucosidase(cellobiase) により<br>2 glucoseとなる．還元性あり　$+34.6°$ |
| ゲンチオビオース<br>gentiobiose<br>（アミグダロース）<br>(amygdalose) | (glucose) (glucose)　（$\beta 1 \to 6$） | リンドウ根<br>amygdalin(配糖体)の構成成分<br>$\beta$-glucosidase により 2 glucoseとなる．<br>還元性あり　$+8.3°$ |
| ルチノース<br>rutinose | (rhamnose) (glucose)　（$\beta 1 \to 6$） | ルチン（配糖体）の構成成分<br>還元性あり　$+0.8°$ |
| ショ糖<br>sucrose<br>(saccharose) | (glucose) (fructose)　（$\alpha 1 \leftrightarrow \beta 2$） | サトウキビ，サトウダイコン<br>sucrase（または invertase）により<br>glucose と fructose になる．<br>還元性なし　$+66.5°$ |
| トレハロース<br>trehalose | (glucose) (glucose)　（$\alpha 1 \leftrightarrow \alpha 1$） | キノコ，昆虫血液，酵母<br>trehalase により 2 glucose となる．<br>還元性なし　$+199°$ |
| イソマルトース<br>isomaltose | (glucose) (glucose)　（$\alpha 1 \to 6$） | 清酒<br>デキストランの主な基本構成単位<br>アミロペクチン，グリコーゲンの分枝点構造<br>isomaltase により 2 glucose となる．<br>還元性あり　$+120°$ |

## 5 主なオリゴ糖類 (oligosaccharide)……三糖類以上

| 名称 | 化学構造 | 備考 |
|---|---|---|
| マルトトリオース<br>maltotriose | 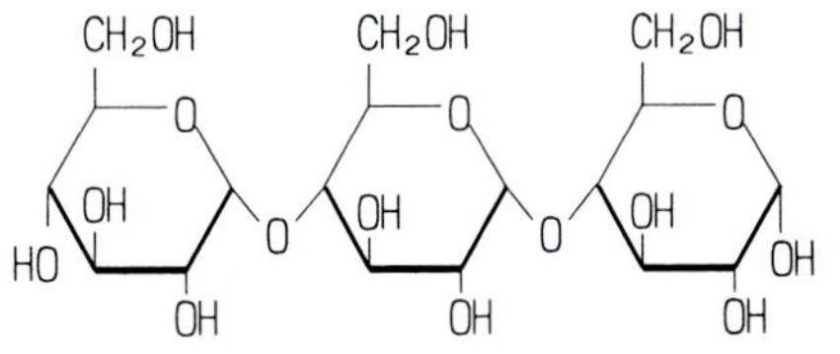 Glcα1 ⟶ 4Glcα1 ⟶ 4Glc | デンプン，グリコーゲンの<br>α-アミラーゼ分解産物<br><br>還元性あり |
| α-シクロ<br>デキストリン<br>α-cyclodextrin<br>(α-CD)<br>(シクロヘキサアミロース)<br>(cyclo-<br>hexaamylose) | 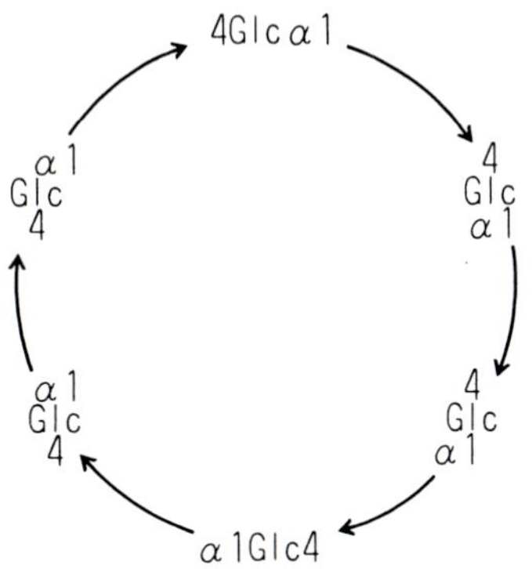 環状構造: 4Glcα1 を6単位繰り返す | デンプンに cyclodextrin-<br>glucanotransferase を作<br>用させてつくる．<br>β-CD(Glc 7個)<br>γ-CD(Glc 8個) } もある．<br>包接化合物を形成<br><br>還元性なし |
| ラフィノース<br>raffinose | 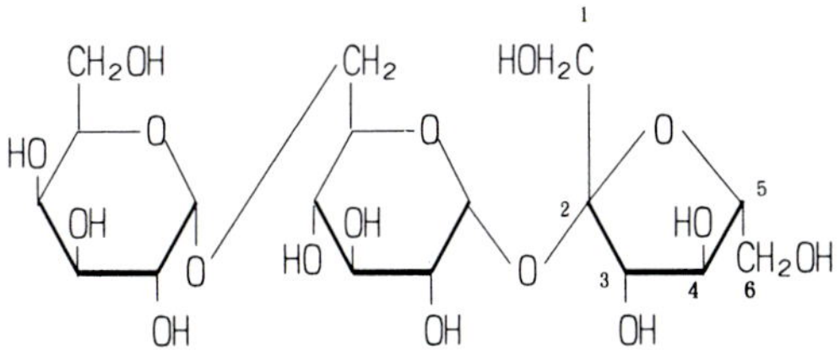 Galpα1 ⟶ 6Glcpα1 ⟷ 2βFruf<br>($p$ はピラノース，$f$ はフラノースを示す) | サトウキビ，サトウダイコ<br>ン中に存在<br>ショ糖についで天然に多く<br>存在するオリゴ糖<br><br>還元性なし |
| パノース<br>panose | 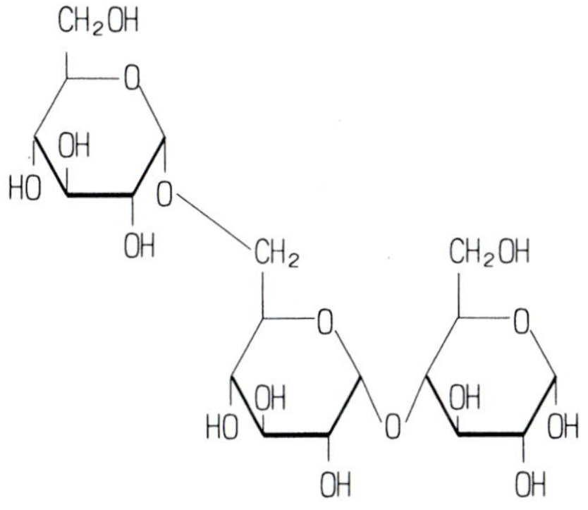 Glcα1 ⟶ 6Glcα1 ⟶ 4Glc | アミロペクチン<br>グリコーゲン } の<br>　　　分枝部の構造<br><br>還元性あり |

## 6 主な多糖類

| 分類 | 名称 | 構造式・結合様式 | 分解酵素 |
|---|---|---|---|
| ホモ多糖類 | デンプン starch | **amylose の構造**（α1→4結合）非還元末端／還元末端 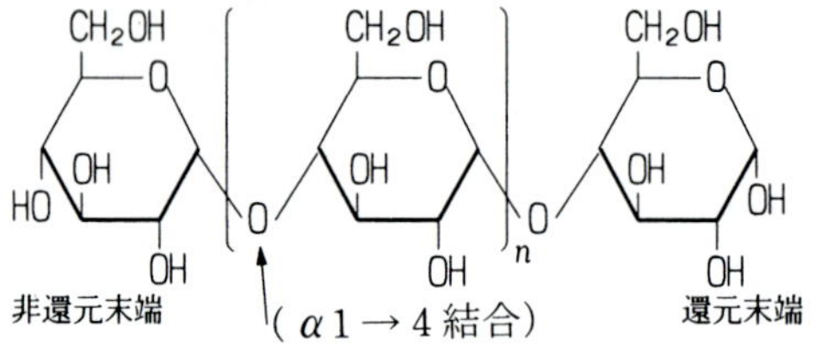<br>**amylopectin の構造**（α1→6結合）（α1→4結合）非還元末端／還元末端 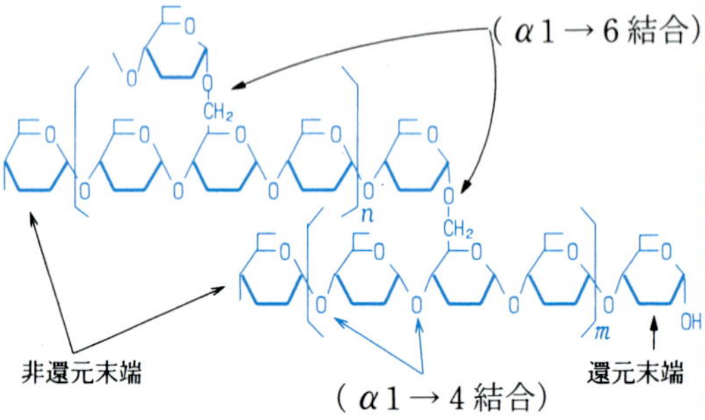<br>**amylopectin の模式図** 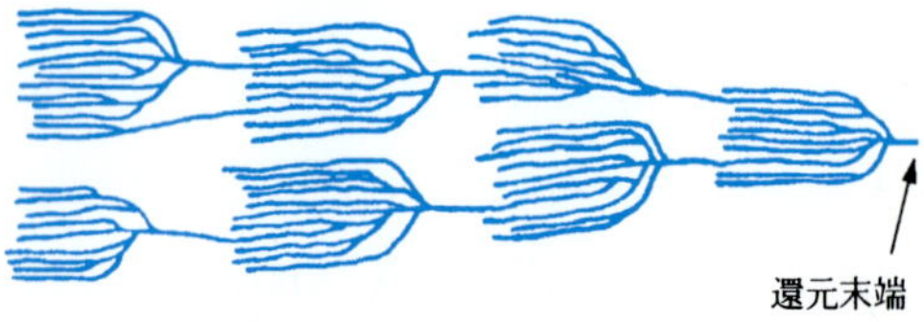 還元末端<br>還元末端は1ヵ所だけ．他はすべて非還元末端 | α-amylase　分子の中間から α1→4 結合を切る．endo 型酵素．（☞ p.104）<br>最終産物は α-maltose, α-maltotriose が主で，他に α-glucose, α-maltotetraose, α-limited dextrin を生じる．<br>動物（膵臓，唾液腺）・植物・微生物に存在する．<br>β-amylase　非還元末端から α1→4 結合を切り，β-maltose を遊離させる．exo 型酵素．β-limited dextrin が残る．<br>植物・微生物に存在し，動物には存在しない． |
| | デキストリン dextrin 〔糊精〕 | デンプンを酸あるいは酵素による加水分解で低分子化したものの総称． | |
| | グリコーゲン glycogen | デンプンにあるような結晶構造はなく，水に易溶．還元末端 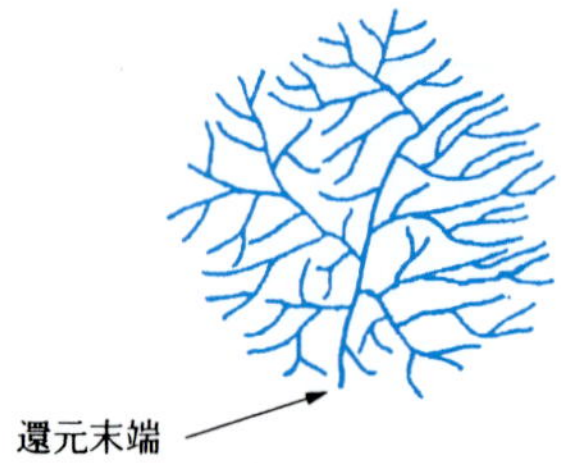<br>還元末端は1ヵ所だけ．他はすべて非還元末端 | phosphorylase により glucose 1-phosphate を生じる．（☞ p.149） |

# (polysaccharide)

## 所在・性質・反応・その他

**所 在**：ほとんどの植物に含まれるが，高等植物の種子，根茎，塊根にとくに多い．
**分子量**：アミロース　数百万．　　　アミロペクチン　数千万～数億．
**混在比**：デンプンの種類により異なる．多くはアミロース……20～25％，アミロペクチン……75～80％．
　　　　　［モチ米のデンプンではアミロペクチンがほぼ100％であり，
　　　　　　エンドウのデンプンではアミロースが70～80％の場合がある．］
**溶解性**：デンプン粒を70～80℃の温水中で温めると，アミロースは抽出されるが，アミロペクチンは溶けずに残る．
**ヨウ素デンプン反応**：デンプンの溶液にヨウ素溶液を加えると青紫色を呈する反応．
　　アミロースは glucose 残基6個を一巻きとするらせん構造をとり，らせんの中心にヨウ素分子が直線的に配置された，いわゆる包接化合物を作って青色(吸収極大 660 nm)を呈する．
　　アミロペクチンはヨウ素との結合力が弱く，赤紫色(吸収極大 540 nm)を呈する．
　　したがって，アミロースとアミロペクチンの混合物であるデンプンは青紫色を呈する．
**糊化**：デンプン粒に水を加えて加熱するか，あるいはジメチルスルホキシド，アルカリ溶液などの水素結合を破壊する溶媒中に入れると，半透明の溶液となる．これを糊化 (gelatinization) あるいはα化という．デンプン粒には結晶性部分があるが，糊化により消失する．糊化した状態のデンプン(α-デンプン)は amylase などの酵素の作用をうけやすい．
**老化**：α-デンプンを放置すると，徐々に不溶性の状態に変化するが，これを老化 (retrogradation) という．老化により不溶化したデンプンも結晶構造を有するが，糊化する前のデンプン(生デンプン)とは構造が異なる．
**可溶性デンプン**：デンプンを 7.5％塩酸あるいは15％硫酸中に浸漬し，室温に3～7日間放置後，水洗し風乾したものである．デンプンのグルコシド結合に部分加水分解の起ったものと考えられている．水中で加熱すると，粘度の低い，ほぼ透明な溶液になる．冷水には溶けない．

**α-limited dextrin（α-限界デキストリン）**：デンプンに α-amylase を充分に作用させた後に，加水分解されずに残るデキストリン．glucose 重合度4～12個ぐらい．ヨウ素デンプン反応陰性．
**β-limited dextrin（β-限界デキストリン）**：デンプンに β-amylase を充分に作用させた後に，加水分解されずに残るデキストリン．アミロペクチンの非還元末端部に1～3個の glucose 残基の分枝をもつ．　　ヨウ素デンプン反応：赤紫色．

---

**分子量**：肝臓グリコーゲンは500万～1000万，筋肉グリコーゲンは100万～200万．
　動物，微生物の細胞中に存在する．とくに肝臓や筋肉の細胞に多い．
　肝臓や筋肉中のグリコーゲン量は状態により変化するが，多いときには肝臓で湿重量の5～10％，筋肉で1～2％を占める．
　小腸から吸収されたグルコースは，グリコーゲンとして肝臓や筋肉などに貯蔵され，必要に応じて分解され，エネルギー源として消費される．　　ヨウ素デンプン反応：赤褐色．

① 糖質

| 分類 | 名称 | 構造式・結合様式 | 分解酵素 |
|---|---|---|---|
| ホモ多糖類 | セルロース cellulose | 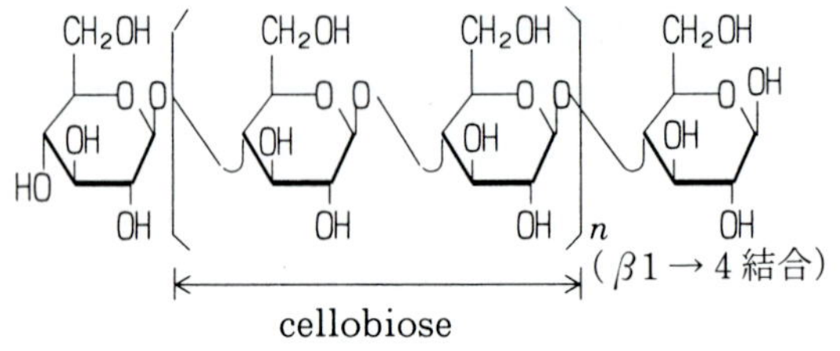 (β1→4結合) cellobiose | cellulase：主な生成物は cellobiose |
| | デキストラン dextran | 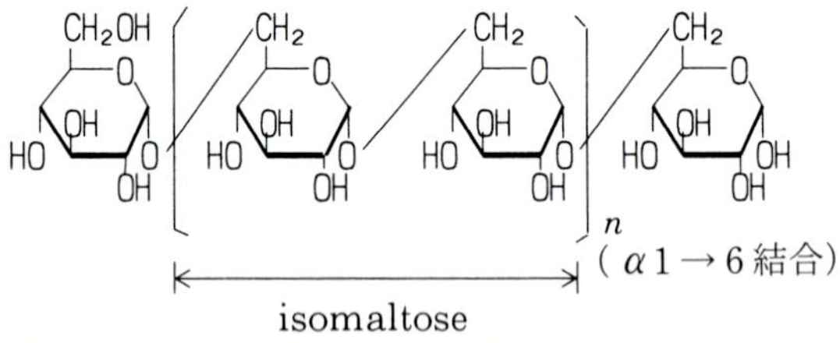 (α1→6結合) isomaltose | dextranase：主な生成物は glucose, isomaltose |
| | プルラン pullulan | 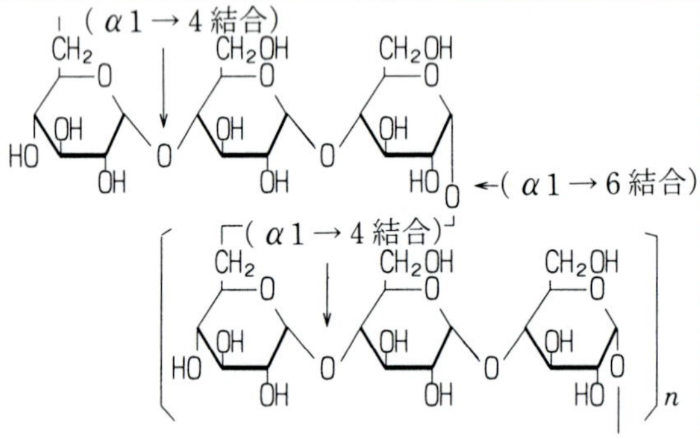 (α1→4結合) ←(α1→6結合) (α1→4結合) | $\alpha$-dextrin endo-1,6-$\alpha$-glucosidase (pullulanase)：プルラン，アミロペクチン，グリコーゲンの α1→6結合を加水分解 |
| | イヌリン inulin | 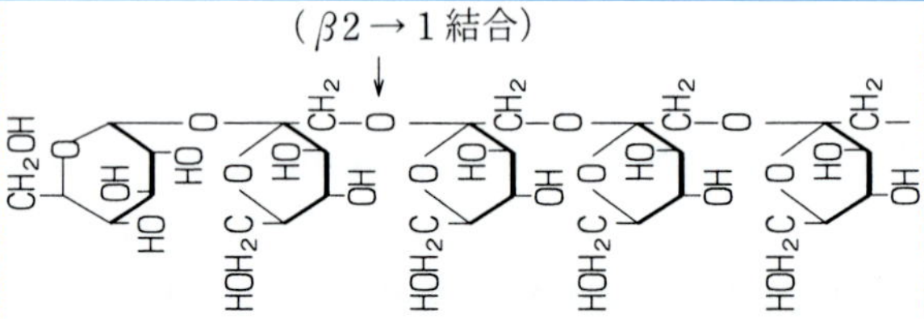 (β2→1結合) | inulinase：主な生成物は inulotriose, inulotetraose, inulopentaose |
| | キチン chitin | 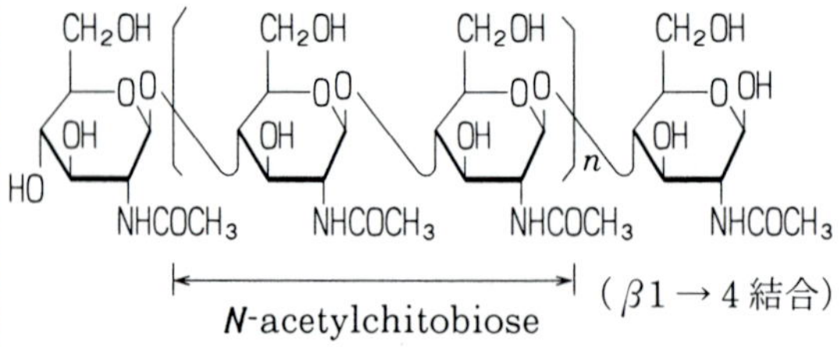 N-acetylchitobiose (β1→4結合) | lysozyme, chitinase ランダムに加水分解 endo型 |
| | ペクチン pectin | 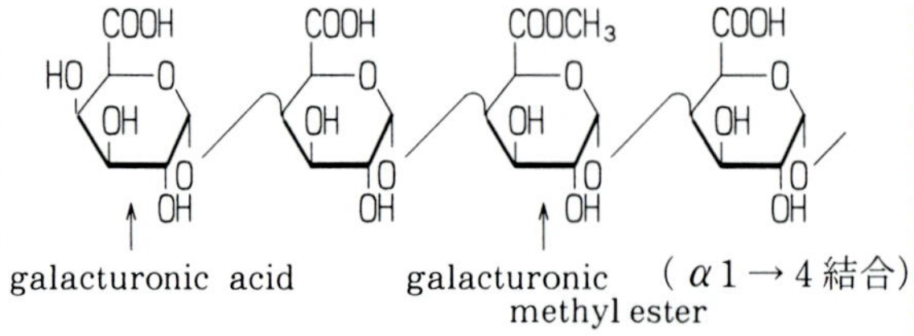 galacturonic acid, galacturonic methyl ester (α1→4結合) | polygalacturonase (pectinase)：ランダムに加水分解 endo型 |

| 所　在　・　性　質　・　反　応　・　そ　の　他 |
| --- |

植物・藻類の細胞壁の主成分．微生物にも存在．地球上で最も多い有機化合物の一つ．
D-glucose の重合体（重合度 3,000〜10,000）．
平均分子量：50 万〜 160 万．　　水に不溶．
ヒトはセルロースを消化できる酵素を持たない．しかし，草食動物は消化管内の細菌が産生する
酵素（セルラーゼおよびセロビアーゼ）によって分解し利用する．食物繊維の一種である．

---

ショ糖溶液から細菌の作用によってつくられる D-glucose 重合体．
$\alpha 1 \rightarrow 2$，$\alpha 1 \rightarrow 3$，または $\alpha 1 \rightarrow 4$ 結合を分枝として持つものもある．

水溶液は粘性が大きく，代用血漿や製菓原料として用いられる．

また，硫酸エステルを血液凝固阻止剤に用いる．

---

*Aureobasidium pullulans* により，ショ糖，グルコース，マルトースなどを炭素源として生成される水溶性の菌体外多糖類．

D-glucose の重合体であり，分子量は数万 〜 80 万．

食品添加物，食品加工剤，フィルム，繊維の原料，接着剤，固結剤などとして利用される．

---

キク科，ユリ科，アヤメ科の植物の根，根茎に存在する．ダリア，キクイモにとくに多い．
加水分解すると D-fructose を生じる（重合度は 30 〜 35）．
分子量： 5,000〜6,000．

ヒトには消化酵素がないので，消化されない．

---

*N*-acetyl-D-glucosamine（GlcNAc）が $\beta 1 \rightarrow 4$ 結合したものである．
甲殻類の殻．昆虫類の表皮の主成分．
lysozyme は動物組織．卵白に存在．chitinase は微生物．動物に存在．
分子量：10 万〜 20 万．
生体内で分解されるので手術用縫合糸，創傷被覆剤などとして利用される．

---

植物の主な細胞間物質．とくに葉，茎，果実に多い．
メチルエステル体含有率は普通約 10%であるが，低いものは約 5 %，高いものは約 50 %のものがある．
ヒトの消化管内では微生物によって分解されるが，吸収されにくい．
食品加工，製菓用の原料として用いられる．

# ① 糖質

| 分類 | 名称 | 構造式・結合様式 | 分解酵素 |
|---|---|---|---|
| グリコサミノグリカン（ムコ多糖） | ヒアルロン酸<br>hyaluronic acid | 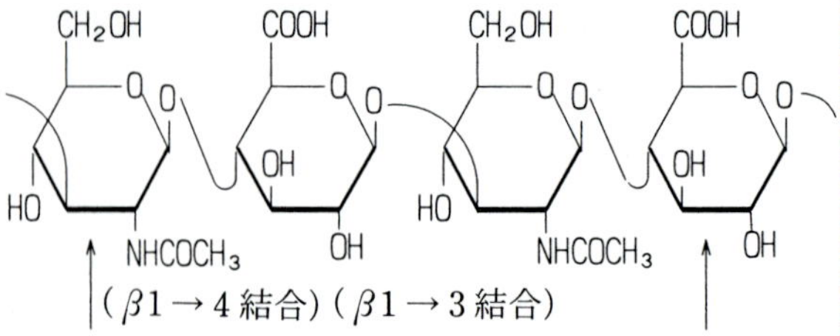 N-acetylglucosamine (β1→4結合) glucuronic acid (β1→3結合) | hyaluronoglucosaminidase (hyaluronidase)：β1→4結合をランダムに加水分解<br>hyaluronoglucuronidase (hyaluronidase)：β1→3結合をランダムに加水分解 |
| | コンドロイチン 6-硫酸<br>(コンドロイチン硫酸Cともいう)<br>chondroitin 6-sulfate | 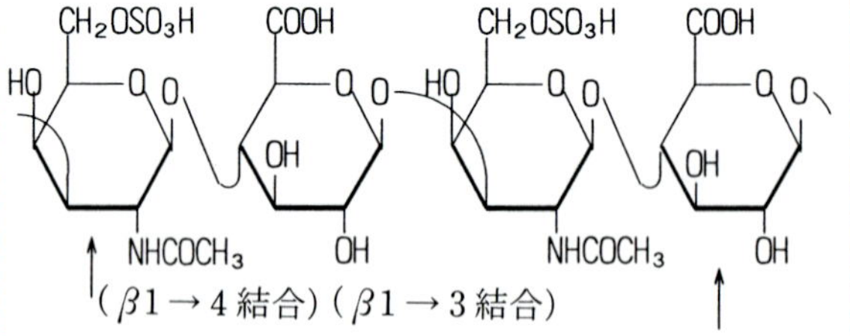 N-acetylgalactosamine 6-sulfate (β1→4結合) glucuronic acid (β1→3結合) | hyaluronoglucosaminidase (hyaluronidase)：β1→4結合をランダムに加水分解 |
| | ケラタン硫酸<br>keratan sulfate | 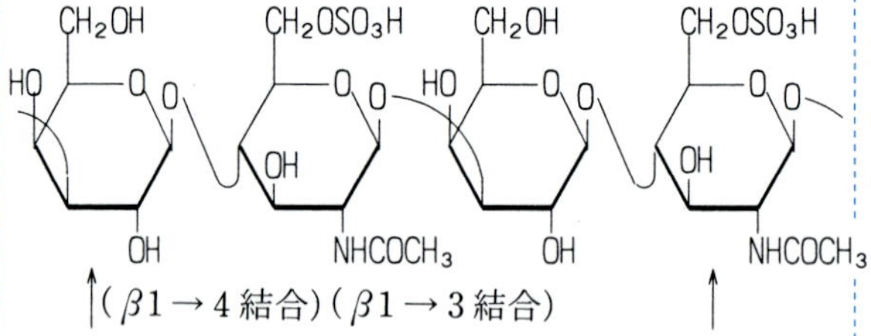 galactose (β1→4結合) N-acetylglucosamine 6-sulfate (β1→3結合) | keratan-sulfate endo 1,4-β-galactosidase |
| | デルマタン硫酸<br>dermatan sulfate | 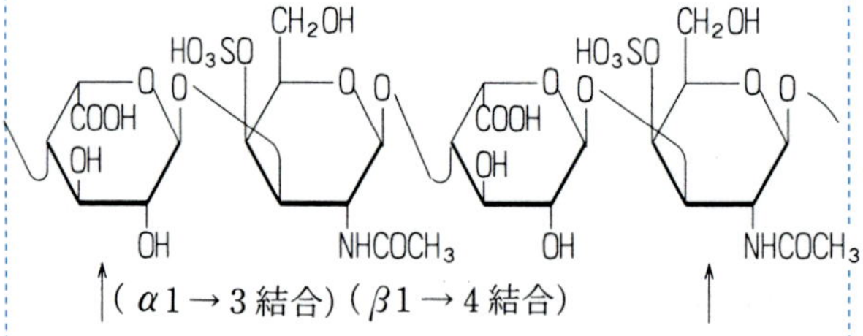 L-iduronic acid (α1→3結合) N-acetylgalactosamine 4-sulfate (β1→4結合) | hyaluronoglucosaminidase (hyaluronidase)：β1→4結合をランダムに加水分解 |
| | ヘパリン<br>heparin | 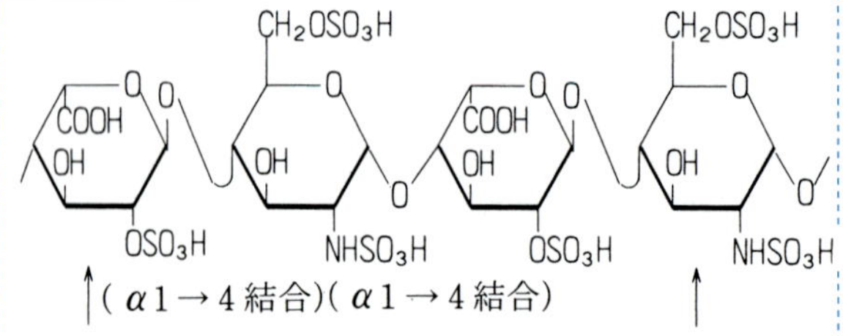 L-iduronic acid 2-sulfate (α1→4結合) N-sulfoglucosamine 6-sulfate (α1→4結合) | |

| 所 在 ・ 性 質 ・ 反 応 ・ そ の 他 |

結合組織，関節液，眼球硝子体 などの成分．
軟骨ではヒアルロン酸を軸として，巨大なプロテオグリカン集合体を形成する．

潤滑作用をもち，また細菌の侵入を防ぐ．

　分子量：10万 ～ 1,000万．

軟骨，腱，皮膚，角膜など結合組織の成分．
プロテオグリカンとして存在する．

硫酸基の位置，数が異なる数種のコンドロイチン硫酸が存在する．

　分子量：30,000 ～ 50,000．

軟骨，角膜，椎間板，動脈壁などの成分．
プロテオグリカンとして存在する．

ガラクトースの一部は，その6位が硫酸化され，また少量ながらフコース，シアル酸などを含む．

皮膚，腱，心臓弁，動脈壁など結合組織の成分．
プロテオグリカンとして存在する．

わずかながらグルクロン酸が含まれ，また組織，加齢などにより硫酸基の位置，数などが異なる．

小腸，肺，皮膚，肝などの肥満細胞でつくられる．
抗血液凝固作用（アンチトロンビンⅢと結合し，それを活性化）や高脂血症清澄作用（毛細血管内皮細胞表面に存在するリポプロテインリパーゼを血流中に放出）をもつ．
グルクロン酸，N-アセチルグルコサミンなどの成分を少量含む．　分子量：17,000 ～ 20,000．

### プロテオグリカンの構造
**軟骨の場合**

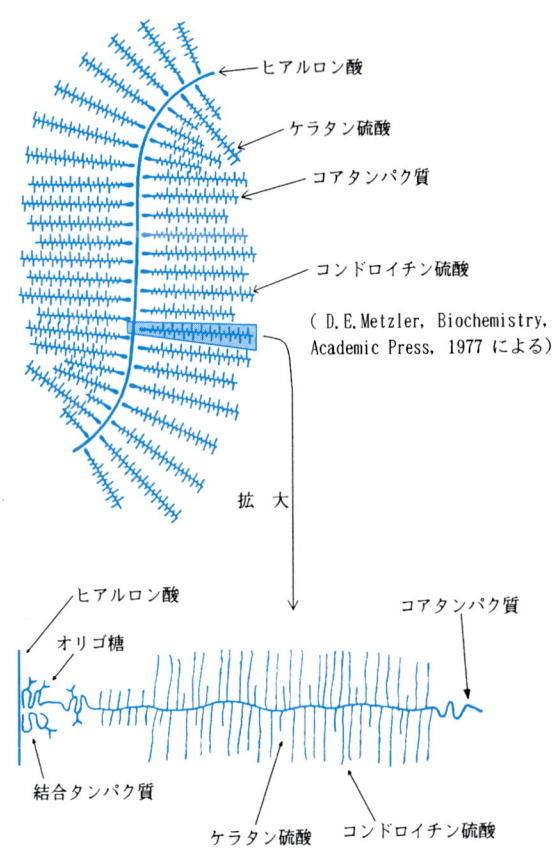

(D.E.Metzler, Biochemistry, Academic Press, 1977 による)

ケラタン硫酸とコンドロイチン硫酸がコアタンパク質のセリンあるいはトレオニン残基に共有結合で結合したプロテオグリカンが，非共有結合でヒアルロン酸に結合している．

**角膜の場合**

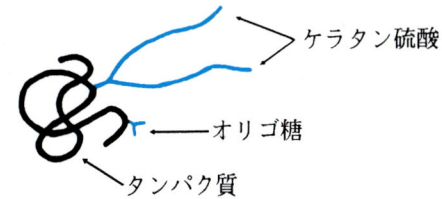

ケラタン硫酸とオリゴ糖はいずれもタンパク質のアスパラギン残基に共有結合で結合している．

# 7 糖の主な反応

（詳しくは☞ p. 20〜25 を参照）

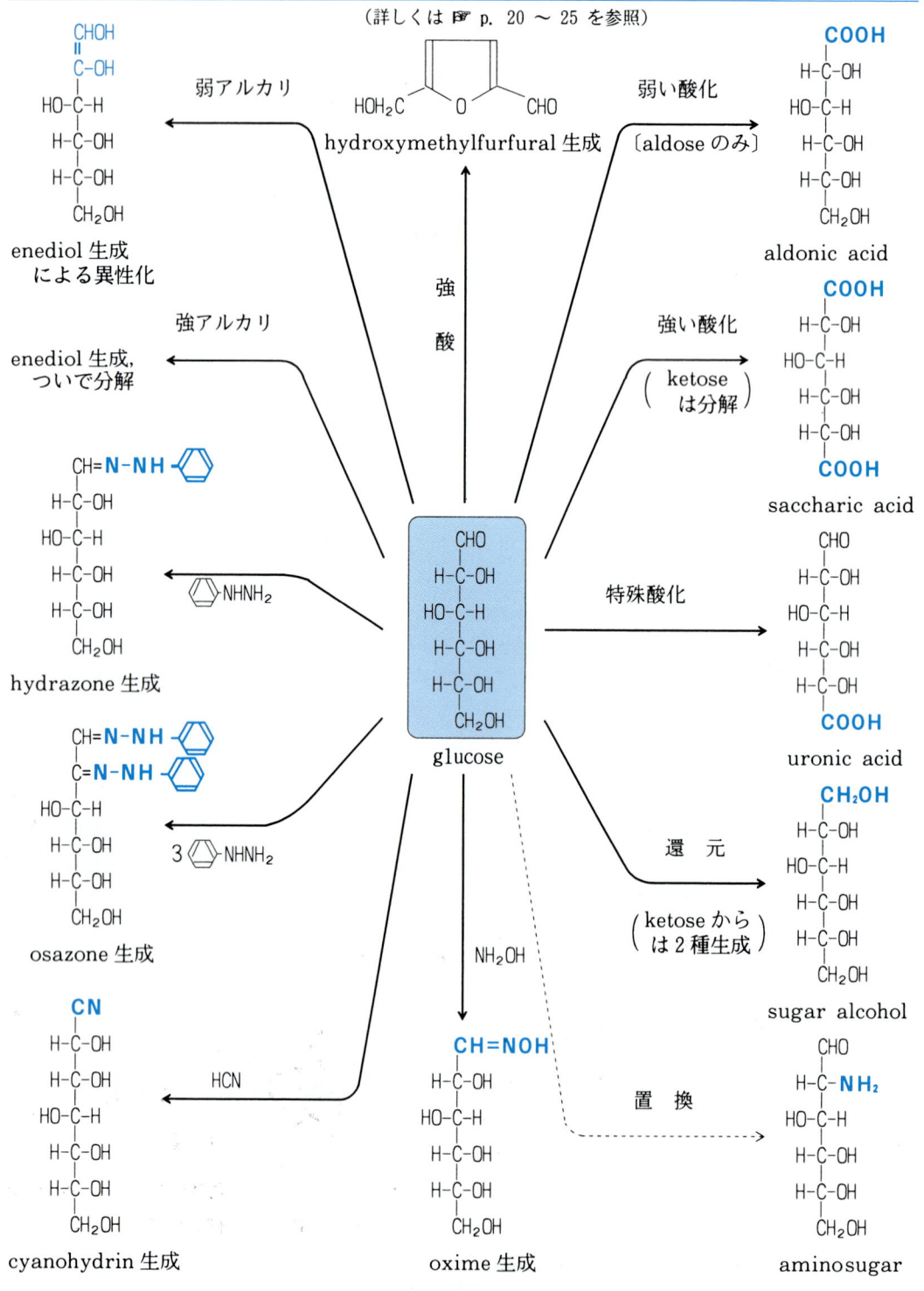

# 8 糖類の一般事項

単糖の略号

| 略号 | 単糖名 | |
|---|---|---|
| Glc | グルコース | (glucose) |
| Fru | フルクトース | (fructose) |
| Gal | ガラクトース | (galactose) |
| Man | マンノース | (mannose) |
| Rha | ラムノース | (rhamnose) |
| Rib | リボース | (ribose) |
| Xyl | キシロース | (xylose) |
| Ara | アラビノース | (arabinose) |
| GlcUA | グルクロン酸 | (glucuronic acid) |
| IdoUA | イズロン酸 | (iduronic acid) |
| GlcN | グルコサミン | (glucosamine) |
| GalN | ガラクトサミン | (galactosamine) |
| GlcNAc | $N$-アセチルグルコサミン | ($N$-acetylglucosamine) |
| GalNAc | $N$-アセチルガラクトサミン | ($N$-acetylgalactosamine) |
| NANA または AcNeu | $N$-アセチルノイラミン酸 | ($N$-acetylneuraminic acid) |

D, L系を示す必要のあるときはD, Lをそれぞれ略号の前につける.
また, ピラノース, フラノース形を示す必要のあるときは$p$, $f$を略号の後につける.

**例** L-アラビノース──→L-Ara, フルクトフラノース──→Fru$f$, グルコピラノース──→Glc$p$

| 単糖の溶解性 | 易溶 : 水 |
| | 可溶 : 含水アルコール |
| | 難溶 : エタノール, メタノール, アセトン |
| | 不溶 : エーテル, クロロホルム, ベンゼン |

| 糖類の甘味 | （sucrose の甘味を 100 としたときの値） | | |
|---|---|---|---|
| | fructose | 170 | |
| | ( invert sugar | 130 ) | |
| | sucrose | 100 | |
| | glucose | 74 | $α>β$ |
| | maltose | 30 ～ 50 | $α≒β$ |
| | lactose | 30 ～ 35 | $α<β$ （1.1 ～ 1.2 倍） |
| | galactose | 30 | |
| | mannose | 30 | $α>β$ |
| | raffinose | 30 | |
| | なお, D体とL体の甘さはほとんど同じである. | | |

## 旋光度算出法

比旋光度 $\quad [\alpha]_D^t = \dfrac{100\alpha}{lc}$

$[\alpha]$：1 mℓ 中に物質 1 g が溶けているときの光路 10 cm 当たりの旋光角をあらわす．

分子旋光度 $\quad [M]_D^t = \dfrac{[\alpha]_D^t M}{100}$

$[M]$：100 mℓ 中に物質 1 モルが溶けているときの光路 10 cm 当たりの旋光角をあらわす．

$\alpha$：旋光角，　$l$：液層の長さ（dm），　　$c$：100 mℓ 中の物質のグラム数，
$M$：分子量，　$t$：測定温度（通常は20℃），　D：ナトリウムランプのD線（波長589 nm）．

なお，旋光度には濃度，溶媒も付記することが望ましい．

## 変旋光の一般酸-塩基触媒機構

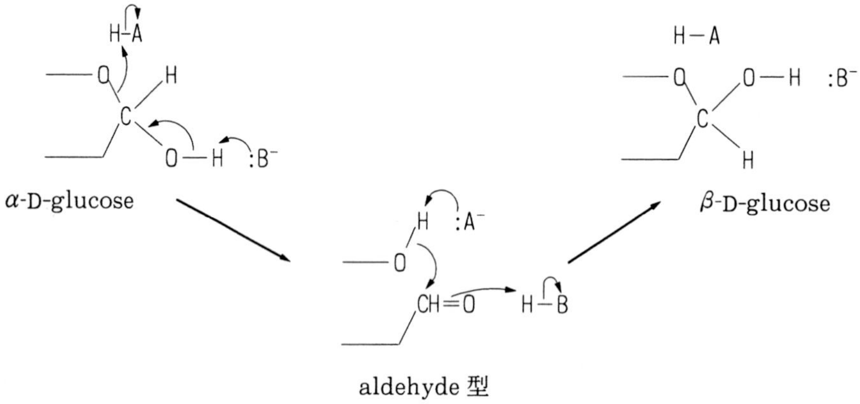

α-D-glucose → aldehyde 型 → β-D-glucose

## 酸性溶液中の変化

希酸：影響なし．
強酸：加熱すると3分子の水を失う．

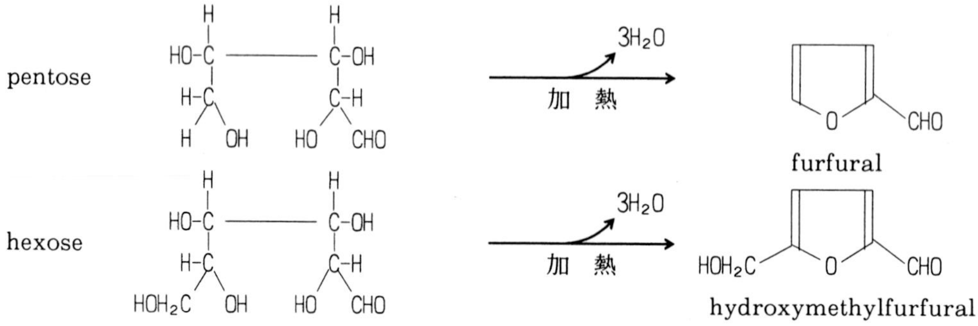

pentose → (加熱, $3H_2O$) → furfural

hexose → (加熱, $3H_2O$) → hydroxymethylfurfural

furfural およびその誘導体は，フェノール類や芳香族アミン類により呈色する．

（☞ 糖の定性反応　p. 26）

## アルカリ溶液中の変化

**弱アルカリ**： エピマー化 epimerization が起こり，混合平衡に達する．
　　　　　　たとえば glucose 溶液に酢酸ナトリウムあるいは水酸化カルシウムを加えて放置すると，異性化して液中の糖は glucose：fructose：mannose ＝ 64：31：2 の割合の混合物となる．（ Lobry de Bruyn - Alberda van Ekenstein の転移 ）

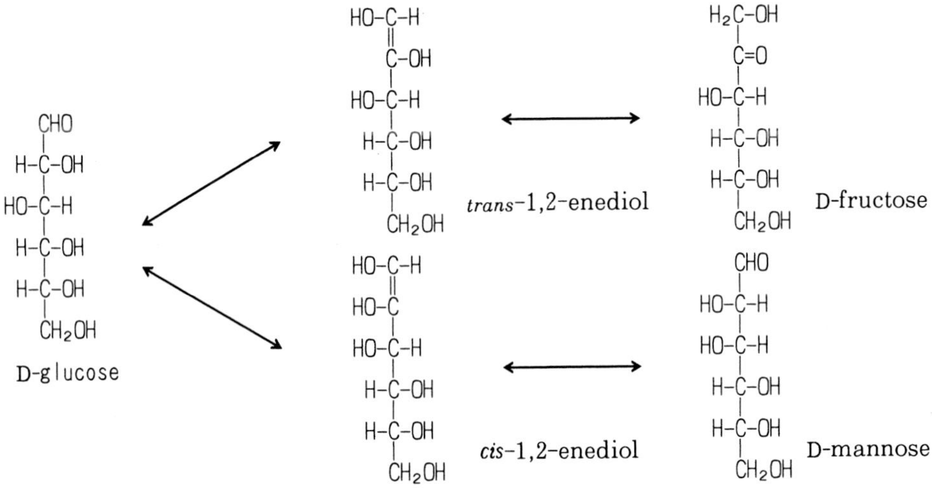

D-glucose ⇌ trans-1,2-enediol ⇌ D-fructose
　　　　　⇌ cis-1,2-enediol ⇌ D-mannose

**強アルカリ**： 1,2-enediol ⇌ 2,3-enediol ⇌ 3,4-enediol と変化する．

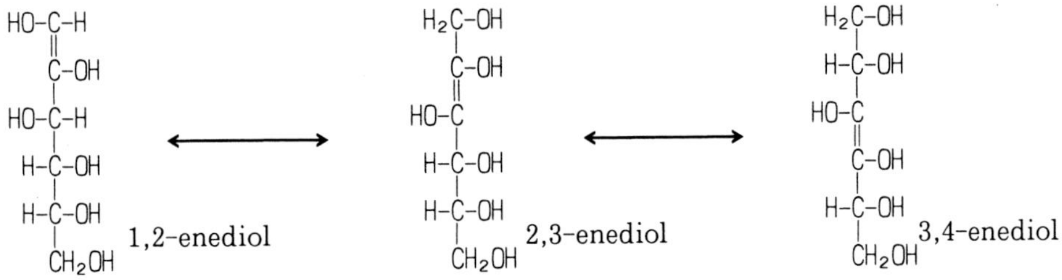

長く放置すると，二重結合の位置で分解を受けC数の少ないアルデヒド，ケトン，乳酸を生じる．また enediol は縮合して樹脂状物質を生じ黄褐色に着色する．

## 糖 の 酸 化

**弱い酸化**　aldose： グリコシド水酸基のみ酸化されて，aldonic acid を生じる．

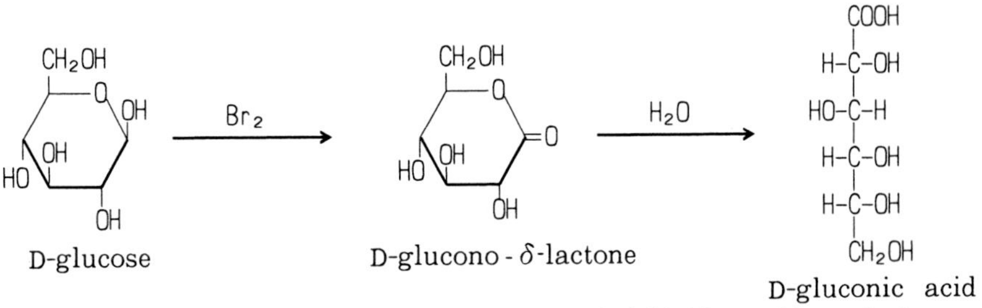

D-glucose →(Br$_2$)→ D-glucono-δ-lactone →(H$_2$O)→ D-gluconic acid

　　　　ketose： aldose と異なり酸化されない．これを利用して aldose と ketose の混液より aldose のみを定量できる．

## 強い酸化

**aldose**： グリコシド水酸基と第一アルコール基の両方が酸化されて，糖酸 saccharic acid を生じる．

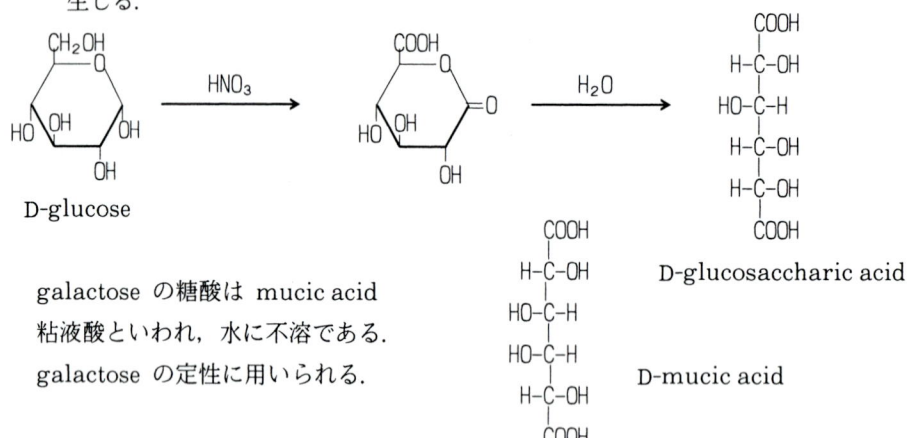

galactose の糖酸は mucic acid 粘液酸といわれ，水に不溶である．
galactose の定性に用いられる．

**ketose**： ケト基の位置で二分する．

```
  CH₂OH                         CH₂OH              COOH
  C=O                           COOH               COOH
HO-C-H         HNO₃         glycolic acid      oxalic acid （シュウ酸）
  H-C-OH       →
  H-C-OH                        COOH               COOH
  CH₂OH                        H-C-OH             H-C-OH
                               HO-C-H             H-C-OH
D-fructose                     H-C-OH             COOH
                               CH₂OH
                           erythronic acid    tartaric acid（酒石酸）
```

特殊な酸化

aldose： hemiacetal-OH を保護してから酸化したのち，保護基を除くとウロン酸 uronic acid がえられる．

```
    CH₂OH                 CH₂OH                        COOH
   /O\                   /O\          酸化    加水分解   /O\
  HO   OH    →         HO   O-保護基   →      →       HO   OH
     OH                    OH                            OH
D-glucose                                         D-glucuronic acid
```

ketose： 2種の異なった物質を生じる．

```
    CH₂OH              CH₂OH              COOH
    C=O                C=O                C=O
  HO-C-H            HO-C-H             HO-C-H
    H-C-OH     ←      H-C-OH     →       H-C-OH
    H-C-OH             H-C-OH             H-C-OH
    COOH               CH₂OH              CH₂OH
D-fructuronic acid   D-fructose       2-ketogluconic acid
```

糖の還元　　NaBH₄ で還元するか，ラネーニッケルの存在下に接触還元すると，アルデヒド基は第一アルコールとなり，ケト基は第二アルコールとなる．
　　　　　これを糖アルコール sugar alcohol といい，甘味を持つものが多い．還元性はない．

　aldose：　対応する1種だけを生じる．

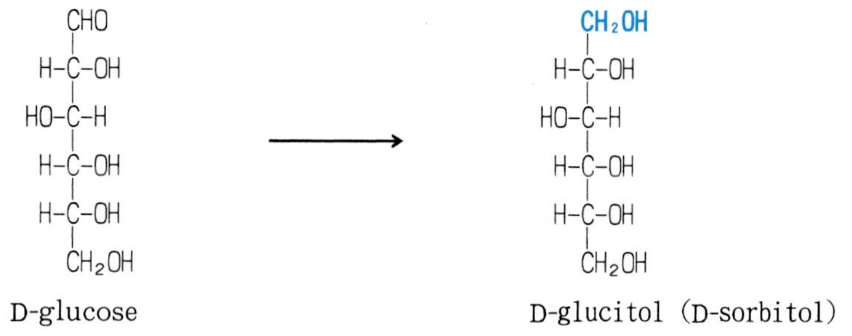

$$\text{D-glucose} \longrightarrow \text{D-glucitol (D-sorbitol)}$$

　ketose：　2種生じる．

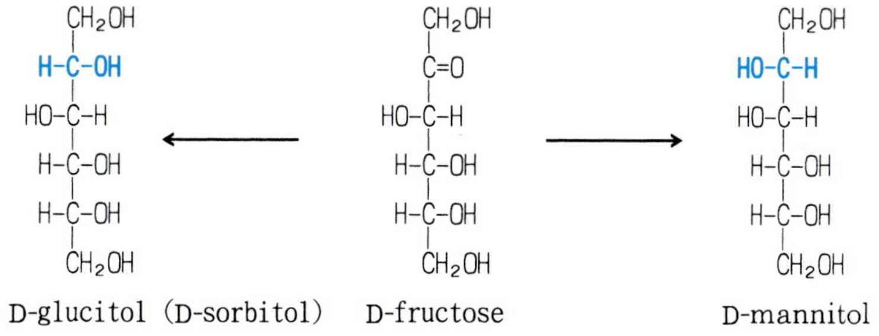

$$\text{D-glucitol (D-sorbitol)} \longleftarrow \text{D-fructose} \longrightarrow \text{D-mannitol}$$

phenylhydrazine との反応　（phenylhydrazone 生成）：
　　　中性または酢酸酸性で室温で作用させると，1分子と反応して hydrazone を作る．
　　　hydrazone は水溶性であるが，mannose の phenylhydrazone は水に溶けにくく，特有の結晶を作るので糖の鑑別に用いられたことがある．

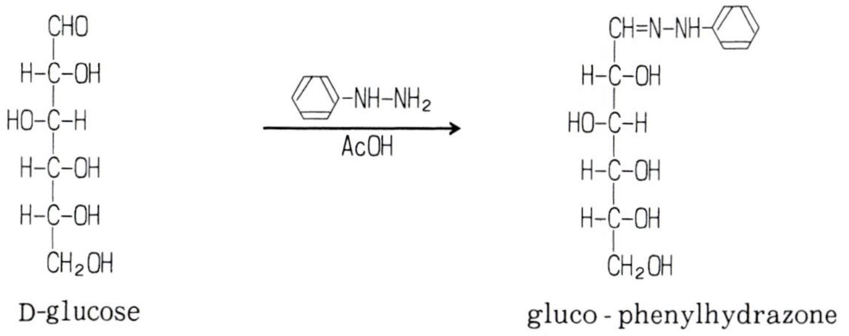

$$\text{D-glucose} \xrightarrow[\text{AcOH}]{\text{C}_6\text{H}_5\text{-NH-NH}_2} \text{gluco - phenylhydrazone}$$

　　　phenylhydrazine のほかに *p*-nitrophenylhydrazine, 2,4-dinitrophenylhydrazine, *p*-bromophenylhydrazine などが用いられる．

過剰の phenylhydrazine との反応（osazone 生成）：

過剰（3 mol 以上）の phenylhydrazine を高温で作用させると，黄色の phenylosazone を作る．

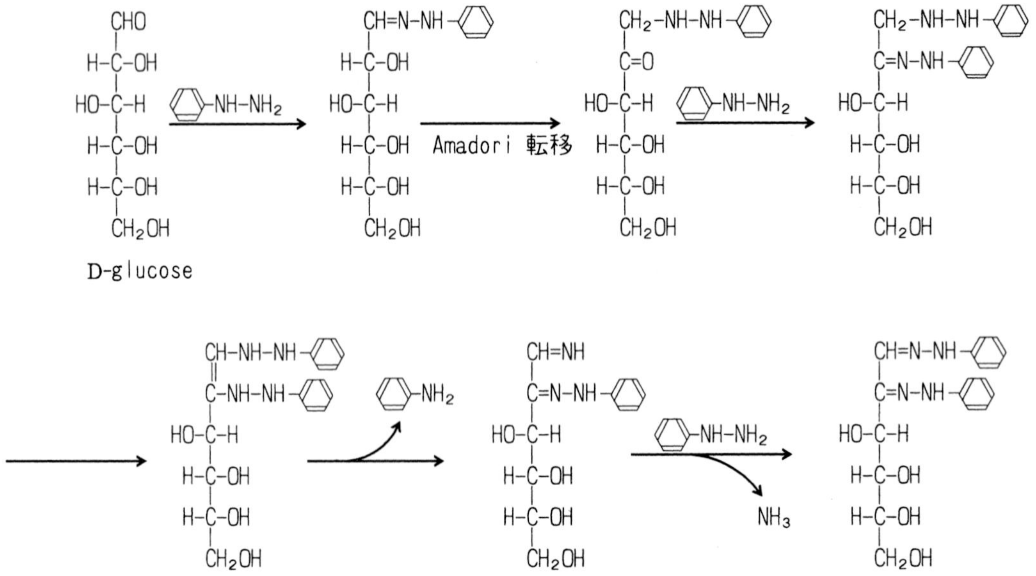

gluco-phenylosazone

osazone では C_1，C_2 の立体異性が解消するので，たとえば，glucose，fructose，mannose，glucosamine は同一の osazone を作る．

osazone は水に難溶で，結晶形，融点などによって，糖の鑑別に用いられたことがある．

osone 生成：

osazone をベンズアルデヒド，ホルムアルデヒド，塩酸などで処理すると osone を生じる．osone は強い還元力を持つ．また，亜鉛と酢酸で還元すると，ketose を生じる．

この反応により，aldose から ketose を導くことができる．

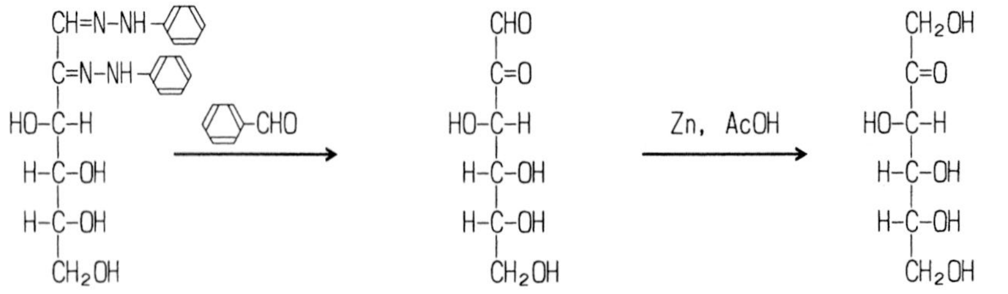

gluco-phenylosazone　D-glucosone　D-fructose

cyanohydrin の生成：

aldose は HCN を付加して cyanohydrin を生じる．これを加水分解すると，aldonic acid になり，つぎに還元すると C 数の 1 個多い aldose になる（Kiliani 反応）．

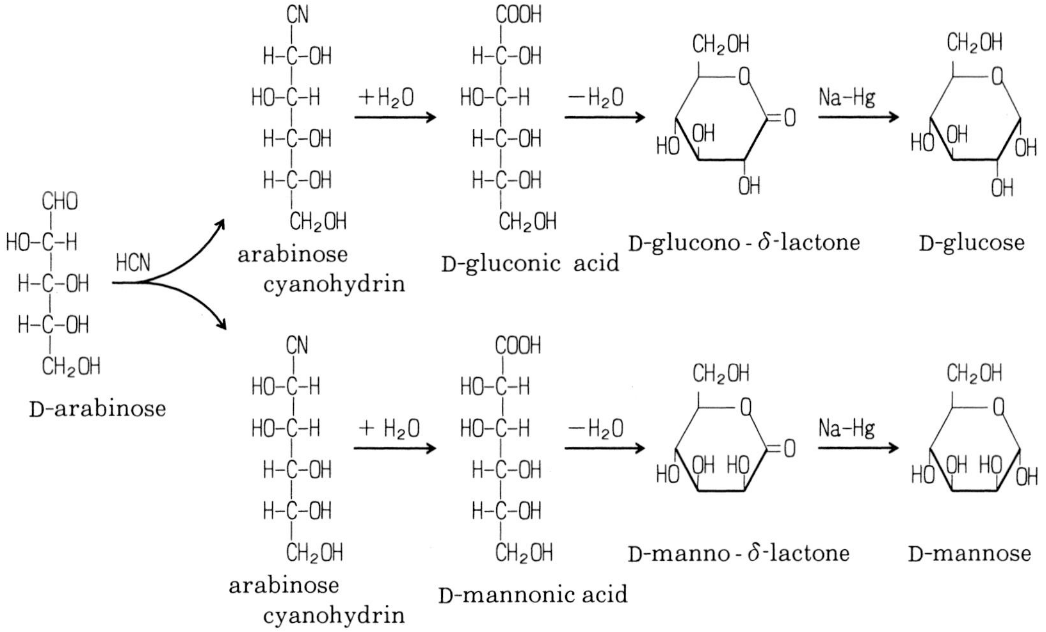

D-arabinose に HCN を付加すると arabinose cyanohydrin が生じ，+H₂O で D-gluconic acid，−H₂O で D-glucono-δ-lactone，Na-Hg で D-glucose となる．同様の経路で arabinose cyanohydrin から D-mannonic acid，D-manno-δ-lactone，D-mannose が得られる．

oxime の生成：

aldose は hydroxylamine と反応して oxime を生じる．

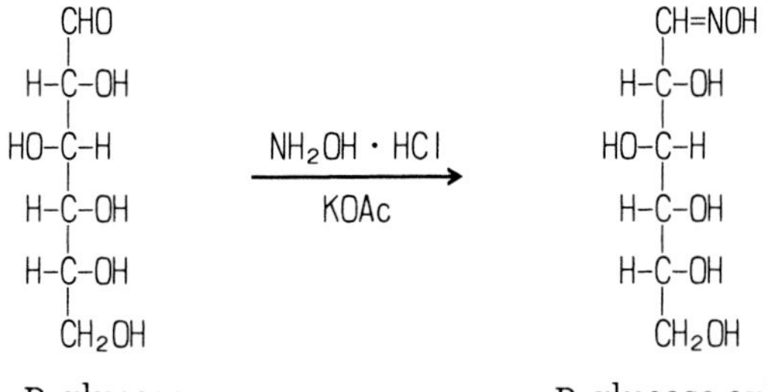

D-glucose に NH₂OH・HCl / KOAc を作用させると D-glucose oxime が生じる．

oxime をアセチル化してから，ニトリルとし，さらに分解すると原糖よりも C 数の 1 個少ない aldose になる (Wohl 分解)．

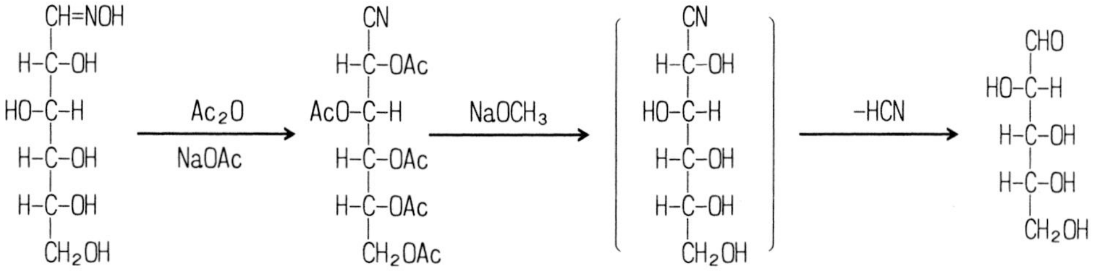

D-glucose oxime → (Ac₂O, NaOAc) → pentaacetylarabinose cyanohydrin → (NaOCH₃) → [中間体] → (−HCN) → D-arabinose

9　糖の定性反応

反応名	方　　　法	呈色	特異性
Molisch 反応	α-naphthol〔構造式：OH付ナフタレン〕溶液を加え，濃硫酸を静かに流下すると境界面が着色する．（吸収極大 550～570 nm） 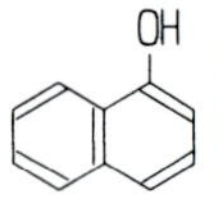	赤紫	アミノ糖を除く糖一般
anthrone-硫酸反応	anthrone〔構造式：アントロン〕の濃硫酸溶液を加え，室温に放置する．（吸収極大 620 nm，定量にも利用される） 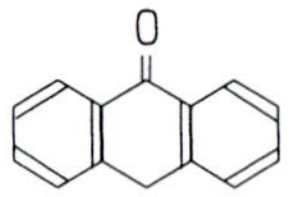	青緑	アミノ糖を除く糖一般
Bial 反応（orcinol-HCl 反応）	orcinol〔構造式：HO-, -OH, -CH$_3$〕と FeCl$_3$ を含む Bial 試液および濃塩酸を加えて加熱する．（定量にも利用される） 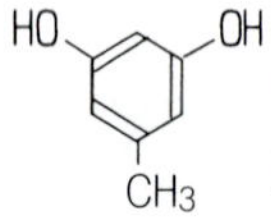	青緑	ペントース
Seliwanoff 反応（resorcinol-HCl 反応）	resorcinol〔構造式：OH, OH〕と塩酸を含む試薬を加えて加熱する．ketohexose は赤紫色を呈するが，ketopentose は黄緑色を呈する．aldose もわずかに呈色する．（定量にも利用される） 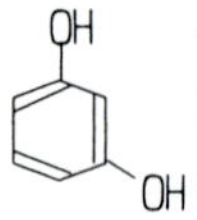	赤紫または黄緑	ケトース
carbazole-硫酸反応	濃硫酸を加え加熱後，carbazole のエタノール溶液を加える．ヘキソースは赤褐色，ペントースは黄色を呈する．（定量にも利用される）	赤または黄	ウロン酸
Fehling 反応	CuSO$_4$ 水溶液 および 酒石酸カリウムナトリウム溶液（NaOH 水溶液に溶解）を加えて加熱する．（Cu$_2$O が析出する）	赤色沈殿	還元糖
Nylander 反応	Nylander 試液（酒石酸カリウムナトリウムと次硝酸ビスマスを NaOH 水溶液に溶かしたもの）を加えて加熱．（金属ビスマスが析出する）	黒褐色沈殿	還元糖
Benedict 反応	Benedict 試液（クエン酸ナトリウムと CuSO$_4$ を Na$_2$CO$_3$ 水溶液に溶かしたもの）を加えて加熱する．	黄色または赤色沈殿	還元糖

10　糖　の　定　量　法

定量法	方　　　法	特異性
Somogyi - Nelson 法	アルカリ性 $CuSO_4$ 液は，糖により還元されて Cu_2O を生じる．これが硫酸酸性下でヒ素モリブデン酸を還元し，モリブデンブルー（青）を生成．660 あるいは 500nm で吸光度測定．	還元糖
Bertrand 法	アルカリ性 $CuSO_4$ 液が，糖により還元されて生じる Cu_2O を $Fe_2(SO_4)_3$ で酸化し，生じた $FeSO_4$ を $KMnO_4$ で滴定する． $Cu_2O + Fe_2(SO_4)_3 + H_2SO_4$ $\longrightarrow 2\ CuSO_4 + 2\ FeSO_4 + H_2O$ $10\ FeSO_4 + 2\ KMnO_4 + 8\ H_2SO_4$ $\longrightarrow 5\ Fe_2(SO_4)_3 + 2\ MnSO_4 + K_2SO_4 + 8\ H_2O$	還元糖 （食品分析）
phenol - 硫酸法	フェノール溶液を加えてから，濃硫酸を一気に添加すると発熱・沸騰し，オレンジ色を呈する．490nm で吸光度測定．（糖の脱水反応の生成物とフェノールとの反応により呈色）	糖一般 （多糖類，糖タンパク，糖脂質も可能）
Elson - Morgan 法	アセチルアセトンの Na_2CO_3 性溶液を加えて加熱後，エタノール および Ehrlich 試薬（p-ジメチルアミノベンズアルデヒドのエタノール－塩酸溶液）を加えて加温すると，桃赤色を呈する．530 nm で吸光度測定． （種々の2-メチルピロール誘導体と p-ジメチルアミノベンズアルデヒドとの反応により呈色）	アミノ糖 （N-アセチルヘキソサミンもわずかに呈色する）
thiobarbituric acid 法 チオバルビツール酸法	シアル酸を遊離させ，HIO_4 溶液を加え，酸化する．亜ヒ酸ナトリウム溶液を加え，過剰の HIO_4 を分解し，チオバルビツール酸溶液を加え加熱する．紫色を n-ブタノール-塩酸で抽出し，549 nm で吸光度測定． シアル酸の HIO_4 酸化で生じる β-ホルミルピルビン酸とチオバルビツール酸との反応が主である．	シアル酸
酵素法	各種の糖に対して特異的な方法がある．ここでは D-glucose に対する方法を例示． 1.　glucose oxidase 法 α-D-glucose $\updownarrow$ mutarotase β-D-glucose $+ O_2 \xrightarrow{\text{glucose oxidase}}$ D-glucono-δ-lactone $+ H_2O_2$ 酸素の消費量を酸素電極で測定するか，H_2O_2 量を peroxidase 反応で測定する． 2.　hexokinase 法 D-glucose $+$ ATP $\xrightarrow{\text{hexokinase}}$ D-glucose 6 - phosphate $+$ ADP D-glucose 6 - phosphate $+$ NAD(P)$^+$ $\xrightarrow{\text{glucose - 6 - phosphate dehydrogenase}}$ 6-phosphoglucono-δ-lactone $+$ NAD(P)H $+$ H$^+$ NAD(P)H の生成量を 340 nm の吸光度増加から測定する．	

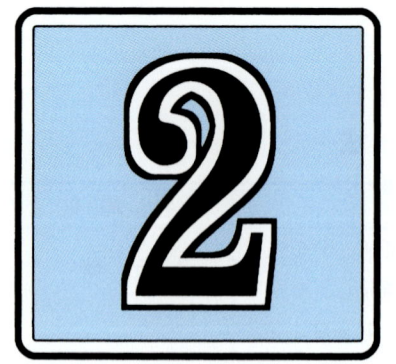

Lipid
（脂　質）

1 1　　　　脂 質 の 基 礎 事 項

定　　義　(1) 水に溶けにくく，有機溶媒に溶けるもの，
　　　　　　(2) 長鎖脂肪酸または類似の炭化水素鎖をもつもの，
　　　　　　(3) 生物（生体）に関係のあるもの．………の3点を備えたものを「脂質」という．

分　　類

1．単純脂質　simple lipid ： **アルコール**と脂肪酸のエステル．

名　称	構成成分	説　　　　明	所在・作用
グリセリド （アシルグリセロール） glyceride (acylglycerol)	グリセロール ＋ 脂　肪　酸	グリセロールの3個の水酸基のうち1，2，3個が脂肪酸とのエステルとなったものを，それぞれモノー，ジー，トリグリセリド，あるいはモノアシルー，ジアシルー，トリアシルグリセロールという．それらをまとめて**中性脂肪** neutral fat ともいう．	貯蔵脂肪 エネルギー源
ろ　う wax	長鎖 アルコール ＋ 長鎖脂肪酸	動植物の表面の組織に多く，湿潤・乾燥などを防ぐ保護物質．（栄養学的には意義はない．）	保護物質
ステロールエステル sterol ester	ステロール ＋ 脂　肪　酸	主にコレステロールのエステル．	血漿中

2．複合脂質　compound lipid ： 分子中に**リン酸**や**糖質**を含む脂質．

リ ン 脂 質 phospholipid	グリセロール（スフィンゴシン） ＋　脂肪酸　＋　リン酸 ＋　窒素化合物など	リン酸を含む脂質をいう． （窒素化合物を含むことが 　　　　　　　　　　多い．）	生体膜 構成成分
糖 脂 質 glycolipid	スフィンゴシン ＋　糖　質　＋　脂肪酸	糖質を含む脂質をいう．	生体膜 構成成分

3．誘導脂質　derived lipid ： 脂質の加水分解産物で水に不溶のもの．

脂　肪　酸	天然脂肪酸の大部分は炭素数が偶数である．
高級アルコール	コレステロールはここに属する．

グリセリド　glyceride

構　造　　グリセロールの水酸基と，脂肪酸のカルボキシル基とがエステルとなったもの（ここではステアリン酸とのエステルを示す）．

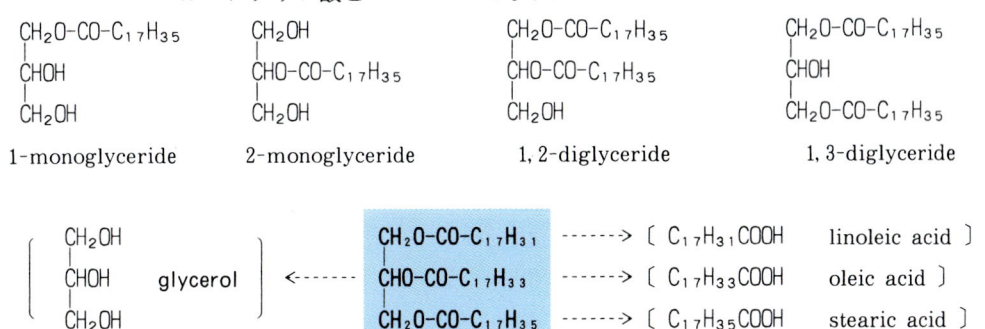

$$\begin{array}{l} CH_2O\text{-}CO\text{-}C_{17}H_{35} \\ CHOH \\ CH_2OH \end{array}$$ 1-monoglyceride

$$\begin{array}{l} CH_2OH \\ CHO\text{-}CO\text{-}C_{17}H_{35} \\ CH_2OH \end{array}$$ 2-monoglyceride

$$\begin{array}{l} CH_2O\text{-}CO\text{-}C_{17}H_{35} \\ CHO\text{-}CO\text{-}C_{17}H_{35} \\ CH_2OH \end{array}$$ 1, 2-diglyceride

$$\begin{array}{l} CH_2O\text{-}CO\text{-}C_{17}H_{35} \\ CHOH \\ CH_2O\text{-}CO\text{-}C_{17}H_{35} \end{array}$$ 1, 3-diglyceride

$$\left\{\begin{array}{l} CH_2OH \\ CHOH \\ CH_2OH \end{array}\right\} \text{glycerol} \leftarrow\text{---} \left\{\begin{array}{l} CH_2O\text{-}CO\text{-}C_{17}H_{31} \\ CHO\text{-}CO\text{-}C_{17}H_{33} \\ CH_2O\text{-}CO\text{-}C_{17}H_{35} \end{array}\right. \text{---}\rightarrow \begin{array}{l}[C_{17}H_{31}COOH \quad \text{linoleic acid}] \\ [C_{17}H_{33}COOH \quad \text{oleic acid}] \\ [C_{17}H_{35}COOH \quad \text{stearic acid}] \end{array}$$

triglyceride

命 名 法　　最初の二つの脂肪酸の語尾（-ic）を ⟶ -o に，
　　　　　　最後の脂肪酸の語尾　（-ic）を ⟶ -in に変える．
　　　　　　位置によって，誤解の起きないように，α-, β-, α'- をつける．

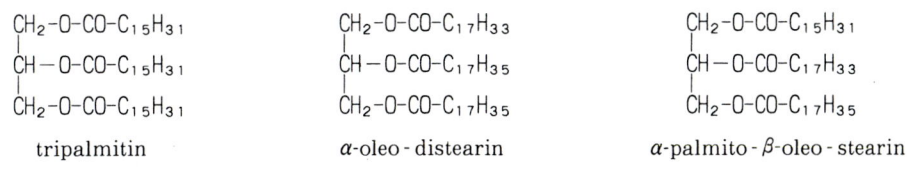

$$\begin{array}{l} CH_2\text{-}O\text{-}CO\text{-}C_{15}H_{31} \\ CH\text{-}O\text{-}CO\text{-}C_{15}H_{31} \\ CH_2\text{-}O\text{-}CO\text{-}C_{15}H_{31} \end{array}$$ tripalmitin

$$\begin{array}{l} CH_2\text{-}O\text{-}CO\text{-}C_{17}H_{33} \\ CH\text{-}O\text{-}CO\text{-}C_{17}H_{35} \\ CH_2\text{-}O\text{-}CO\text{-}C_{17}H_{35} \end{array}$$ α-oleo-distearin

$$\begin{array}{l} CH_2\text{-}O\text{-}CO\text{-}C_{15}H_{31} \\ CH\text{-}O\text{-}CO\text{-}C_{17}H_{33} \\ CH_2\text{-}O\text{-}CO\text{-}C_{17}H_{35} \end{array}$$ α-palmito-β-oleo-stearin

グリセロール glycerol の検出（アクロレイン acrolein 反応）

硫酸水素カリウム（$KHSO_4$）と加熱すると，2分子の水を失って，刺激臭のある acrolein を生じる．glyceride および glycerol に認められる．確認を必要とする場合は acrolein の蒸気を水中に導き，ニトロプルシドナトリウム溶液とピペリジン数滴を加えると青色を呈する．

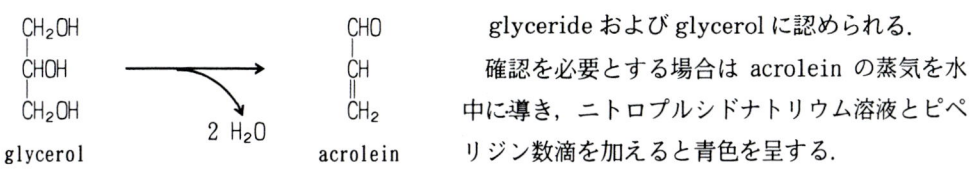

$$\begin{array}{l} CH_2OH \\ CHOH \\ CH_2OH \end{array} \xrightarrow{-2H_2O} \begin{array}{l} CHO \\ CH \\ \| \\ CH_2 \end{array}$$
　glycerol　　　　　　　　　acrolein

ろう wax

真性ろうの例　：　長鎖脂肪酸と長鎖脂肪族アルコールのエステル．
　　　　　　　　アルカリ，酵素（リパーゼ，エステラーゼ）に抵抗性があり，加水分解されにくい．
　　　　　　　　生体表面に多く，保護物質として働いている．
　　　　　　　　　　　　　（植物ではエネルギー源となっている場合もある．）

例　みつろう（ミツバチの巣の精製ろう）の成分の一種

$$C_{30}H_{61}O\text{-}CO\text{-}C_{15}H_{31} \longrightarrow \left\{\begin{array}{l} C_{15}H_{31}COOH \quad \text{palmitic acid} \\ C_{30}H_{61}OH \quad \text{myricyl alcohol} \end{array}\right.$$

myricyl palmitate

12 主な天然の

脂肪酸名	英名 (慣用名)	炭素数	分子式
飽和脂肪酸 saturated fatty acid			$C_nH_{2n+1}COOH$
直鎖			
ギ酸	formic acid	1	$HCOOH$
酢酸	acetic acid	2	CH_3COOH
プロピオン酸	propionic acid	3	C_2H_5COOH
酪酸	butyric acid	4	C_3H_7COOH
吉草酸	valeric acid	5	C_4H_9COOH
カプロン酸	caproic acid	6	$C_5H_{11}COOH$
ヘプチル酸	heptylic acid	7	$C_6H_{13}COOH$
カプリル酸	caprylic acid	8	$C_7H_{15}COOH$
カプリン酸	capric acid	10	$C_9H_{19}COOH$
ラウリン酸	lauric acid	12	$C_{11}H_{23}COOH$
ミリスチン酸	myristic acid	14	$C_{13}H_{27}COOH$
パルミチン酸	palmitic acid	16	$C_{15}H_{31}COOH$
ステアリン酸	stearic acid	18	$C_{17}H_{35}COOH$
アラキジン酸	arachidic acid	20	$C_{19}H_{39}COOH$
ベヘン酸	behenic acid	22	$C_{21}H_{43}COOH$
リグノセリン酸	lignoceric acid	24	$C_{23}H_{47}COOH$
セロチン酸	cerotic acid	26	$C_{25}H_{51}COOH$
モンタン酸	montanic acid	28	$C_{27}H_{55}COOH$
メリシン酸	melissic acid	30	$C_{29}H_{59}COOH$
側鎖			
イソ酪酸	isobutyric acid	4	$(CH_3)_2CH-COOH$
イソ吉草酸	isovaleric acid	5	$(CH_3)_2CH-CH_2-COOH$
イソパルミチン酸	isopalmitic acid	16	$(CH_3)_2CH-(CH_2)_{12}-COOH$
ツベルクロステアリン酸	tuberculostearic acid	19	$CH_3-(CH_2)_7-CH(CH_3)-(CH_2)_8-COOH$
不飽和脂肪酸 unsaturated fatty acid			
二重結合 1個			$C_nH_{2n-1}COOH$
クロトン酸	crotonic acid	4	C_3H_5COOH : $CH_3-CH=CH-COOH$
ミリストレイン酸	myristoleic acid	14	$C_{13}H_{25}COOH$: $CH_3-(CH_2)_3-CH=CH-(CH_2)_7COOH$
パルミトレイン酸	palmitoleic acid	16	$C_{15}H_{29}COOH$: $CH_3-(CH_2)_5-CH=CH-(CH_2)_7COOH$

脂　　肪　　酸　（ fatty acid ）

融点（℃） (カッコ内沸点)	所　在　・　そ　の　他	
8.4(100.5)	アリ，イラクサ刺毛．	（刺激臭）
16.7(118.2)	食酢．	（刺激臭）
-22.0(141.1)	乳脂肪．	（刺激臭）
-7.9(163.5)	乳脂肪（以下，ほとんどのものが，triglyceride として存在）．	（酸敗臭）
-34.5(187)	乳脂肪，カノコソウの精油中．	（不快臭）
-3.4(205.8)	乳脂肪，パーム油，やし油．	（汗　臭）
-10.5(223)	カルムス油（サトイモ科）．	（牛脂臭）
16.7(239.7)	乳脂肪，パーム油，やし油．	（不快臭）
31.6(270)	乳脂肪，パーム油，やし油，エルム油．	（酸敗臭）
44.2	月桂樹油，やし油．	（無　臭）
53.9	動植物油脂，とくに やし脂，ニクズク脂中に多い．	
63.1	動植物油脂，木ろう，やし油，パーム油．	
69.6	動物油脂，とくに 牛脂中に多い．	
76.5	動植物油脂，落花生油，硬化魚油．	
81.5	ベヘン油（アブラナ科の種子油），硬化魚油．	
86.0	脳の糖脂質 (cerebroside)，昆虫，葉のろう．	
88.5	みつろう，カルナウバろう．	
90.9	みつろう，モンタンろう，リグナイトろう．	
93.6	みつろう，カンデリラろう．	
-47	特殊な植物（マメ科，キク科，セリ科）中．	
-37.5	カノコソウ根の精油，ホップの精油，イルカ油．	
61.8～62.4	羊毛ろう．	
11	結核菌，ライ菌．　自然界に存在する炭素数が奇数の長鎖脂肪酸．	

〔二重結合の位置〕

72(185)	ハズ種子油（クロトン油）．	〔*trans*-2〕
-4	鯨油，さめ肝油．	〔*cis*-9〕
-0.5～0.5	動植物に広く分布．たら肝油，いわし油，にしん油．	〔*cis*-9〕

右側注記: 水に溶ける / 水にわずかに溶ける

脂肪酸名	英　名 （慣用名）	炭素数	分　子　式
オレイン酸	oleic acid	18	$C_{17}H_{33}COOH : CH_3-(CH_2)_7-CH=CH-(CH_2)_7COOH$
バクセン酸	vaccenic acid	18	$C_{17}H_{33}COOH : CH_3-(CH_2)_5-CH=CH-(CH_2)_9COOH$
ガドレイン酸	gadoleic acid	20	$C_{19}H_{37}COOH : CH_3-(CH_2)_9-CH=CH-(CH_2)_7COOH$
エルカ酸	erucic acid	22	$C_{21}H_{41}COOH : CH_3-(CH_2)_7-CH=CH-(CH_2)_{11}COOH$
ネルボン酸	nervonic acid	24	$C_{23}H_{45}COOH : CH_3-(CH_2)_7-CH=CH-(CH_2)_{13}COOH$
二重結合　2個			$C_nH_{2n-3}COOH$
リノール酸 （n-6系）	linoleic acid	18	$C_{17}H_{31}COOH : CH_3-(CH_2)_3(CH_2CH=CH)_2(CH_2)_7COOH$
二重結合　3個			$C_nH_{2n-5}COOH$
α-リノレン酸 （n-3系）	α-linolenic acid	18	$C_{17}H_{29}COOH : CH_3-(CH_2CH=CH)_3(CH_2)_7COOH$
γ-リノレン酸 （n-6系）	γ-linolenic acid	18	$C_{17}H_{29}COOH : CH_3-(CH_2)_4(CH=CHCH_2)_3(CH_2)_3COOH$
二重結合　4個			$C_nH_{2n-7}COOH$
アラキドン酸 （n-6系）	arachidonic acid	20	$C_{19}H_{31}COOH : CH_3-(CH_2)_3(CH_2CH=CH)_4(CH_2)_3COOH$
二重結合　5個			$C_nH_{2n-9}COOH$
エイコサペンタエン酸 （n-3系）	eicosapentaenoic acid(EPA)	20	$C_{19}H_{29}COOH : CH_3-(CH_2CH=CH)_5(CH_2)_3COOH$
二重結合　6個			$C_nH_{2n-11}COOH$
ドコサヘキサエン酸 （n-3系）	docosahexaenoic acid(DHA)	22	$C_{21}H_{31}COOH : CH_3-(CH_2CH=CH)_6(CH_2)_2COOH$

オキシ（ヒドロキシ）脂肪酸　　hydroxy fatty acid

脂肪酸名	英名	炭素数	分子式
飽和			
ジヒドロキシステアリン酸	dihydroxystearic acid	18	$CH_3-(CH_2)_7-CH(OH)-CH(OH)-(CH_2)_7COOH$
セレブロン酸	cerebronic acid	24	$CH_3-(CH_2)_{21}-CH(OH)-COOH$
二重結合　1個			
リシノール酸	ricinoleic acid	18	$CH_3-(CH_2)_5-CH(OH)-CH_2-CH=CH-(CH_2)_7COOH$
ヒドロキシネルボン酸	hydroxynervonic acid	24	$CH_3-(CH_2)_7-CH=CH-(CH_2)_{12}CH(OH)-COOH$

環状脂肪酸　　cyclic fatty acid

脂肪酸名	英名	炭素数	分子式
ヒドノカルプス酸 （大風子酸）	hydnocarpic acid	16	▱$-CH_2-(CH_2)_9-COOH$
ゴルリン酸	gorlic acid	18	▱$-(CH_2)_6-CH=CH-(CH_2)_4-COOH$
ラクトバシル酸	lactobacillic acid	19	$CH_3-(CH_2)_7-CH\overset{CH_2}{\underline{\qquad}}CH-(CH_2)_7-COOH$

二塩基脂肪酸　　dicarboxylic fatty acid

脂肪酸名	英名	炭素数	分子式
イタコン酸	itaconic acid	5	$HOOC-C(=CH_2)-CH_2-COOH$
トリコサン二酸	tricosanedioic acid	23	$HOOC-(CH_2)_{21}-COOH$

融点（℃）	所在・その他	〔二重結合の位置〕
12～16 (cis) (trans) 15, 44	ほとんどすべての動植物の油脂．　　（trans-9はエライジン酸） 牛脂，羊脂，バター．	〔cis-9〕 〔cis-11 および trans-11〕
24～24.5	たら肝油，海産哺乳動物脂肪．	〔cis-9〕
34.7	なたね油（40〜57％），からし油．	〔cis-13〕
42.5～43	糖脂質（cerebroside），さめ肝油．	〔cis-15〕
-5.2～-5.0	紅花油，コーン油，動植物に広く分布．　**必須脂肪酸**	〔cis-9, cis-12〕
-10～-11.3	植物油脂（しそ油，えごま油，あまに油）．　**必須脂肪酸**	〔all cis-9, 12, 15〕
-26.3	植物油脂（月見草油）．	〔all cis-6, 9, 12〕
-49.5	植物には存在しない． 動物生体膜．エイコサノイド前駆物質．　**必須脂肪酸**	〔all cis-5, 8, 11, 14〕
-54.4～-53.8	魚油（いわし油），ウシ肝．エイコサノイド前駆物質．	〔all cis-5, 8, 11, 14, 17〕
-44	魚油，哺乳動物脳・網膜．	〔all cis-4, 7, 10, 13, 16, 19〕
90	ひまし油．	（9,10-dihydroxy）
99.5〜100.5	糖脂質（cerebroside）．	（2-hydroxy）
5.5	ひまし油．	（12-hydroxy）〔cis-9〕
65	糖脂質（cerebroside）．	（2-hydroxy）〔cis-15〕
60.5	大風子油（chaulmoogra oil）．	
6.0	大風子油，ゴルリ油．	
28～29	グラム陽性細菌．	
162〜164（分解）	細菌（*Aspergillus terreus*）．	
125〜126	木ろう．	

13　脂肪酸の性質

融　点	(1) 飽和脂肪酸の融点は，炭素数が増加するに従って高くなる． (2) 偶数炭素数のものは，炭素数が一つ多い奇数のものより融点が高い． (3) 飽和脂肪酸は，炭素数が 10 を越えると常温では固体である． (4) 二重結合の数が多いほど，融点は低くなる． (5) 枝分かれをしたものは，同数の炭素数のものよりも融点が低くなる． (6) 水酸基の存在は融点を高くする．
比　重	一般に，1 より小さい．〔例外 ： ギ酸 1.220　酢酸 1.049（20℃）〕
色・臭気	(1) 炭素数が多いものは（純粋な場合）無色・無臭． (2) 炭素数が少ないものは，独特の不快な臭気を持つ． (3) 二重結合を持つものは分解されやすく，不快な臭気を持つ場合が多い．
分　布	(1) 飽和の C_4〜C_{12} のものは，乳脂肪に多くみられる． (2) 飽和の C_{10}〜C_{12} のものは，植物の種子にみられる．とくにやし油に多い． (3) 動植物に多い飽和脂肪酸は，パルミチン酸とステアリン酸である． (4) 不飽和脂肪酸は植物油にきわめて多く，動物には比較的少ない．
乳　化	界面活性物質（せっけん，胆汁酸塩，サポニン，界面活性剤）により乳化． 脂肪の消化産物は胆汁酸塩などとミセルを形成し，吸収される．（☞ p.142）
付加反応	脂肪酸の二重結合は水素，酸素，ハロゲンなどと反応する． 　　　　　　　　　　　　　　　　　　　　（脂肪の試験に応用される．） 水　素 ： 硬化油 hardened oil を生じる．（Ni 触媒） 　　　　　魚油などの硬化油は，せっけん，マーガリン，ろうの製造に利用． 酸　素 ： 重合・固化する． ハロゲン ： ヨウ素の付加量は，脂肪の一般試験に応用される．
乾性油	乾性油（drying oil）　ヨウ素価　130 以上 　　あまに油，きり油．（塗料に使用） 半乾性油（semi-drying oil）　ヨウ素価　100 〜 130 　　ごま油，大豆油，なたね油，綿実油．（食用，せっけん製造） 不乾性油（non-drying oil）　ヨウ素価　100 以下 　　つばき油，オリーブ油，ひまし油． 　　　　　　　　　　　　　　　　（食用，せっけん・化粧品製造）

酸　敗 rancidity	油脂を貯蔵しておくと，酸素，湿気，熱，日光，微生物などの作用により，加水分解や酸化が起こり，不快な臭気を発し，酸味を生じる現象をいう． 1．加水分解型酸敗（hydrolytic rancidity） 　　油脂が，微生物により加水分解を受け，生じた脂肪酸が原因となる場合．バターのような分子の小さい油脂に起こりやすい． 2．ケトン型酸敗（ketonic rancidity） 　　油脂の二重結合が，微生物により酸化分解を受けて，生じたアルデヒド，ケトンが原因となる場合．オレイン酸の多い油脂に起こりやすい． 3．酸化型酸敗（oxidative rancidity） 　　油脂の二重結合が，空気中の酸素により**自動酸化** autoxidation を受け，その結果生じたアルデヒド，ケトン，低級カルボン酸が原因となる場合．二重結合の多い油脂ほど酸化を受けやすく，熱，光（とくに，紫外・近紫外部），金属イオンなどによって促進される． 自動酸化の機構 $-CH_2-CH\overset{(cis)}{=}CH-CH_2-CH\overset{(cis)}{=}CH-CH_2-\ \ \xrightarrow[HO_2]{O_2}\ \ -CH_2-CH\overset{(cis)}{=}CH-\overset{\cdot}{C}H-CH\overset{(cis)}{=}CH-CH_2-$ (LH)　　　　　　　　　　　　　　　　　　　　　　　(L・) $\longrightarrow\ -CH_2-CH\overset{(cis)}{=}CH-\overset{\cdot}{C}H\overset{(trans)}{=}CH-CH_2-\ \ \xrightarrow{O_2}\ \ -CH_2-CH\overset{(cis)}{=}CH-CH\overset{(trans)}{=}CH-CH_2-$ 　　　　　　　　　　　　　　　　　　　　　　　　　　　　　　　　　　　(LO_2・)　　O-O・ $\xrightarrow[L\cdot]{LH}\ -CH_2-CH\overset{(cis)}{=}CH-CH\overset{(trans)}{=}CH-CH_2-\ \longrightarrow\ $分解物 　　　　　　　　(LOOH)　　　　　O-OH 　　　　　　　　（過酸化脂質）
立体構造	飽和脂肪酸（例：ステアリン酸） cis-不飽和脂肪酸（例：オレイン酸） trans-不飽和脂肪酸（例：バクセン酸）

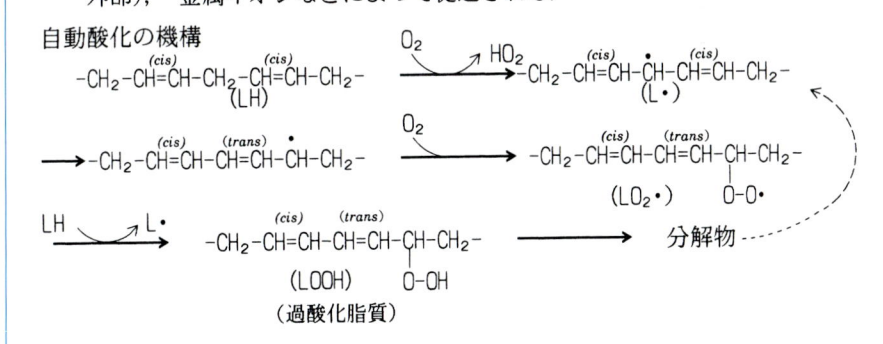

14　主なリン脂質　(phospholipid)

リン脂質の分類

リン酸をエステルの形で含有する複合脂質を**リン脂質** phospholipid という.

- グリセロリン脂質　glycerophospholipid ……… グリセロールを含有する.
  - 例 ホスファチジルコリン
- スフィンゴリン脂質　sphingophospholipid …… スフィンゴシンを含有する.
  - 例 スフィンゴミエリン

$$
\text{glycerol} \quad \begin{array}{c} CH_2OH \\ HO-C-H \\ CH_2OH \end{array} \qquad \text{sphingosine} \quad CH_3-(CH_2)_{12}-CH=CH-CH-CH-CH_2OH \\ \phantom{sphingosine\ CH_3-(CH_2)_{12}-CH=CH-CH}OH\ \ NH_2
$$

生理的意義

生体内にもっとも多量に存在する複合脂質である.
生体膜の基本的な構成成分である. 血漿や卵黄などにも存在する.

ホスファチジン酸　phosphatidic acid

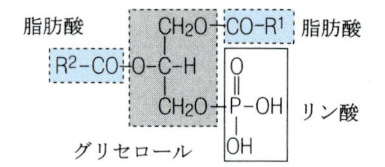

グリセロリン脂質の生合成の前駆物質.
グリセロールの1位には飽和脂肪酸が, 2位には不飽和脂肪酸が多い.

グリセロリン脂質

ホスファチジルコリン　phosphatidyl-choline（レシチン lecithin）

生物界に広く分布.
動植物でもっとも多いリン脂質.

（コリン部分：$-O-CH_2CH_2\overset{+}{N}(CH_3)_3$）

ホスファチジルエタノールアミン　phosphatidyl-ethanolamine

生物界に広く分布.

（エタノールアミン部分：$-O-CH_2CH_2NH_2$）

ホスファチジルセリン　phosphatidyl-serine

生物界に広く分布.
動物では, 脳, 神経に多い.
ミエリンのリン脂質の10％以上を占める.

（セリン部分：$-O-CH_2CH(NH_2)COOH$）

名称	構造	説明
ジホスファチジルグリセロール diphosphatidyl-glycerol (カルジオリピン) (cardiolipin)	(構造式: R¹-CO-O-CH₂, R²-CO-O-CH, CH₂-O-P(O)(OH)-O-CH₂-CH(OH)-CH₂-O-P(O)(OH)-O-CH₂-CH(O-CO-R³)-CH₂-O-CO-R⁴) リン酸／グリセロール／脂肪酸	生物界に広く分布. 動物では主にミトコンドリア内膜に局在し, cytochrome oxidase との間に相互作用を有する. また, 高度不飽和脂肪酸を多く含む. 梅毒血清試験 (ワッセルマン反応) の抗原として用いられる.
ホスファチジルイノシトール phosphatidyl-inositol (ホスホイノシチド) (phosphoinositide)	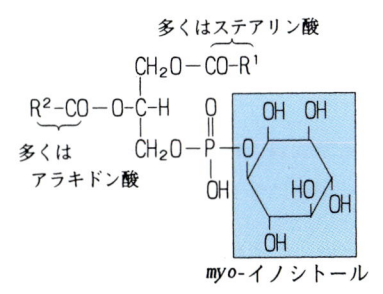 多くはステアリン酸 — CH₂O-CO-R¹ R²-CO-O-CH 多くはアラキドン酸 — CH₂-O-P(O)(OH)-O-(myo-イノシトール)	生物界に広く分布. ある種の膜結合タンパク質 (alkaline phosphatase, trehalase, acetylcholinesterase, T-cell activating protein など) はオリゴ糖を介し, 細胞膜中の本リン脂質のイノシトール残基に共有結合している. (☞ p.246)
ホスファチジルイノシトール 4,5-ビスリン酸 phosphatidyl-inositol 4,5-bisphosphate (トリホスホイノシチド) triphosphoinositide	CH₂O-CO-R¹ R²-CO-O-CH CH₂-O-P(O)(OH)-O-(myo-イノシトール に O=P-OH 基 2つ) リン酸	脳, 腎臓に多いが, 全リン脂質の 2〜3％程度である. ホルモンなどの刺激により細胞膜中の本脂質が加水分解され, セカンドメッセンジャーとしてのイノシトール 1,4,5-トリスリン酸とジアシルグリセロールを生じる. (☞ p.264)
セラミド ceramide	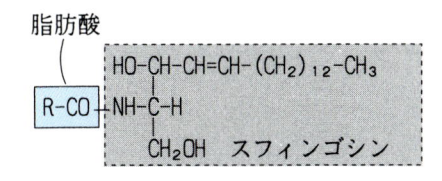 脂肪酸 — R-CO-NH-CH(CH₂OH)-CH(OH)-CH=CH-(CH₂)₁₂-CH₃ スフィンゴシン	スフィンゴリン脂質やスフィンゴ糖脂質の生合成の前駆物質. アポトーシス (apoptosis; 不用になった細胞の自発的な死) の際に, スフィンゴミエリンの加水分解により生成し, 細胞内のメディエーターとして働く.
スフィンゴリン脂質 スフィンゴミエリン sphingomyelin	R-CO-NH-CH(CH₂-O-P(O)(OH)-O-CH₂CH₂-N⁺(CH₃)₃)-CH(OH)-CH=CH-(CH₂)₁₂-CH₃ リン酸／コリン	動物に広く分布. 脳・神経系・赤血球に多い. (植物・細菌にはみられない.)

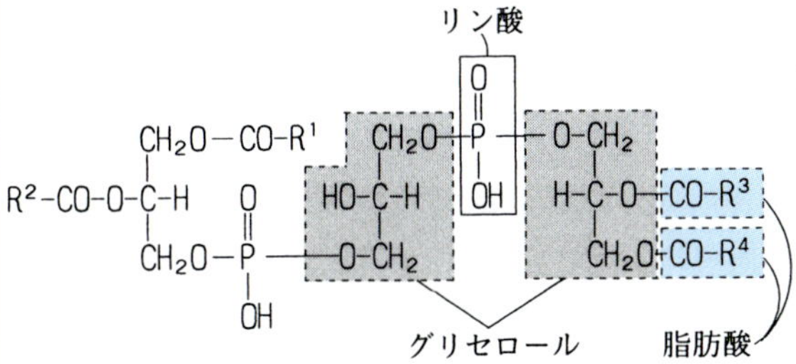

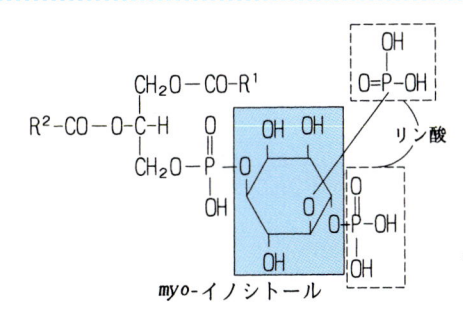

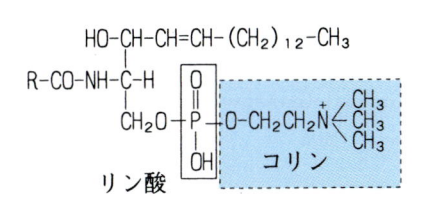

15　主な糖脂質　（glycolipid）

糖脂質の定義と分類	糖質を構成成分として含む複合脂質を糖脂質 glycolipid という．スフィンゴシンの誘導体であるスフィンゴ糖脂質とグリセロールの誘導体であるグリセロ糖脂質がある．動物にはスフィンゴ糖脂質が存在し，植物・微生物にはスフィンゴ糖脂質とグリセロ糖脂質が存在する． ┌ スフィンゴ糖脂質　　sphingoglycolipid │　┌ 中性スフィンゴ糖脂質……ガラクトセレブロシド，グルコセレブロシド． │　└ 酸性スフィンゴ糖脂質……シアル酸や硫酸などの酸性物質を含む． └ グリセロ糖脂質　　glyceroglycolipid
生理的意義 分　　布	生体膜構成成分．血液型物質．細胞間・細胞外マトリックスの認識に関与．脳・脊髄などの神経系細胞に多く含まれる．
構成脂肪酸	構成脂肪酸のほとんどは，炭素数 20 以上の長鎖脂肪酸である． ┌ セレブロン酸　　　　$CH_3-(CH_2)_{21}-CH(OH)-COOH$，飽和オキシ酸 │ リグノセリン酸　　　$C_{23}H_{47}COOH$，飽和脂肪酸 │ ネルボン酸　　　　　$CH_3-(CH_2)_7-CH=CH-(CH_2)_{13}COOH$，不飽和脂肪酸 └ ヒドロキシネルボン酸　$CH_3-(CH_2)_7-CH=CH-(CH_2)_{12}CH(OH)-COOH$， 　　　　　　　　　　　　　　　　　　　　　　　　　　　　　　　　不飽和オキシ酸
中性スフィンゴ糖脂質 ガラクト-セレブロシド galacto-cerebroside	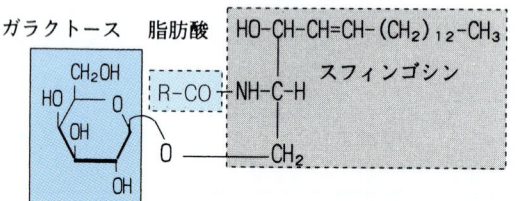 ガラクトース—脂肪酸—スフィンゴシン 構造：$HO-CH-CH=CH-(CH_2)_{12}-CH_3$，$R-CO-NH-C-H$，$CH_2-$ガラクトース．　脳白質にとくに多く，ミエリン構成脂質として重要．グルコセレブロシドも存在する．
酸性スフィンゴ糖脂質 スルファチド sulfatide (cerebroside sulfate)	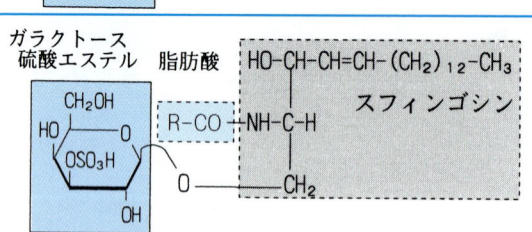 ガラクトース硫酸エステル—脂肪酸—スフィンゴシン；ガラクトースに OSO_3H 基．　硫脂質 (sulfolipid) の一種で，脳・神経系にとくに多い．ミエリン構成脂質として重要．腎にも存在する．
ガングリオシド ganglioside (sialoglycolipid)	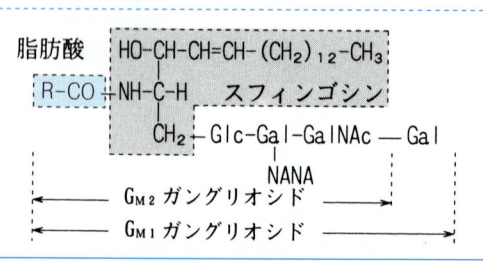 脂肪酸—スフィンゴシン—Glc-Gal-GalNAc—Gal，NANA． G_{M2} ガングリオシド，G_{M1} ガングリオシド．　シアル酸（NANA；☞p.19）を含むスフィンゴ糖脂質の総称であり，多くの種類（60種以上）がある．脳・神経系に多いが，他の組織にも存在する．

16 特殊な複合脂質

血小板活性化因子 PAF

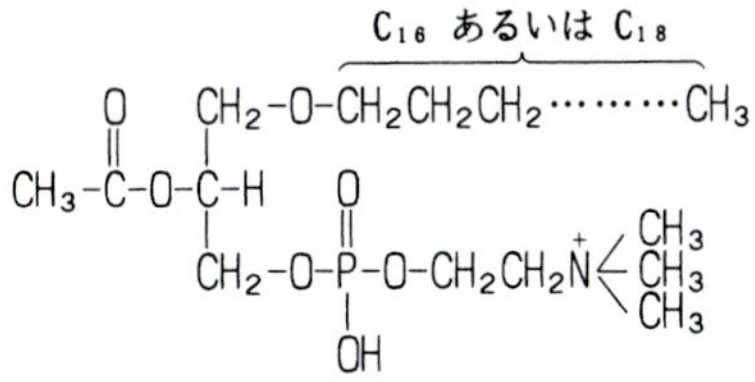

1-O-alkyl-2-acetylglycero-3-phosphocholine

PAF（platelet activating factor，血小板活性化因子）は好塩基球，肥満細胞，マクロファージ，血小板，腎臓などで生成される．

血小板を活性化してセロトニン，ADP を遊離させるほか，血圧降下作用，血管透過性亢進作用，好中球・単球活性化作用など広い生理活性を示す．

ジパルミトイルレシチン dipalmitoyl-lecithin

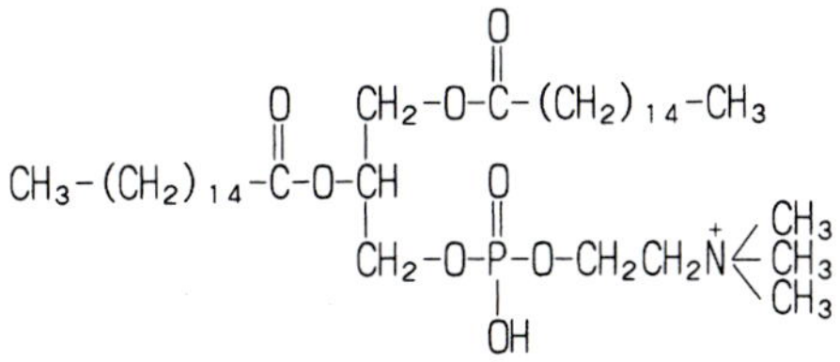

グリセロールの1位，2位の両方にパルミチン酸がエステル結合した珍しい分子種のレシチンである．ジパルミトイルレシチン（dipalmitoyllecithin）は，肺胞界面活性物質の主要成分であり，その界面活性作用により表面張力を減少させ，肺膨潤不全が起きないように働く．

プラスマローゲン plasmalogen

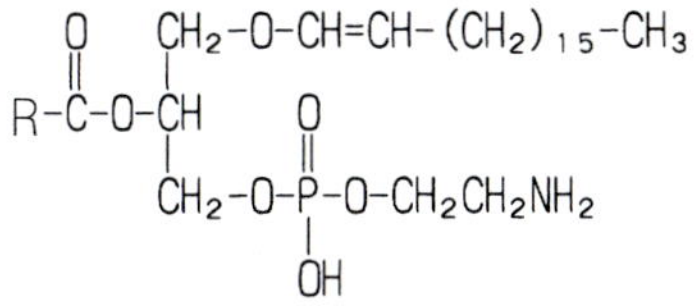

1-O-alkenyl-2-acylglycero-3-phosphoethanolamine

エタノールアミンプラスマローゲン（ethanolamine plasmalogen）といい，ミエリンに多く含まれる．

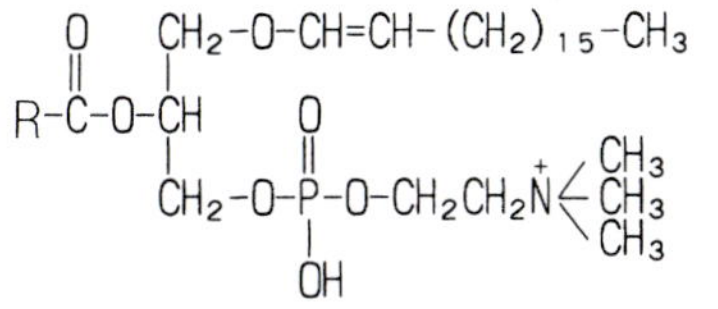

1-O-alkenyl-2-acylglycero-3-phosphocholine

また，エタノールアミンの代わりにコリンが結合したコリンプラスマローゲン（choline plasmalogen）は心臓に存在する．

17 ステロイド (steroid)

| 定　義 | 下の図のような基本骨格を持つ化合物を総称して**ステロイド** steroid という．ステロイド化合物のうち3位に–OH基を持つものを**ステロール** sterol とよぶ． |

ステロイド基本骨格

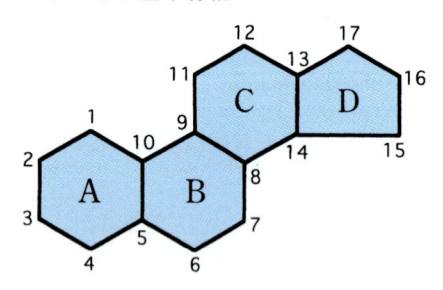

各種ステロイド骨格とそれらの名称（各骨格を持つ化合物の例をかっこ内に示す）

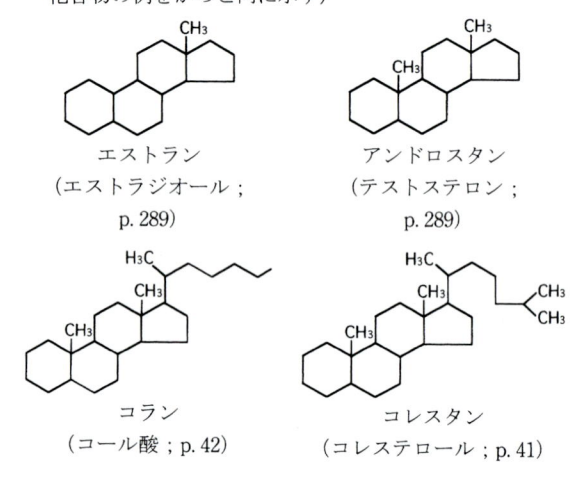

エストラン
（エストラジオール；p. 289）

アンドロスタン
（テストステロン；p. 289）

コラン
（コール酸；p. 42）

コレスタン
（コレステロール；p. 41）

| 生理作用 | (1) コレステロール：生体膜の構成成分として含まれる．また，胆汁酸，ステロイドホルモン，ビタミン D_3 の生合成原料となる．
(2) 胆汁酸：胆汁中に含まれ，食物中の脂質の消化および吸収に関与する．
(3) ステロイドホルモン：副腎皮質ホルモン・男性ホルモン・女性ホルモン（卵胞ホルモン，黄体ホルモン）がある．
(4) 植物性ステロイド：ジゴキシンやジギトキシンのように強心作用を持つものがある． |

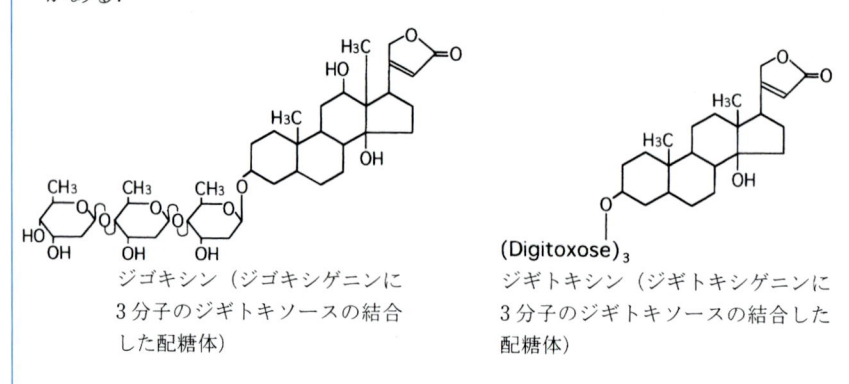

ジゴキシン（ジゴキシゲニンに3分子のジギトキソースの結合した配糖体）

ジギトキシン（ジギトキシゲニンに3分子のジギトキソースの結合した配糖体）

ステロール　sterol

分　布：

　ステロールは，ほとんどすべての生物に分布している．ステロールの一種であるコレステロールは動物組織（脳・脊髄・副腎など）に多く分布する．

　ヒトの血漿中には，コレステロールは 130 ～ 230 mg/dl の濃度で含まれ，その 70 ～ 80％ はエステル型（3 位の水酸基に脂肪酸がエステル結合したもの）である．

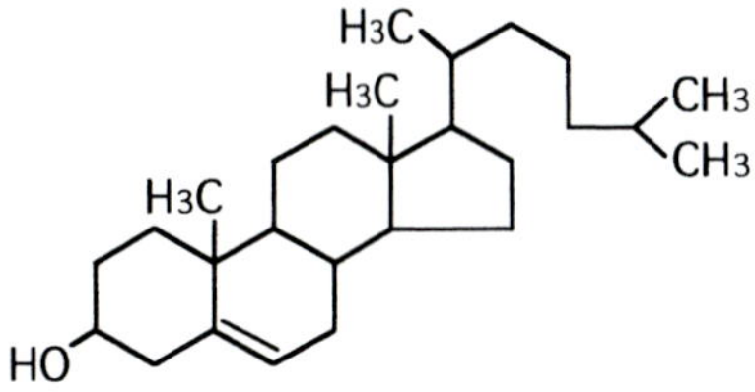

コレステロール

コレステロールの生理作用	(1) **生体膜**の構成成分として，その機能維持に関与する． (2) **胆汁酸**，**ステロイドホルモン**，**ビタミン D_3** の生合成原料となる．

コレステロール以外のステロール　（青色はコレステロールと異なっている部分をあらわす）

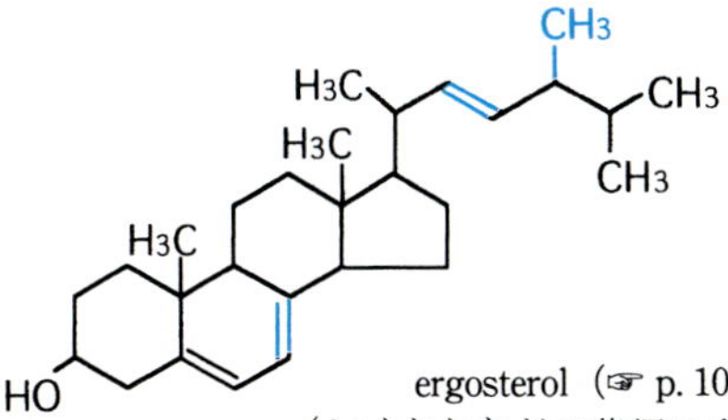

ergosterol（☞ p. 109）
（シイタケなどの菌類に含まれるステロール；プロビタミン D_2）

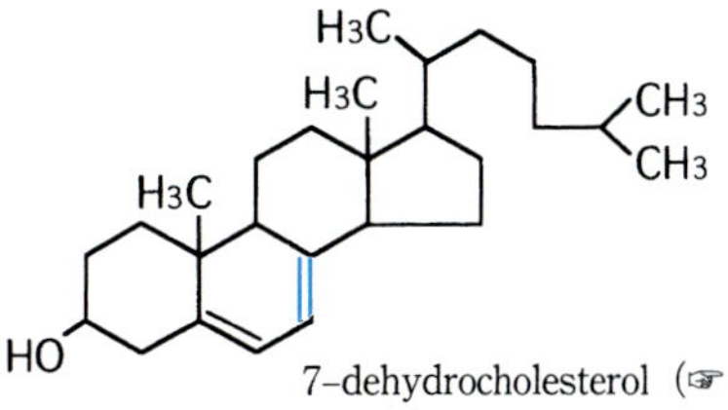

7-dehydrocholesterol（☞ p. 109）
7-デヒドロコレステロール
（プロビタミン D_3）

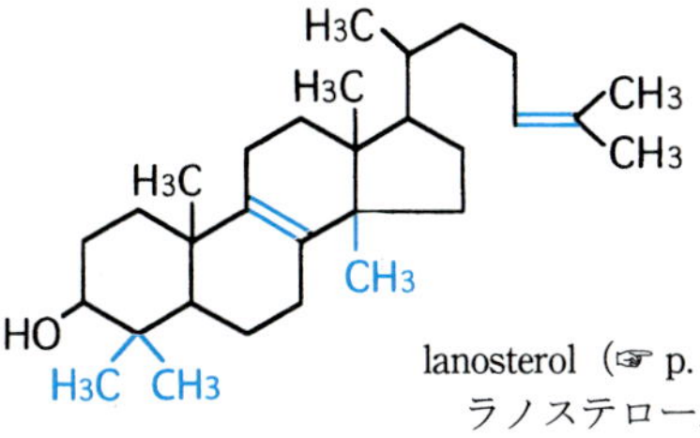

lanosterol（☞ p. 191）
ラノステロール
（コレステロールの生合成中間体）

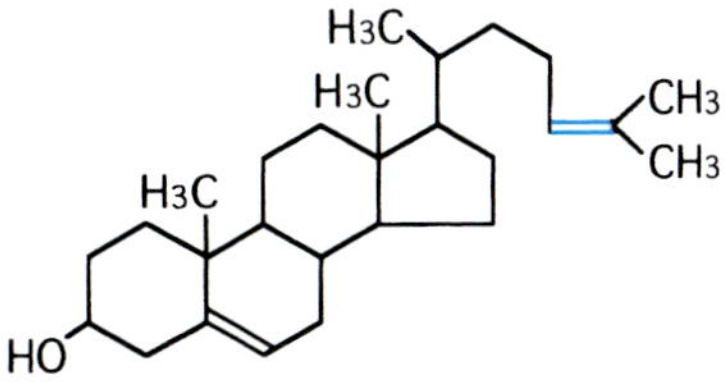

desmosterol（☞ p. 192）
デスモステロール
（コレステロールの生合成中間体）

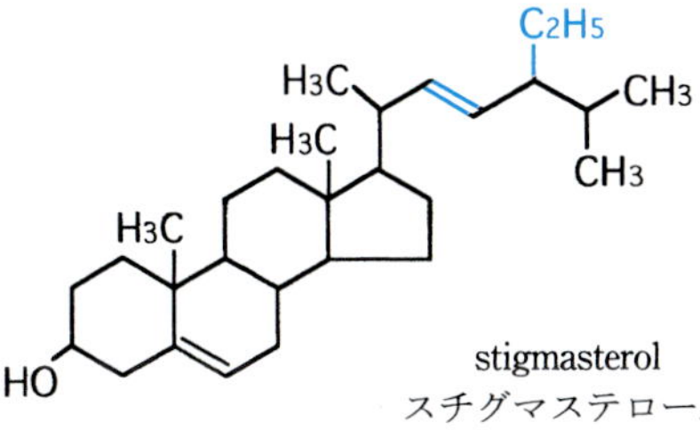

stigmasterol
スチグマステロール
（大豆油などに含まれる植物ステロール）

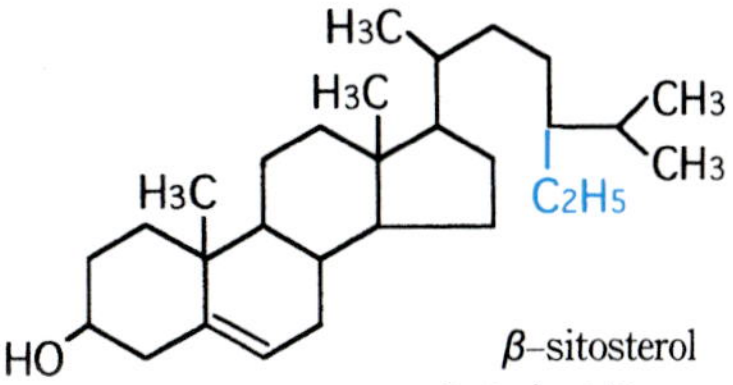

β-sitosterol
β-シトステロール
（大豆油などに含まれる植物ステロール）

胆汁酸　bile acid

基本構造
cholanic acid

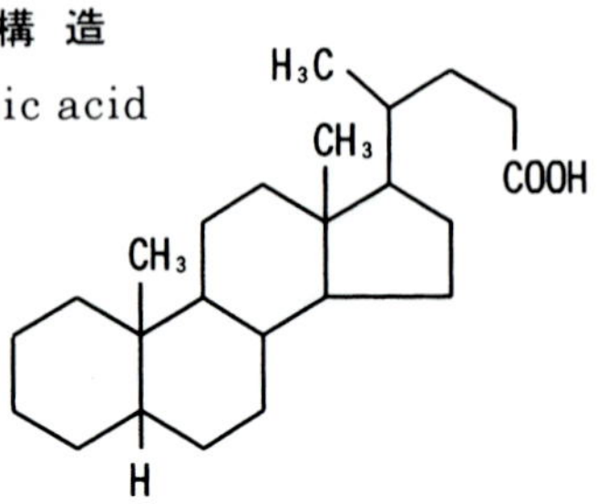

(1) 胆汁酸とは，胆汁中に見られるステロイド系のカルボン酸（炭素数 24）の総称である．
(2) 胆汁酸は肝臓でコレステロールから合成される．
(3) 胆汁酸は腸肝循環を行なう（☞p.190）
(4) 胆汁中の胆汁酸はほとんどが，グリシンあるいはタウリンとアミド結合して存在している．

生理作用

(1) 胆汁酸は強い**界面活性作用**を持ち，脂肪の消化に関与するとともに，消化により生じた脂肪酸やモノグリセリドなどとともにミセルを形成し，それらの**吸収**を促進する．
(2) 同様に，脂溶性ビタミンの**吸収**も促進する．
(3) 胆汁中のコレステロールは，胆汁酸によって可溶化されている．したがって胆汁酸の減少はコレステロールの析出を招きやすく，胆石の原因となる．

コール酸　cholic acid
3,7,12-trihydroxy-cholanic acid
ヒト胆汁酸の45%

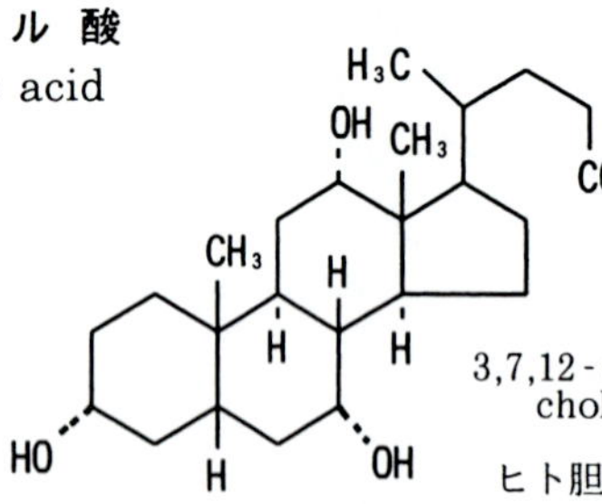

デオキシコール酸　deoxycholic acid
3,12-dihydroxy-cholanic acid
ヒト胆汁酸の15%〜20%

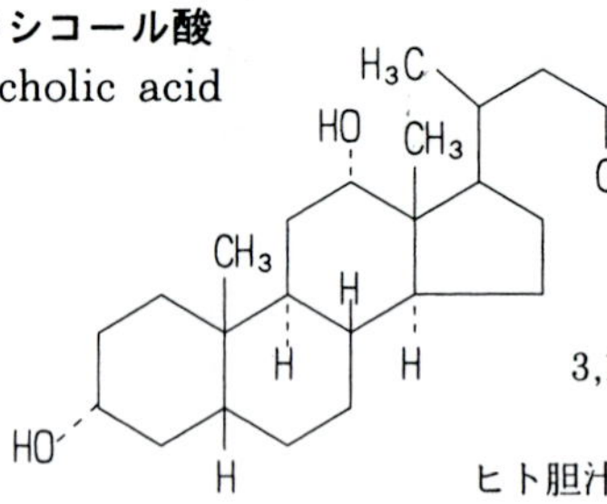

ケノデオキシコール酸　chenodeoxycholic acid
3,7-dihydroxy-cholanic acid
ヒト胆汁酸の35%

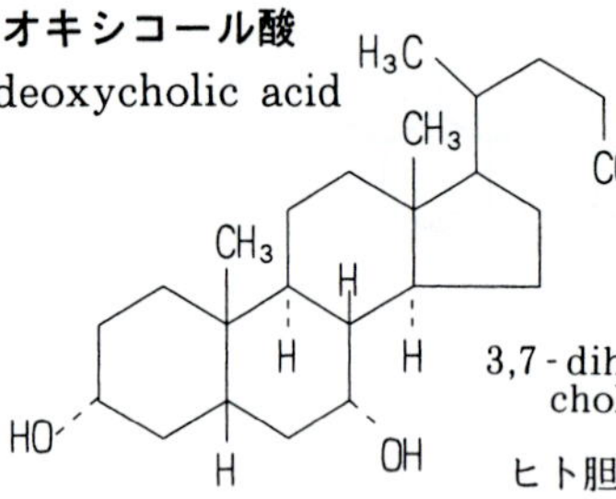

リトコール酸　lithocholic acid
3-hydroxy-cholanic acid
ヒト胆汁酸の2%

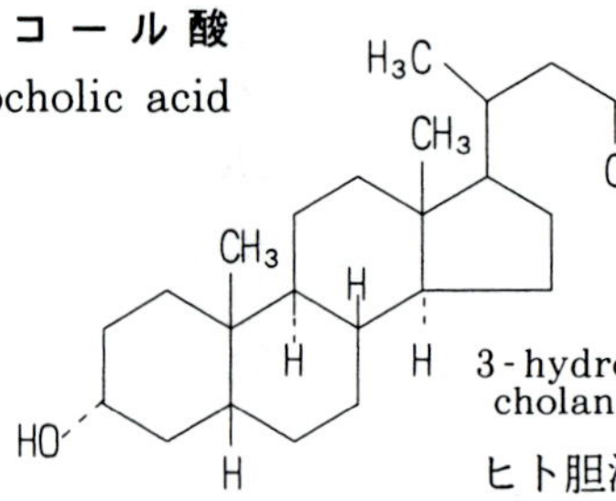

胆汁酸の抱合体

(1) 胆汁中の胆汁酸のほとんどは，グリシンまたはタウリンと結合している．
(2) その割合は，
　　グリシンと結合したもの　55%〜75%
　　タウリンと結合したもの　45%〜25%
　　それぞれ，グリコ-，タウロ- をつけて呼ぶ．

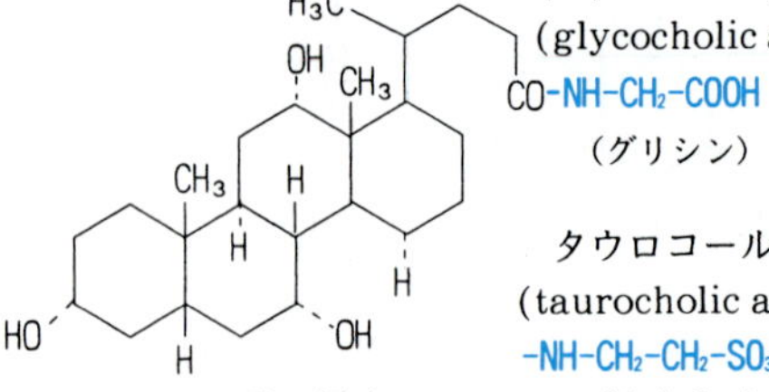

（コール酸の場合）

グリココール酸（glycocholic acid）
CO-NH-CH$_2$-COOH
（グリシン）

タウロコール酸（taurocholic acid）
-NH-CH$_2$-CH$_2$-SO$_3$H
（タウリン）

ステロイドホルモン　steroid hormone

ステロイド骨格を持つホルモンはつぎの 4 種である．いずれもコレステロールから生合成される．
(1) 副腎皮質ホルモン　　(2) 男性ホルモン　　(3) 黄体ホルモン　　(4) 卵胞ホルモン
　　　　　　　　　　　　　　　　　　　　　　　　　　　　　　　女性ホルモン

天然のステロイドホルモンの作用と構造上の特徴　（白ヌキ数字はその群に共通の特徴）

副腎皮質ホルモン（corticoid）　　グルココルチコイド（glucocorticoid）
　　コルチゾール（cortisol = hydrocortisone）
　　コルチゾン　（cortisone）
　　コルチコステロン（corticosterone）
　作用……糖代謝，アミノ酸代謝，脂質代謝の調節

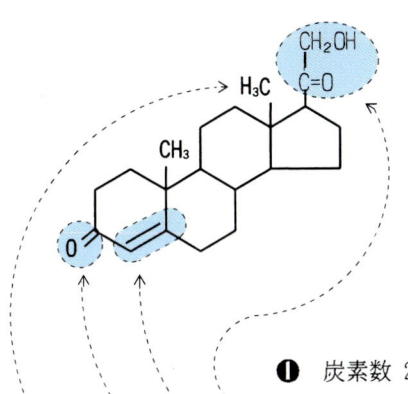

ミネラロコルチコイド（mineralocorticoid）
　　アルドステロン（aldosterone）
　　11-デオキシコルチコステロン
　　　　　　（11-deoxycorticosterone）
　作用……腎尿細管での Na^+ 再吸収と K^+ 排泄の促進

❶ 炭素数 21 個
❷ C_{17} に $-CO-CH_2OH$　（化合物によっては C_{17} に $-OH$ も付いている）
❸ $C_{4,5}$ に二重結合
❹ C_3 に $=O$
⑤ アルドステロンは C_{18} が $-CH_3$ でなく $-CHO$

男性ホルモン（androgen） 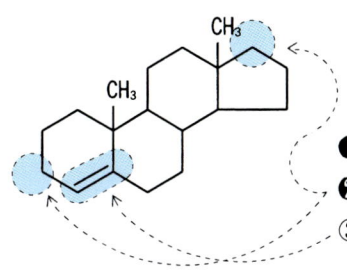
　　テストステロン（testosterone）
　　ジヒドロテストステロン（dihydrotestosterone）
　作用……男性生殖機能の発現と維持，精子形成促進
　　　　　およびタンパク質同化促進

❶ 炭素数 19 個
❷ C_3 と C_{17} はケト基または水酸基
③ テストステロンは $C_{4,5}$ に二重結合

黄体ホルモン（gestagen） 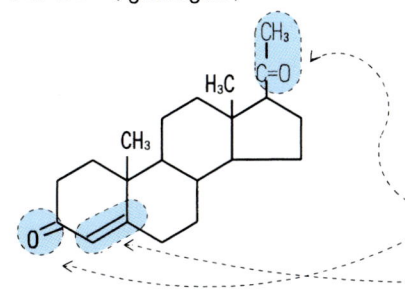
　　プロゲステロン（progesterone）
　作用……妊娠の成立・維持（子宮腺よりの粘液分泌
　　　　　促進，排卵抑制，乳腺発育促進）および性周
　　　　　期後半を維持

❶ 炭素数 21 個
❷ C_{17} に $-CO-CH_3$ または $-CH(OH)-CH_3$
❸ C_3 に $=O$
❹ $C_{4,5}$ に二重結合

卵胞ホルモン （estrogen）　　　⎰ エストラジオール（estradiol）
　　　　　　　　　　　　　　　　⎱ エストロン　　　（estrone）
　　　　　　　　　　　　　　　　⎱ エストリオール（estriol）

作用……女性生殖機能の発現と維持（卵巣，子宮，腟，乳腺の発育）および性周期前半維持．

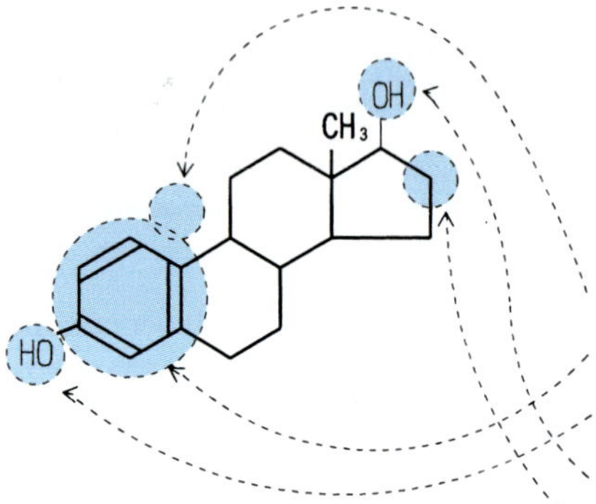

❶ 炭素数 18 個
❷ C_{10} に $-CH_3$ なし
❸ A環はベンゼン環
❹ C_3 に $-OH$
⑤ C_{17} に $=O$ または $-OH$
⑥ エストリオールは C_{16} に $-OH$

ビタミンD　　　vitamin D

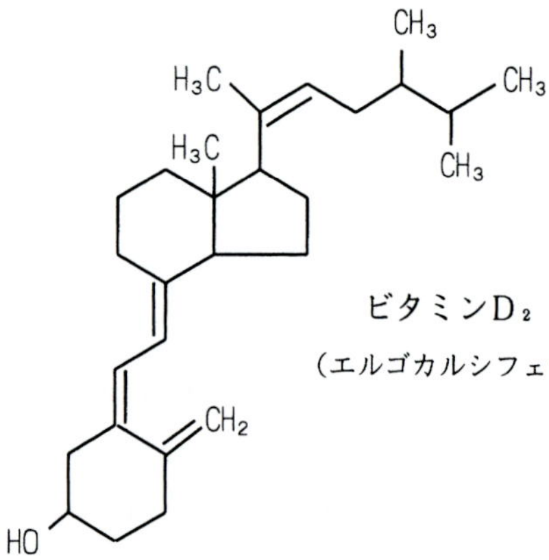

ビタミンD_2
（エルゴカルシフェロール）

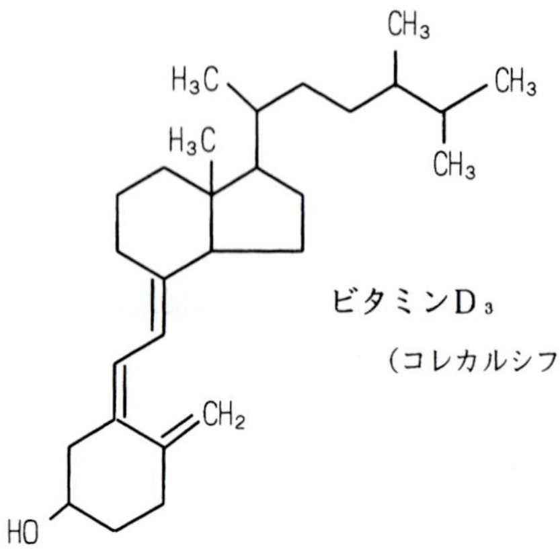

(1) ビタミン D 類は，正確には B 環が開環しているのでステロイド化合物ではないが，ステロールから作られるのでここで取り上げる．

(2) ビタミン D_2 は前駆物質であるエルゴステロール（☞ p.41）から，ビタミン D_3 は前駆物質である 7-デヒドロコレステロール（☞ p.41）から作られる．　（☞ p.109）

ビタミンD_3
（コレカルシフェロール）

Protein

（タンパク質）

18　タンパク質の基礎事項

定　　義	タンパク質は，多数のアミノ酸がペプチド結合によって結合した高分子化合物.
タンパク質の特徴	(1) タンパク質は，約 16 %の窒素を含む. (2) タンパク質の原料となりうるアミノ酸は20種である. (3) タンパク質は，約 80 個以上のアミノ酸がペプチド結合により結合している. (4) タンパク質を構成するアミノ酸の結合順序は遺伝子によってきまる.

タンパク質の機能的分類	タンパク質の種類	主な機能	例
	酵　素 （タンパク質）	生体内反応の触媒	alcohol dehydrogenase, α-amylase, hexokinase, phosphoglucomutase など
	構造タンパク質	結合組織，細胞間などの構成成分	collagen（皮膚，軟骨，腱など），elastin（靭帯など），fibroin（絹糸），keratin（毛，爪，皮膚など），fibronectin, laminin（細胞の接着・進展）.
	収縮・運動タンパク質	筋肉の収縮，細胞の運動に関与	actin, myosin, troponin（筋肉），tubulin（微小管，絨毛）.
	防御タンパク質	生体の防御反応に関与	immunoglobulin（抗原抗体反応），fibrinogen, prothrombin（血液凝固），interferon（ウイルス感染防御），metallothionein（重金属の解毒）.
	調節タンパク質	代謝調節に関与	growth hormone, insulin（ホルモン），calmodulin（Ca^{2+}結合タンパク質）.
	受容体タンパク質	情報の伝達	ホルモン受容体，神経伝達物質受容体
	輸送タンパク質	物質輸送に関与	lipoprotein（脂質輸送），transferrin（鉄輸送），hemoglobin（O_2, CO_2 の輸送）.
	貯蔵タンパク質	栄　養	glutenin（コムギ），oryzenin（コメ），casein（乳汁），ovalbumin（卵白）.

19 アミノ酸の構造

アミノ酸の一般式

R—CH—COOH → カルボキシル基（酸性）
   |
   NH₂ → アミノ基（塩基性）

この部分が変化する．
この部分はイミノ酸以外は共通

1. 下の ①〜⑳ がタンパク質の原料となりうるアミノ酸である．
2. 略号は三文字略号と一文字略号(カッコ内)を示した．

名称	略号	構造	分 分子量 等 等電点 pI 溶 溶解度（g/dl）		

A 中性アミノ酸

a. 脂肪族アミノ酸

①	グリシン glycine	Gly (G)	CH_2-COOH 　NH_2	分 75.07 等 5.97 溶 24.99 ₂₅	$pK_1=2.34$ $pK_2=9.60$
②	アラニン L-alanine	Ala (A)	$CH_3-CH-COOH$ 　　　NH_2 記憶する場合は，アラニンを基本にして，青字部分を共通部分に接続するとよい．	分 89.10 等 6.00 溶 16.51 ₂₅	$pK_1=2.34$ $pK_2=9.69$
❸	バリン 《必須》 L-valine	Val (V)	CH_3＼ CH_3／$CH-CH-COOH$ 　　　　　NH_2	分 117.15 等 5.96 溶 8.85 ₂₅	$pK_1=2.32$ $pK_2=9.62$
❹	ロイシン 《必須》 L-leucine	Leu (L)	CH_3＼ CH_3／$CH-CH_2-CH-COOH$ 　　　　　　　　NH_2	分 131.17 等 5.98 溶 2.19 ₂₅	$pK_1=2.38$ $pK_2=9.60$
❺	イソロイシン 《必須》 L-isoleucine	Ile (I)	CH_3-CH_2＼ 　　CH_3／$CH-CH-COOH$ 　　　　　　　NH_2	分 131.17 等 6.02 溶 4.12 ₂₅	$pK_1=2.36$ $pK_2=9.68$
⑥	アスパラギン L-asparagine	Asn (N)	$H_2N-OC-CH_2-CH-COOH$ 　　　　　　　　NH_2	分 132.12 等 5.41 溶 3.00 ₂₅	$pK_1=2.02$ $pK_2=8.80$
⑦	グルタミン L-glutamine	Gln (Q)	$H_2N-OC-CH_2-CH_2-CH-COOH$ 　　　　　　　　　　　NH_2	分 146.15 等 5.65 溶 4.25 ₂₅	$pK_1=2.17$ $pK_2=9.13$

●印は必須アミノ酸をあらわす．

b．オキシアミノ酸

#	名称	略号	構造	分子量・等電点・溶解度	pK
⑧	セリン L-serine	Ser (S)	CH₂–CH–COOH |　　| OH　NH₂	分 105.09 等 5.68 溶 38.0 ₂₅	pK_1=2.21 pK_2=9.15
❾	トレオニン 《必須》 L-threonine	Thr (T)	CH₃–CH–CH–COOH 　　　|　　| 　　　OH　NH₂	分 119.12 等 6.16 溶 14.1 ₂₅	pK_1=2.15 pK_2=9.12

c．含硫アミノ酸

#	名称	略号	構造	分子量・等電点・溶解度	pK
⑩	システイン L-cysteine	Cys (C)	CH₂–CH–COOH |　　| SH　NH₂	分 121.16 等 5.07 溶 易溶 ₂₅	pK_1=1.71 pK_2=8.33 pK_3=10.78 (SH)
○	シスチン L-cystine	Cys Cys (CC)	CH₂–CH–COOH |　　| S　　NH₂ | S　　NH₂ |　　| CH₂–CH–COOH	分 240.30 等 4.60 溶 0.011 ₂₅	pK_1=1.00 pK_2=2.10 pK_3=8.02 pK_4=8.71
⓫	メチオニン 《必須》 L-methionine	Met (M)	CH₃–S–CH₂–CH₂–CH–COOH 　　　　　　　　　| 　　　　　　　　　NH₂	分 149.21 等 5.74 溶 5.6 ₃₀	pK_1=2.28 pK_2=9.21

d．芳香環アミノ酸

#	名称	略号	構造	分子量・等電点・溶解度	pK
⓬	フェニルアラニン 《必須》 L-phenylalanine	Phe (F)	C₆H₅–CH₂–CH–COOH 　　　　　　　| 　　　　　　　NH₂	分 165.19 等 5.48 溶 2.97 ₂₅	pK_1=1.83 pK_2=9.13
⑬	チロシン L-tyrosine	Tyr (Y)	HO–C₆H₄–CH₂–CH–COOH 　　　　　　　　　| 　　　　　　　　　NH₂	分 181.19 等 5.66 溶 0.045 ₂₅	pK_1=2.20 pK_2=9.11 pK_3=10.07 (OH)

e．複素環アミノ酸

#	名称	略号	構造	分子量・等電点・溶解度	pK
⓮	トリプトファン 《必須》 L-tryptophan	Trp (W)	インドール–CH₂–CH–COOH 　　　　　　　　| 　　　　　　　　NH₂	分 204.21 等 5.89 溶 1.14 ₂₅	pK_1=2.38 pK_2=9.39

f．複素環イミノ酸

#	名称	略号	構造	分子量・等電点・溶解度	pK
⑮	プロリン L-proline	Pro (P)	ピロリジン–COOH	分 115.13 等 6.30 溶 162.3 ₂₅	pK_1=1.99 pK_2=10.61

○ ヒドロキシプロリン L-hydroxyproline	Hyp (-)	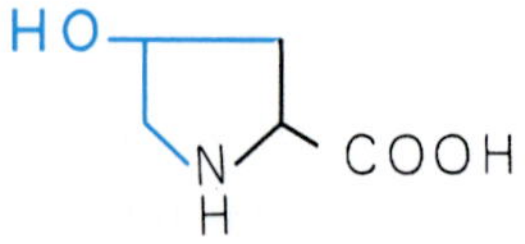 (コラーゲン構成アミノ酸, ☞ p. 128)	[分] 131.13 [等] 5.83 [溶] 36.11 $_{30}$	pK_1=1.92 pK_2=9.73
B　酸性アミノ酸				
⑯ アスパラギン酸 L-aspartic acid	Asp (D)	$HOOC-CH_2-CH(NH_2)-COOH$	[分] 133.10 [等] 2.77 [溶] 0.50 $_{25}$	pK_1=1.88 pK_2=3.65 (β-COOH) pK_3=9.60
⑰ グルタミン酸 L-glutamic acid	Glu (E)	$HOOC-CH_2-CH_2-CH(NH_2)-COOH$	[分] 147.13 [等] 3.22 [溶] 0.84 $_{25}$	pK_1=2.19 pK_2=4.25 (γ-COOH) pK_3=9.67
C　塩基性アミノ酸				
a．脂肪族アミノ酸				
⑱ リシン《必須》 L-lysine	Lys (K)	$CH_2(NH_2)-CH_2-CH_2-CH_2-CH(NH_2)-COOH$	[分] 146.19 [等] 9.74 [溶] 53.6 $_{0}$ (HCl塩)	pK_1=2.18 pK_2=8.95 pK_3=10.53 (ε-NH_3^+)
○ ヒドロキシリシン L-hydroxylysine	Hyl (-)	$CH_2(NH_2)-CH(OH)-CH_2-CH_2-CH(NH_2)-COOH$ (コラーゲン構成アミノ酸, ☞ p. 128)	[分] 162.19 [等] 8.64	pK_1=2.13 pK_2=8.62 pK_3=9.67 (ε-NH_3^+)
⑲ アルギニン L-arginine	Arg (R)	$HN(C(=NH)NH_2)-CH_2-CH_2-CH_2-CH(NH_2)-COOH$	[分] 174.21 [等] 10.76 [溶] 8.3 $_{0}$	pK_1=2.17 pK_2=9.04 pK_3=13.20 (グアニジン)
○ オルニチン L-ornithine	Orn (-)	$H_2N-CH_2-CH_2-CH_2-CH(NH_2)-COOH$ (尿素サイクル構成アミノ酸, ☞ p. 198)	[分] 132.17 [溶] 易溶 $_{25}$	pK_1=1.94 pK_2=8.65 pK_3=10.76 (δ-NH_3^+)
b．複素環アミノ酸				
⑳ ヒスチジン L-histidine	His (H)	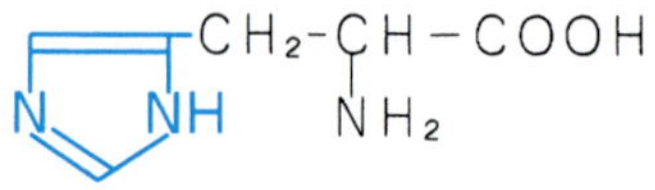	[分] 155.16 [等] 7.59 [溶] 4.29 $_{25}$	pK_1=1.82 pK_2=6.00 (イミダゾール) pK_3=9.17

●印は必須アミノ酸をあらわす．

20　アミノ酸の一般性質

溶解性	水　　　　　　　　：　程度の差はあるがほとんど可溶．(tyrosine, cystine は難溶) エタノール　　　　：　ほとんど不溶．(proline, hydroxyproline は可溶) ブタノール（含水）：　ほとんど可溶． ベンゼン，クロロホルム，ジエチルエーテル　：　不溶． 酸やアルカリ　　　：　安定な塩を作って，溶解度を増すものが多い． 　　　　（水に溶けにくい tyrosine なども酸を加えると溶かすことができる．）
両性イオン amphoteric ion (ampho-ion)	アミノ酸は，塩基性（アミノ基）と酸性（カルボキシル基）の両方の基をもっている電解質である．このような物質が分子内で水素イオンの移動を行って生じる電気的双極子を，**両性イオンまたは双極子イオン**という． 　　　　　　　　　　　　R-CH-COOH 　　　　　　　　　　　　　|　　　(1) 　　　　　　　　　　　　　NH₂ 　　（酸性）　　　　　　　　↓　　　　　　　　　　　（アルカリ性） R-CH-COOH　⇌ H⁺/OH⁻ ⇌　R-CH-COO⁻　⇌ OH⁻/H⁺ ⇌　R-CH-COO⁻ 　|　　　(3)　　　　　　　　|　　　(2)　　　　　　　　|　　　(4) 　NH₃⁺　　　　　　　　　　　NH₃⁺　　　　　　　　　　NH₂ (1)は非解離型を示す．適当な pH の水溶液では(2)の両性イオンの形をとる．(2)型へ酸を加えると，(3)のような陽イオン型となり，また，アルカリを加えると，(4)のような陰イオン型に移行する．また，タンパク質は，多くのアミノ酸残基が分子の表面にあるので，両性高分子イオンである．両性イオンは大きな電気双極子能率をもち，非極性溶媒より極性溶媒に溶けやすい．
等電点 isoelectric point (pI)	溶液中で陽および陰電荷の等しい（分子の正味の電荷が 0 となる）pH を等電点という．アミノ酸の等電点は共存する塩類の種類と濃度によって影響を受ける．前表の等電点は塩類の影響のないアミノ酸の純粋な水溶液の場合である．等電点では，$[R-CH(NH_3^+)-COOH]=[R-CH(NH_2)-COO^-]$ となる．したがって，カルボキシル基とアミノ基に関する電離定数をそれぞれ K_1，K_2 とすると，次式が得られる． $$K_1 \cdot K_2 = \frac{[R-CH(NH_3^+)-COO^-][H^+]}{[R-CH(NH_3^+)-COOH]} \times \frac{[R-CH(NH_2)-COO^-][H^+]}{[R-CH(NH_3^+)-COO^-]} = [H^+]^2$$ そこで，$[H^+] = \sqrt{K_1 \cdot K_2}$　　pH ＝ pI ＝ ½ ($pK_1 + pK_2$) となる． 　アミノ酸やタンパク質の水溶液に電極を入れると，等電点より酸性側では分子は(+)に荷電し，(−)極に移動する．アルカリ性側ではこの反対になる．等電点ではどちらにも移動しない．移動の速度は分子の持つ電荷が大きければ速く，分子量が大きければ遅くなる．pH や塩類濃度などの条件を一定にすると，移動の距離は特有の値を示す．　**（電気泳動の原理）**

アミノ酸の滴定曲線

0.1M アラニン塩酸塩水溶液 100 mℓ に 1M NaOH を加えていく場合の pH の変化（滴定曲線）を下図に示す．

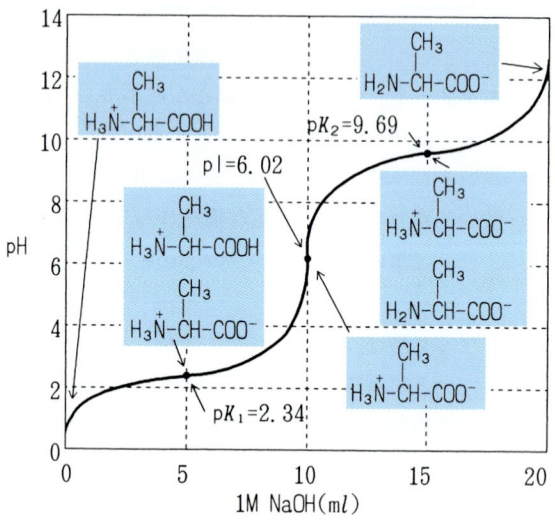

（グラフ：縦軸 pH（0～14）、横軸 1M NaOH (mℓ)（0～20）。$pK_1 = 2.34$、$pI = 6.02$、$pK_2 = 9.69$ を示す点がある。各段階の構造：
- $H_3\overset{+}{N}-CH(CH_3)-COOH$
- $H_3\overset{+}{N}-CH(CH_3)-COO^-$
- $H_2N-CH(CH_3)-COO^-$）

この図からつぎのことがわかる．

1. アルカリを加える（水素イオン濃度が減少する）に従って，解離基から水素イオンがとれていくが，-COOH の方が $-\overset{+}{N}H_3$ より水素イオンがとれやすい．

$$H_3\overset{+}{N}-CH(CH_3)-COOH \xrightarrow{OH^-} H_3\overset{+}{N}-CH(CH_3)-COO^- \xrightarrow{OH^-} H_2N-CH(CH_3)-COO^-$$

なお，アスパラギン酸やリシンの場合はつぎのようになる．

（アスパラギン酸の解離段階）
$$\begin{array}{c}COOH\\|\\CH_2\\|\\H_3\overset{+}{N}-CH-COOH\end{array} \xrightarrow{OH^-} \begin{array}{c}COOH\\|\\CH_2\\|\\H_3\overset{+}{N}-CH-COO^-\end{array} \xrightarrow{OH^-} \begin{array}{c}COO^-\\|\\CH_2\\|\\H_3\overset{+}{N}-CH-COO^-\end{array} \xrightarrow{OH^-} \begin{array}{c}COO^-\\|\\CH_2\\|\\H_2N-CH-COO^-\end{array}$$

（リシンの解離段階）
$$\begin{array}{c}\overset{+}{N}H_3\\|\\(CH_2)_4\\|\\H_3\overset{+}{N}-CH-COOH\end{array} \xrightarrow{OH^-} \begin{array}{c}\overset{+}{N}H_3\\|\\(CH_2)_4\\|\\H_3\overset{+}{N}-CH-COO^-\end{array} \xrightarrow{OH^-} \begin{array}{c}\overset{+}{N}H_3\\|\\(CH_2)_4\\|\\H_2N-CH-COO^-\end{array} \xrightarrow{OH^-} \begin{array}{c}NH_2\\|\\(CH_2)_4\\|\\H_2N-CH-COO^-\end{array}$$

2. Henderson - Hasselbalch の式，すなわち

$$pH = pK_a + \log\frac{[A^-]}{[HA]} \quad \text{あるいは} \quad pH = pK_a + \log\frac{[B]}{[BH^+]}$$

からもわかるように，pK_1 は $H_3\overset{+}{N}-CH(CH_3)-COOH$ と $H_3\overset{+}{N}-CH(CH_3)-COO^-$ が同じ濃度で存在する pH であり，pK_2 は $H_3\overset{+}{N}-CH(CH_3)-COO^-$ と $H_2N-CH(CH_3)-COO^-$ が同じ濃度で存在する pH である．

pK_1 および pK_2 付近ではアルカリが増えても pH 変化がわずかであり，**緩衝作用**（buffer action）がある．

3. pH 6.02（**等電点**）ではほとんどすべてのアラニン分子が両性イオンとなる．

アミノ酸の主な反応

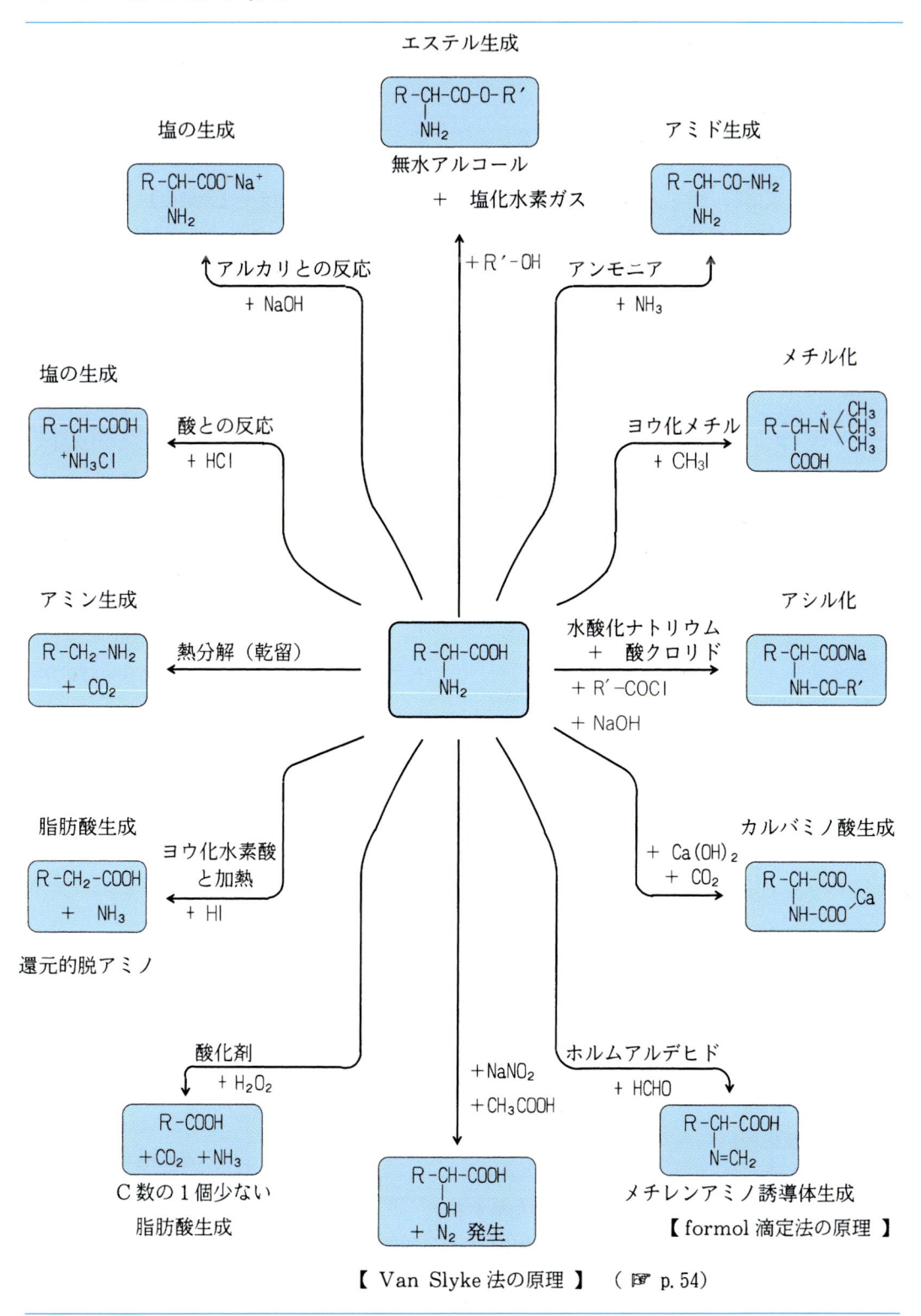

エステル生成
R-CH-CO-O-R′
　｜
　NH$_2$

無水アルコール ＋ 塩化水素ガス
↑ ＋R′-OH

塩の生成
R-CH-COO$^-$Na$^+$
　｜
　NH$_2$

↑ アルカリとの反応　＋NaOH

アミド生成
R-CH-CO-NH$_2$
　｜
　NH$_2$

アンモニア ↑ ＋NH$_3$

塩の生成
R-CH-COOH
　｜
　$^+$NH$_3$Cl

← 酸との反応　＋HCl

メチル化
R-CH-N$^+$(CH$_3$)$_3$
　｜
　COOH

ヨウ化メチル → ＋CH$_3$I

アミン生成
R-CH$_2$-NH$_2$ ＋CO$_2$

← 熱分解（乾留）

中央: R-CH-COOH
　　　｜
　　　NH$_2$

アシル化
R-CH-COONa
　｜
NH-CO-R′

水酸化ナトリウム ＋ 酸クロリド
→ ＋R′-COCl ＋NaOH

脂肪酸生成
R-CH$_2$-COOH ＋NH$_3$

ヨウ化水素酸と加熱 ＋HI

還元的脱アミノ

カルバミノ酸生成
R-CH-COO
　｜　　＼Ca
NH-COO／

＋Ca(OH)$_2$ ＋CO$_2$

酸化剤 ＋H$_2$O$_2$ ↓

R-COOH ＋CO$_2$ ＋NH$_3$

C数の1個少ない脂肪酸生成

↓ ＋NaNO$_2$ ＋CH$_3$COOH

R-CH-COOH
　｜
　OH　＋N$_2$ 発生

【 Van Slyke法の原理 】　(☞ p.54)

ホルムアルデヒド ＋HCHO →

R-CH-COOH
　｜
　N=CH$_2$

メチレンアミノ誘導体生成
【 formol滴定法の原理 】

21　アミノ酸の定性・定量反応

アミノ酸の呈色反応　（定性反応）

すべてのアミノ酸に共通の呈色反応

反 応 名	試 薬・操 作 な ど	【呈色】・特異性
ニンヒドリン反応 ninhydrin反応	アミノ酸の中性〜弱酸性溶液にニンヒドリンを加えて加熱すると，定量的に CO_2 を発生し，赤紫色を呈する． （反応式：アミノ酸 + ニンヒドリン → … → ルーエマンパープル (Ruhemann's purple)）	【赤紫色】 脂肪族に結合したアミノ基 吸収極大　570 nm 呈色物質 　アミノ酸 　ペプチド 　タンパク質 　アミン 　アミノ糖 （例外） 【黄　色】 　proline 　hydroxyproline

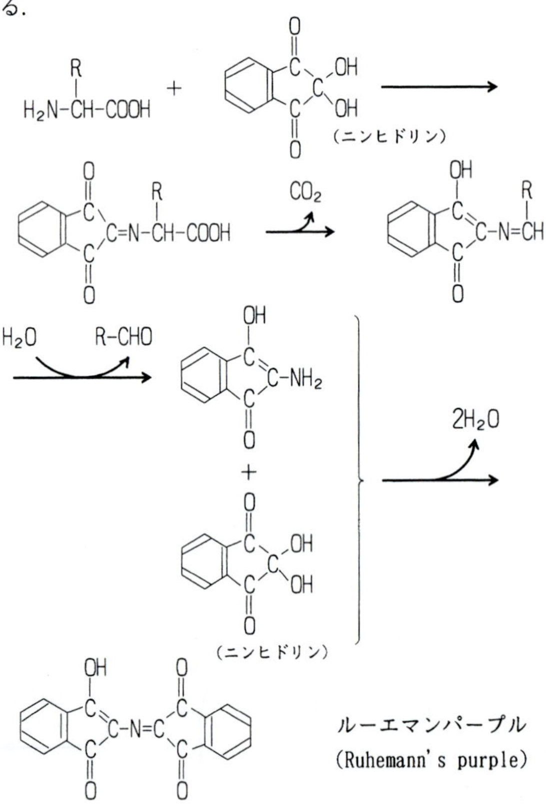

特定のアミノ酸の呈色反応

ホリン－シオカルト反応 Folin‐Ciocalteu 反応	Na_2CO_3 アルカリ性で，フェノール試薬を加える． （フェノール試薬：リンモリブデン酸とリンタングステン酸の混液） （タンパク質については定量も可能．）	【青　色】 　tyrosine 　tryptophan 　cysteine （還元性アミノ酸）
ミロン反応 Millon 反応	ミロン試薬を加えて加熱する． （ミロン試薬：水銀を発煙硝酸に溶解後，希釈したもの．）	【赤褐色】 　tyrosine （フェノール性化合物）

反応名	方法	呈色・検出
キサントプロテイン反応 xanthoprotein 反応	濃硝酸を加えて，加熱する． （アンモニアアルカリ性にすると，橙黄色になる．） （ベンゼン環がニトロ化されるためである．）	【黄　色】 　tyrosine 　phenylalanine 　tryptophan （ベンゼン環をもつもの）
ホプキンス－コール反応 Hopkins - Cole 反応	グリオキシル酸を加え，濃硫酸を器壁に沿って流下する．$\begin{bmatrix} CHO \\ COOH \end{bmatrix}$（アルデヒド基がインドール環の 　　　　　α位に縮合して色素を形成する．）	【赤紫色】 　tryptophan （indole 化合物）
エールリッヒのアルデヒド試験 Ehrlich aldehyde test	p-ジメチルアミノベンズアルデヒドの塩酸溶液を滴下する． 　　　　　（アルデヒド基がインドール環の 　　　　　α位に縮合して色素を形成する．）	【赤紫色〜紫色】 　tryptophan （indole 化合物）
硫化鉛反応 lead sulfide 反応	強アルカリ性にして，酢酸鉛を加えて，加熱する． 　　　　　（黒色沈殿は PbS の生成による．）	【黒色沈澱】 　cystine 　cysteine （methionine は陰性）
ニトロプルシド反応 nitroprusside 反応	硫酸アンモニウムとニトロプルシドナトリウムを加えて，アンモニアアルカリ性にする．	【紫　色】 　cysteine （-SH 化合物）
パウリ反応 Pauly 反応	Na_2CO_3 アルカリ性にし，ジアゾベンゼンスルホン酸（塩酸酸性下でのスルファニル酸と亜硝酸ナトリウムの混液）を加える． 　　　　　（アゾ色素の生成による．）	【赤褐色】 　histidine 【黄橙色】 　tyrosine 　tryptophan
坂口反応 Sakaguchi 反応	水酸化ナトリウムで強アルカリ性にし，α-ナフトールのアルコール溶液数滴，および次亜塩素酸ナトリウム（NaClO）溶液または次亜臭素酸ナトリウム（NaBrO）溶液を加える．	【紅　色】 　arginine （グアニジノ基）

総アミノ酸の定量法

バンスライクの 　アミノ窒素定量法 　Van Slyke 法	アミノ酸のα-アミノ基は，亜硝酸と反応して，定量的に窒素ガスを発生する．この窒素ガスを捕集して容積を測定し，アミノ窒素量を定量する． $$\text{R-CH-COOH} \atop \text{NH}_2 \quad + \quad HNO_2 \quad \longrightarrow \quad {\text{R-CH-COOH} \atop \text{OH}} \quad + \quad N_2 \quad + \quad H_2O$$ proline, hydroxyproline などのイミノ酸は反応しない．また，tryptophan のインドール基，histidine のイミダゾール基，arginine のグアニジノ基などの窒素も反応しない．

アミノ酸の分離・定量法

ペーパー 　クロマトグラフィー paper partition 　chromatography 　　(PPC)	比較的簡単に行うことができるが，精度はあまり高くなく，定性的な予備試験に適している． 　タンパク質の加水分解物などでは，アミノ酸の種類が多く，二次元で展開しなければならない．溶媒としては，ブタノール－酢酸－水混液，含水フェノールなどがよく用いられる．発色剤としてはニンヒドリンがもっとも一般的である．その他のアミノ酸の各個反応も利用される．
薄層 　クロマトグラフィー thin layer 　chromatography 　　(TLC)	ガラス板やアルミニウム薄板の上に，シリカゲルやアルミナ，セルロースなどの粉末の薄い層を作り，試料をスポットして行うクロマトグラフィー． 　展開方法などはペーパークロマトグラフィーと同様である．ペーパークロマトグラフィーよりも試料が少なくてよく，展開時間が短く，分離精度が高く，アミノ酸・糖など種々の物質の分離・定量に用いられている．
イオン交換 　クロマトグラフィー ion exchange 　chromatography	カラム内のイオン交換樹脂にアミノ酸を吸着させ，緩衝液を流し，溶出した液についてニンヒドリン反応などを行い，吸光度を測定する． 　全アミノ酸の定性・定量が短時間ででき，精度はきわめて高く，もっとも信頼できる．全行程が自動化され，測定時間も短い分析装置もある．

イオン交換クロマトグラフィーによるアミノ酸の分離の一例

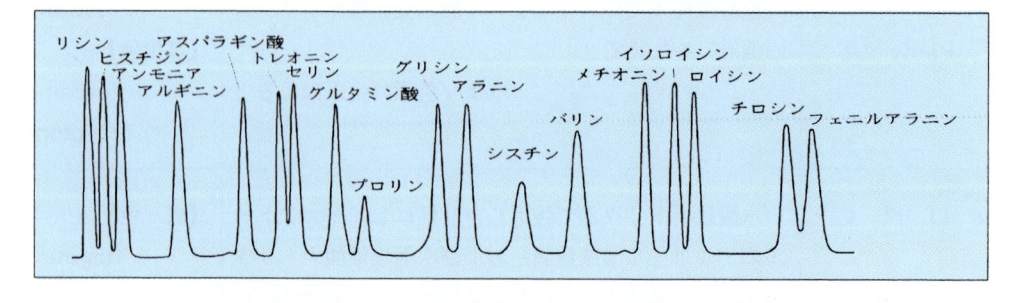

（リシン，ヒスチジン，アンモニア，アルギニン，アスパラギン酸，トレオニン，セリン，グルタミン酸，プロリン，グリシン，アラニン，シスチン，バリン，メチオニン，イソロイシン，ロイシン，チロシン，フェニルアラニン）

吸着剤や緩衝液の種類によって異なるが，大体このような順序で溶出されてくる．

22 ペプチド (peptide)

ペプチドの定義

一つのアミノ酸のカルボキシル基と，他のアミノ酸のアミノ基との間の脱水により生じた -CO-NH- 結合を**ペプチド結合**(peptide bond)といい，このような結合によって生じた化合物を**ペプチド**(peptide) という．

$$\underset{\text{H}_2\text{N-CH-COOH}}{\overset{R^1}{|}} + \underset{\text{H}_2\text{N-CH-COOH}}{\overset{R^2}{|}} \xrightarrow{-\text{H}_2\text{O}} \underset{\text{H}_2\text{N-CH-CO-NH-CH-COOH}}{\overset{R^1 \qquad\quad R^2}{|\qquad\qquad|}}$$

構成アミノ酸の数にしたがって，dipeptide, tripeptide, tetrapeptide などとよぶ．
- 10 程度までを oligopeptide,
- 10 以上のものを polypeptide, また約80以上のものをタンパク質ともいう．

意義

ペプチドには，生理活性を持ったものが多い．　例　代謝調節（ホルモン），鎮痛，血圧調節，抗菌，抗腫瘍などの活性をもつものがある．

書き方・命名法

N 末端アミノ酸を左端に，C 末端アミノ酸を右端に書く．（略号の場合も同様である．）

命名は左から順に，語尾（-ine など）を -yl に置き替え，最後に C末端アミノ酸名（右端）をそのままつける．

三文字略号： Ala-Tyr-Gly
（一文字略号： A－Y－G）

（N末端）H$_2$N-CH-CO-NH-CH-CO-NH-CH$_2$-COOH （C末端）
　　　　　　|　　　　　　|
　　　　　CH$_3$　　　　CH$_2$
　　　　　　　　　　　　|
　　　　　　　　　　　（C$_6$H$_4$-OH）
　alanyl ── tyrosyl ── glycine

ただし，つぎの6種のアミノ酸および酸アミドは例外である．

cysteine	→ cysteinyl	tryptophan	→ tryptophyl
asparagine	→ asparaginyl	glutamine	→ glutaminyl

aspartic acid →
$$\begin{array}{c}\text{COOH}\\|\\ \text{CH}_2\\|\\ \text{CH-NH}_2\\|\\ \text{CO —}\end{array}$$ α-aspartyl
$$\begin{array}{c}\text{CO —}\\|\\ \text{CH}_2\\|\\ \text{CH-NH}_2\\|\\ \text{COOH}\end{array}$$ β-aspartyl

glutamic acid →
$$\begin{array}{c}\text{COOH}\\|\\ \text{CH}_2\\|\\ \text{CH}_2\\|\\ \text{CH-NH}_2\\|\\ \text{CO —}\end{array}$$ α-glutamyl
$$\begin{array}{c}\text{CO —}\\|\\ \text{CH}_2\\|\\ \text{CH}_2\\|\\ \text{CH-NH}_2\\|\\ \text{COOH}\end{array}$$ γ-glutamyl

環状ペプチドの場合は，頭に cyclo- を入れ，語尾はすべて -yl にする．

人体と関連のある主なペプチド

名　称　（略号）《アミノ酸数》	構　　造	所　在／生理作用

1. 低級ペプチド

名称	構造	所在／生理作用
カルノシン《2》carnosine	CH₂-NH₂-CH₂-CO—NH-CH-COOH （β-alanine と histidine、側鎖にイミダゾール環）	骨格筋（0.1〜0.3％）／ミオシンATPase活性を促進
グルタチオン（GSH）《3》glutathione	COOH-CH(NH₂)-CH₂-CH₂-CO—NH-CH(CH₂SH)-CO—NH-CH₂-COOH （glutamic acid — cysteine — glycine）	動植物細胞／生体内酸化還元補酵素

2. ホルモンおよびホルモン様物質　（主にヒトの場合の構造を示す）

名称	構造	所在／生理作用
甲状腺刺激ホルモン放出ホルモン（TRH）《3》thyrotropin-releasing hormone	<Glu-His-Pro-NH₂　（分子量 362）<Glu はピログルタミン酸（Glu の α-アミノ基と γ-カルボキシル基の間で脱水，環状になったもの）を示す．（☞ p.279）	視床下部／甲状腺刺激ホルモン分泌促進
ブラジキニン《9》bradykinin	H-Arg-Pro-Pro-Gly-Phe-Ser-Pro-Phe-Arg-OH　（分子量 1,060）　キニノーゲンにカリクレインが働いて生成．	血清中／血圧降下作用／炎症惹起作用
オキシトシン《9》oxytocin	Cys-Tyr-Ile-Gln-Asn-Cys-Pro-Leu-Gly-NH₂（1-6 ジスルフィド結合）　（分子量 1,007）（下の vasopressin とは3番と8番のアミノ酸が異なる．）	下垂体後葉／子宮収縮作用／乳汁射出作用
バソプレシン《9》vasopressin	Cys-Tyr-Phe-Gln-Asn-Cys-Pro-Arg-Gly-NH₂（1-6 ジスルフィド結合）　（分子量 1,084）	下垂体後葉／抗利尿作用／血圧上昇
アンギオテンシン（アンジオテンシン）《7〜10》angiotensin	├──── angiotensin I （作用弱い） ────┤　（分子量） H-Asp-Arg-Val-Tyr-Ile-His-Pro-Phe-His-Leu-OH　（I＝1,297） 　├── angiotensin II （作用強い） ──┤　（II＝1,046） 　　├ angiotensin III （作用弱い） ┤　（III＝931）	血清／血圧上昇作用／バソプレシン，アルドステロン分泌作用
色素細胞刺激ホルモン（α-MSH）《13》	Ac-Ser-Tyr-Ser-Met-Glu-His-Phe-Arg-Trp-Gly-Lys-Pro-Val-NH₂　（分子量 1,624）	下垂体中葉／メラニン色素沈着
（β-MSH）《18》（＝melanotropin）	H-Asp-Glu-Gly-Pro-Tyr-Lys-Met-Glu-His-Phe-Arg-Trp-Gly-Ser-Pro-Pro-Lys-Asp-OH（ブタ）　（分子量 2,177）	

名称	構造	所在・作用
ソマトスタチン《14》somatostatin	H-Ala-Gly-Cys-Lys-Asn-Phe-Phe-Trp-Lys-Thr-Phe-Thr-Ser-Cys-OH　（分子量 1,638） （3番と14番の間で -S-S- 結合）	中枢神経, 消化管, 膵臓（D細胞）各種ホルモン分泌抑制
ガストリンⅡ《17》gastrin	<Glu-Gly-Pro-Trp-Leu-Glu-Glu-Glu-Glu-Glu-Ala(SO$_3$H)-Tyr-Gly-Trp-Met-Asp-Phe-NH$_2$　（分子量 2,176） ガストリンⅠはスルホン酸基のないもので, 生理活性は同じ. （1番の<Gluはピログルタミン酸を示す.）	胃幽門粘膜 胃酸分泌促進
セクレチン《27》secretin	H-His-Ser-Asp-Gly-Thr-Phe-Thr-Ser-Glu-Leu-Ser-Arg-Leu-Arg-Asp-Ser-Ala-Arg-Leu-Gln-Arg-Leu-Leu-Gln-Gly-Leu-Val-NH$_2$　（分子量 3,055）	十二指腸粘膜 膵外分泌促進 胃酸分泌抑制
グルカゴン《29》glucagon	H-His-Ser-Gln-Gly-Thr-Phe-Thr-Ser-Asp-Tyr-Ser-Lys-Tyr-Leu-Asp-Ser-Arg-Arg-Ala-Gln-Asp-Phe-Val-Gln-Trp-Leu-Met-Asn-Thr-OH　（分子量 3,485）	膵臓 ランゲルハンス島……A(α)細胞 血糖上昇
副腎皮質刺激ホルモン（ACTH）《39》（＝corticotropin）	H-Ser-Tyr-Ser-Met-Glu-His-Phe-Arg-Trp-Gly-Lys-Pro-Val-Gly-Lys-Lys-Arg-Arg-Pro-Val-Lys-Val-Tyr-Pro-Asn-Gly-Ala-Glu-Asp-Glu-Ser-Ala-Glu-Ala-Phe-Pro-Leu-Glu-Phe-OH　（分子量 4,541）	下垂体前葉 副腎皮質でのステロイドホルモンの産生・放出促進
インスリン《A鎖21》《B鎖30》《計 51》insulin	A鎖　H-Gly-Ile-Val-Glu-Gln-Cys-Cys-Thr-Ser-Ile-Cys-Ser-Leu-Tyr-Gln-Leu-Glu-Asn-Tyr-Cys-Asn-OH B鎖　H-Phe-Val-Asn-Gln-His-Leu-Cys-Gly-Ser-His-Leu-Val-Glu-Ala-Leu-Tyr-Leu-Val-Cys-Gly-Glu-Arg-Gly-Phe-Phe-Tyr-Thr-Pro-Lys-Thr-OH （A鎖内で 6-11, A, B鎖間で A7-B7, A20-B19 が -S-S- 結合）　（分子量 5,807）	膵臓 ランゲルハンス島……B(β)細胞 血糖低下

3. その他のペプチド

名称	構造	所在・作用
エンケファリン《5》enkephalin	H-Tyr-Gly-Gly-Phe-Met-OH　（分子量 574） H-Tyr-Gly-Gly-Phe-Leu-OH　（分子量 556） メチオニンエンケファリンとロイシンエンケファリンがある.	脳（特に視床下部）脊髄, 消化管モルヒネ様鎮痛作用
サブスタンスP《11》substance P	H-Arg-Pro-Lys-Pro-Gln-Gln-Phe-Phe-Gly-Leu-Met-NH$_2$ （知覚神経伝達物質）　（分子量 1,348）	神経組織, 消化管 血圧降下作用, 唾液分泌亢進
β-エンドルフィン《31》β-endorphin	H-Tyr-Gly-Gly-Phe-Met-Thr-Ser-Glu-Lys-Ser-Gln-Thr-Pro-Leu-Val-Thr-Leu-Phe-Lys-Asn-Ala-Ile-Ile-Lys-Asn-Ala-His-Lys-Lys-Gly-Gln-OH α-エンドルフィン（1～16番のペプチド）およびγ-エンドルフィン（1～17番のペプチド）もある. これらはβ-リポトロピン（下垂体ホルモンの一つ）のC末端部に対応するアミノ酸配列を持つ.	下垂体, 視床下部, 中脳, 延髄 モルヒネ様鎮痛作用 （分子量 3,464）

23　タンパク質の性質

	名　称	説　明	例
タンパク質の 構造上の分類	単純タンパク質	アミノ酸だけから構成されているタンパク質.	血清アルブミン リゾチーム
	複合タンパク質	アミノ酸以外の特殊な化合物を含むタンパク質.	卵白アルブミン……（糖） カゼイン……………（リン酸） ヘモグロビン………（ヘム）
	誘導タンパク質	タンパク質の変性・分解などで生じた物質.	ゼラチン ペプトン

形　状	
球状タンパク質	globular protein ………… 分子全体として球状をしており，大部分のタンパク質がこれに属する．一般に水に溶けやすい.
繊維状タンパク質	fibrous protein ……… コラーゲン，エラスチン，ケラチン，フィブロインなどがこれに相当する．水に不溶，またはきわめて溶けにくい.

分　子　量

1万以上～数百万．

リボヌクレアーゼ	（ウシ膵臓）	13,680	単量体
ミオグロビン	（マッコウクジラ筋）	17,800	単量体
β-ラクトグロブリン	（ウシ乳腺）	36,800	2量体
ヘモグロビン	（ヒト赤血球）	64,550	4量体
ヘキソキナーゼ	（ラット脳）	100,000	単量体
グリコーゲンホスホリラーゼ	（ウサギ筋）	390,000	4量体
ヘモシアニン	（カタツムリ）	9,000,000	80量体

分子量の概算方法

超遠心法　：　分析用超遠心機（6×10^4 rpm 程度）を用いて，数十万$\times g$で遠心し，物質の沈降界面を光学的に測定し，沈降速度から分子量を概算する方法.

ゲル沪過法　：　デキストラン，アガロース，ポリアクリルアミドなどの種々の架橋度の重合体をカラムに充填し，試料を流下させ，溶媒を流して，分子の大きさ別に溶出する方法.

SDS-PAGE法　：　ドデシル硫酸ナトリウム（SDS）存在下にポリアクリルアミドゲル電気泳動（PAGE）を行うと分子量の小さいものほど速く陽極へ移動することを利用する方法.

ショ糖密度勾配遠心法　：　5～20％のショ糖密度勾配の上に試料をのせ，分離用超遠心機を用い，約10万$\times g$で数時間遠心し，タンパク質の位置から分子量を求める方法.

定 量 法	(1) UV法 ： タンパク質は，トリプトファン，チロシン，フェニルアラニンに由来する吸収極大を 280 nm 付近に持つ．この波長の吸光度からタンパク質を定量する方法．　　　　　　　　　　　　　　　　　　検出限界 0.1 mg. (2) biuret法：強アルカリ水溶液中で，ポリペプチド鎖の隣接するアミノ酸の 2 残基ごとの窒素原子 1 対が，それぞれ水素原子を失い，Cu^{2+} と錯体を形成し，赤紫色を呈することを利用する方法．　　　　　　　　　検出限界 1 mg. (3) Lowry法：チロシン，トリプトファン，システインなどの還元性アミノ酸残基とフェノール試薬（リンモリブデン酸，リンタングステン酸混液）との反応および biuret 反応にもとづく青色の呈色を測定する方法． 　　　　　　　　　　　　　　　　　　　　　　　　　　　　検出限界 5 μg. (4) 色素法： 色素がタンパク質に結合すると色調変化を起こすことを利用し，新たな色調の吸光度からタンパク質を定量する方法．　　検出限界 2 μg.
両 性 電 解 質 （電気泳動の原理）	タンパク質はアミノ酸の縮重合体であるから，$-NH_2$ 基や $-COOH$ 基，ヒスチジンのイミダゾール基，アルギニンのグアニジン基などが荷電しうる．したがって，溶液の pH により電荷の状態の異なる両性電解質である． 等電点より酸性側では分子は ($+$) に荷電し，($-$) 極に移動する．アルカリ性側ではこの逆になる．等電点ではどちらにも移動しない．
タンパク質の変性 denaturation	天然のタンパク質が種々の原因によって，物理的，化学的，生物学的な性質が変化すること．変性は天然のタンパク質分子の固有の立体構造が破壊されることによる．変性には可逆的な場合と不可逆的な場合がある． （原因）　物理的　：　熱，放射線，圧力，凍結，振動など． 　　　　　化学的　：　酸，塩基，尿素，重金属，有機溶媒，界面活性剤など． （結果）　物理・化学的　：　溶解度の減少（凝固・沈殿の生成），結晶性の喪失，分子量および分子形の変化，等電点の変化など． 　　　　　生物学的　：　酵素活性の消失，抗原性の変化のほか，プロテアーゼの作用を受けやすくなることなど．
除 タ ン パ ク deproteinization	試料中のタンパク質を除去する操作を除タンパクという．下記の方法を目的に応じて使いわける． 　(1) 無 機 酸 添 加　：　タングステン酸，過塩素酸，メタリン酸など． 　(2) 有 機 酸 添 加　：　ピクリン酸，トリクロロ酢酸など． 　(3) 有機溶媒添加　：　アセトン，エタノール，クロロホルムなど． 　(4) 塩　　　　析　：　硫酸ナトリウム，硫酸アンモニウムなど． 　(5) イオン交換樹脂　：　陰イオン交換樹脂，陽イオン交換樹脂． 　(6) ゲ ル 沪 過　：　Sephadex，Bio-Gel など． 　(7) 限 外 沪 過　：　低分子の化合物のみ通過できる膜を用いる．

24　タンパク質の分類

単純タンパク質　simple protein					
分類	溶解性				定義，性質，および例
	水	塩溶液	希酸	希アルカリ	
アルブミン albumin	溶	溶	溶	溶	硫酸アンモニウム半飽和で析出せず，より高濃度の硫酸アンモニウムで析出する球状タンパク質． 動・植物の細胞や体液にもっとも普通に含まれる． 　　　serum albumin（血清），α-lactoalbumin（乳汁） 　　　ovalbumin（卵白），legumelin（マメ類）
グロブリン globulin	不溶	溶	溶	溶	硫酸アンモニウム半飽和で析出する球状タンパク質． 動・植物の細胞や体液にアルブミンとともに多く含まれる． 　　　serum globulin（血清），β-lactoglobulin（乳汁）， 　　　lysozyme（卵白），glycinin（大豆）， 　　　legumin（エンドウ）
グルテリン glutelin	不溶	不溶	溶	溶	グルタミン酸量の多い（30〜35%含有）穀類タンパク質． 　　　glutenin（コムギ），oryzenin（コメ）
プロラミン prolamin	不溶	不溶	溶	溶	60〜90%エタノールに可溶，90%以上のエタノールに不溶の穀類タンパク質．グルタミン酸およびプロリンを多く含む．　gliadin（コムギ），　zein（トウモロコシ）， 　　　hordein（オオムギ）
アルブミノイド albuminoid （硬タンパク質 scleroprotein）	不溶	不溶	不溶	不溶	動物の結合組織を構成する繊維状タンパク質． 濃い酸，濃いアルカリ，または特異的な酵素でのみ分解され，溶解する． 　　　collagen（皮膚，骨，軟骨，腱）， 　　　keratin（毛髪，爪，皮膚）， 　　　elastin（皮膚，腱，靭帯，大動脈），fibroin（絹糸）
ヒストン histone	溶	溶	溶	不溶	真核細胞のDNAと複合体を形成する塩基性タンパク質． アルギニン，リシンを多く含む．5種類のヒストンがあり，いずれも分子量は1〜2万である．（☞ p.234）
プロタミン protamine	溶	溶	溶	溶	脊椎動物の精子核DNAと複合体を形成する塩基性タンパク質．アルギニンを多く含む．分子量は4〜8.5千． 　　　salmine（サケ），clupeine（ニシン）， 　　　galline（ニワトリ）

複合タンパク質		conjugated protein
分類	非タンパク部分	定義，性質，および例
核タンパク質 nucleoprotein	【核酸】 非共有結合	核酸とタンパク質が結合したもの． (1) DNAとヒストン，プロタミンなどとの複合体．（☞ p. 233） (2) リボソーム（RNA とタンパク質との複合体 ☞ p. 300）
リンタンパク質 phosphoprotein	【リン酸】 共有結合	リン酸がタンパク質の Ser, Thr 残基と結合したもの． (1) カゼイン（乳汁）（リンの含有量1％） (2) ビテリン（卵黄）（リンの含有量1％）
リポタンパク質 lipoprotein	【脂質】 非共有結合	脂質（リン脂質，トリグリセリド，コレステロール）とタンパク質とが結合したもの． (1) 血漿リポタンパク質（☞ p. 174）
色素タンパク質 chromoprotein	【色素】 共有結合 あるいは 非共有結合	色素とタンパク質が結合したもの． (1) ヘムタンパク質 ：ヘモグロビン，カタラーゼ，シトクロム (2) フラビンタンパク質 ：FMN，FADを含むタンパク質 (3) クロロフィル-タンパク質複合体（植物，藻類，細菌） (4) ロドプシン（網膜）（☞ p. 124）
金属タンパク質 metalloprotein	【金属】 非共有結合	金属とタンパク質が結合したもの． (1) フェリチン(肝臓，脾臓)····Fe との結合物（☞ p. 260） (2) セルロプラスミン(血漿)····Cu との結合物（☞ p. 260）
糖タンパク質 glycoprotein	【糖】 共有結合	糖がタンパク質の Asn, Ser, Thr 残基と結合したもの． (1) ブロメライン（パイナップル）　　　　　　（☞ p. 71） (2) グリコホリン（赤血球膜）
誘導タンパク質		derived protein
第一次誘導タンパク質 primary derived protein		タンパク質の変性したもの． ゼラチン：コラーゲンを水と煮沸すると得られる．
第二次誘導タンパク質 secondary derived protein		タンパク質の部分加水分解により生じるもの． (1) プロテオース：熱凝固せず，飽和硫安で析出する． (2) ペプトン：プロテオースよりも分解がすすんだもの． 　　　　　飽和硫安で析出しない．

25　タンパク質の構造

ペプチド結合の二重結合性

ペプチド結合は共鳴構造をとるので、-CO-NH- 結合が二重結合性を帯び、ほぼ平面構造となる。

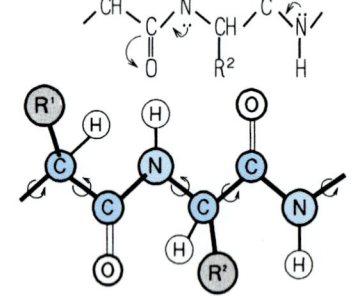

したがって、左図に示すように -CO-NH- 結合は自由回転できない。

しかし、-CO-CH- 結合および -NH-CH- 結合は回転することができ、それによりペプチド鎖は様々に折れ曲がる。

タンパク質中の各種の結合

タンパク質の立体構造は、ペプチド結合や -S-S- 結合のような共有結合の他に、

(1) 水素結合（hydrogen bond）,
(2) 疎水結合（hydrophobic bond）,
(3) 静電結合（electrostatic bond）,
(4) ファンデルワールス力（van der Waals力）（分子間力）

のような弱い非共有結合により保持されている。

タンパク質分子の内側には疎水性の側鎖を持つアミノ酸が多いので、構造の安定化に疎水結合が大きく寄与している。また、外側には親水性の側鎖をもつアミノ酸が多く、静電結合や水素結合の寄与が大きい。

一次構造〜四次構造 ： タンパク質の構造について説明する場合，一次構造，二次構造……などと表現することがある．

一次構造 primary structure	タンパク質を構成するアミノ酸の配列順序．
二次構造 secondary structure	ポリペプチド鎖中にある下のような特殊な構造を二次構造という． 　　αヘリックス　　（α-helix）（αらせん，α構造ともいう．） 　　β構造　　　　　（β-structure）（βシート構造ともいう．） これらの構造はペプチド結合の＞C=O と H-N＜の間で，水素結合がいくつも形成されることにより作られる．ポリペプチド鎖中で二次構造が占める割合はタンパク質の種類により異なる．
αヘリックス	αヘリックスはアミノ酸3.6残基ごとに1回転するらせん状構造のことで，タンパク質中には右巻きらせん構造のみが存在する．らせん1回転の高さは0.54nm（＝5.4Å）である． 　プロリンはN-C（α-位）が自由回転できないので，αヘリックスの形成に関与できず，それらのアミノ酸のところではαヘリックスが中断される． 　また，Arg, Lys, Glu, Asp のように電荷をもったアミノ酸や Ile のように大きな側鎖をもったアミノ酸はαヘリックスの形成に不利である． ● α炭素 ● カルボニル炭素 ○ 水素 ○ 窒素 ○ 酸素 ● 側鎖 右巻きαヘリックス

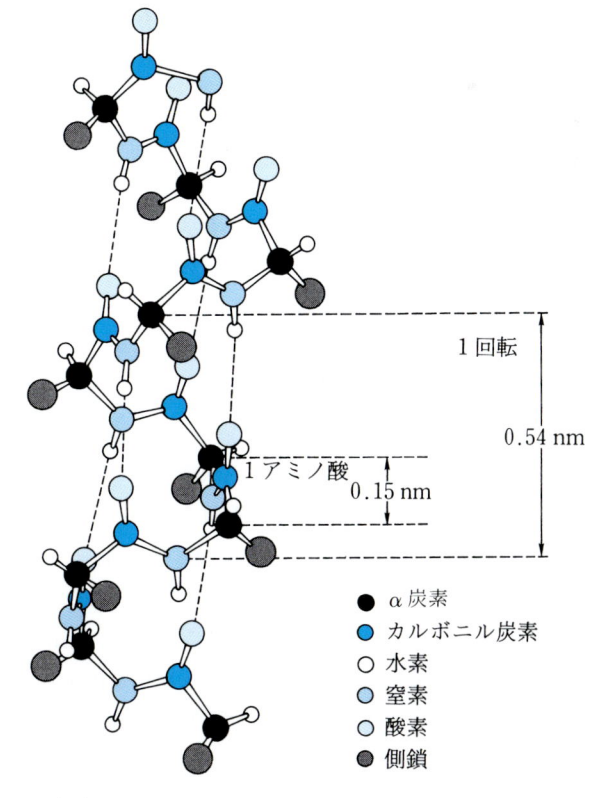

β 構 造	2〜17本（平均6本）の隣接するペプチド鎖間で水素結合が形成されて，ひだのついた布（pleated sheet）のような構造となる部分をβ構造という．隣り合う2本のペプチド鎖の方向が同じものを**平行β構造**，逆方向のものを**逆平行β構造**という．電荷を持つアミノ酸（Glu, Asp, Lys, Arg），アミド型のアミノ酸（Gln, Asn）およびProはβ構造の形成に不利である．
三次構造 tertiary structure	1本のポリペプチド鎖が折りたたまれてできている全体的な構造，すなわち，立体構造を指す． 　通常，ポリペプチド鎖は**二次構造（αヘリックスやβ構造）部分**と**不規則構造（unordered structure）部分**とからなると考えてよい．なお，1本のポリペプチド鎖の中で，機能的または構造的にまとまった部分を**ドメイン**（domain）と呼ぶ． 　架空のタンパク質の三次構造を右に示す．内側には非極性アミノ酸（Ala, Val, Leu, Ile, Pro, Met, Phe, Trp）が多く，外側には極性アミノ酸（上記以外のアミノ酸）が多い．
四次構造 quaternary structure	2本以上のポリペプチド鎖が集まってできているタンパク質を**オリゴマータンパク質**（oligomeric protein）といい，そのようなタンパク質の全体構造を四次構造という． 　四次構造を構成するそれぞれのポリペプチド鎖を**サブユニット**（subunit）という． 　各サブユニットは，その表面のアミノ酸側鎖間での水素結合や静電結合により結合している．架空の二量体タンパク質（dimer）の四次構造を上に示す．なお，アミノ酸の配列順序，すなわち一次構造により，二次構造，三次構造のみならず，四次構造（オリゴマータンパク質の場合）まで自動的にきまる．いわば，それぞれのアミノ酸配列にとって，もっとも安定な立体構造が自然にできあがるものと考えられる．

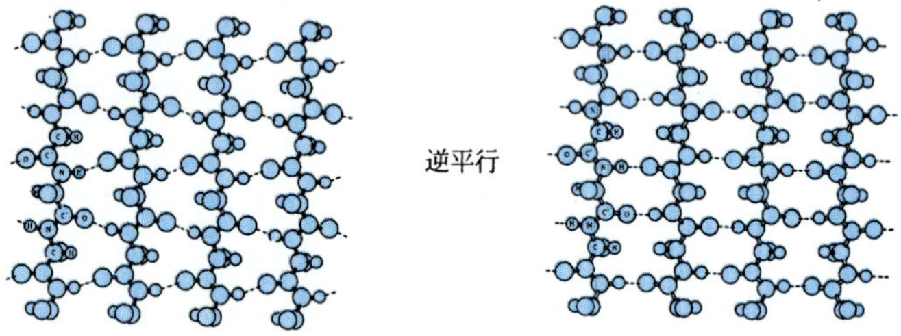

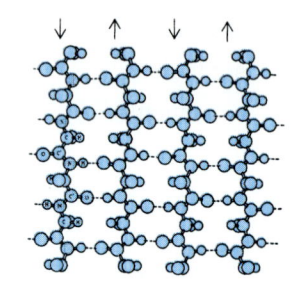

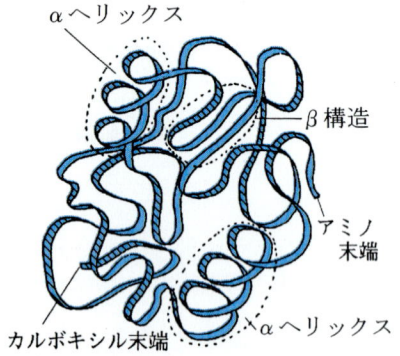

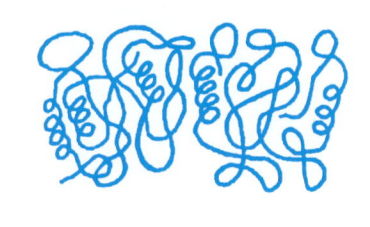

タンパク質の立体構造の具体例

(αヘリックス部分は淡い青で，β構造部分は濃い青で示した．それ以外は不規則構造部分である．)

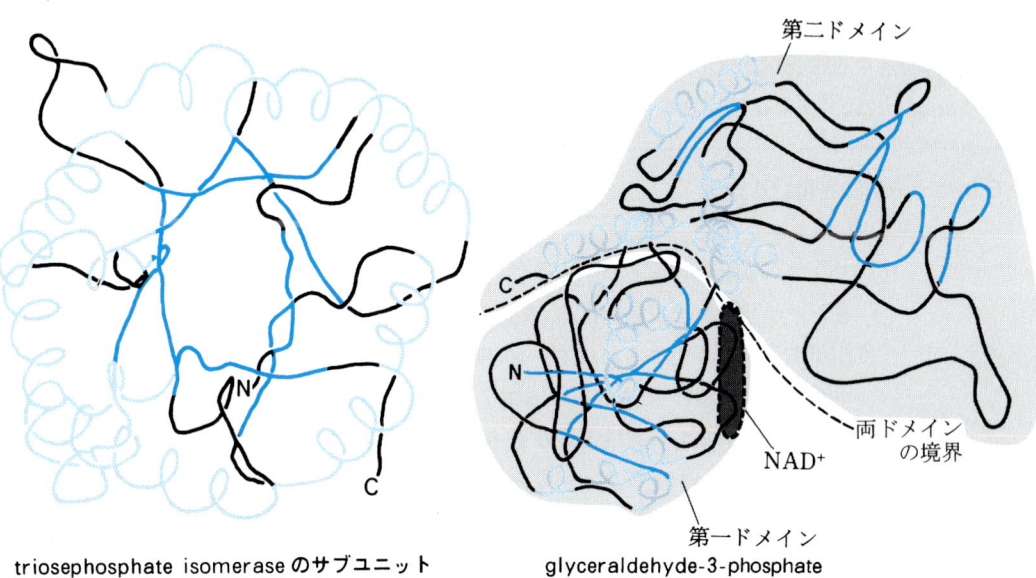

triosephosphate isomerase のサブユニット

αヘリックスが周辺にあり，中心部にはβ構造が存在する特異な立体構造，8本の鎖からなるβ構造が円筒形 (βバレル，β-barrel) をつくっている．この酵素は同一のサブユニット二つからできている．

glyceraldehyde-3-phosphate dehydrogenase のサブユニット

第一ドメインには NAD^+ が，第二ドメインには glyceraldehyde 3-phosphate が結合して反応が起こる．この酵素は同一のサブユニット四つからできている．

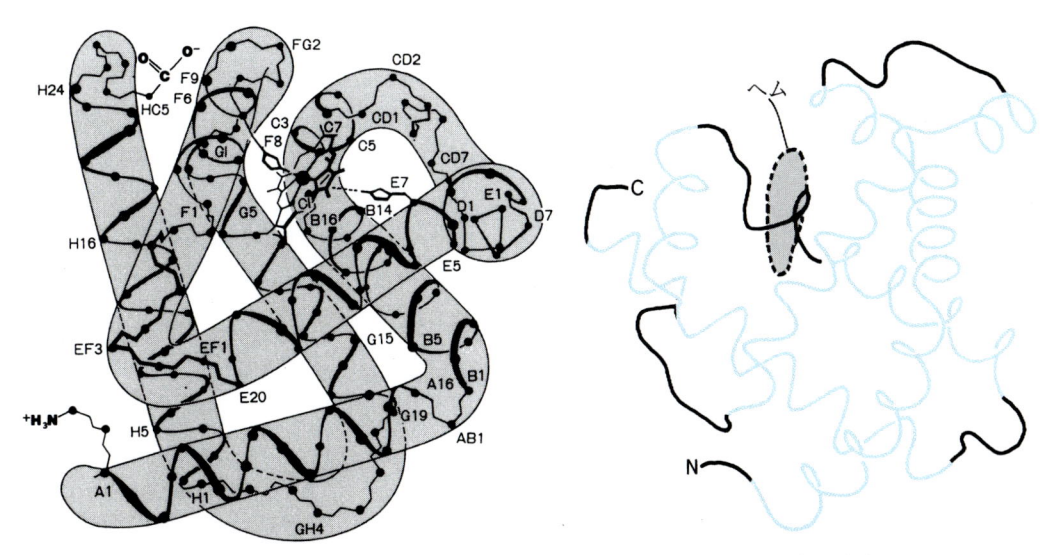

myoglobin の立体構造 (1)

各アミノ酸のα炭素を入れた．また，αヘリックス部分が A〜H の八つの部分に分けられることを示した．

myoglobin の立体構造 (2)

大部分がαヘリックスとなっており，β構造部分は存在しない．

26　タンパク質の一次構造決定法

(1) タンパク質をペプチド断片に分けて，それらのアミノ酸を Edman 分解法で調べる方法．
(2) 目的とするタンパク質に対する cDNA を単離し，その塩基配列を調べること(DNA sequencing) によりアミノ酸配列を決定する方法　………　の2種類の方法がある．

Edman 分解法を用いる方法

1) サブユニットからなるタンパク質の場合には，まず，それらを分離する．
   また，ポリペプチド鎖内に S-S 結合がある場合には，過ギ酸酸化するか，還元後にカルボキシメチル化するかして，S-S 結合を切断しておく．
2) ポリペプチド鎖の N 末端，C 末端アミノ酸を決定する．
3) ポリペプチド鎖を特異性の異なる方法（少なくとも二つの方法）で断片化し，それらを高速液体クロマトグラフィーなどで単離する．
4) 各ペプチド断片（最大 50 アミノ酸残基まで）について，アミノ酸配列自動決定装置を用いて Edman 分解法によりアミノ酸配列を決定する．
5) 異なる切断法で得られたペプチド断片のアミノ酸配列が矛盾なく重なり合うように各断片を並べて，ポリペプチド鎖全体のアミノ酸配列を決定する．その際に，N 末端，C 末端アミノ酸の情報が必要となる．

ポリペプチド鎖切断法

臭化シアン法

1. 臭化シアン（cyanogen bromide）法

メチオニン残基のカルボキシル基側の結合を選択的に切断する．ホモセリンラクトン（これはホモセリンとの平衡混合物として存在）を C 末端とするペプチドと，メチオニンのつぎのアミノ酸を N 末端とするペプチドが生じる．

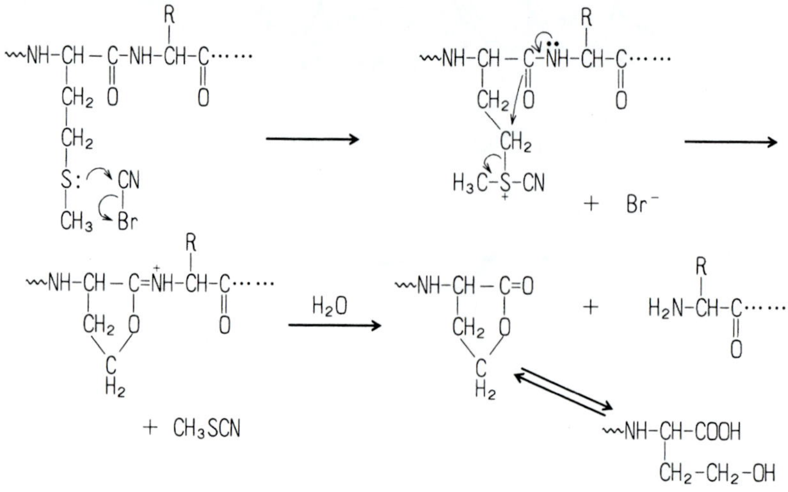

O-ヨードシル 安息香酸法	**2. O-ヨードシル安息香酸 O-iodosylbenzoic acid 法** 　トリプトファン残基のカルボキシル基側の結合を選択的に切断する．トリプトファン残基は 2,3-ジヒドロキシトリプトファンラクトンになる． 　　　　　　　　　　　　　　　　　　　　o-iodosylbenzoic acid
2-ニトロ-5-チオ シアノ安息香酸法	**3. 2-ニトロ-5-チオシアノ安息香酸 2-nitro-5-thiocyanobenzoic acid 法** 　システイン残基のアミノ基側の結合を選択的に切断する．システイン残基は 2-イミノチアゾリジン-4-カルボン酸残基に変化する．
酵 素 法	**4 酵素法** 　a．トリプシン (trypsin) (☞ p.141) 　　ウシ膵臓 α-トリプシンが一般的に用いられる． 　　リシンおよびアルギニンのカルボキシル基側の結合を加水分解する． 　b．キモトリプシン (chymotrypsin) (☞ p.141) 　　ウシ膵臓 α-キモトリプシンが一般的に用いられる． 　　チロシン，フェニルアラニン，トリプトファンのカルボキシル基側の結合を加水分解する． 　c．サーモリシン (thermolysin) 　　耐熱性菌の一種 *Bacillus thermoproteolyticus* から産生される中性プロテアーゼである． 　　疎水性アミノ酸残基（イソロイシン，ロイシン，バリン，フェニルアラニン，メチオニン，アラニンなど）のアミノ基側の結合を加水分解する．

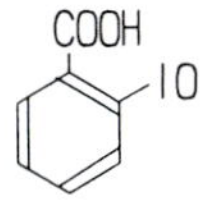

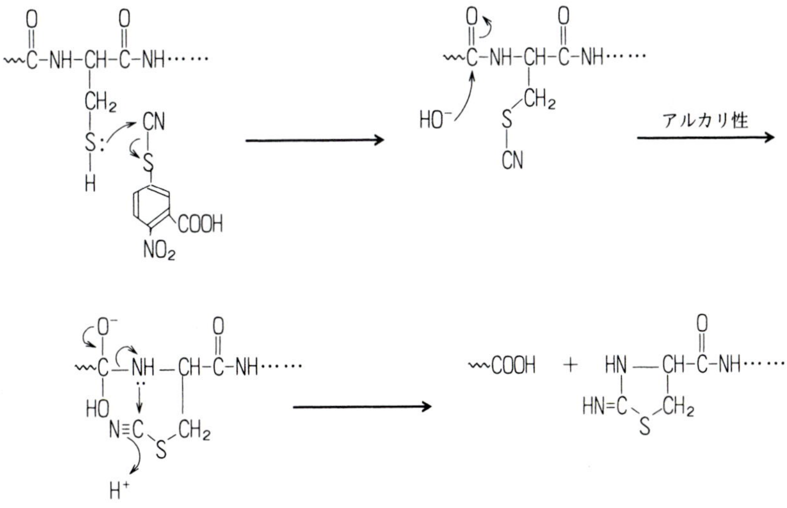

N末端アミノ酸決定法	
ジニトロフルオロベンゼン法	**1. ジニトロフルオロベンゼン法（DNP法）** 2,4-ジニトロフルオロベンゼン(2,4-dinitrofluorobenzene, DNFB)はアルカリ性でN末端アミノ酸のα-アミノ基と反応し，ジニトロフェニル(DNP)化する．反応後，塩酸でタンパク質をアミノ酸にまで加水分解し，DNP-アミノ酸(黄色)を抽出し，薄層やカラムクロマトグラフィーなどで同定する．なおN末端アミノ酸のほかに，チロシンの水酸基，システインのSH基，リシンのε-アミノ基，ヒスチジンのイミダゾール基も反応するが支障はない．
ダンシルクロリド法	**2. ダンシルクロリド法（DNS法）** ダンシルクロリド (dansyl chloride)とは 1-dimethylaminonaphthalene 5-sulfonyl chloride を縮めたもので，DNP法と同様にしてα-アミノ基がダンシル(DNS)化されたアミノ酸(黄色蛍光)を同定する．また，DNP法の場合と同様に Tyr, Cys, Lys, His の側鎖とも反応する．
フェニルイソチオシアネート法	**3. フェニルイソチオシアネート法（PTC法，Edman法，Edman分解法）** フェニルイソチオシアネート(phenylisothiocyanate)はアルカリ性でタンパク質と反応し，フェニルチオカルバモイル(PTC)タンパク質を生じる．その後，酸性下の反応でN末端アミノ酸は 2-アニリノ-5-チアゾリン誘導体およびフェニルチオカルバモイル誘導体を経て 3-フェニル-2-チオヒダントイン誘導体となる．これを液体クロマトグラフィーで同定する．なお，アミノ酸が50個くらいまでのペプチドであれば，この方法を繰り返すことによりN末端側からアミノ酸配列をきめていくことができる．

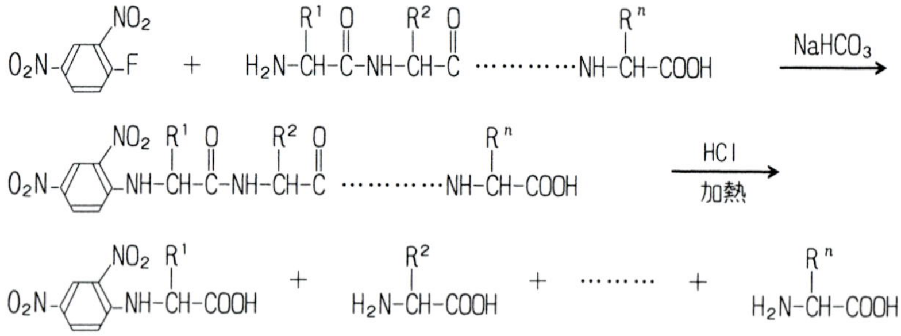

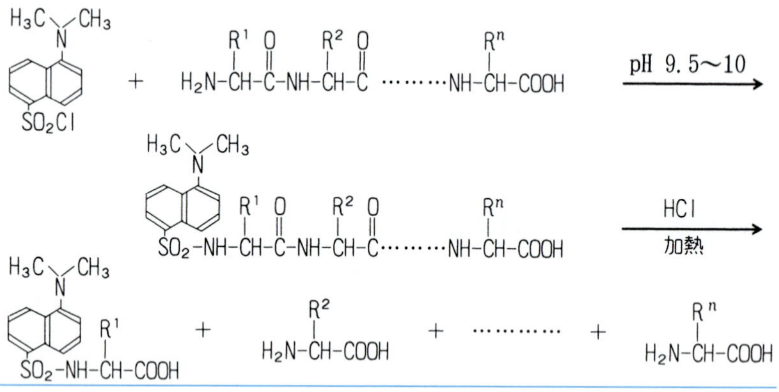

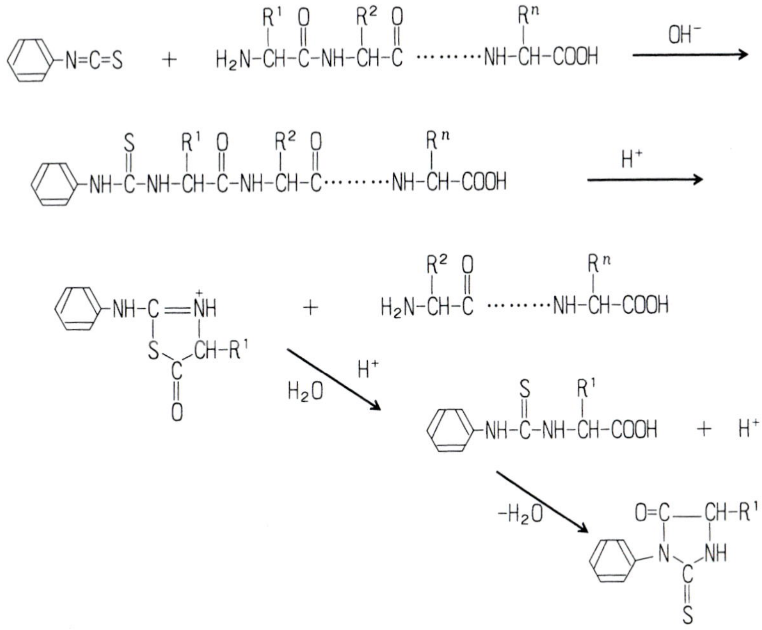

アミノペプチダーゼ法	(反応式図)
	4. アミノペプチダーゼ法（aminopeptidase 法） 　アミノペプチダーゼは遊離の α-アミノ基をもつペプチドの N 末端からアミノ酸を一つずつ切り離していく．酵素量，作用時間などを適当に設定すれば，N 末端から 2〜3 個のアミノ酸を決定できる．
C 末端アミノ酸決定法 ヒドラジン分解法	**1. ヒドラジン分解法**（hydrazinolysis 法） 　タンパク質を無水ヒドラジン中で 100℃で加熱すると，C 末端アミノ酸だけは遊離アミノ酸になり，その他のアミノ酸はペプチド結合のヒドラジン分解によりヒドラジドになる．アミノ酸分析装置で遊離アミノ酸を同定する． (反応式図)
カルボキシペプチダーゼ法	**2. カルボキシペプチダーゼ法**（carboxypeptidase 法） 　カルボキシペプチダーゼはタンパク質の C 末端から順にペプチド結合を加水分解していく．基質特異性の異なる種々のカルボキシペプチダーゼがあるので，それをうまく利用し，また条件を適当に設定することにより C 末端から 2〜3 個のアミノ酸残基を決定できる．

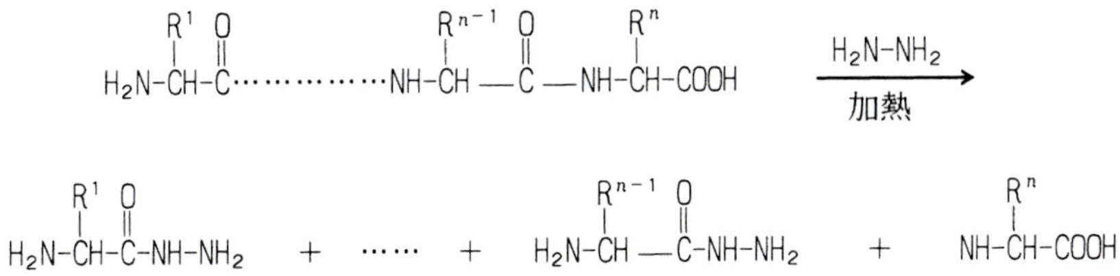

DNA塩基配列から決定する方法

DNA塩基配列決定法として酵素反応を用いるSanger法と化学反応を用いるMaxam-Gilbert法があるが，ここでは一般的に用いられるSanger法について説明する．

原　理	一本鎖DNAを鋳型にしてDNA polymeraseにより相補的なDNA鎖を合成させる際に，基質となるdATP, dGTP, dTTP, dCTPの各々に対応するジデオキシ体（2′,3′-ジデオキシリボヌクレオシド三リン酸）を反応液中に共存させると，そのジデオキシ体を取り込んだところで伸長が停止した種々の長さのヌクレオチド鎖ができることを利用する．
方　法	(1) 目的の情報を含む一本鎖DNAを，重複する部分のあるいくつかの断片に分ける． (2) プライマー存在下にDNA polymeraseにより鋳型DNA（断片の一つ）に相補的なDNAを合成させる（図A）．この際，基質として蛍光標識したdATP, dGTP, dTTP, dCTPを用い，その各々に対応したジデオキシ体を含む4種の反応液で反応を行なう． (3) 反応液をポリアクリルアミドゲル電気泳動にかけ反応生成物を分離し，それを蛍光で検出する（図B）． (4) 各生成物の3′末端にはジデオキシ体が存在するので，生成物の分離パターンから鋳型DNAに対応する相補的な塩基配列が決定できる． (5) 他の断片についても塩基配列を調べ，各断片の塩基配列を組み合わせることにより，もとの一本鎖DNAの全塩基配列を決定する． また，逆転写酵素を用いることにより，RNAを鋳型として，同様の方法でRNAの塩基配列を調べることができる．

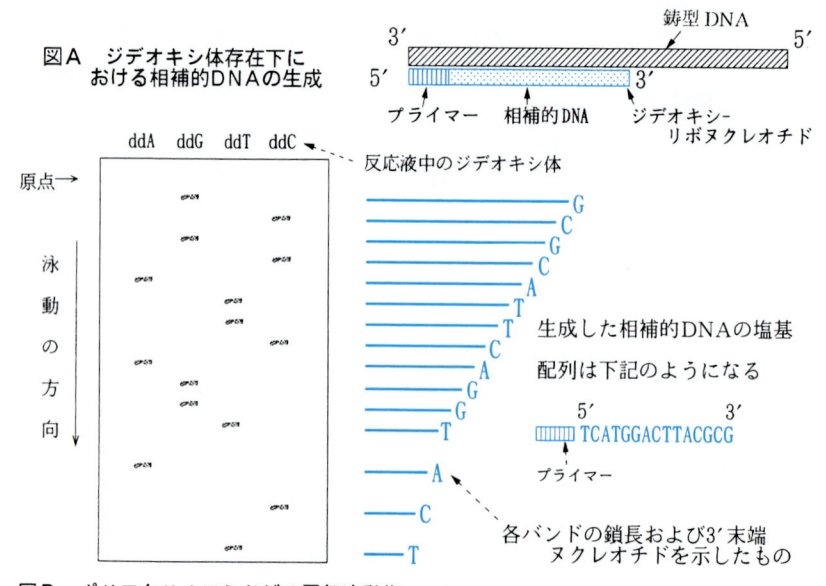

図A　ジデオキシ体存在下における相補的DNAの生成

生成した相補的DNAの塩基配列は下記のようになる

TCATGGACTTACGCG

各バンドの鎖長および3′末端ヌクレオチドを示したもの

図B　ポリアクリルアミドゲル電気泳動像

27 糖タンパク質 （glycoprotein）

定　　義	2～6種類の単糖からなるオリゴ糖がタンパク質と共有結合した複合タンパク質のこと．なお，糖タンパク質1分子当たりの糖鎖の数は1本のもの（卵白アルブミンなど）から数百本のもの（ムチン）まであるが，多くの場合数本である．
種　　類	1. 酵素（alkaline phosphatase, bromelain, リソソーム酵素） 2. 血清タンパク質（免疫グロブリン，トランスフェリン，フィブリノーゲン） 3. ホルモン（甲状腺刺激ホルモン，絨毛性性腺刺激ホルモン） 4. レセプター（インスリン，LDL，アセチルコリンなどのレセプター） 5. 膜成分（グルコース輸送タンパク質，グリコホリン，ロドプシン） 6. その他（インターフェロン，卵白アルブミン，ムチン，血液型糖タンパク質）
糖鎖の役割	不明な部分も多いが，つぎのような役割がわかっている． 1. タンパク質の安定化　（酵素をはじめ多くの糖タンパク質） 2. 血中における糖タンパク質の寿命のコントロール　（血清タンパク質） 3. 血液型特異性の決定　（膜系および非膜系の血液型糖タンパク質） 4. ある種の酵素群の特定のオルガネラへの局在化　（リソソーム酵素） 5. 分化，成長，細胞間認識への関与　（細胞膜糖タンパク質）
糖鎖－タンパク質結合部の構造	1. **N-グリコシド結合** 　β-N-アセチルグルコサミニル－アスパラギン結合 　　動・植物，微生物の糖タンパク質 2. **O-グリコシド結合** 　α-N-アセチルガラクトサミニル－セリン結合 　α-N-アセチルガラクトサミニル－トレオニン結合 　　動物の糖タンパク質 　　R = H　：セリン 　　R = CH$_3$：トレオニン
糖鎖の具体例	1. **アスパラギン結合型糖鎖**　：三つのサブグループに分けられる．いずれも共通の枝分かれ五糖を母核としてもっている． 　a．高マンノース型（high mannose type） 　　Manα1→2Manα1＼ 　　　　　　　　　＼⁶/₃Manα1＼ 　　Manα1→2Manα1／　　　　＼⁶/₃Manβ1→4GlcNAcβ1→4GlcNAc—Asn 　　Manα1→2Manα1→2Manα1／

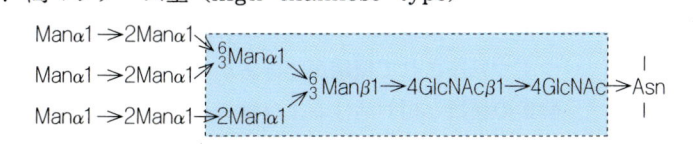

b. 複合型 (complex type)

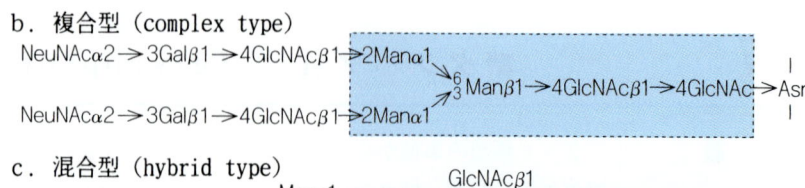

NeuNAcα2→3Galβ1→4GlcNAcβ1→2Manα1
　　　　　　　　　　　　　　　　＼⁶
　　　　　　　　　　　　　　　　　₃Manβ1→4GlcNAcβ1→4GlcNAc→Asn
　　　　　　　　　　　　　　　　／
NeuNAcα2→3Galβ1→4GlcNAcβ1→2Manα1

c. 混合型 (hybrid type)

　　　　　　　　　　　　　　　　　　GlcNAcβ1
　　　　　　　　　　　Manα1＼⁶　　　　↓
　　　　　　　　　　　Manα1／₃Manα1＼⁶ ⁴
　　　　　　　　　　　　　　　　　　₃Manβ1→4GlcNAcβ1→4GlcNAc→Asn
NeuNAcα2→3Galβ1→4GlcNAcβ1→2Manα1／

2. **ムチン型糖鎖**：マンノースを含まず，セリンまたはトレオニン残基に O-グリコシド結合で結びついている．

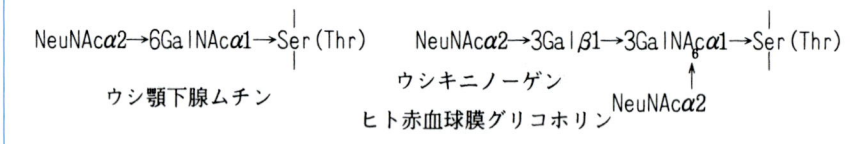

NeuNAcα2→6GalNAcα1→Ser(Thr)　　　NeuNAcα2→3Galβ1→3GalNAcα1→Ser(Thr)
　　　ウシ顎下腺ムチン　　　　　　　　　　ウシキニノーゲン　　　↑
　　　　　　　　　　　　　　　　ヒト赤血球膜グリコホリン　NeuNAcα2

NeuNAc：N-アセチルノイラミン酸　　Man：マンノース　　Gal：ガラクトース
GlcNAc：N-アセチルグルコサミン　　GalNAc：N-アセチルガラクトサミン

糖鎖の生合成

糖鎖の生合成は小胞体およびゴルジ体で行われる．

1. **アスパラギン結合型糖鎖の生合成**

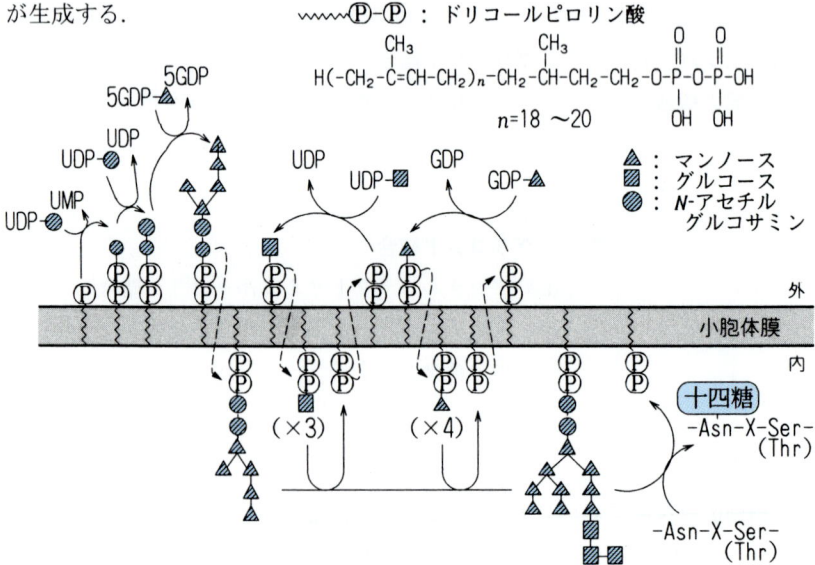

小胞体膜に結合した**ドリコールピロリン酸**(dolichol pyrophosphate)に14個の糖が結合し，その十四糖がタンパク質のアスパラギン残基に転移され，その後種々の**プロセシング**（**糖鎖の除去および付加**）を経て様々な構造の糖鎖が生成する．

$\sim\sim\sim$Ⓟ-Ⓟ：ドリコールピロリン酸

$$\text{H}(-\text{CH}_2-\underset{\text{CH}_3}{\text{C}}=\text{CH}-\text{CH}_2-)_n-\text{CH}_2-\underset{\text{CH}_3}{\text{CH}}-\text{CH}_2-\text{CH}_2-\text{O}-\overset{\text{O}}{\underset{\text{OH}}{\text{P}}}-\overset{\text{O}}{\underset{\text{OH}}{\text{P}}}-\text{OH}$$

$n=18 \sim 20$

△：マンノース
○：グルコース
■：N-アセチルグルコサミン

2. **ムチン型糖鎖の生合成**

タンパク質のセリンあるいはトレオニン残基に糖ヌクレオチドから単糖が一つずつ転移されて糖鎖ができあがる．生成する糖鎖の構造は，細胞内の糖転移酵素の種類と相対活性および糖ヌクレオチドの相対量によってきまる．

Nucleic acid
（ 核 酸 ）

4

28　核酸の基礎事項

| 核酸の定義 | 核酸は，生物の細胞から細胞へ，個体から個体へと遺伝情報を伝達し，この情報に従ってタンパク質合成が行われる．生物にとって必須の高分子化合物である．
　その種類は　(1) DNA (deoxyribonucleic acid，デオキシリボ核酸)
　　　　　　　(2) RNA (ribonucleic acid，リボ核酸)………… の2種類である．
これらの構成単位は，モノヌクレオチド（mononucleotide）とよばれ，塩基と糖とリン酸 各1分子から構成される． |

核タンパク質の構成

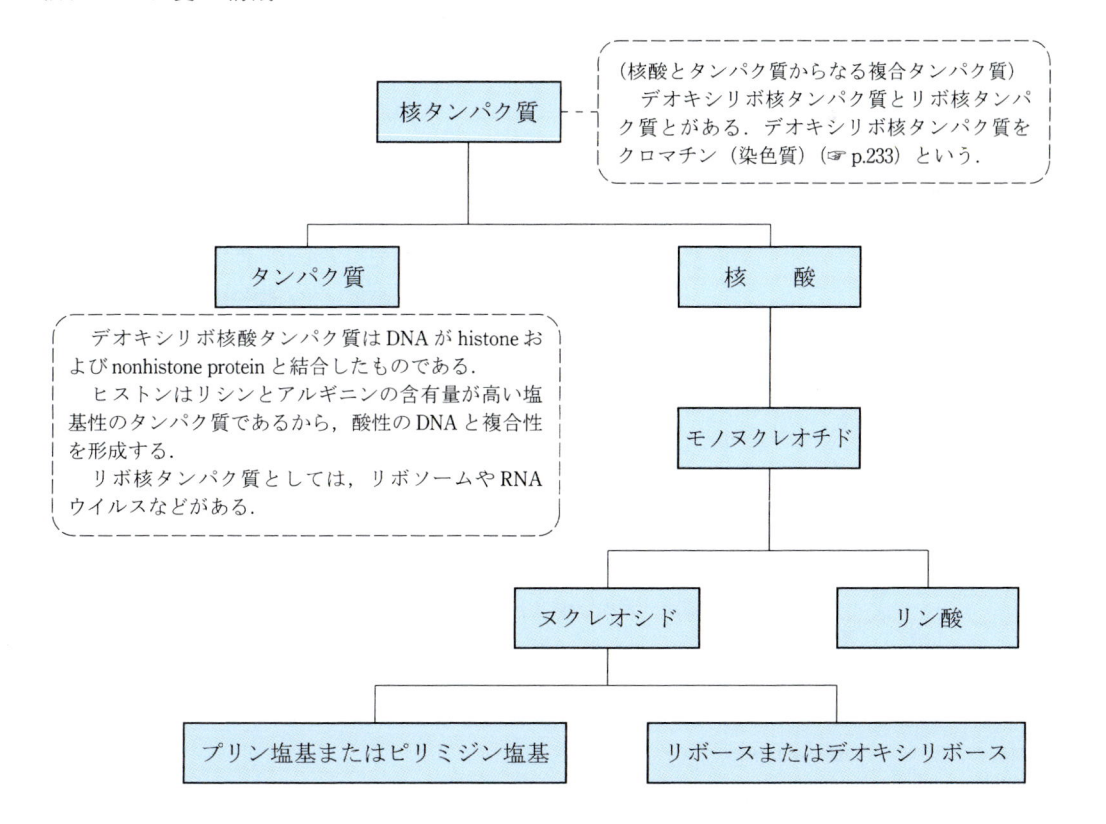

```
              核タンパク質 ----（核酸とタンパク質からなる複合タンパク質）
                    |           デオキシリボ核タンパク質とリボ核タンパ
         ┌──────────┴──────────┐   ク質とがある．デオキシリボ核タンパク質を
         |                     |   クロマチン（染色質）（☞ p.233）という．
      タンパク質              核　酸
                                |
  デオキシリボ核酸タンパク質は DNA が histone お
  よび nonhistone protein と結合したものである．
    ヒストンはリシンとアルギニンの含有量が高い塩
  基性のタンパク質であるから，酸性の DNA と複合性
  を形成する．                モノヌクレオチド
    リボ核タンパク質としては，リボソームや RNA       |
  ウイルスなどがある．          ┌─────┴─────┐
                            ヌクレオシド     リン酸
                                |
                        ┌───────┴───────┐
                 プリン塩基またはピリミジン塩基    リボースまたはデオキシリボース
```

核酸の構成成分

核酸の構成成分	核酸の種類		RNA (ribonucleic acid)	DNA (deoxyribonucleic acid)
	塩基	プリン塩基	アデニン グアニン	アデニン グアニン
		ピリミジン塩基	シトシン ウラシル	シトシン チミン
	ペントース		リボース	デオキシリボース
	リン酸		H_3PO_4	H_3PO_4

プリン purine

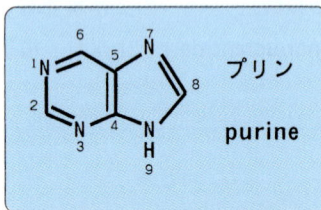

アデニン adenine
(6-aminopurine)

グアニン guanine
ケト型
エノール型
(2-amino-6-hydroxypurine)

1) プリン塩基は水に溶けにくいが、酸, アルカリには溶ける.

2) アデニンは 262.5 nm に
 グアニンは 249.0 nm に ｝吸収極大を持つ.
 (0.1N HCl 溶液)

3) リンタングステン酸, アンモニア性硝酸銀液で沈殿を生じる.

4) 硫酸銅, 亜硫酸水素ナトリウムを含む液と加熱すると, Cu_2O の沈殿を生じる.

5) イミダゾール環を持つので, アルカリ性でジアゾベンゼンスルホン酸と反応して赤色のアゾ化合物を生じる.
 (Pauly 反応)

6) グアニンには互変異性がある. (左図)
 ケト型 ⇌ エノール型
 酸性および中性ではケト型をとる.

7) プリン塩基は体内で合成される (☞ p.226)

8) プリン塩基は尿酸の形で尿中へ排泄される. (☞ p.230)

9) その他のプリン塩基には, カフェインやテオブロミンなどがあり, 薬理作用をもっている. (☞ p.78)

核酸

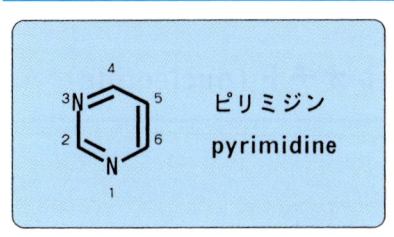

ピリミジン塩基 pyrimidine base

ピリミジン pyrimidine（構造式：1,2,3,4,5,6位を示す六員環）

- **シトシン cytosine**
  - ケト型：4-amino-2-hydroxypyrimidine
  - エノール型
- **ウラシル uracil**
  - ケト型：2,4-dihydroxypyrimidine
  - エノール型
- **チミン thymine**
  - ケト型：2,4-dihydroxy-5-methylpyrimidine
  - エノール型

1) シトシンは RNA と DNA の両方に含まれる．ウラシルは RNA にのみ含まれる．チミンは DNA にのみ含まれる．

2) ピリミジン塩基は水に溶けにくい．

3) シトシン 260, ウラシル 260, チミン 265, 5-メチルシトシン 283, 5-ヒドロキシメチルシトシン 279.5 nm の吸収極大を持つ． （0.1N HCl 溶液）

4) アンモニア性硝酸銀により沈殿する．

5) シトシン，チミンはリンタングステン酸によって沈殿するが，ウラシルは沈殿しない．

6) ピリミジン塩基はすべて互変異性を起こす．（左図）
   ケト型 ⇌ エノール型
   中性および酸性ではケト型である．

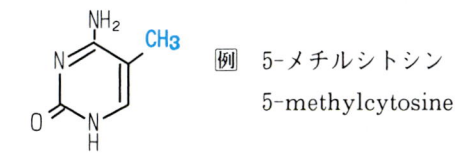

7) メチル化されたその他のピリミジン誘導体もある種の核酸中に含まれている．

   例 5-メチルシトシン 5-methylcytosine

8) ピリミジン塩基は体内で合成される．
   （☞ p.228）

9) 分解されて，二酸化炭素，アンモニア，水となって排泄される． （☞ p.231）

ペントース pentose

- **D-ribose**
- **D-2-deoxyribose**

1) 核酸中では furanose 型として存在する．

2) ヌクレオシドは 0.01N H$_2$SO$_4$ と加熱すると，数分で構成単位に分解されるが，同時に構成 deoxyribose も酸により分解されるので，この方法では単離できない．

3) リボースを 3～4N HCl と加熱するとフルフラールを生じ，デオキシリボースではレブリン酸を生じる．
   （Bial 反応を呈する．）

29　ヌクレオシド (nucleoside) と ヌクレオチド (nucleotide)

ヌクレオシド (nucleoside)

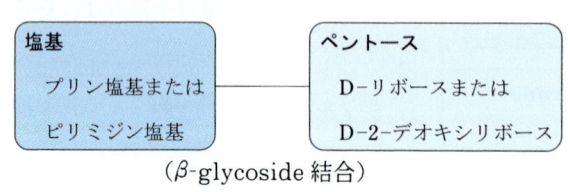

塩基		ペントース
プリン塩基または ピリミジン塩基	—	D-リボースまたは D-2-デオキシリボース

(β-glycoside 結合)

ヌクレオシド (nucleoside) および ヌクレオチド (nucleotide) の名称

塩基の名称	ヌクレオシド名（略号）	ヌクレオチド名　　　　　　　　　　　（略号）
adenine	adenosine　(A)	adenylic acid,　adenosine monophosphate　(AMP)
guanine	guanosine　(G)	guanylic acid,　guanosine monophosphate　(GMP)
hypoxanthine	inosine　　(I)	inosinic acid,　 inosine monophosphate　　(IMP)
cytosine	cytidine　 (C)	cytidylic acid,　cytidine monophosphate　 (CMP)
uracil	uridine　　(U)	uridylic acid,　 uridine monophosphate　　(UMP)
thymine	thymidine　(T)	thymidylic acid, thymidine monophosphate　(TMP)

糖が deoxyribose のときは，deoxy-, d をつけてあらわす．

例　cytosine　⟶　deoxycytidine　⟶　deoxycytidylic acid　(dCMP)

主なヌクレオシドの例

アデノシン　　グアノシン　　イノシン　　シチジン

adenosine　　guanosine　　inosine　　cytidine

ウリジン　　デオキシシチジン　　チミジン

uridine　　deoxycytidine　　thymidine

チミンのデオキシヌクレオシドをチミジンという．

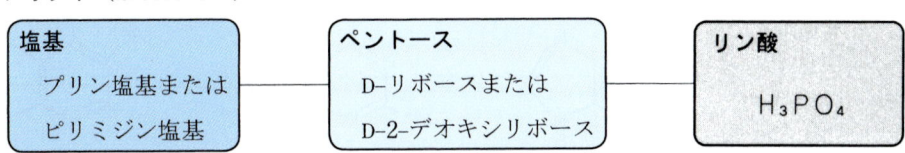

ヌクレオチド (nucleotide)

```
┌─────────────┐     ┌─────────────┐     ┌─────────────┐
│    塩基     │     │  ペントース │     │   リン酸    │
│ プリン塩基  │─────│ D-リボースまたは│────│   H₃PO₄    │
│ またはピリミジン塩基 │     │ D-2-デオキシリボース │     │             │
└─────────────┘     └─────────────┘     └─────────────┘
       └──────── ヌクレオシド ────────┘
```

(′)のついた番号は糖部の結合位置を示す．

主なヌクレオチドの例

5′-アデニル酸
adenosine 5′-monophosphate
5′-adenylic acid (AMP)

5′-デオキシ-アデニル酸
deoxyadenosine 5′-monophosphate (dAMP)
5′-deoxyadenylic acid

5′-グアニル酸
guanosine 5′-monophosphate (GMP)
5′-guanylic acid

5′-イノシン酸
inosine 5′-monophosphate (IMP)
5′-inosinic acid
（呈味成分）

5′-シチジル酸
cytidine 5′-monophosphate (CMP)
5′-cytidylic acid

5′-ウリジル酸
uridine 5′-monophosphate (UMP)
5′-uridylic acid

5′-チミジル酸
thymidine 5′-monophosphate (TMP)
5′-thymidylic acid

その他の塩基・ヌクレオシド・ヌクレオチド

プリン体の代謝経路にあらわれるもの (☞ p.230)	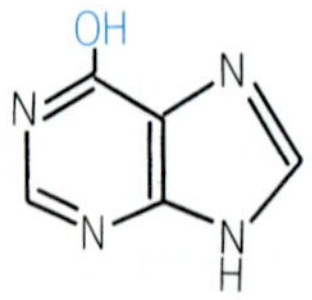 ヒポキサンチン (hypoxanthine)	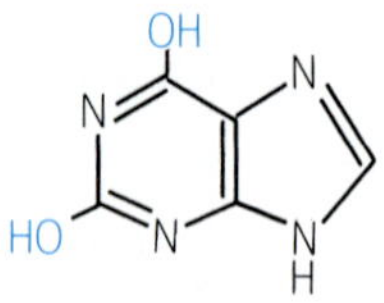 キサンチン (xanthine)	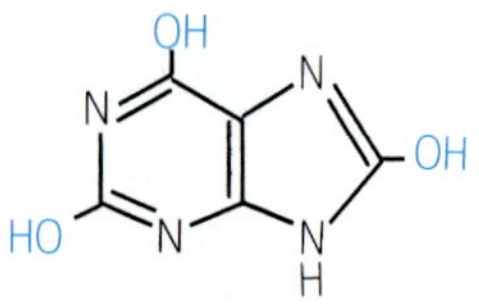 尿酸 (uric acid)
植物体に含まれるプリン塩基	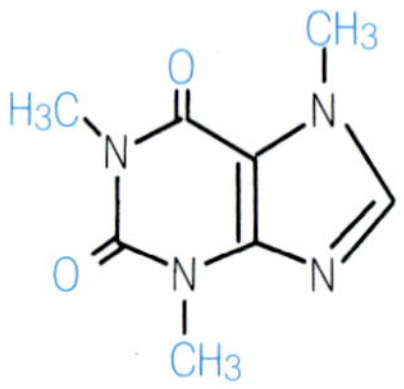 カフェイン 1,3,7-trimethyl-xanthine 茶, コーヒー： 強心, 利尿作用	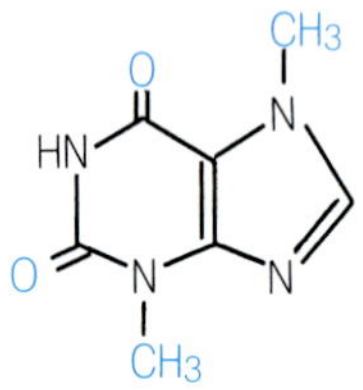 テオブロミン 3,7-dimethylxanthine カカオ： 強心, 利尿作用	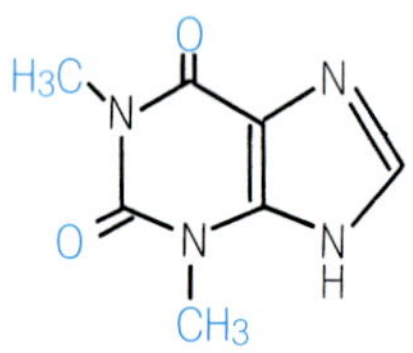 テオフィリン 1,3-dimethylxanthine 茶： 強心, 利尿作用
特殊なピリミジン塩基	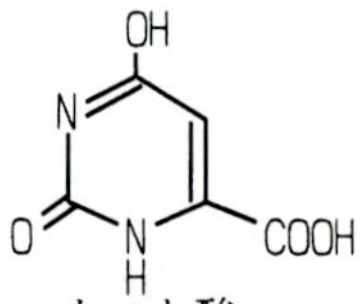 オロト酸 牛乳中に多い	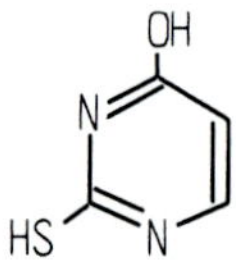 チオウラシル 甲状腺拮抗物質	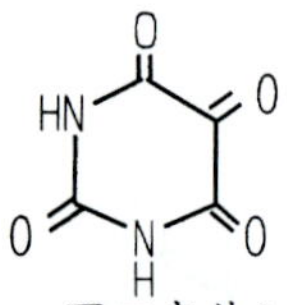 アロキサン 実験的糖尿病惹起薬
サイクリックヌクレオチド cyclic nucleotide	サイクリック-AMP (cAMP) 細胞内情報伝達物質 (☞ p.263)	サイクリック-GMP (cGMP) 細胞内情報伝達物質 (☞ p.264)	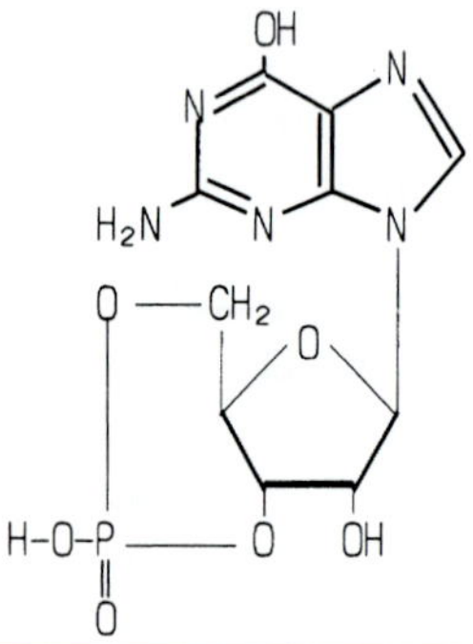
tRNAに見られる特殊なヌクレオシドの例 (☞ p.83)	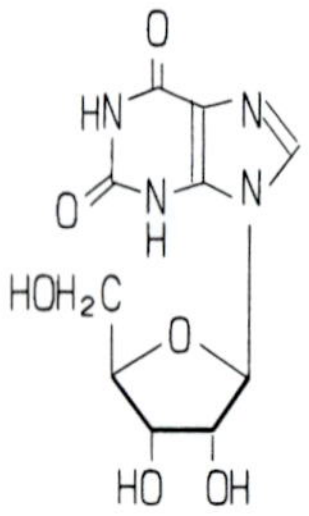 キサントシン (X) (xanthosine)	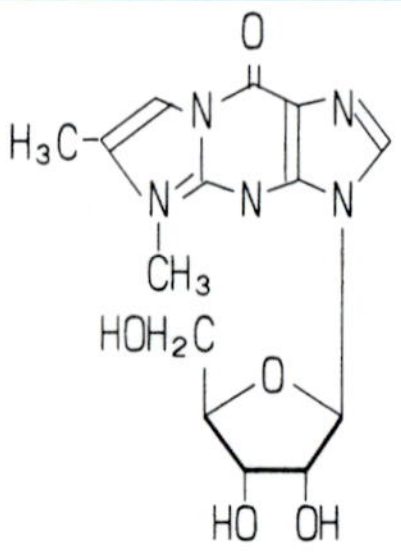 ワイオシン (W) (wyosine)	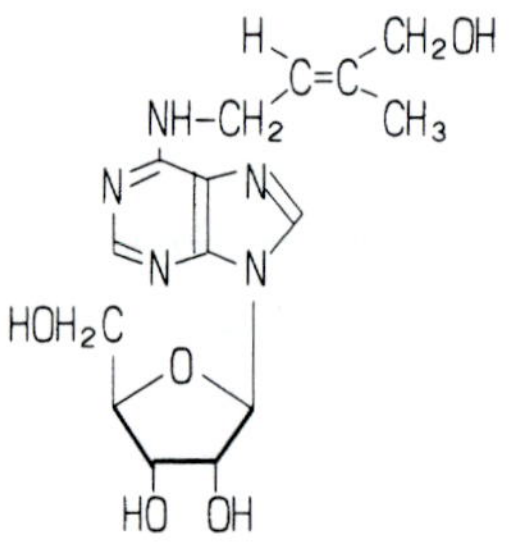 ゼアトシン (Z) (zeatosine)

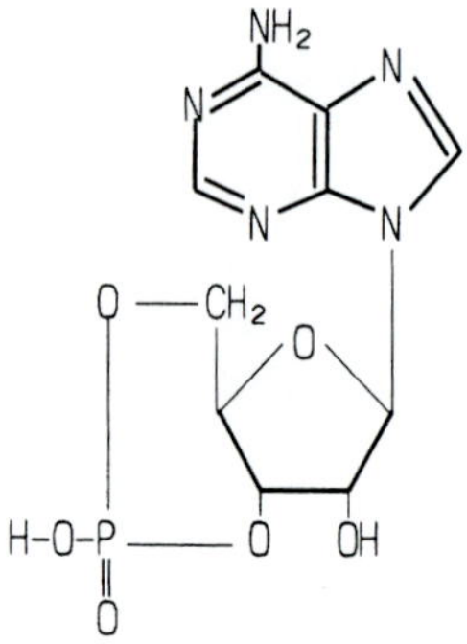

ヌクレオチド（nucleotide）の機能

1. **核酸を構成する基本的単位である．**
   RNAもDNAもモノヌクレオチドが基本であり，これが縮合した高分子化合物である．

   （☞ p. 82）

2. **補酵素として働くものがある．**
   - mononucleotide ……… CoASH, FMN, cobamide.
   - dinucleotide ………… NAD^+, $NADP^+$, FAD.

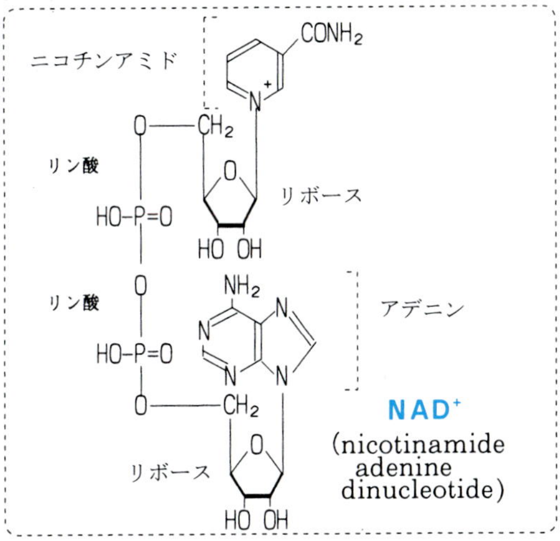

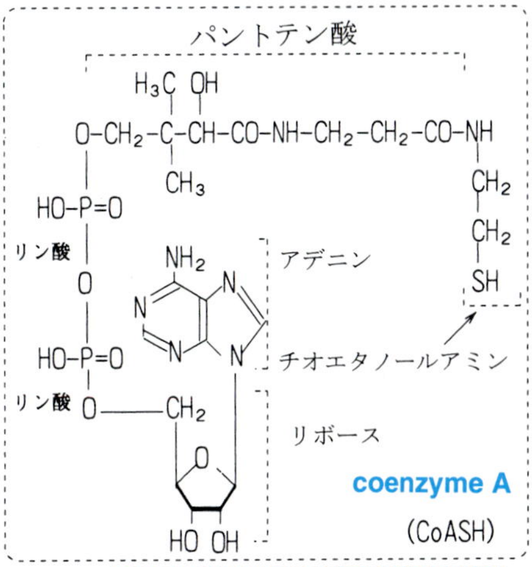

   NAD⁺
   (nicotinamide adenine dinucleotide)

   coenzyme A (CoASH)

   ATP

3. **高エネルギー化合物として働くものがある．**
   ATPなどのヌクレオシド三リン酸化合物（nucleoside triphosphate）は，生体内の諸反応で生成された遊離エネルギーを貯え，必要に応じて加水分解される（リン酸あるいはピロリン酸を遊離する）ことにより，生化学的反応にエネルギーを供給する．（☞ p. 302）

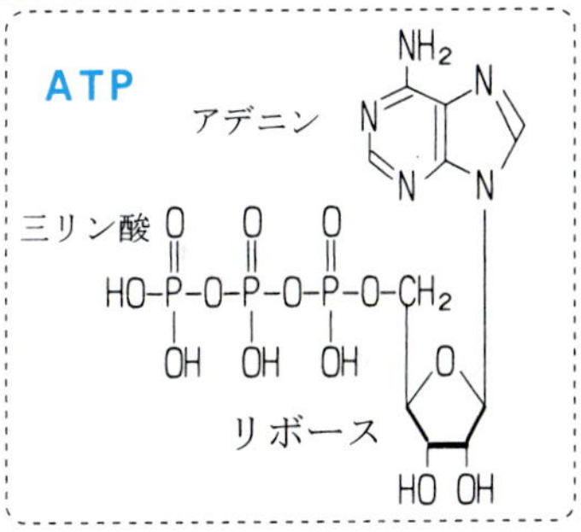

4. **その他いろいろな機能をもつものがある．**

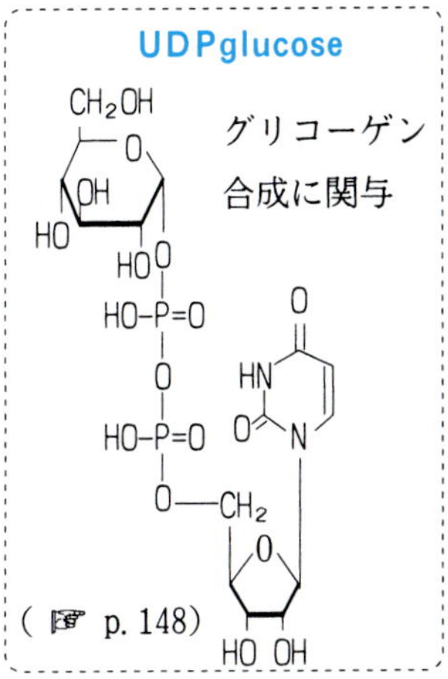

   UDPglucose — グリコーゲン合成に関与 （☞ p. 148）

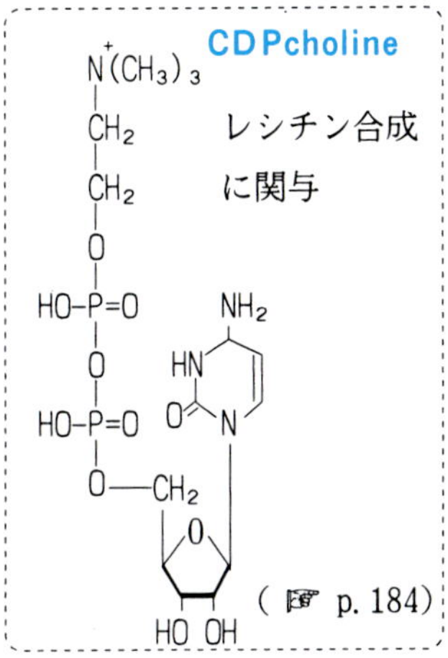

   CDPcholine — レシチン合成に関与 （☞ p. 184）

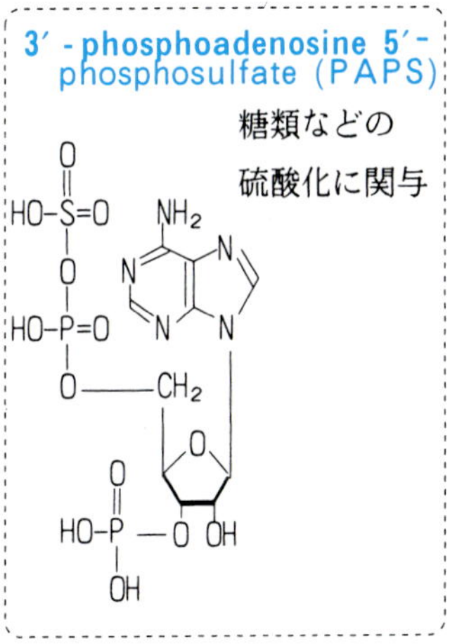

   3′-phosphoadenosine 5′-phosphosulfate (PAPS) — 糖類などの硫酸化に関与

30　デオキシリボ核酸（DNA）とリボ核酸（RNA）

	デオキシリボ核酸（DNA）	リボ核酸（RNA）
所在	細胞核（ミトコンドリアにも全DNA量の0.1〜0.2％を含有．）	リボソーム，細胞質，細胞核，ミトコンドリア
機能	遺伝情報の伝達	タンパク質合成
組成その他	(1) DNAのA/T比およびG/C比はほぼ1である． (2) （A+T）／（G+C）の比は，生物種によって固有のものであり，0.35〜2.70 の値をとる．ヒトでは 1.52，酵母では 1.79，大腸菌では 0.95 である． (3) どの生物のDNAでも，プリン体（A+G）とピリミジン体（T+C）をほぼ等量ずつ含む． (4) A, T, C, G 以外の塩基として 5-メチルシトシン，N^6-ジメチルアデニン，1-メチルグアニン，ウラシルなどが含まれることがある． (5) ヒトでは細胞1個あたり約 5×10^{-12} g の DNA を含む．	種類………… 3種類あり，3種類ともDNAを鋳型として，細胞核で作られる． **伝令RNA**，mRNA（messenger RNA） (a) リボソーム上で働く．全RNAの数％． (b) 寿命は短い（真核細胞では数時間〜数日）． (c) 数百〜数千ヌクレオチド．分子量は数万〜百数十万． (d) DNAの遺伝情報（アミノ酸の配列順序）を写しとったもの． **転移RNA**，tRNA（transfer RNA） (a) 細胞質に含有．全RNAの10〜20％ (b) 73〜93ヌクレオチド，分子量 25,000〜30,000． (c) タンパク質合成の際に，mRNAの対応する codon の位置にアミノ酸を運搬する． **リボソームRNA**，rRNA（ribosomal RNA） (a) リボソームに含まれる．全RNAの80％． (b) 真核細胞には4種存在する．（☞ p.300） (c) 分子量は数万〜百数十万． (d) タンパク質と結合してリボソームを形成．
構造	**二重らせん構造** 　2本のポリヌクレオチド鎖が，A＝T，G≡Cの水素結合による塩基対を形成し，10対を一巻きとする，右巻きの二重らせん構造となっている．	tRNAの場合………**クローバー型構造** 　1本のポリヌクレオチド鎖が折れ曲がって，部分的に A＝U，G≡C などの塩基対をもち，全体としてはクローバー型構造をしている． （図 ☞ p.83）

核酸の性質

核酸の変性

1) DNA は加熱（通常 70 ℃以上）により二重らせん構造がほどけて**ランダムコイル**（random coil）になる．これを**変性**（denaturation）または**融解**（melting）という．
2) 変性が進むにつれて紫外吸収（260 nm の吸光度）が増大し，完全に変性すると 40～50 ％の吸光度増加がみられる．これを**濃色効果**（hyperchromic effect）という．
3) 50％の変性が起こる温度を**融点**（T_m : midpoint temperature）という．水素結合が 3 対あるG-C結合は，2 対のA-T結合より安定でG-C結合が多いほど T_m が高い．
4) RNAでも同様な現象がみられる．

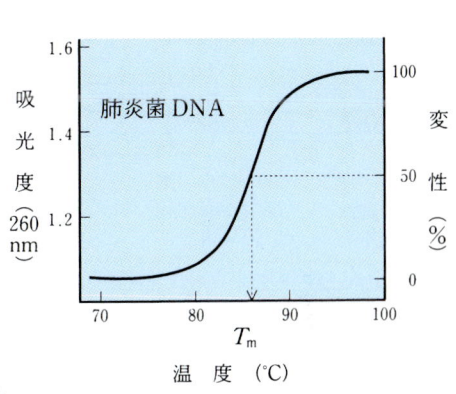

核酸の加水分解

DNA や RNA を加水分解する酵素は
exonuclease ： 端からモノヌクレオチドを1個ずつ切り離していく
endonuclease ： 核酸の内部のホスホジエステル結合に作用する
の二種類に分けられ，さらに種々のタイプのものがある．

分類	酵素名〔起源〕	基質	特異性
exonuclease	exonuclease Ⅲ〔大腸菌〕	二本鎖DNA	遊離3′-OH をもつヌクレオチド末端から，ヌクレオシド-5′-リン酸を切り離していく．
	phosphodiesterase〔ウシ肝臓〕	一本鎖DNA RNA	遊離5′-OH をもつヌクレオチド末端から，ヌクレオシド-3′-リン酸を切り離していく．
endonuclease	deoxyribonuclease Ⅰ (DNase Ⅰ)〔ウシ肝臓〕	一本鎖DNA 二本鎖DNA	核酸内部の3′-OH とリン酸とのエステル結合を加水分解する．
	ribonuclease T₁ (RNase T₁)〔コウジカビ〕	一本鎖RNA	グアニン含有ヌクレオチドの3′-リン酸と，隣のリボースの5′-OH の間のエステル結合にのみ特異的に作用する．

核酸の構造

左側にDNA鎖の構造，右側にRNA鎖の構造を示した．ここにはいずれも四つのヌクレオチドの縮合した部分が示してある．DNA鎖の糖はデオキシリボース，塩基は基本的にはアデニン，グアニン，シトシン，チミンの4種であり，RNA鎖の糖はリボース，塩基は基本的にはアデニン，グアニン，シトシン，ウラシルの4種である．両鎖とも，ヌクレオチドのリン酸基が糖の3'位と5'位の炭素原子間でジエステル結合をしてできるヌクレオチドポリマーである．図には出ていないが，上方の端にあるのを5'末端ヌクレオチドといい，下方の端のを3'末端ヌクレオチドという．

真核細胞のDNAは2本の鎖が逆平行の二重らせん構造をとっており，2本の鎖はアデニンとチミン間で二つの，およびグアニンとシトシン間で三つの水素結合によって結びつけられている．

塩基対 base pair

DNAの二重らせん構造

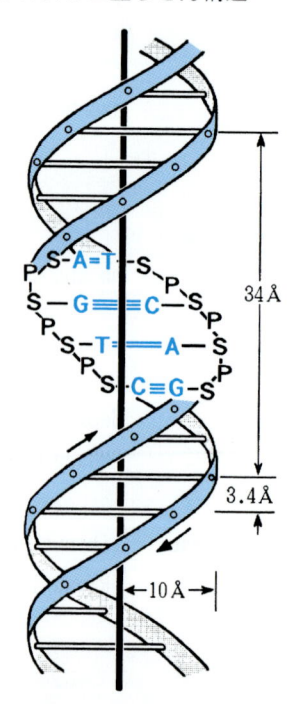

tRNAの構造 tRNAは73〜93のヌクレオチド鎖から構成されている．真核生物・原核生物とも各アミノ酸に対応するtRNAは一つあるいはそれ以上存在するので，各生物には40〜60種のtRNAがある．

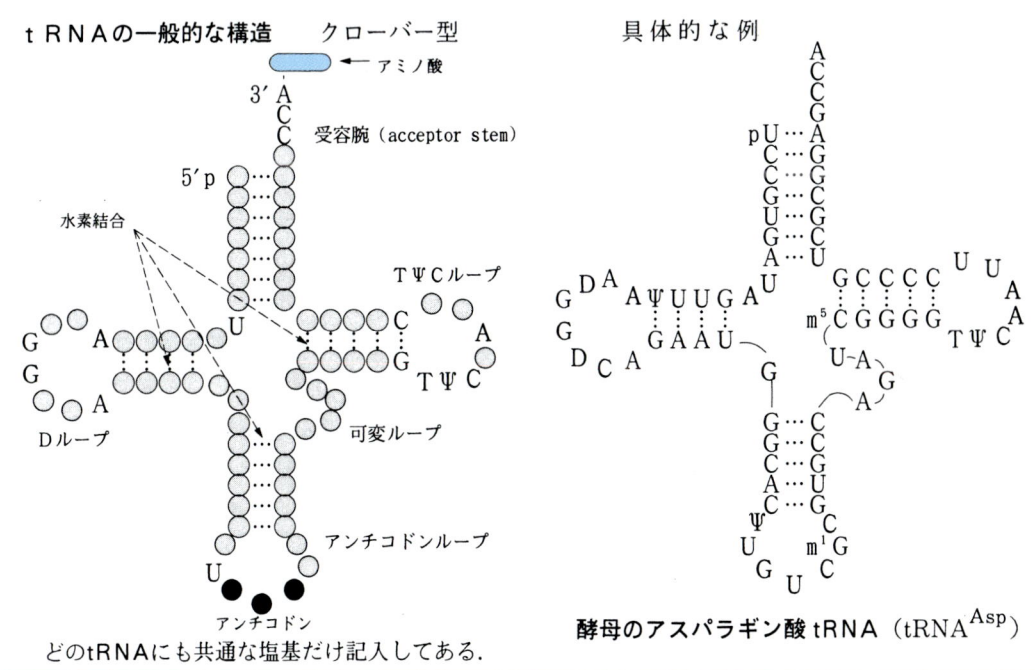

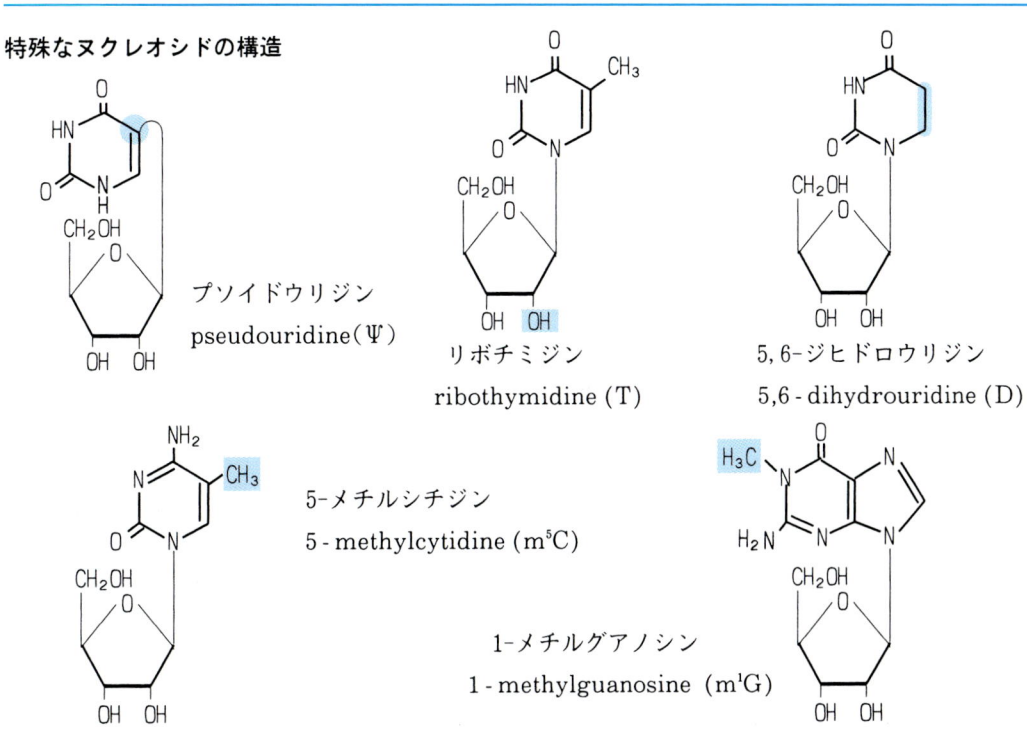

tRNAの一般的な構造　クローバー型

←アミノ酸
3′ ACC 受容腕 (acceptor stem)
5′ p
水素結合
TΨCループ
Dループ
可変ループ
アンチコドンループ
アンチコドン

どのtRNAにも共通な塩基だけ記入してある．

具体的な例

酵母のアスパラギン酸tRNA (tRNA^{Asp})

特殊なヌクレオシドの構造

プソイドウリジン
pseudouridine (Ψ)

リボチミジン
ribothymidine (T)

5,6-ジヒドロウリジン
5,6-dihydrouridine (D)

5-メチルシチジン
5-methylcytidine (m^{5}C)

1-メチルグアノシン
1-methylguanosine (m^{1}G)

5 Enzyme

（　酵　素　）

31　酵素の基礎事項

酵素とは	(1) 機能的には，**生体内触媒**である．したがって反応の自由エネルギーを変えずに活性化エネルギーを低下させ，反応速度を高める． (2) また，この生体内触媒は，反応の種類あるいは作用する物質に対して，きわめて高い**選択性**を持ち，しかも**高能率**である． (3) 化学構造上は，**タンパク質**の一種である．単純タンパク質あるいは複合タンパク質であり，しかも，ほとんどが**球状タンパク質**に属する． (4) タンパク質であるために，その触媒能（活性）は温度やpHによって影響を受け，各酵素はそれぞれ**最適温度**，**最適pH**を持っている．
酵素の触媒能	一般の化学反応においては，反応系（原系）の分子はエネルギーを与えられることにより活性化され，反応物質または生成物によく似た構造の中間体（活性錯合体ともいう）を経て生成物を生じる．（その中間体の状態を遷移状態という．） 　酵素反応の場合は，まず酵素と**基質** substrate（その酵素が作用する反応物質）とが複合体（**酵素・基質複合体**という）を形成し，その後，生成物を生じる． 　酵素反応は非酵素反応に比べて遷移状態に達するのに必要なエネルギー（活性化エネルギー）は小さいので，反応は容易に進行する（反応速度は大きい）． 　酵素の有無にかかわらず，反応の自由エネルギー変化（$\Delta G°$）は変わらない． 　例えば，尿素の加水分解の場合，酸触媒反応のときに比べ酵素（ウレアーゼ）反応では1個の触媒分子が単位時間に触媒できる尿素分子の数は10^{10}倍以上にもおよび，活性化エネルギーは酸触媒反応のときの1/3以下である．

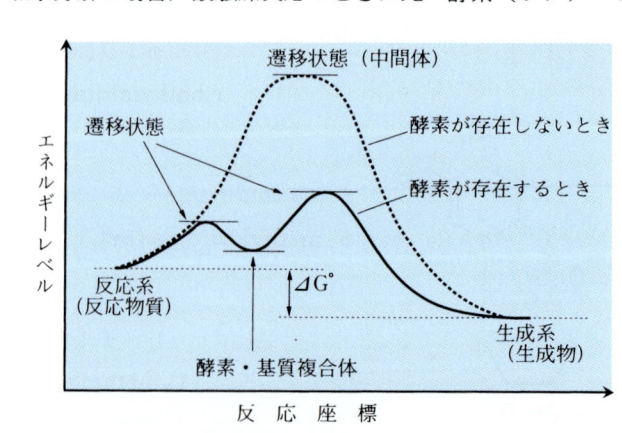

酵素反応の可逆性	試験管内では，酵素反応の多くは可逆的である． 　しかし，自由エネルギーの大きな減少を伴う反応は逆行しにくいか，あるいはまったく逆行しない．また，逆反応を触媒しうる酵素の場合でも，生体内では正，逆反応を同時に行っているわけではなく，どちらか一方向にのみ反応を触媒し，状況に応じて反応の方向が変化する． $$a \xrightleftharpoons{A} b \xrightleftharpoons{B} c \underset{E}{\overset{C}{\circlearrowright}} d \xrightleftharpoons{D} e \begin{array}{l}\nearrow 利用 \\ \searrow 供給\end{array}$$ 　例えば，上の反応でA, B, Dは両方向の反応を触媒しうる酵素であり，C, Eは不可逆反応を触媒する酵素であるとすると， 　(1)　生体内にaが充分に供給され，それがeへ変化して利用される場合には， 　　　　　　A, B, Dは　a ⟶ e の方向への反応のみ触媒する． 　(2)　しかし，生体に必要なaが不足してくれば， 　　　　　　　　　e ⟶ a の方向への反応が起ってaが供給される． 　　　　　aをグルコース，eをピルビン酸と考えれば， 　　　　　　　　　a ⟶ e は解糖 (☞ p.146) 　　　　　　　　　e ⟶ a は糖新生 (☞ p.151) にあたる．
酵素反応の特異性 反応特異性 reaction specificity	一つの酵素は，ある一つのきまった反応だけを触媒する．これを**反応特異性**という． 　D-glucoseに作用する酵素を例にとると，酵素の種類によって，つぎのような異なった反応を触媒することが知られている． 　(1)　glucose oxidase は D-glucose の β 型を酸素で酸化する反応を触媒する． 　　　　β-D-glucose ＋ O_2 ⟶　　D-glucono-δ-lactone ＋ H_2O_2 　(2)　glucose dehydrogenase は NAD^+ が酸化剤となり，D-glucose の β 型を酸化する． 　　　　β-D-glucose ＋ NAD^+ 　　　　　　⟶　D-glucono-δ-lactone ＋ NADH ＋ H^+ 　(3)　aldose reductase は D-glucose のアルデヒド型を還元する． 　　　　D-glucose ＋ NADPH ＋ H^+ ⟶ D-glucitol ＋ $NADP^+$ 　(4)　hexokinase は D-glucose の α 型および β 型をリン酸化する． 　　　　D-glucose ＋ ATP ⟶　　D-glucose 6-phosphate ＋ ADP

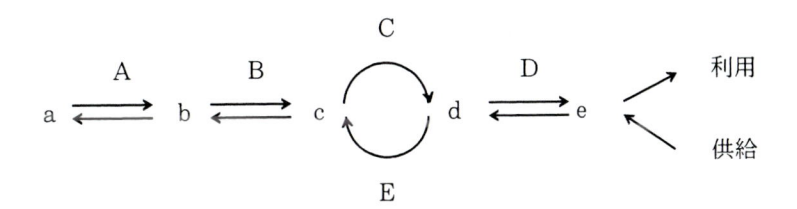

基質特異性 substrate specificity	一つの酵素はあるきまった構造，およびそれに類似した構造をもつ化合物にしか作用しない．これを**基質特異性**という． 　例えば，hexokinase は D-glucose, D-fructose, D-glucosamine, D-mannose, 2-deoxyglucose などのヘキソースをリン酸化しうるが，それ以外の糖（D-galactose, D-xylose など）にはほとんど作用しない．同じ D-glucose のリン酸化を行う酵素でも，glucokinase は D-glucose, D-mannose にはよく働くが，これ以外の糖にはほとんど作用しない．このような場合には，glucokinase の方が hexokinase より基質特異性が高いという．
活 性 中 心 active center	酵素は表面近くにある特定の"くぼみ"あるいは"割れ目"の部位で，基質と相互に作用して，その触媒能を発揮する．この部位を**活性中心**（active center）または**活性部位**（active site）という． 酵母 hexokinase の酵素反応にともなう構造の変化 　活性中心，あるいはその近傍の立体構造には柔軟性があり，基質が結合すると立体構造が変化し，触媒能が発揮される． 　酵素を構成するアミノ酸のうちで，セリン（-OH基），システイン（-SH基），ヒスチジン（イミダゾール環），酸性アミノ酸（-COOH基）などが触媒機構に直接関与することが多い． 　補酵素や金属を必要とする酵素では，それらも触媒作用に直接関与する．
補因子 cofactor 補 酵 素	ある種の酵素は，酵素タンパク質と結合して，その酵素の作用に不可欠の働きをする低分子有機化合物（補酵素 coenzyme），金属イオン，金属含有有機化合物（例：ヘム）などを必要とする．これらを**補因子**（cofactor）という．この場合，タンパク質部分を**アポ酵素**（apoenzyme），これに補因子が結合したものを**ホロ酵素**（holoenzyme）という． 　ほとんどの補酵素は酵素タンパク質と静電結合，疎水結合などの非共有結合

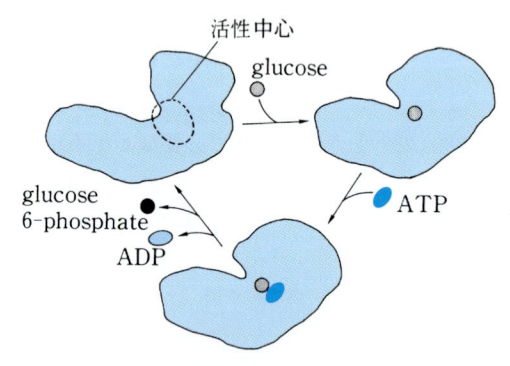

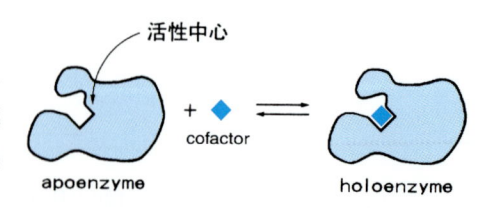

で結合しており，酵素タンパク質と補酵素は容易に結合・解離する．しかし，酵素タンパク質に共有結合で結合している補酵素もあり，それらは**補欠分子族** (prosthetic group) ともいわれる．たとえば，ビオチンやリポ酸のような補酵素は，そのカルボキシル基が酵素タンパク質の特定のリシン残基の ε-アミノ基にアミド結合で結合している．

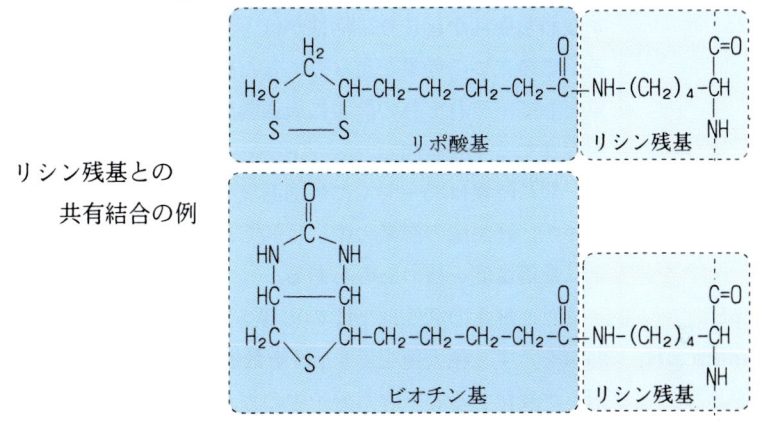

リシン残基との
　　共有結合の例

また，FAD (flavin adenine dinucleotide) を補酵素とする酵素のうち，ある種のものはFADが酵素タンパク質と共有結合している．

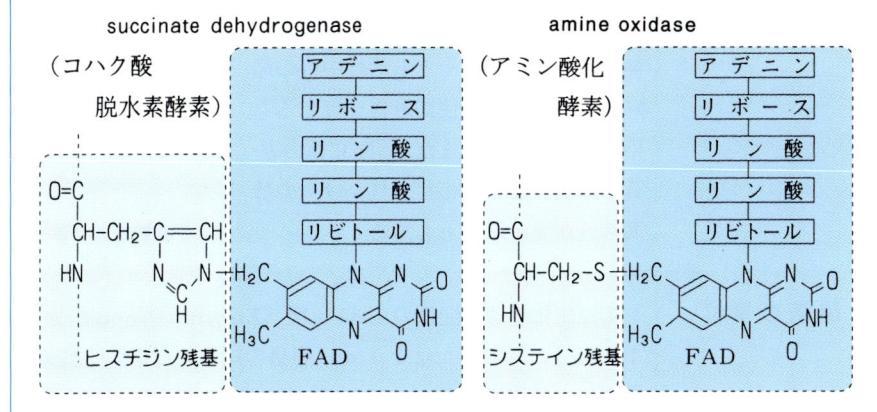

金属イオン　ある種の酵素は補因子として金属イオンを必要とする．金属イオンは，タンパク質1分子あたり1～数個程度結合する．

α-amylase………Ca
alcohol dehydrogenase, carboxypeptidase A, alkaline phosphatase, carbonate dehydratase………Zn
amine oxidase………Cu
xanthine oxidase………Mo, Fe
superoxide dismutase（高等動物細胞質）………Cu, Zn
superoxide dismutase（高等動物ミトコンドリア）………Mn
succinate dehydrogenase………Fe
urease………Ni

最適温度と最適pH

最適温度 optimum temperature

酵素はそれぞれある一定の温度でもっとも高い活性を示す．この温度を**最適温度**または**至適温度**という．

酵素反応は化学反応の一種であるから温度の上昇とともに反応速度は増大する．また，酵素はタンパク質であるから，温度が上昇しすぎれば立体構造の変化，すなわち変性が起こり，活性が低下する．この二つの効果が重なりあった結果として，それぞれの酵素に最適温度が存在する．（右図）

一般に酵素は35～50℃に最適温度を持つが，好熱菌の酵素の中には90℃以上に最適温度を持つものもある．

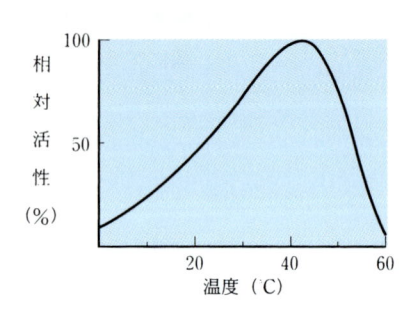

ブタ腎臓ムタロターゼの温度－活性曲線

最適pH optimum pH

また，酵素の活性はpHの影響を受け，一般に下図のような鐘形のpH-活性曲線を示す．極大値を示すpHを**最適pH**または**至適pH**という．

pHが変化すると，酵素分子中のカルボキシル基やアミノ基の電離状態が変わり，活性中心の立体構造(conformation)に変化が起こるか，あるいは立体構造の変化がなくとも活性中心の触媒能が変化し，活性に影響を与えるものと考えられる．また，pHにより基質の電離状態が変化し，見かけ上の酵素活性が変わることもある．

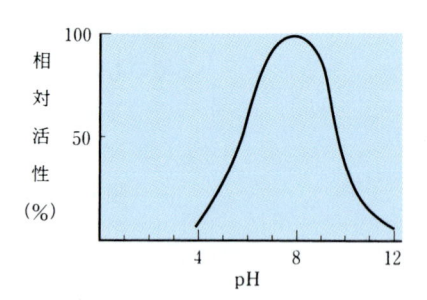

ブタ腎臓ムタロターゼのpH－活性曲線

酵素の単位

国際生化学連合発行の1964年版 "Enzyme Nomenclature" では，1分間に1 μmolの基質または1 μmol当量の結合に作用する酵素量を1 unit (U) とするように提案された．

その後，1972年版 "Enzyme Nomenclature" では，1秒間に1 molの基質または1 mol当量の結合に作用する酵素量を1 katal (kat) とするように提案された．この実用単位としてはμkat(10^{-6}kat)，nkat(10^{-9}kat)，pkat(10^{-12}kat)などが用いられる．

$$1 \text{ kat} = 1 \text{ mol/s} = 60 \times 10^6 \mu\text{mol/min} = 6 \times 10^7 \text{ unit}$$

unit, katいずれの測定においても，温度はなるべく30℃とし，pH, 基質濃度などは最適条件とする．

比活性 specific activity

unitの場合 ……… タンパク質1 mgあたりの活性（U/mg）
katの場合 ……… タンパク質1 kgあたりの活性（kat/kg）

モル活性 molecular activity	k_{cat}で表し，酵素1分子により1秒間または1分間に変化する基質の分子数．単位は sec^{-1} または min^{-1} を用いる．
チモーゲン zymogen	消化，血液凝固，線溶に関係する酵素の多くは不活性な**チモーゲン**（酵素前駆体）として生合成され，消化管に分泌されてから，または血液凝固や線溶が起こるときに活性な酵素となる． チモーゲン　　　　　酵素　　　　　　チモーゲン　　　　　酵素 pepsinogen ⟶ pepsin　　　　proelastase ⟶ elastase trypsinogen ⟶ trypsin　　　　prolipase ⟶ lipase chymotrypsinogen ⟶ chymotrypsin　prothrombin ⟶ thrombin procarboxypeptidase　　　　　　plasminogen ⟶ plasmin 　　⟶ carboxypeptidase 活性化の具体例 1. pepsin — pepsinogen (MW 39,000) が pepsin により切断され pepsin (MW 35,000) となる． 2. trypsin — trypsinogen (MW 24,000) が enteropeptidase または trypsin により切断され trypsin (MW 23,300) となる． 3. chymotrypsin — chymotrypsinogen (MW 25,700) が trypsin，chymotrypsin により切断され，dipeptide 2個が外れて chymotrypsin (MW 25,300) となる．
アイソザイム isozyme hexokinase の アイソザイム	単一個体に存在し，化学的に異なるタンパク質分子でありながら同じ反応を触媒する酵素群を**アイソザイム**（isozyme）という．アイソザイムは互いにアミノ酸組成が異なるので，電気泳動あるいはイオン交換クロマトグラフィーで分離することができる．例えば，解糖系の酵素である hexokinase には4種のアイソザイム（Ⅰ〜Ⅳ型）がある．Ⅰ型は多くの組織に存在するのに対し，Ⅳ型（glucokinase ともいう）は肝臓，膵臓ランゲルハンス島，小腸，および脳（の一部）にのみ存在する．

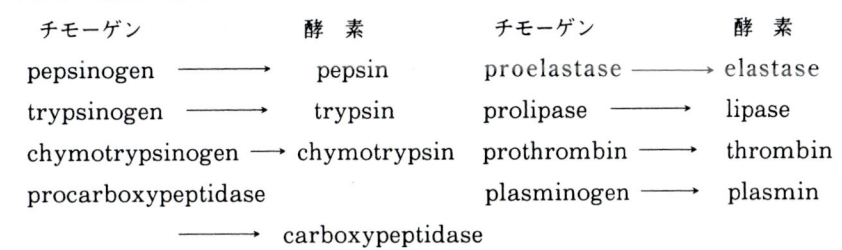

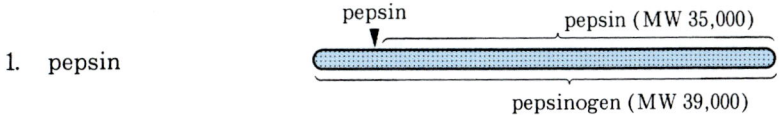

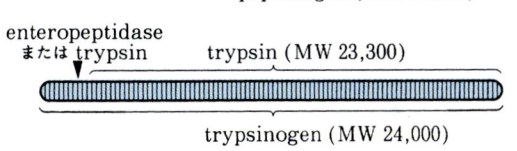

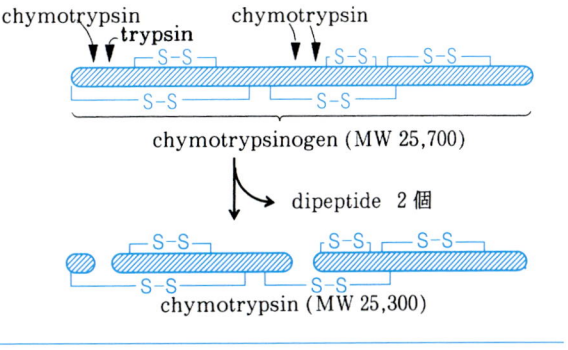

L-lactate dehydrogenase のアイソザイム

　また，L-lactate dehydrogenase は，四つのサブユニットからなり，異なった遺伝子に由来する 2 種のサブユニット（分子量 37,500 の M 型または A 型および分子量 35,000 の H 型または B 型）から構成される．したがって，LDH_1（M_0H_4），LDH_2（M_1H_3），LDH_3（M_2H_2），LDH_4（M_3H_1），LDH_5（M_4H_0）の 5 種のアイソザイムが存在する．LDH_1 は心筋に多く，LDH_5 は骨格筋，肝臓などに多い．

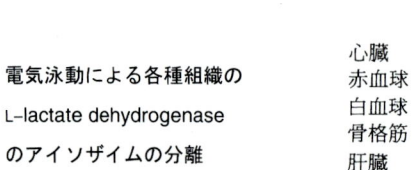

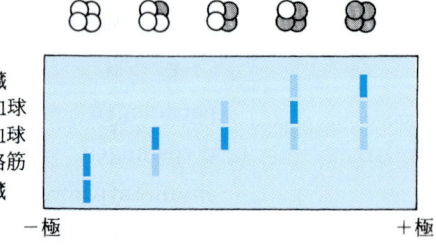

電気泳動による各種組織の L-lactate dehydrogenase のアイソザイムの分離

　各アイソザイムは基質や調節因子との反応性に違いがあり，それぞれの局在場所に適した反応性を持っていることが多い．

オリゴマー酵素
oligometric enzyme
サブユニット

　1 本のポリペプチド鎖から構成されている酵素を**単量体酵素**（monomeric enzyme）といい，複数のポリペプチド鎖が非共有結合で集まっているものを**オリゴマー酵素**（oligomeric enzyme）という．オリゴマー酵素を構成する各ポリペプチド鎖を**サブユニット**（subunit）とよぶ．

　オリゴマー酵素には，同種のサブユニットからなる場合と，異種のサブユニットからなる場合がある．同種のサブユニットが 2 個以上含まれる場合，それらを**プロトマー**（protomer）とよぶことがある．

　オリゴマー酵素の多くは，基質あるいはエフェクター（活性に影響を与える物質）の濃度が変化すると，サブユニット間の協同的な相互作用に変化が起こり，活性調節が行われる．このような性質の酵素を**アロステリック酵素**（allosteric enzyme）という．（☞ p. 92）

アロステリック酵素

　オリゴマー酵素のサブユニット数は，一般的には偶数個である．

オリゴマー酵素の例

酵素名	起源	分子量	サブユニット数	分子量
alkaline phosphatase	ウシ小腸	140,000	2	70,000
alcohol dehydrogenase	ヒト肝	84,000	2	42,000
hexokinase	酵母	104,000	2	52,000
phosphorylase a	ウサギ筋	400,000	4	97,000
fructose - bisphosphatase	ウサギ筋	143,000	4	36,000
glutamate - ammonia ligase	ラット肝	352,000	8	44,000
glutamate - ammonia ligase	大腸菌	600,000	12	50,000
aspartate carbamoyltransferase	大腸菌	310,000	6	33,000
			6	17,000

多酵素複合体　　数種類の酵素が会合することにより，それらの触媒する一連の反応が進行しやすくなっていることがあり，その場合の会合体を**多酵素複合体**（multi-enzyme complex）とよぶ．

例 {
- ピルビン酸デヒドロゲナーゼ複合体　　　　　　（☞ p. 133, 158）
  pyruvate dehydrogenase complex ……… （3種類）
- 2-オキソグルタル酸デヒドロゲナーゼ複合体　（☞ p. 159）
  2-oxoglutarate dehydrogenase complex　（3種類）
- 脂肪酸合成酵素（植物・微生物）　　　　　　　（☞ p. 179）
  fatty acid synthase ……………………… （7種類）
}

ピルビン酸からアセチルCoAを生じる反応を触媒するピルビン酸デヒドロゲナーゼ複合体は，大腸菌の場合は，3種の酵素，19分子が会合している．

{
- pyruvate dehydrogenase（lipoamide）……… 12分子
  （MW 96,000 のサブユニット2個からなる）
- dihydrolipoamide acetyltransferase ……… 1分子
  （MW 56,000 のサブユニット24個からなり，各サブユニットに1個のリポ酸を含む）
- dihydrolipoamide dehydrogenase ……… 6分子
  （MW 56,000 のサブユニット2個からなる）
}

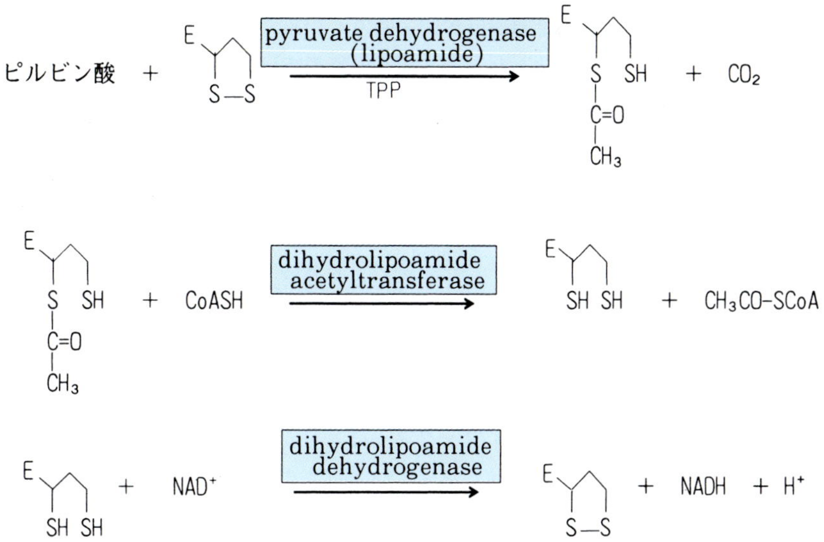

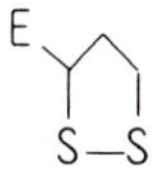

ピルビン酸 ＋ E–S–S $\xrightarrow[\text{TPP}]{\text{pyruvate dehydrogenase (lipoamide)}}$ E–S(C=O-CH$_3$)–SH ＋ CO_2

E–S(C=O-CH$_3$)–SH ＋ CoASH $\xrightarrow{\text{dihydrolipoamide acetyltransferase}}$ E–SH–SH ＋ CH_3CO–SCoA

E–SH–SH ＋ NAD^+ $\xrightarrow{\text{dihydrolipoamide dehydrogenase}}$ E–S–S ＋ NADH ＋ H^+

{ E–S–S ：リポ酸を補酵素として結合している dihydrolipoamide acetyltransferase }

3.2 アロステリック酵素とフィードバック阻害

アロステリック酵素

オリゴマー酵素の中にはサブユニット間の協同性（cooperativity）のために通常の Michaelis 型の反応曲線（基質濃度と反応速度の関係）を示さないものがある．また，基質以外の物質（アロステリックエフェクター）によりサブユニット間の協同性が変化し，反応曲線の形が大きく変わる場合もある．前者の基質自身による反応曲線の変化を**ホモトロピックなアロステリック効果**（homotropic allosteric effect）といい，後者の場合を**ヘテロトロピックなアロステリック効果**（heterotropic allosteric effect）という．このような機能を有する酵素を**アロステリック酵素**（allosteric enzyme）という．

正の協同性と負の協同性

ホモトロピックなアロステリック効果のうち，反応曲線がS字（シグモイド）になるのは**正の協同性**による．すなわち，この場合，酵素には二つ以上の基質結合部位があり，一つの基質が結合すると他の部位への基質結合性が増大すると考えられる．逆に，一つの基質が結合すると他の部位へ基質が結合しにくくなることを**負の協同性**という．

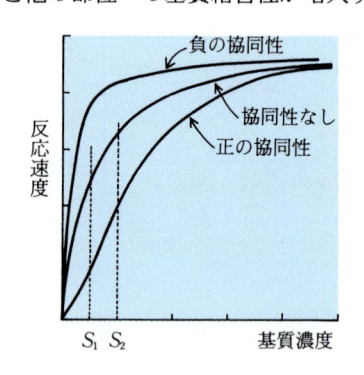

シグモイド性を示す酵素と通常の Michaelis 型の反応性を示す酵素との間の大きな違いは，例えば，細胞内の基質濃度が図中の S_1 から S_2 に変化したとき，前者の酵素では反応速度がほぼ 2.4 倍も増大するのに対し，後者では 1.3 倍にしかならないところにある．すなわち，細胞内の基質濃度の変化を敏感に代謝速度に反映させるには（いいかえればスムーズに代謝調節を行なうには），シグモイド形の酵素の方が都合がよい場合がある．

アロステリックエフェクター

右図に示したヘテロトロピックなアロステリック効果の例では，正の**アロステリックエフェクター**によりシグモイド性が減弱し，負のアロステリックエフェクターによりシグモイド性が強くなっている（この例における酵素はエフェクターのない場合，正の協同性によるホモトロピックなアロステリック効果を示す）．

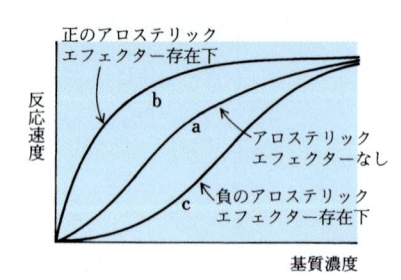

このようにアロステリックエフェクターにより反応曲線が大きく変化することから，ヘテロトロピックなアロステリック効果を示す酵素も代謝調節に都合のよい性質を持つといえる．この種の酵素は**触媒サブユニット**（catalytic subunit）と**調節サブユニット**（regulatory subunit）とからなるものが多い．

前ページa～cの場合の基質濃度変化に伴う酵素分子の変化を模式図で示す．

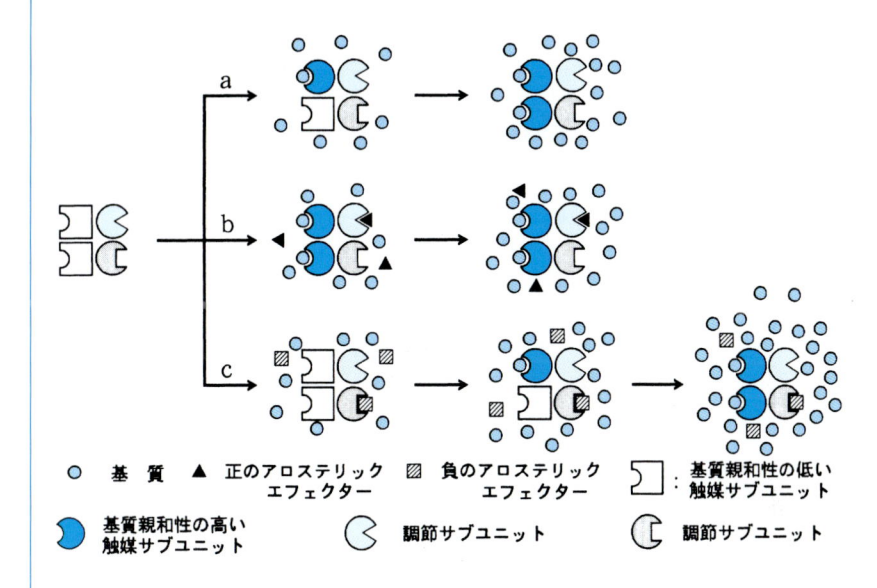

○ 基質　▲ 正のアロステリックエフェクター　▨ 負のアロステリックエフェクター　⊐ 基質親和性の低い触媒サブユニット
● 基質親和性の高い触媒サブユニット　ⵙ 調節サブユニット　ⵒ 調節サブユニット

フィードバック阻害

　ヘテロトロピックなアロステリック制御を受ける酵素の例として，大腸菌のアスパラギン酸カルバモイルトランスフェラーゼ（aspartate carbamoyltransferase）がよく知られている．この酵素はピリミジン塩基の合成経路の初発反応を触媒し，経路の最終産物である CTP（シチジン 5′-三リン酸）により阻害され，その反応曲線は p.92 の図 a から c へと変化する．したがって，細胞内に CTP が蓄積すれば，その合成速度は極端に低下し，しかも中間代謝産物の量も減少するので細胞にとり非常に好都合な調節が行われることになる．このような調節を**フィードバック阻害**（feedback inhibition），あるいは**負のフィードバック制御**（feedback regulation）という．これに対し，**正のフィードバック制御**の例（筋肉 glycogen phosphorylase の AMP による活性化）も知られている．

ピリミジンヌクレオチドの生合成経路（☞ p.228, p.229）における CTP によるフィードバック阻害

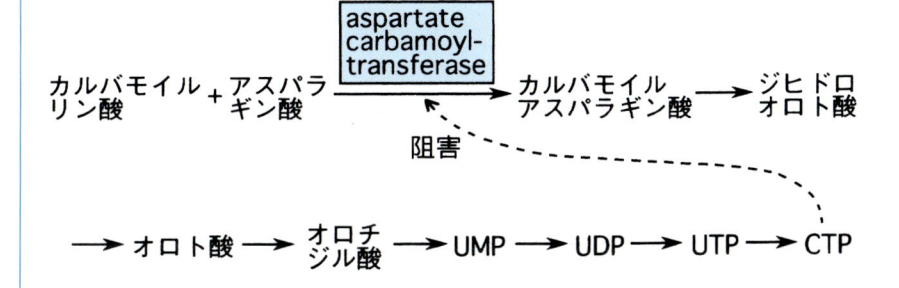

カルバモイルリン酸 ＋ アスパラギン酸 →[aspartate carbamoyl-transferase] カルバモイルアスパラギン酸 → ジヒドロオロト酸

阻害

→ オロト酸 → オロチジル酸 → UMP → UDP → UTP → CTP

酵素反応機構（触媒機構）の例

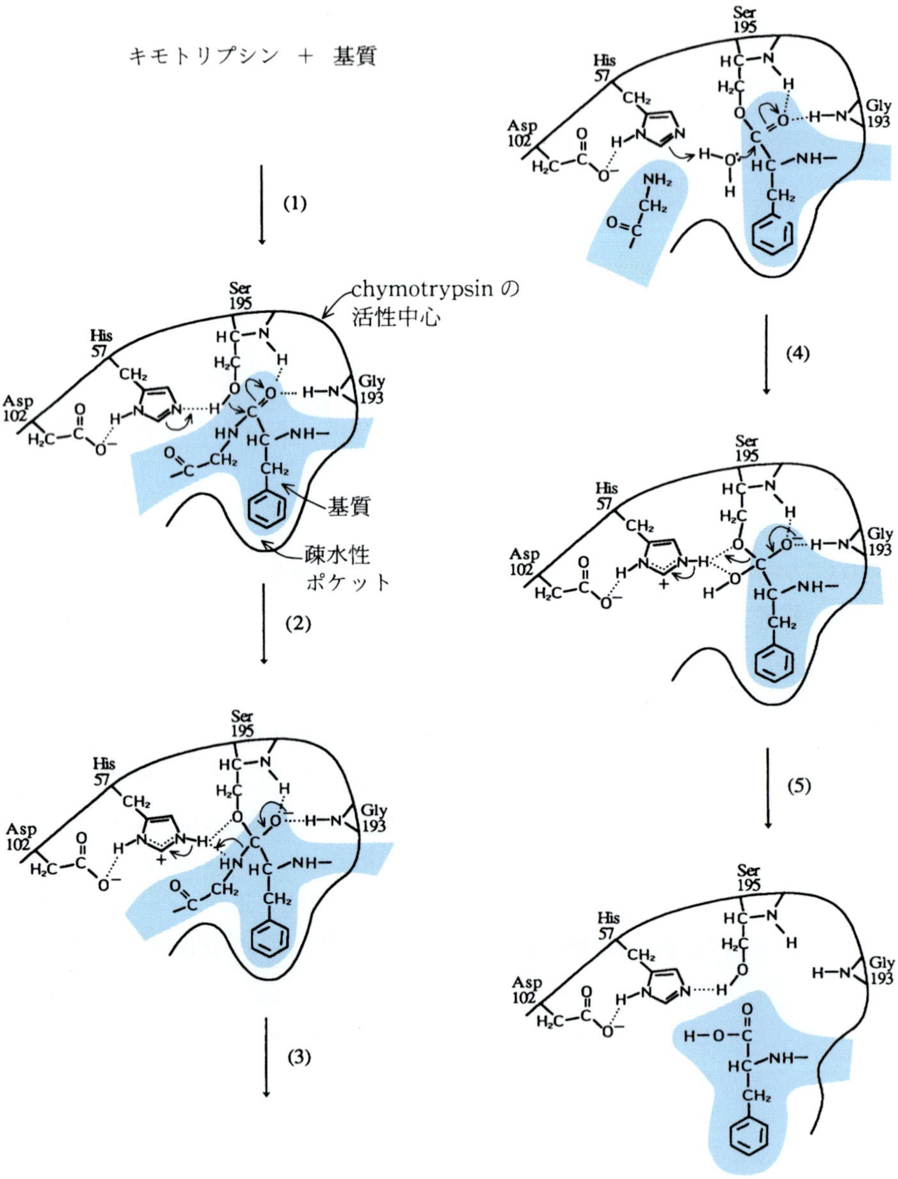

キモトリプシン ＋ 基質

chymotrypsin (241アミノ酸, 分子量 25,300) による基質の加水分解はつぎのように進行する.
(1) 基質（タンパク質）の芳香族アミノ酸 (Phe, Tyr, Trp) 残基部分が活性中心に結合する.
(2) Ser (195番) の水酸基の酸素原子が芳香族アミノ酸のカルボニル炭素をアタックする.
(3) 基質のペプチド結合が切断される.
(4) 片方のペプチド断片が離れ, 代わりに水分子が結合する.
(5) もう一方のペプチド断片が離れ, もとの chymotrypsin にもどる.

33　酵素反応の基礎

酵素の反応速度

酵素の反応速度（初速度）（図1）

　酵素量を一定にしたときの，種々の基質濃度での酵素反応は，一般に，基質濃度が低いときは時間の経過とともに反応速度が減少しやすいが，反応初期には一定の速さで反応が進行する．これを初速度という（破線）．酵素の反応速度といえば，この初速度のことをいう．

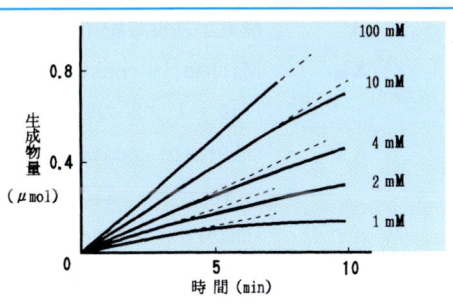

図1　種々の基質濃度（1～100mM）における酵素反応

最大反応速度（図2）

　図2は，図1の各基質濃度における反応速度を示したものである．アロステリック酵素を除くほとんどすべての酵素はこのような双曲線型を示す．

　この図から，基質濃度を増していくと，一定の反応速度に近づくこと，すなわち，酵素反応には飽和現象が見られることがわかる．基質が充分に存在するとき（酵素が基質で飽和されたとき）の反応速度を最大反応速度という（図中点線）．

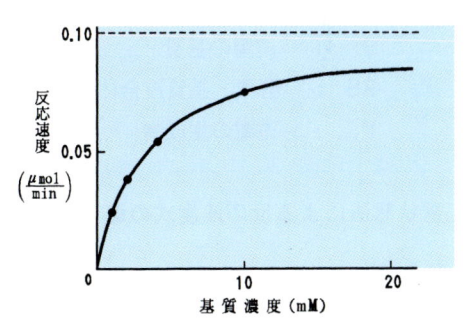

図2　基質濃度と反応速度の関係

酵素量を変えたとき（図3）

　図3は，充分量の基質の存在下で（図1の酵素の場合にはたとえば50 mM 以上で）酵素量を変えて反応の進行を記録したものである．

　基質濃度が充分高いので，いずれの場合も反応は一定速度で進行している．

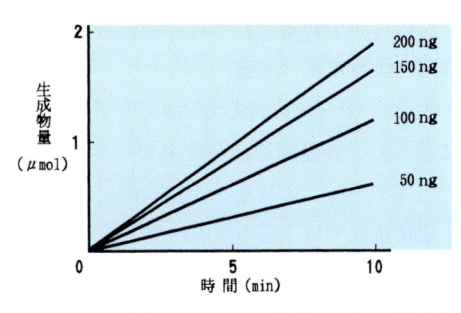

図3　種々の酵素量（50～200ng）存在下における酵素反応

酵素量と反応速度との関係（図4）

　図4は，図3の各酵素量での反応速度を示したものである．

　酵素量が 100 ng 程度までは反応速度が直線的に増大するが，さらに増加すると反応速度と比例しなくなっている．この理由は，酵素量の増大とともに酵素分子間の相互作用（あるいは会合）が増大するためと考えられる．

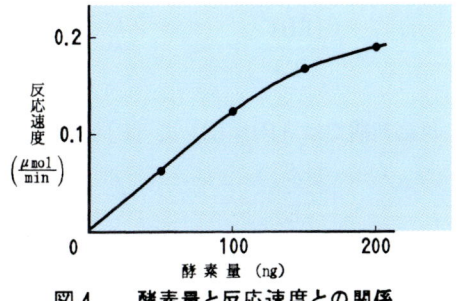

図4　酵素量と反応速度との関係

酵素反応の解析

酵素反応速度論で用いられる記号

- v : 酵素反応速度
- V : 酵素が基質で飽和された時の v（最大速度）
- K_m : Michaelis constant（ミカエリス定数）
  $v=V/2$ の時の基質濃度
- K_s : substrate constant（基質定数）
  $E + S \rightleftarrows ES$ の反応における ES の解離定数
- K_i : inhibitor constant（阻害物質定数）
  $E + I \rightleftarrows EI$ の反応における EI の解離定数
- k_{+n}, k_{-n} : 第 n 段の反応の正および逆反応の速度定数
- E : 遊離の酵素
- S : 遊離の基質
- ES : 酵素・基質複合体
- P : 遊離の生成物

定常状態法による反応速度式の導き方

酵素反応はつぎのように表すことができる.

$$E + S \underset{k_{-1}}{\overset{k_{+1}}{\rightleftarrows}} ES \underset{k_{-2}}{\overset{k_{+2}}{\rightleftarrows}} E + P$$

反応にかかわるそれぞれの物質の濃度は，右図のように変化する．

すなわち，ES はただちにある一定の濃度に達し，その濃度に応じて P が一定の速度で生成する．この状態を定常状態という．

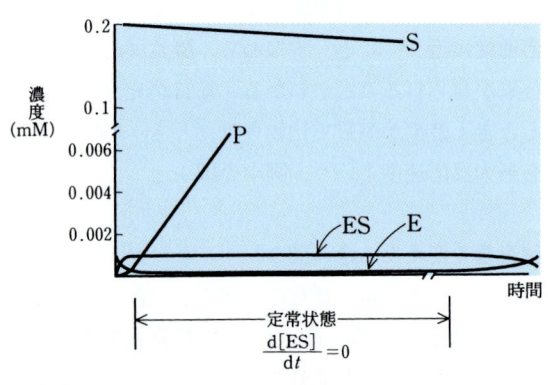

定常状態では ES の生成速度と分解速度は等しいから，

$$k_{+1}[E][S] + k_{-2}[E][P] = k_{-1}[ES] + k_{+2}[ES] \quad \cdots\cdots (1)$$

がなり立つ．これを変形すると，

$$[E](k_{+1}[S] + k_{-2}[P]) = [ES](k_{-1} + k_{+2}) \quad \cdots\cdots (2)$$

$$\frac{[ES]}{[E]} = \frac{k_{+1}[S] + k_{-2}[P]}{k_{-1} + k_{+2}} \quad \cdots\cdots (3)$$

となる.

反応初期では $[P] \ll [S]$ で $[P]$ は無視しうるほど小さいから，

$$\frac{[ES]}{[E]} = \frac{k_{+1}[S]}{k_{-1} + k_{+2}} \quad \cdots\cdots (4)$$

となる.

$$\frac{k_{-1} + k_{+2}}{k_{+1}} = K_m \quad \cdots\cdots (5)$$

とすると，

$$\frac{[E]}{[ES]} = \frac{K_m}{[S]} \quad\quad (6)$$

が得られる．

全酵素濃度を $[E_t]$ とすると，(6)式は次のように変形される．

$$\frac{[E]}{[ES]} = \frac{[E_t] - [ES]}{[ES]} = \frac{K_m}{[S]} \quad\quad (7)$$

$$\frac{[E_t]}{[ES]} = \frac{K_m}{[S]} + 1 \quad\quad (8)$$

反応速度 v は $[ES]$ に依存し，

$$v = k_{+2}[ES] \quad\quad (9)$$

で表される．

基質が充分にあれば酵素が基質で飽和された状態，すなわち $[ES] = [E_t]$ となるので，そのときの反応速度（最大速度）は，

$$V = k_{+2}[E_t] \quad\quad (10)$$

で表せる．

(8)，(9)，(10)式から，

$$\frac{V}{v} = \frac{[E_t]}{[ES]} = \frac{K_m}{[S]} + 1 \quad\quad (11)$$

が得られる．

これを変形すれば，

$$v = \frac{V[S]}{K_m + [S]} \quad\quad (12)$$

が導かれる．

この式を Michaelis-Menten（ミカエリス－メンテン）の式といい，K_m を Michaelis 定数 という．v が V の 1/2 の場合，

$$v = \frac{V[S]}{K_m + [S]} = \frac{1}{2}V \quad \text{であるから，}$$

$$[S] = K_m \quad \text{となる．}$$

すなわち，K_m は最大速度の半分の反応速度を示すときの基質濃度である．K_m は各酵素に固有の値である．K_m（通常モル濃度で表す）が小さければ，低い基質濃度でも基質が酵素と結合しうることを示し，その酵素の基質との親和性が高いことを意味する．

また，(12)式より $[S] \gg K_m$ のとき $v = V$ となるので，酵素活性を測る（酵素を基質で飽和させて測る）ときには，基質濃度を K_m よりかなり高くする必要のあることがわかり，基質濃度を設定する際に役に立つ．

右の図から V および K_m を求めようとすると，$[S]$ をよほど高くしなければならないし，図が曲線でもあるし，実際には困難なことが多い．そこで，Michaelis-Menten の式を変形し，直線にプロットできる種々の方法が考案された．その代表的なものが Lineweaver-Burk（ラインウィーバー・バーク）法である．

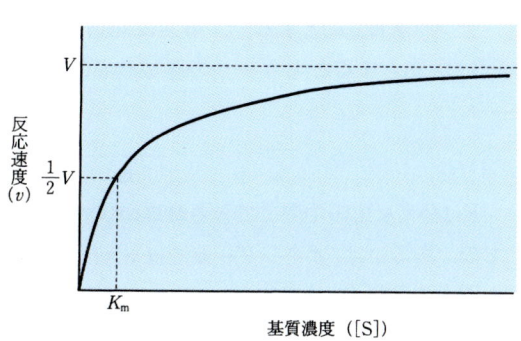

(12)式の逆数をとると,

$$\frac{1}{v} = \frac{K_m + [S]}{V[S]}$$ すなわち,

$$\frac{1}{v} = \frac{K_m}{V} \times \frac{1}{[S]} + \frac{1}{V}$$ となり,これを Lineweaver-Burk の式

という.

$1/v$ を縦軸に,$1/[S]$ を横軸にとれば,

$y = ax + b$ の形の直線となる.

上式から明らかなように,

　　縦軸との交点が　$1/V$,

　　横軸との交点が　$-1/K_m$ である.

以上は,S→P という単純な反応の場合である.

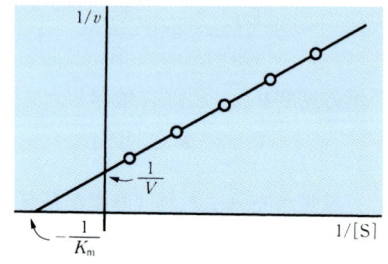

Lineweaver-Burk のプロット

多基質反応の場合

複数の基質と複数の生成物からなる酵素反応（多基質反応）については,基質が酵素に結合し,生成物が酵素から離脱する順序を調べる方法があるが,それは省略し,ここでは二つの基質,二つの生成物からなる可逆反応の際に考えられる三つの反応機構（結合,離脱の順序）についてのみ述べる.

A, B は基質,P, Q は生成物,E, F は酵素の状態とする.

(1) ordered Bi, Bi 機構

基質と酵素との結合順序,生成物の離脱順序が決まっている場合で,例えば E と A が結合してから B が結合して反応が起こり,P が離れてから Q が離れるとすると,下図のように表す.

```
      A     B           P     Q
      ↓     ↓           ↑     ↑
 ─────────────────────────────────
   E    EA    EAB ⇌ EPQ    EQ
```

Bi, Bi というのは基質と生成物がそれぞれ二つということで,基質が二つ,生成物が一つ（あるいは三つ）であれば Bi, Uni（あるいは Bi, Ter）と書く.

(2) random Bi, Bi 機構

A と B が酵素に結合してから,P と Q が離れる点は(1)と同じであるが,それらの順序はどちらでもよい場合で,右図のように表す.

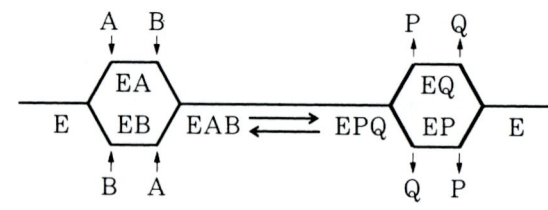

(3) ping-pong Bi, Bi 機構

一つの基質（A とする）が酵素に結合すると一つの生成物（P とする）を生じ,そこへ他の基質（B）が結合するともう一つの生成物（Q）を生じる場合である.

```
      A         P  B        Q
      ↓         ↑  ↓        ↑
 ────────────────────────────────
   E    EA ⇌ EP  F   FB ⇌ EQ   E
```

F は酵素反応の中間にできる酵素の状態で,例えばリン酸転移酵素では E にリン酸基の結合したもの,あるいは,オキシダーゼでは FAD の結合した E に対して $FADH_2$ の結合したものなどをさす.

以上のうち(1)と(2)は,二つの基質がともに酵素に結合してからでないと生成物が生じないので,(3)の ping-pong 機構に対してそれらをまとめて sequential 機構ということがある.

3 4 　酵素の阻害とその形式

阻害とは　酵素反応の系に，ある物質が加わることにより酵素活性が低下する場合，その現象を**阻害**(inhibition)といい，その物質を**阻害剤**(inhibitor)という．

　　阻害には　**不可逆阻害**(irreversible inhibition)と
　　　　　　可逆阻害(reversible inhibition)とがある．

不可逆阻害　**不可逆阻害**とは，酵素中の特定のアミノ酸残基に阻害剤が共有結合することにより活性が低下するか，あるいは消失することをいう．つぎのような例がある．

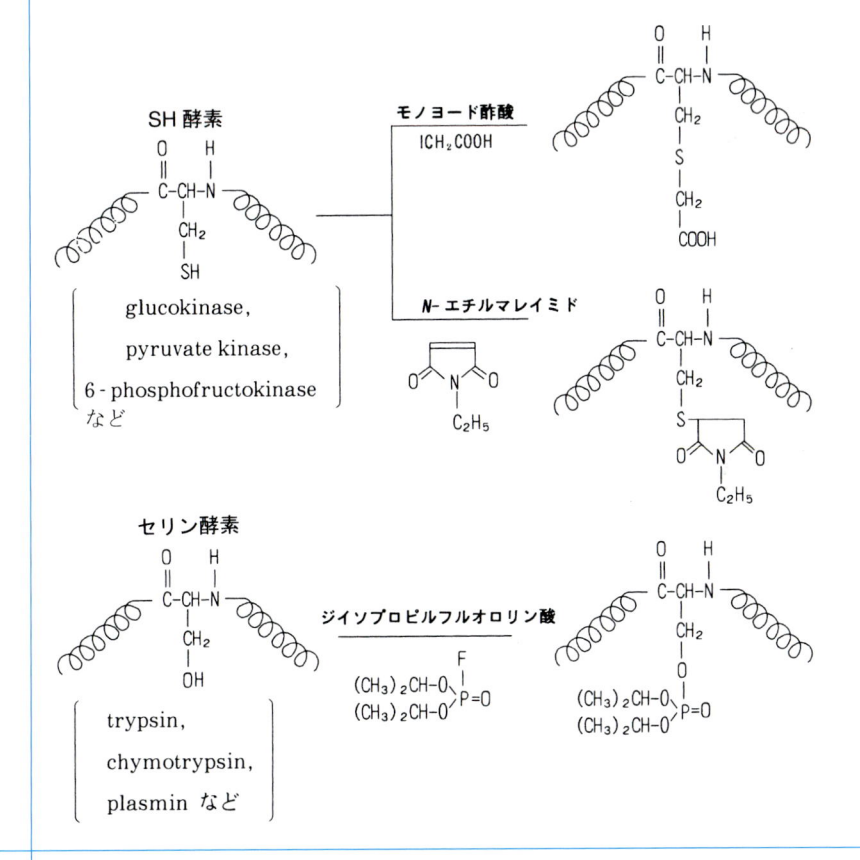

SH 酵素　　モノヨード酢酸　　ICH₂COOH

glucokinase,
pyruvate kinase,
6-phosphofructokinase
など

N-エチルマレイミド

セリン酵素

ジイソプロピルフルオロリン酸

trypsin,
chymotrypsin,
plasmin など

可逆阻害　**可逆阻害**とは，阻害剤が非共有結合（静電結合，水素結合，疎水結合など）により酵素と可逆的に結合し，酵素活性が低下することをいう．阻害剤の多くは可逆阻害剤に属する．

　　可逆阻害には四つの形式　(1) 拮抗阻害，　(2) 非拮抗阻害，
　　　　　　　　　　　　　(3) 不拮抗阻害，　(4) 混合型阻害　がある．
それらを識別するための種々の方法が知られているが，ここでは，Lineweaver-Burkプロット法について説明する．

拮抗阻害 competitive inhibition	酵素の基質結合部位に，基質と構造の類似した阻害剤が基質と競合して結合することにより起こる阻害である．この場合，阻害剤(I)は遊離酵素(E)とのみ結合し，酵素－基質複合体(ES)には結合しない．

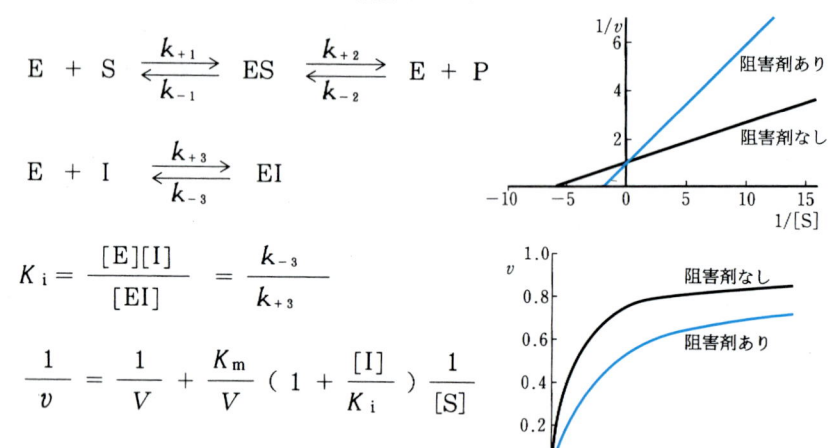

$$E + S \underset{k_{-1}}{\overset{k_{+1}}{\rightleftarrows}} ES \underset{k_{-2}}{\overset{k_{+2}}{\rightleftarrows}} E + P$$

$$E + I \underset{k_{-3}}{\overset{k_{+3}}{\rightleftarrows}} EI$$

$$K_i = \frac{[E][I]}{[EI]} = \frac{k_{-3}}{k_{+3}}$$

$$\frac{1}{v} = \frac{1}{V} + \frac{K_m}{V}\left(1 + \frac{[I]}{K_i}\right)\frac{1}{[S]}$$

拮抗阻害の場合は，2本の直線が縦軸上で交わる．すなわち，最大速度は変わらず，Michaelis 定数は大きくなる．

非拮抗阻害 non-competitive inhibition	基質結合部位とは異なる部位に阻害剤が結合して EI および ESI をつくり，何らかの理由により ESI から生成物(P)ができなくなることによる阻害である．

$$E + S \underset{k_{-1}}{\overset{k_{+1}}{\rightleftarrows}} ES \underset{k_{-2}}{\overset{k_{+2}}{\rightleftarrows}} E + P$$

$$E + I \underset{k_{-3}}{\overset{k_{+3}}{\rightleftarrows}} EI$$

$$ES + I \underset{k_{-3}}{\overset{k_{+3}}{\rightleftarrows}} ESI$$

$$EI + S \underset{k_{-1}}{\overset{k_{+1}}{\rightleftarrows}} ESI$$

$$K_i = \frac{[E][I]}{[EI]} = \frac{[ES][I]}{[ESI]} = \frac{k_{-3}}{k_{+3}}$$

$$\frac{1}{v} = \frac{1}{V}\left(1 + \frac{[I]}{K_i}\right) + \frac{K_m}{V}\left(1 + \frac{[I]}{K_i}\right)\frac{1}{[S]}$$

非拮抗阻害の場合は，2本の直線が横軸上で交わる．すなわち，Michaelis 定数は変わらず，最大速度は小さくなる．

不拮抗阻害 uncompetitive inhibition	阻害剤がEとは結合しないが，ESとは結合（基質結合部位以外の部位と）して不活性なESIをつくることによる阻害である．

$$E + S \xrightleftharpoons[k_{-1}]{k_{+1}} ES \xrightleftharpoons[k_{-2}]{k_{+2}} E + P$$

$$ES + I \xrightleftharpoons[k_{-3}]{k_{+3}} ESI$$

$$K_i = \frac{[ES][I]}{[ESI]} = \frac{k_{-3}}{k_{+3}}$$

$$\frac{1}{v} = \frac{1}{V}\left(1 + \frac{[I]}{K_i}\right) + \frac{K_m}{V} \times \frac{1}{[S]}$$

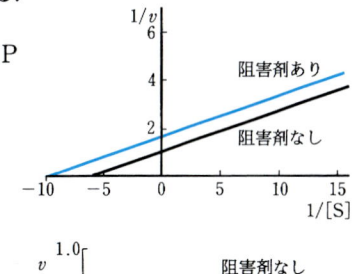

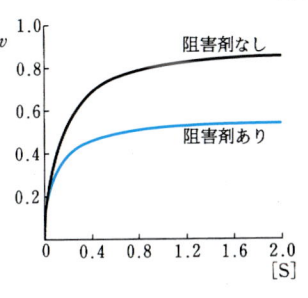

この阻害の場合は，2本の直線が平行となる．すなわち，Michaelis 定数，最大速度ともに小さくなる． |
| **混合型阻害**
mixed type
inhibition | 非拮抗阻害の変形であり，基質結合部位と阻害剤結合部位の間に相互作用があって，基質と酵素および阻害剤と酵素の結合が互いに影響をおよぼし合う．

$$E + S \xrightleftharpoons[k_{-1}]{k_{+1}} ES \xrightleftharpoons[k_{-2}]{k_{+2}} E + P$$

$$E + I \xrightleftharpoons[k_{-3}]{k_{+3}} EI$$

$$EI + S \xrightleftharpoons[k_{-4}]{k_{+4}} ESI$$

$$ES + I \xrightleftharpoons[k_{-5}]{k_{+5}} ESI$$

$$K_s = \frac{[E][S]}{[ES]} = \frac{k_{-1}}{k_{+1}}$$

$$K_s' = \frac{[EI][S]}{[ESI]} = \frac{k_{-4}}{k_{+4}}$$

$$K_i = \frac{[E][I]}{[EI]} = \frac{k_{-3}}{k_{+3}}$$

$$K_i' = \frac{[ES][I]}{[ESI]} = \frac{k_{-5}}{k_{+5}} \qquad \frac{K_i}{K_i'} = \frac{K_s}{K_s'}$$

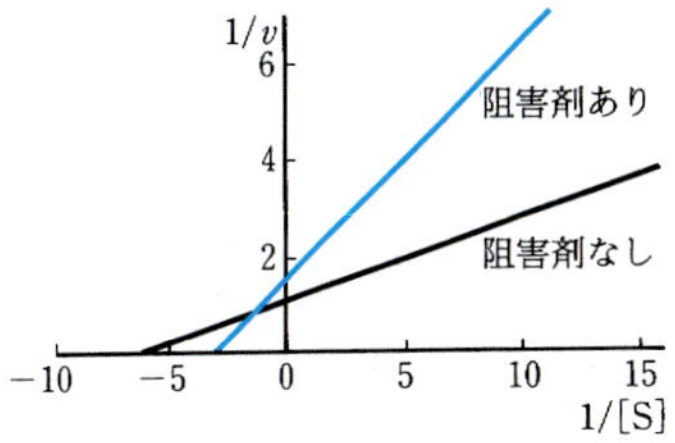

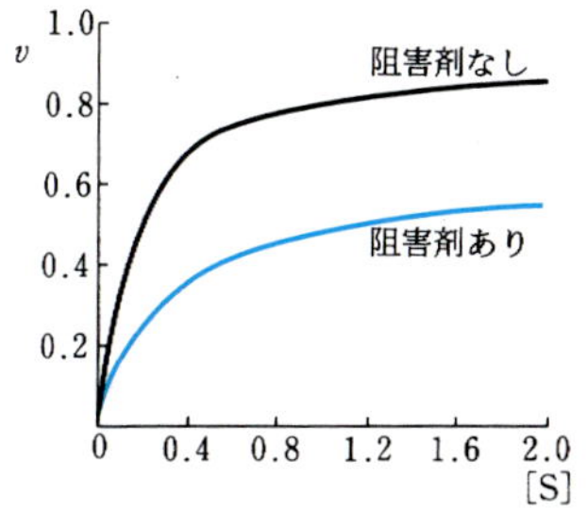

$$\frac{1}{v} = \frac{1}{V}\left(1 + \frac{[I]}{K_i} \times \frac{K_m}{K_s'}\right) + \frac{K_m}{V}\left(1 + \frac{[I]}{K_t}\right)\frac{1}{[S]}$$

この阻害の場合，2本の直線は第二象限内，場合により第三象限内で交わる．すなわち，Michaelis 定数は大きく（場合により小さく）なり，最大速度は小さくなる． |

35　酵素の分類

酵素の名称　国際生化学分子生物学連合の酵素委員会（Enzyme Commission）により承認されている酵素の数は 2004 年の時点で約 4,150 である．

すべての酵素には，**系統名**（systematic name）と**推奨名**（recommended name）の両方が付けられている．

系統名　系統名は酵素反応を，基準にしたがってなるべく正確に表現したものである．
推奨名　推奨名はいわゆる常用名で簡潔な表現としたものである．

この他に，習慣的に用いられてきた名称（いわゆる別名）で呼ばれるものもある．

例	推奨名	別名
	aldehyde reductase	aldose reductase
	6 - phosphofructokinase	phosphohexokinase
	enteropeptidase	enterokinase
	fructose - bisphosphate aldolase	aldolase
	aldose 1 - epimerase	mutarotase
	glutathione synthase	glutathione synthetase

酵素番号　また，すべての酵素には 4 組の数字からなる**酵素番号**がつけられ，分類されている．酵素番号の前に EC（Enzyme Commission）をつけ，EC ○.○.○.○ のように表す．

分類の基礎は酵素が触媒する反応の種類に置かれている．

　　　酵素番号　　　　系統名　　　　　　　　　　　　　推奨名
　　　1. 1. 1. 1　alcohol : NAD$^+$ oxidoreductase　　alcohol dehydrogenase

- 酵素反応の種類により，6 種の大きな分類を表す．
- 前の 6 種の分類内をさらに細かく分けたもの．
- 前の第二の数字の分類内をさらに細かく分けたもの．
- 第一〜第三までの数字で分類した群内での通し番号．

例	酵素番号		推奨名
	EC 2.7.1.11		6 - phosphofructokinase
	EC 3.4.21.9		enteropeptidase
	EC 4.1.2.13		fructose - bisphosphate aldolase
	EC 5.1.3.3		aldose 1 - epimerase
	EC 6.3.2.3		glutathione synthase

酵素の6種の大きな分類

分類名	作用	名称の一般形式
1. オキシドレダクターゼ **oxidoreductase** （酸化還元酵素） 約 1,130 種	酸化還元反応を触媒する．	系統名は "電子供与体：電子受容体 oxidoreductase" 　　　　　（例： xanthine : oxygen oxidoreductase） 推奨名は "供与体 dehydrogenase"，"供与体 oxidase" "受容体 reductase"，"供与体 oxygenase" などの形式．
2. トランスフェラーゼ **transferase** （転移酵素） 約 1,120 種	ある化合物の官能基を，他の化合物に移す反応を触媒する．	系統名は "供与体：受容体 官能基 + transferase" 　　　　　（例： ATP : D-hexose 6 - phosphotransferase ） 推奨名は系統名を短縮して作る． ただし，ATP のリン酸基を移す酵素は "受容体 + kinase"（例 hexokinase）となる．
3. ヒドロラーゼ **hydrolase** （加水分解酵素） 約 1,100 種	加水分解反応を触媒する．	系統名は "基質（官能基）hydrolase" 　　　　　　　　　　　　（例 urea amidohydrolase） 推奨名は "基質 + ase" が基本的である． その他に "基質 + peptidase"，"基質 + phosphatase" などがある． trypsin, pepsin など -in で終わる伝統的な名前もある．
4. リアーゼ **lyase** （脱離酵素） 約 500 種	ある基を脱離し二重結合を生じる反応，およびその逆反応を触媒する．	系統名は "基質 官能基 - lyase" 　　　　　　（例 L-histidine carboxy - lyase） 推奨名には，"基質 decarboxylase"，"生成物 synthase"， "基質 hydratase"，"基質 carboxylase"，"基質 lyase" などがある．
5. イソメラーゼ **isomerase** （異性化酵素） 約 160 種	異性化反応を触媒する．	系統名は "基質 racemase"，"基質 epimerase" "基質 isomerase"，"基質 官能基 mutase" などとする． 推奨名は系統名をそのまま用いるか，それらを簡略化したものである．
6. リガーゼ **ligase** （結合酵素） 約 140 種	ATP などの加水分解と共役して2個の分子をつなぐ合成反応を触媒する．	系統名は，ATP が ADP と H_3PO_4 になるときは "基質：基質 ligase (ADP - forming)"，ATP が AMP と PPi になるときは，"基質：基質 ligase(AMP - forming)" となる． 推奨名は "生成物 synthase"，"基質 - 基質 ligase" とする．"基質 carboxylase" もある．

3 6 　　　　　酵　素　の　分

酵 素 番 号	系　統　名	推　奨　名 （　別　名　）
EC 1.1.1.1	alcohol : NAD⁺ oxidoreductase	alcohol dehydrogenase
EC 1.1.1.27	L-lactate : NAD⁺ oxidoreductase	L-lactate dehydrogenase
EC 1.1.3.4	β-D-glucose : oxygen 1 - oxidoreductase	glucose oxidase
EC 1.1.3.22	xanthine : oxygen oxidoreductase	xanthine oxidase （hypoxanthine oxidase）
EC 1.3.99.1	succinate : (acceptor) oxidoreductase	succinate dehydrogenase （succinic dehydrogenase）
EC 1.11.1.6	hydrogen - peroxide : hydrogen - peroxide oxidoreductase	catalase
EC 1.11.1.7	donor : hydrogen - peroxide oxidoreductase	peroxidase
EC 1.15.1.1	superoxide : superoxide oxidoreductase	superoxide dismutase
EC 2.4.1.1	1,4-α-D-glucan : orthophosphate α-D-glucosyltransferase	phosphorylase
EC 2.4.1.11	UDPglucose : glycogen 4-α-glucosyltransferase	glycogen (starch) synthase
EC 2.6.1.1	L-aspartate : 2-oxoglutarate aminotransferase	aspartate transaminase （glutamic-oxaloacetic transaminase）
EC 2.6.1.2	L-alanine : 2-oxoglutarate aminotransferase	alanine transaminase （glutamic-pyruvic transaminase）
EC 2.7.1.1	ATP : D-hexose 6 - phosphotransferase	hexokinase
EC 2.7.1.11	ATP : D-fructose - 6 - phosphate 1 - phosphotransferase	6 - phosphofructokinase
EC 3.1.1.3	triacylglycerol acylhydrolase	triacylglycerol lipase（lipase）
EC 3.2.1.1	1,4-α-D-glucan glucanohydrolase	α-amylase
EC 3.2.1.2	1,4-α-D-glucan maltohydrolase	β-amylase
EC 3.4.21.4	なし	trypsin
EC 3.5.1.5	urea amidohydrolase	urease

類 一 覧 表

反　応	補酵素 金属	所在・その他	参照ページ
ethanol + NAD$^+$ ⇌ acetaldehyde + NADH + H$^+$	NAD$^+$, Zn^{2+}	動・植物, 微生物	147, 166
lactate + NAD$^+$ ⇌ pyruvate + NADH + H$^+$	NAD$^+$	動・植物, 微生物 〔解糖系〕	147, 158
β-D-glucose + O$_2$ → D-glucono-δ-lactone + H$_2$O$_2$	FAD	微生物	27
hypoxanthine + O$_2$ + H$_2$O → xanthine + H$_2$O$_2$	FAD, Fe, Mo	動・植物, 微生物 〔プリン代謝〕	230
xanthine + O$_2$ + H$_2$O → uric acid + H$_2$O$_2$			
succinate + acceptor → fumarate + reduced acceptor	FAD（タンパク質に共有結合), Fe	動・植物, 微生物 〔TCA cycle〕	159
H$_2$O$_2$ + H$_2$O$_2$ → 2H$_2$O + O$_2$	hemeを含む	動・植物, 微生物	125, 314
donor + H$_2$O$_2$ → oxidized donor + 2H$_2$O	hemeを含む	動・植物, 微生物	314
・O$_2^-$ + ・O$_2^-$ + 2H$^+$ → O$_2$ + H$_2$O$_2$	Cu^{2+}, Zn^{2+}（高等動物）	動・植物, 微生物	125
(1,4-α-glucan)$_n$ + H$_3$PO$_4$ → (1,4-α-glucan)$_{n-1}$ + α-glucose 1-phosphate	PLP	動・植物, 微生物 〔解糖系〕	146, 149
UDPglucose + (1,4-α-glucan)$_n$ → UDP + (1,4-α-glucan)$_{n+1}$		動・植物, 微生物 〔グリコーゲン合成〕	146, 148
aspartate + α-ketoglutarate ⇌ oxaloacetate + glutamate	PLP	動・植物, 微生物 〔アミノ酸代謝〕	194, 211
alanine + α-ketoglutarate ⇌ pyruvate + glutamate	PLP	動・植物, 微生物 〔アミノ酸代謝〕	194, 207
ATP + hexose → ADP + hexose 6-phosphate	Mg^{2+}	動・植物, 微生物 〔解糖系の律速酵素〕	27, 146, 171
ATP + fructose 6-phosphate → ADP + fructose 1,6-bisphosphate	Mg^{2+}	動・植物, 微生物 〔解糖系の律速酵素〕	146, 154
triacylglycerol → diacylglycerol → monoacylglycerol → glycerol (+ RCOOH)		動・植物, 微生物	142
1,4-α-glucan + x H$_2$O → α-maltose + oligosaccharide + dextrin	Ca^{2+}	動・植物, 微生物	12
1,4-α-glucan + x H$_2$O → β-maltose + dextrin		植物, 微生物	12
ペプチド，アミド，エステル結合の加水分解（Arg, Lys のカルボキシル基側に働く）		膵液中にトリプシノーゲンとして分泌. セリン酵素	141
H$_2$NCONH$_2$ + H$_2$O → 2NH$_3$ + CO$_2$		動・植物, 微生物 結晶として得られた最初の酵素	

酵 素 番 号	系　統　名	推　奨　名 （　別　名　）
EC 4.1.1.15	L-glutamate 1-carboxy-lyase	glutamate decarboxylase
EC 4.1.2.13	D-fructose-1,6-bisphosphate D-glyceraldehyde-3-phosphate-lyase	fructose-bisphosphate aldolase （aldolase）
EC 4.2.1.1	carbonate hydro-lyase	carbonate dehydratase （carbonic anhydrase）
EC 4.2.1.3	citrate (isocitrate) hydro-lyase	aconitate hydratase （aconitase）
EC 4.2.1.11	2-phospho-D-glycerate hydro-lyase	enolase
EC 4.6.1.1	ATP pyrophosphate-lyase（cyclizing）	adenylate cyclase （adenyl cyclase）
EC 5.1.1.1	alanine racemase	alanine racemase
EC 5.1.3.2	UDPglucose 4-epimerase	UDPglucose 4-epimerase （UDPgalactose 4-epimerase）
EC 5.1.3.3	aldose 1-epimerase	aldose 1-epimerase（mutarotase）
EC 5.3.1.9	D-glucose-6-phosphate ketol-isomerase	glucose-6-phosphate isomerase
EC 5.4.2.2	α-D-glucose 1,6-phosphomutase	phosphoglucomutase
EC 5.4.99.2	(R)-2-methyl-3-oxopropanoyl-CoA CoA-carbonylmutase	methylmalonyl-CoA mutase
EC 6.1.1.1	L-tyrosine : tRNA^{Tyr} ligase （AMP-forming）	tyrosine-tRNA ligase （tyrosyl-tRNA synthetase）
EC 6.2.1.1	acetate : CoA ligase （AMP-forming）	acetate-CoA ligase （acetyl-CoA synthetase）
EC 6.3.1.2	L-glutamate : ammonia ligase （ADP-forming）	glutamate-ammonia ligase （glutamine synthetase）
EC 6.4.1.1	pyruvate : carbon-dioxide ligase （ADP-forming）	pyruvate carboxylase （pyruvic carboxylase）
EC 6.4.1.2	acetyl-CoA : carbon-dioxide ligase （ADP-forming）	acetyl-CoA carboxylase

反　　　　応	補酵素 金　属	所在・その他	参照ページ
glutamic acid ⟶ γ-aminobutyric acid + CO_2	PLP	動・植物, 微生物	196, 212
fructose 1,6-bisphosphate ⟷ glyceraldehyde 3-phosphate + dihydroxyacetone phosphate		動・植物, 微生物 〔解糖系〕	147
H^+ + HCO_3^- ⟷ CO_2 + H_2O	Zn^{2+}	動・植物, 微生物	144
citrate ⟷ cis-aconitate + H_2O		動・植物, 微生物	159
2-phospho-D-glycerate ⟷ phosphoenolpyruvate + H_2O	Mg^{2+}	動・植物, 微生物 〔解糖系〕	147
ATP ⟶ 3′,5′-cyclic AMP + PPi	Mg^{2+}	動・植物, 微生物	150, 264, 265
D-alanine ⟷ L-alanine	PLP	微生物, 動物	
UDP glucose ⟷ UDP galactose	NAD^+	動・植物, 微生物	157
α-D-glucose ⟷ β-D-glucose		動・植物, 微生物	27
glucose 6-phosphate ⟷ fructose 6-phosphate		動・植物, 微生物 〔解糖系〕	146
α-D-glucose 1-phosphate ⟷ α-D-glucose 6-phosphate	Mg^{2+}(動物) Zn^{2+}(酵母)	動・植物, 微生物 〔グルコース代謝〕	146
(R)-2-methyl 3-oxopropanoyl-CoA ⟷ succinyl-CoA	adenosyl- cobalamin	動・植物, 微生物	178, 210
ATP + tyrosine + tRNA ⟶ tyrosyl-tRNA + AMP + PPi	Mg^{2+}, K^+	動・植物, 微生物 〔タンパク合成〕	
ATP + CH_3COOH + CoASH ⟶ CH_3CO-SCoA + AMP + PPi	Mg^{2+}, K^+	動・植物, 微生物	166
ATP + glutamate + NH_3 ⟶ glutamine + ADP + H_3PO_4		動・植物, 微生物	197, 212
ATP + pyruvate + HCO_3^- ⟶ oxaloacetate + ADP + H_3PO_4	biotin	動・植物, 微生物	151, 152
ATP + CH_3CO-SCoA + HCO_3^- ⟶ ^-OOC-CH_2CO-SCoA + ADP + H_3PO_4	biotin	動・植物, 微生物 〔脂肪酸合成の 律速酵素〕	179

Vitamin（ビタミン）

37　ビタミンの基礎事項

定　義	糖質，脂質，タンパク質，無機質以外に必要とされる栄養素で，微量で生理機能の発現に関与する有機化合物である．人体では生合成できないか，あるいは必要量だけ生成されず，エネルギー源にも体構成成分にもならない物質．
種　類	脂溶性ビタミン（fat-soluble vitamins）：ビタミンA，D，E，K 水溶性ビタミン（water-soluble vitamins）： 　　｛ビタミンB群（ビタミンB$_1$，B$_2$，B$_6$，B$_{12}$，ナイアシン 　　　　　　　　　　パントテン酸，ビオチン，葉酸） 　　　ビタミンC
推奨量 （母集団に属する ほとんどの人（97 〜98％）が充足 している量）	人種，年令，性別，労作強度，摂取カロリーなどによって異なる．日本人成人（18〜29才）で中等度の労働に従事している者の1日当りの推奨量は以下のとおりである．（「日本人の食事摂取基準2005年版」から）

	男	女			男	女	
ビタミンA	750	600	μg*	ビタミンB$_6$	1.4	1.2	mg
ビタミンB$_1$	1.4	1.1	mg	葉　酸	240	240	μg
ビタミンB$_2$	1.6	1.2	mg	ビタミンB$_{12}$	2.4	2.4	μg
ナイアシン	15	12	mg	ビタミンE	9	8	mg**,†
ビタミンC	100	100	mg	パントテン酸	6	5	mg†
ビタミンD	5	5	μg†	ビオチン	45	45	μg†
	＊ビタミンA$_1$当量			ビタミンK	75	60	μg†
				＊＊α-トコフェロール当量			

†目安量：推奨量が算定できない場合に限って算定される．特定の集団において不足状態を示す人がほとんど観察されない量のことである．

プロビタミン	それ自体にはビタミンの作用はないが，生体内に取り込まれてからビタミンに変化し，ビタミンとして働く物質．
provitamin	
プロビタミンA	**provitamin A**： 緑，黄，橙色の濃い野菜や果実に多く含まれる．小腸，腎，肝などにおいて酵素的にビタミンA_1（retinol）に変わる．

α-carotene

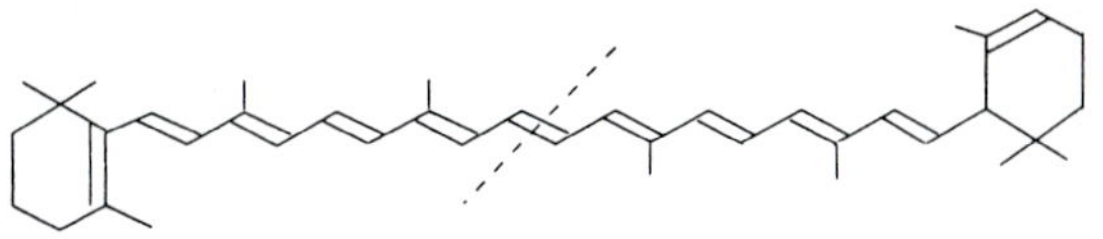

β-carotene

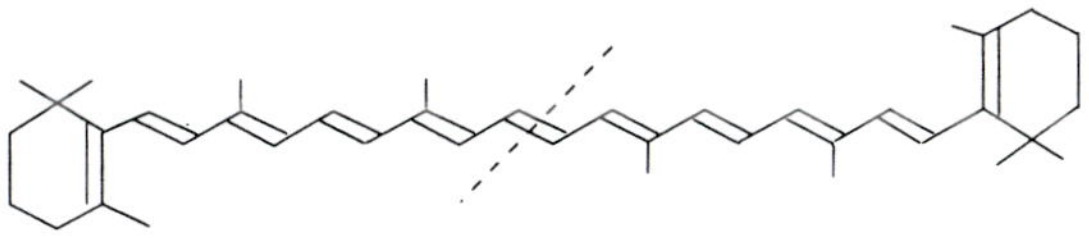

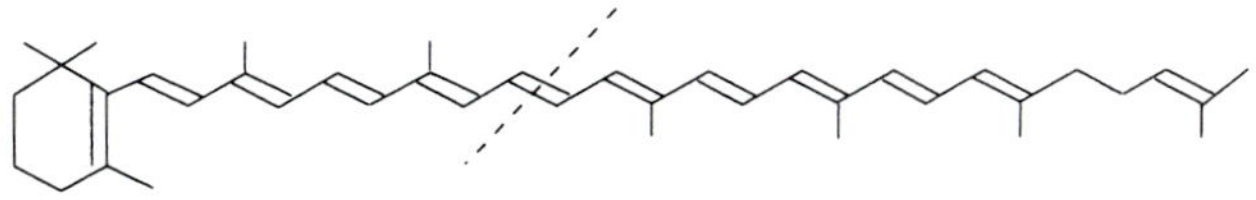

γ-carotene

cryptoxanthin

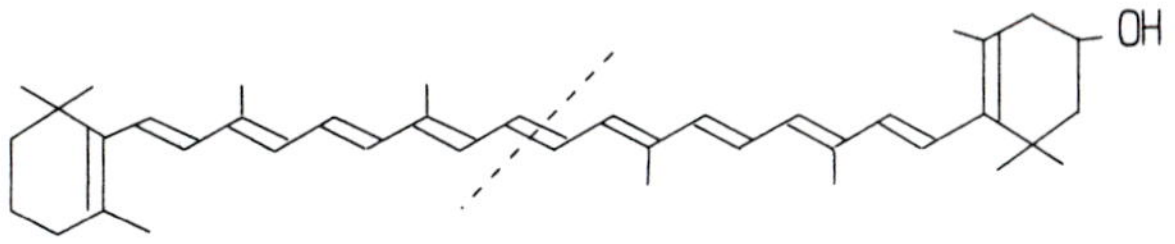

生理活性は β-carotene がもっとも大きい．他のプロビタミンからはビタミンA_1（retinol）を1分子しか生じないが，β-carotene からは2分子生じるから．

プロビタミンD	**provitamin D**： 酵母，シイタケなどには provitamin D_2（ergosterol）が含まれ，動物皮膚には provitamin D_3（7-dehydrocholesterol）が存在する．provitamin D_4〜D_7 も自然界に存在するが，上の二つにくらべ少ない．provitamin D はつぎのようにして vitamin D に変わる．

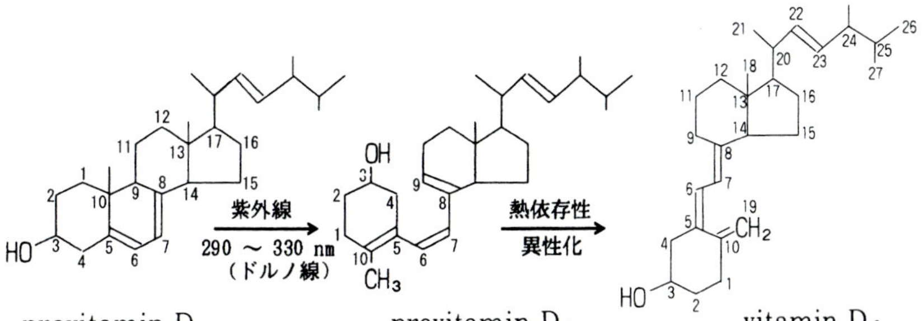

provitamin D_2 →(紫外線 290〜330 nm （ドルノ線）) previtamin D_2 →(熱依存性 異性化) vitamin D_2

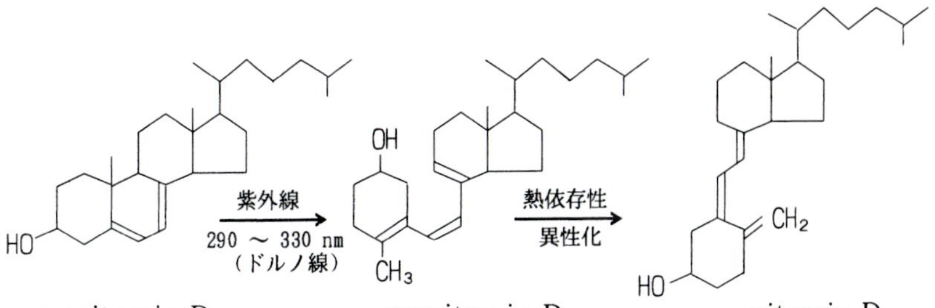

provitamin D_3 →(紫外線 290〜330 nm （ドルノ線）) previtamin D_3 →(熱依存性 異性化) vitamin D_3

38　ビタミンの生

名称および化学構造	生理作用など
ビタミンA **vitamin A** vitamin A₁ 系 （構造式） | R	名称
CH₂OH	retinol （vitamin A₁）
CHO	retinal
COOH	retinoic acid | vitamin A₂ 系 （構造式） | R	名称
CH₂OH	3-dehydroretinol(vitamin A₂)
CHO	3-dehydroretinal
COOH	3-dehydroretinoic acid		1．視覚作用 （☞ p.124） 　網膜の杆細胞中にはロドプシン（薄光での視覚），錐細胞にはイオドプシン（明光での視覚）があり光を感受する．高等動物の網膜には retinal，淡水動物の網膜には 3-dehydroretinal が含まれる．retinoic acid にはこの作用はない． 2．粘膜，皮膚の正常維持（糖タンパク質の合成） 3．正常な成長 4．生殖機能の維持 レチノール ⇌(酸化/還元) レチナール →(酸化) レチノイン酸 レチノール……生殖機能（核内受容体との結合を介する遺伝子発現による） レチナール……視覚 レチノイン酸……細胞の成長・分化（核内受容体との結合を介する遺伝子発現による），糖タンパク質の合成（レチノイルリン酸となって少糖の細胞膜輸送に関与）
ビタミンD **vitamin D** vitamin D₂ (ergocalciferol) （構造式） vitamin D₃ (cholecalciferol) （構造式） VD₂-VD₇の6種がある．生理活性および存在量から最重要はVD₃，ついでVD₂である．	1．小腸からの Ca, リン酸の吸収促進 2．腎尿細管での Ca, リン酸の再吸収促進 3．骨塩の遊離（骨からの Ca, リン酸の動員）促進 4．類骨組織の石灰化 5．細胞の増殖・分化の調節 　人体内のビタミンDの大部分はVD₃である．VD₃の1位および25位の水酸化された**1,25-ジヒドロキシビタミンD₃**（1,25-(OH)₂-D₃）が**活性型ビタミンD₃**である．（☞ p.125） 　活性型ビタミンD₃は小腸粘膜細胞質にあるレセプターと結合し，細胞核に移行しカルシウム結合タンパク質（細胞内でのCa²⁺の移行に関与）に対するmRNAの合成を促進する．これはステロイドホルモン様の作用機構といえる．

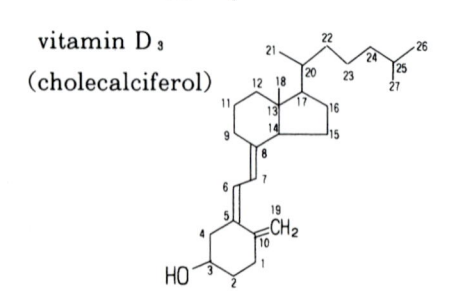

理 作 用 と 性 質

欠乏症，その他	化学的性質	分析法
1．夜盲症（nyctalopia） 2．骨，粘膜，皮膚の異常 　a．皮膚，粘膜の角化（角膜乾燥，易感染性） 　b．骨粗鬆症（osteoporosis） 3．成長遅滞 4．生殖機能障害 　過剰症がある．皮膚・粘膜の落屑，頭痛，食欲不振，脳圧亢進症状などを呈する． 　魚の肝，魚油，バター，卵黄に多い．プロビタミンAは，ホウレンソウ，トマト，ニンジンなどに多い．	イソプレン誘導体で，β-イオノン骨格に側鎖のついたものである． 　VA_1：黄色結晶 　VA_2：黄色油状 吸収極大 　VA_1：325 nm（EtOH） 　VA_2：350 nm（EtOH） 　発螢光性である．retinolはEtOH中 Ex 325 nm, Em 470 nmを示す． 　光，空気，酸化剤，酸に不安定	1．HPLC法 　検出は紫外部吸収または螢光 　　（Ex 340 nm, Em 460 nm） 2．紫外部吸光光度法 　$VA_1 \rightarrow$ 325 nm 　$VA_2 \rightarrow$ 350 nm
1．くる病（rickets）：乳，幼児期の欠乏で起こる． 2．骨軟化症（osteomalacia）：成人における欠乏で起こる． 　いずれの症状も類骨組織の増加により起こる． 　VD_3は生体内でも合成されるが充分ではない． 　欠乏症はVD不足のみだけでなく，活性型VDの生成障害によっても起こる． 　過剰症としては，腎臓・動脈などへのCaの沈着，食欲不振，体重減少，口渇，反射亢進などの症状がみられる． 　魚の肝，魚肉，バター，卵黄，シイタケなどに多い．	VD_2：無色結晶 VD_3：無色結晶 吸収極大 　VD_2：265 nm（EtOH） 　VD_3：265 nm（EtOH） 　光，空気，熱に不安定 　酸に不安定，アルカリには比較的安定	1．HPLC法 　検出は紫外部吸収（波長は254 nmあるいは265 nm）

名称および化学構造	生理作用など
ビタミンE **vitamin E** tocopherol類（2, 4′, 8′は不斉炭素原子） 	R¹	R²	名称	 |---|---|---| 	-CH₃	-CH₃	α-tocopherol	 	-CH₃	-H	β-tocopherol	 	-H	-CH₃	γ-tocopherol	 	-H	-H	δ-tocopherol	 tocotrienol類（2位は不斉炭素原子） 	R¹	R²	名称	 |---|---|---| 	-CH₃	-CH₃	α-tocotrienol	 	-CH₃	-H	β-tocotrienol	 	-H	-CH₃	γ-tocotrienol	 	-H	-H	δ-tocotrienol		1．抗酸化作用 　活性酸素種，ペルオキシラジカル等の捕捉により生体膜リン脂質内不飽和脂肪酸の酸化を防止する．　　　　　　　　　　（☞ p.126） 2．生体膜安定化作用 　細胞内では大部分が細胞膜および各種細胞小器官膜に存在し，膜を安定化する． ネズミの抗不妊試験での活性は α-tocopherol ＞ β-tocopherol ＞ 　　　γ-tocopherol ≒ α-tocotrienol 　　　　　　　　　　の順である．
ビタミンK **vitamin K** vitamin K₁ (phylloquinone) 植物が産生 vitamin K₂ (menaquinone) 腸内細菌が産生 （イソプレン単位の数（nの数）が2〜10のものがある） vitamin K₃ (menadione) 合成品	1．還元型ビタミンKとなってCa²⁺結合性血液凝固因子（プロトロンビンなど）の生成に補酵素として関与　　　　　　　　　　（☞ p.125） 2．他のCa²⁺結合性タンパク質（骨中にあり化骨形成に関与するオステオカルシンなど）の生成に補酵素として関与 ワルファリン（抗凝血剤）は血液凝固因子生成の際のビタミンKの作用を阻害する．（☞ p.126） ワルファリン (warfarin)

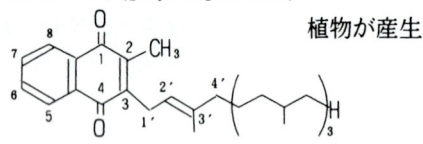

欠乏症，その他	化学的性質	分析法
多くの食物に含まれ体内貯蔵量も多いので欠乏症はほとんどない． 脂肪吸収障害症あるいは無β-リポタンパク質血症の際にみられる神経障害，筋障害（筋ジストロフィー様症状）はVEの欠乏による． 過剰症の有無は明らかではない．（少なくとも 600mg/day までの内服では過剰症はみられない） 天然のtocopherol類の立体配位は 2R, 4′R, 8′R であり，天然のtocotrienol類は 2R である．したがってともに光学活性である． 植物油（殊に多い），卵，バター，肝などに多い．	クロマン骨格にメチル基，水酸基，および炭化水素側鎖のついたものである． 無色ないし淡黄色油状 吸収極大 　α-tocopherol： 　　　292 nm (EtOH) 　β-tocopherol： 　　　297 nm (EtOH) 螢光を発するα-tocopherolはn-ヘキサン中で Ex 292 nm, Em 324 nm を示す． 酸素で酸化される． 無酸素状態では熱に安定 酸に安定，アルカリに不安定	1．HPLC法 　検出は螢光（Ex 295 nm, Em 325 nm）
腸内細菌によってもつくられるので欠乏症は極めてまれである． 肝疾患（胆汁酸がVKの吸収に必要），抗生物質長期投与（腸内細菌減少），VK拮抗剤（ワルファリンなど）投与などで欠乏症（血液凝固時間延長，出血性貧血）がみられることがある． 一方，新生児，乳児ではしばしば欠乏することがあり，頭蓋内出血，消化管出血などがみられる．新生児，乳児にVKを大量に投与すると過剰症をきたし，溶血性貧血，核黄疸を生じることがある． 緑色野菜，トマト，海藻，肝などに多い．	1,4-ナフトキノン骨格にイソプレン誘導体の側鎖がついたものである． 　VK_1：黄色油状 　VK_2：黄色結晶 　VK_3：黄色結晶 吸収極大 　VK_1, VK_2 ともに五つの吸収極大をもつ特徴的な吸収スペクトルを示す． 　243, 248, 261, 270, 325 nm 空気，熱に安定，アルカリ光に不安定 天然の VK_1 の立体配位は 7′R, 11′R であり，光学活性である．	1．HPLC法 　検出は螢光（Ex 320 nm, Em 430 nm）

名称および化学構造	生理作用など
ビタミン B_1（チアミン） **vitamin B_1 （thiamin）** 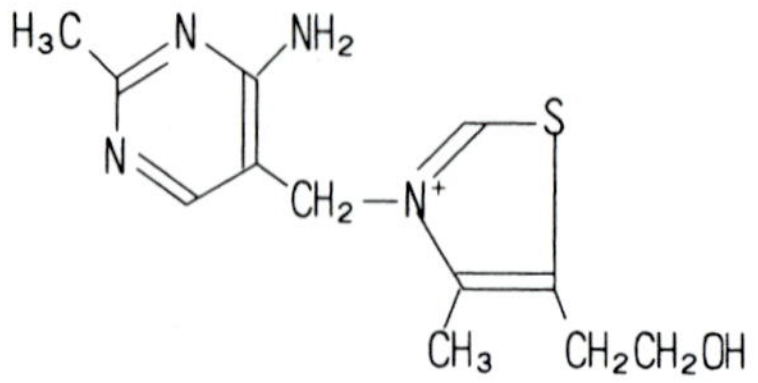	1. thiamin pyrophosphate (TPP) となって補酵素として作用する． （☞ p. 129） 2. 非補酵素作用 　神経機能，とりわけ神経伝達に関与するといわれる． 　生体内にはTPPのほかにTMP, TTPも存在するが，これらに補酵素作用はない．
ビタミン B_2（リボフラビン） **vitamin B_2 （riboflavin）** 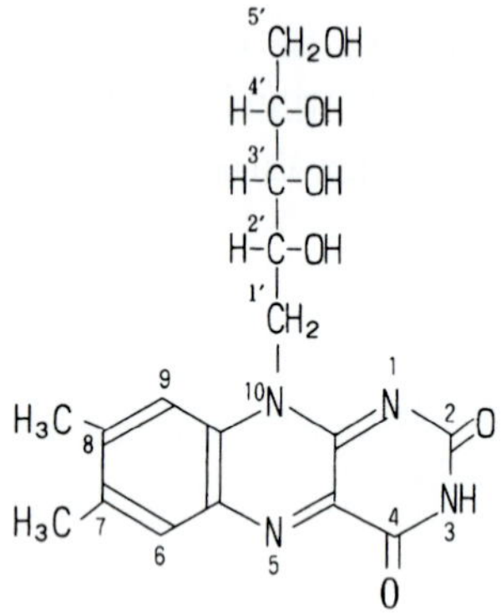	1. flavin mononucleotide (**FMN**) 　　flavin adenine dinucleotide (**FAD**) 　　　　　　となって補酵素として作用する． 　　　　　　　　　　　　　（☞ p. 129） 　　riboflavin 　　FMN　　｝をフラビン三型という． 　　FAD 　FMNあるいはFADを補酵素とする酵素をフラビン酵素（flavin enzyme, flavoenzyme）という． 　多くのフラビン酵素では，FMNもFADも酵素タンパク質（アポ酵素）と可逆的な結合をするが，ある種のフラビン酵素ではFADが酵素タンパク質に共有結合している．（☞ p. 87）

欠乏症，その他	化学的性質	分析法
1. 脚気（beriberi） 　多発性神経炎，心機能障害，浮腫などをきたす. 　欠乏はまれであるが，thiaminase（aneurinaseともいう）を産生する腸内細菌を保有する場合には欠乏することもある. 　穀物胚芽，酵母，豆類，肝，芋などに多い.	ピリミジン骨格とチアゾール骨格がメチレン基でつながったものである. 二塩酸塩：無色結晶，吸湿性 硝酸塩：無色結晶，非吸湿性 吸収極大 　245 nm（二塩酸塩，硝酸塩の水溶液） 酸に安定 アルカリ，光に不安定	1. 螢光法（チオクロム法） 　アルカリ性でBrCNで酸化し，生成するチオクロムの青紫色螢光を測定．Ex 375 nm, Em 430 nm 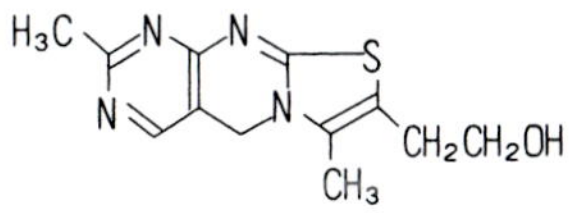 thiochrome 2. HPLC法 　ビタミンB_1の酸化により生じるチオクロムをプレカラム法あるいはポストカラム法で分析する．検出は螢光（Ex 375 nm, Em 430 nm）．
欠乏すると皮膚粘膜移行部の炎症を生じる. 1. 結膜炎 2. 口唇炎，舌炎 3. 肛陰部炎 4. 脂漏性皮膚炎 　牛乳，卵，肝，酵母，肉，緑色野菜に多い.	VB_2は 7,8-dimethyl-10-ribityl isoalloxazine といわれる. VB_2：橙黄色結晶 水，有機溶媒に難溶 吸収極大 　266, 373, 445 nm 　（中性水溶液） 　FMN，FADもよく似た吸収極大を示す. 黄緑色螢光を発する. Ex 375 nm, Em 536 nm 　（中性水溶液） 熱に安定 アルカリ，光に不安定	1. 螢光法（lumiflavin法） 　アルカリ性で光分解を行い，生じたlumiflavinを$CHCl_3$に転溶後，黄緑色螢光を測定する. 　Ex 375 nm, Em 530 nm 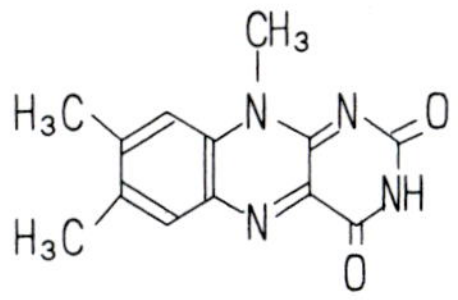 lumiflavin 2. HPLC法 　検出は螢光（Ex 445 nm, Em 530 nm）．

名称および化学構造	生理作用など
ビタミン B_6 **vitamin B_6** pyridoxal 〔PL〕　pyridoxamine 〔PM〕 pyridoxine 〔PN〕 生体内で上の三者は容易に相互変換する.	1. pyridoxal phosphate (**PLP**) となって補酵素として作用する.　　　　（☞ p.130） 生体内の遊離型 VB_6 とリン酸エステル型 VB_6 の比は 1：2〜3 といわれる. VB_6 は大部分が 4-ピリドキシン酸として排泄される. 4-pyridoxic acid
ナイアシン（ニコチン酸およびニコチンアミド） **niacin (nicotinic acid および nicotinamide)** nicotinic acid nicotinamide	1. **NAD^+**, **$NADP^+$** となって脱水素酵素の補酵素として作用する.　　　　（☞ p.130） 2. NAD^+ となって高エネルギー化合物として働く. a. DNA ligase 反応に関与 b. タンパク質の ADP-リボシル化に関与 nicotinic acid と nicotinamide の生理作用および栄養学的価値は同じである.

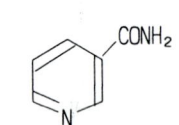

欠乏症, その他	化学的性質	分析法
腸内細菌によりつくられるので欠乏症は起こりにくい. イソニアジド, ペニシラミン, サイクロセリン (いずれも PL と Schiff 塩基をつくる), 抗生物質長期投与 (腸内細菌抑制) などで欠乏症 (皮膚炎, 口唇炎, 神経炎, 痙れん) が起こることがある. 多量の VB_6 を投与することにより症状の改善する VB_6 依存症がある. これらは先天性代謝異常症 (VB_6 酵素異常症) である. VB_6 依存性痙れん (グルタミン酸デカルボキシラーゼの異常), VB_6 反応性貧血 (5-アミノレブリン酸シンターゼの異常), シスタチオニン尿症 (知能障害, シスタチオニン γ-リアーゼの異常) などがある. 酵母, 豆, 穀類, 肝, 肉などに多い.	PL, PM, PN の各塩酸塩はいずれも無色結晶 吸収極大 PL : 288 nm (0.1N HCl) PM : 226, 292 nm (0.1N HCl) PN : 232, 291 nm (0.1N HCl) 熱, 酸, アルカリに安定 光に不安定	1. HPLC法 　検出は紫外部吸収 (波長は 292 または 313 nm) または螢光 (Ex 296 または 330 nm, Em 391 または 400 nm).
1. ペラグラ (pellagra) 　　　　　皮膚炎 (dermatitis) 　　　　　下痢 (diarrhea) 　　　　　痴呆 (dementia) 　　をペラグラ3D症状という. 　ナイアシンは肝臓においてトリプトファンから合成される. (☞ p.219) 　トリプトファンから作られるナイアシンと食事から摂取されるナイアシンはほぼ同量であり, トリプトファンの摂取が十分であれば, 通常はナイアシンは欠乏しない. 　トリプトファン 60 mg はニコチン酸 1 mg に相当する. トリプトファン含量の少ないトウモロコシを主食とする場合には欠乏症が起こりやすい. 肉, 肝, 豆, 葉菜, 酵母, 小麦胚芽などに多い.	nicotinic acid : 無色結晶 nicotinamide : 無色結晶 吸収極大 　nicotinic acid 　　　: 261.5 nm (H_2O) 　nicotinamide 　　　: 261.5 nm (H_2O) nicotinic acid, nicotinamide とも安定な化合物	1. HPLC法 　検出は紫外部吸収 (波長は 260 nm).

名 称 お よ び 化 学 構 造	生 理 作 用 な ど
パントテン酸 pantothenic acid 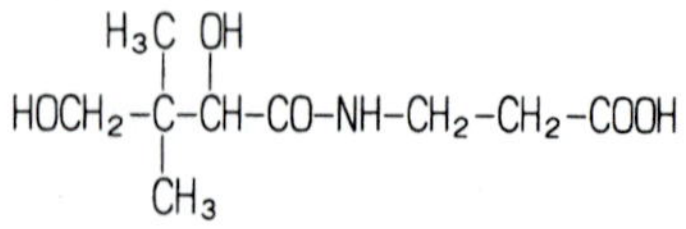 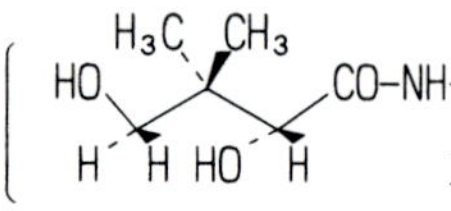 HOCH$_2$-C(CH$_3$)(OH)-CH-CO-NH-CH$_2$-CH$_2$-COOH 　　　　　　CH$_3$ [HO-C(H$_3$C)(CH$_3$)-C(H)(OH)-C(H)-CO-NH-CH$_2$-CH$_2$-COOH　立体配置図] パントテン酸には不斉炭素原子が1個あり、天然のものは上図に示す D(+)-パントテン酸である.	1．coenzyme A (CoASH) となって補酵素として作用する.　　　　　　　　（☞ p. 131） 2．4′-ホスホパンテテインとなって脂肪酸合成酵素複合体の一成分であるアシルキャリヤータンパク質 (ACP) の活性基として働く.（☞ p. 132） 3．4′-ホスホパンテテイン-S-スルホン酸となって bifidus factor (*Bifidobacterium* 増殖因子) の一つとして働く.
ビオチン biotin 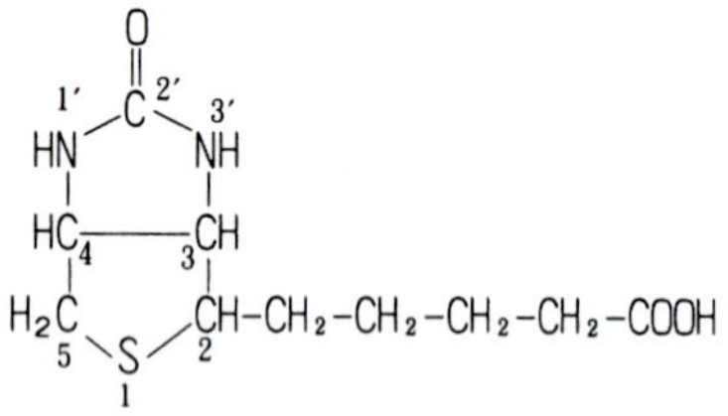 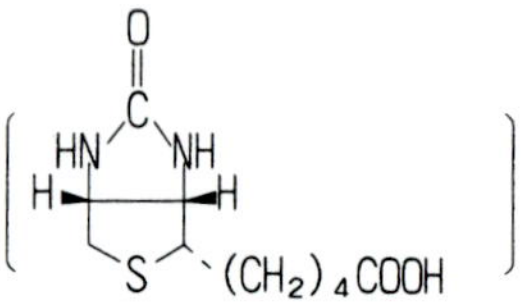 (構造式：ビオチン環 1′,2′,3′位および 1,2,3,4,5位を含む, -CH$_2$-CH$_2$-CH$_2$-CH$_2$-COOH 側鎖) [HN-CO-NH 環 (CH$_2$)$_4$COOH 立体配置図] 2,3,4位は不斉炭素原子であり、天然のものは上図に示す D(+)-biotin である.	1．carboxylase, carboxytransferase, decarboxylase などの酵素のリシン残基の ε-アミノ基に、アミド結合により結合し、補酵素として作用する.　　　　　　　　（☞ p. 132）
リポ酸（チオクト酸） lipoic acid (thioctic acid) 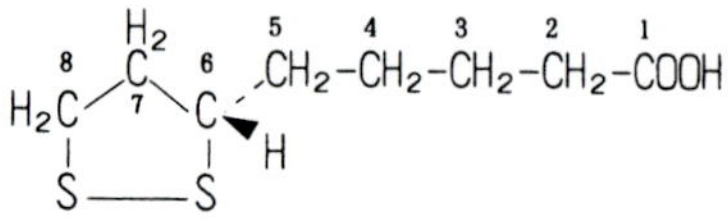 (構造式：8,7,6,5,4,3,2,1 位を示す, S-S 環と -CH$_2$-CH$_2$-CH$_2$-CH$_2$-COOH 側鎖) 6位は不斉炭素原子であり、天然のもの(上図)は右旋性である.	1．ビタミン様作用物質の一種であり、ビタミンには数えられていない. 2．α-ケト酸の酸化的脱炭酸反応にTPP, FAD, NAD$^+$, CoASH とともに補酵素として働く.　　　　　　　（☞ p. 133） なお、リポ酸は酵素のリシン残基の ε-アミノ基にアミド結合により結合している.

欠乏症，その他	化学的性質	分析法
動物では皮膚炎，成長停止のほか，消化器，副腎，末梢神経，抗体産生，生殖機能の異常がみられる． 食物中に広く含まれているので，ヒトでは欠乏症は極めてまれであるとされるが，手足の麻痺，疼痛などが知られている．	パントイン酸とβ-アラニンがアミド結合したものである．（☞ p.131） 淡黄色油状，吸湿性 Na, Ca 塩は吸湿性の無色結晶 酸，アルカリ，熱に不安定 光，空気に安定 紫外部，可視部に吸収なし	1．bioassay 　*Lactobacillus arabinosus* 2．HPLC 法 　検出は紫外部吸収（波長は 205 nm）．
腸内細菌により合成されるので欠乏症はほとんどない．しかし，乳児期にはまれに認められ，皮膚炎を起こす．また，卵白中の avidin（糖タンパク質）は biotin と極めて安定な複合体（$K=10^{-15}$）を形成し biotin の吸収を妨げるので，生の卵白を大量に摂取すると欠乏症を起こすことがある． 肝，肉，牛乳，酵母，卵黄，野菜，穀類に多い．	無色結晶 酸，光に安定 紫外部，可視部に吸収なし	1．bioassay 　*Lactobacillus plantarum* 2．HPLC 法
腸内細菌により合成される．	淡黄色結晶 吸収極大 332 nm（95%EtOH） 光に不安定	1．比色法 　リポ酸を NaBH₄ で還元し，生成するチオール基を Ellman 試薬で比色定量する． 2．HPLC 法 　検出は紫外部吸収（波長は 330 nm）．

名称および化学構造	生理作用など
葉酸 **folic acid** 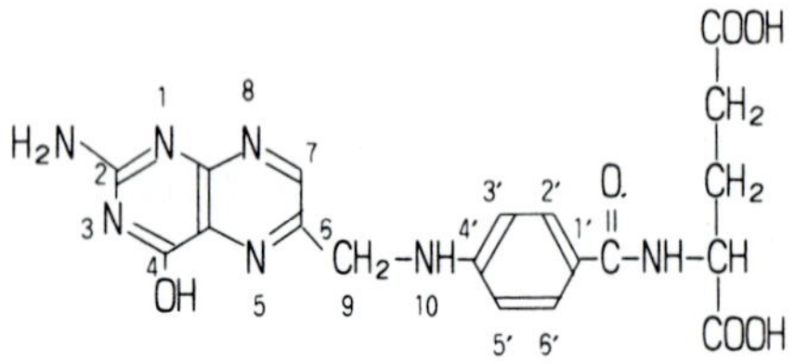 *(化学構造図)* グルタミン酸残基が複数個（2〜7）γ-カルボキシル基でつながったものの方が天然には多い.	1. 5,6,7,8-tetrahydrofolic acid(THF)となってホルミル基, メチレン基, メチル基などC_1単位の転移反応における補酵素として作用する （☞ p.134） 天然には, 葉酸の多くは THF として存在する.
ビタミンB_{12}（シアノコバラミン） **vitamin B_{12} (cyanocobalamin)** 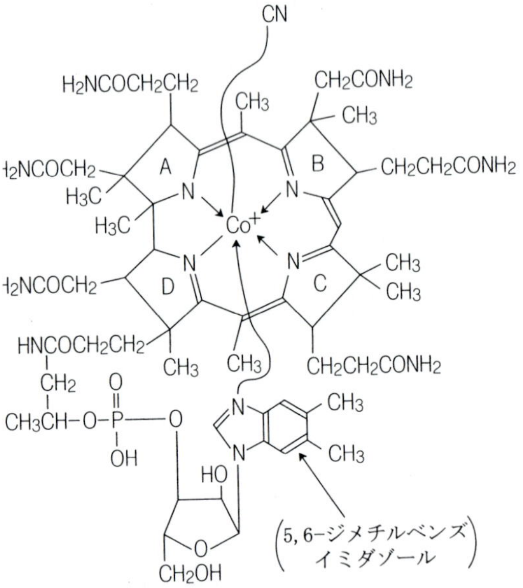 *(化学構造図)* (5,6-ジメチルベンズイミダゾール) 天然にはcyanocobalaminまたはhydroxocobalamin（CNの代わりに OH の結合したもの）として存在する.	1. adenosylcobalamin または methylcobalamin となって補酵素として作用する. （☞ p.135） 天然にはVB_{12}そのものとしてよりも補酵素型として多く存在する.

欠乏症，その他	化学的性質	分析法
葉酸の欠乏では塩基（アデニン，グアニン，チミン）合成の抑制により細胞増殖の盛んな組織（造血組織，腸管粘膜など）に障害が起きやすい． 1．貧血（anemia） 2．腸管からの吸収不全 　腸内細菌により合成されるが，必要量増大（妊娠など），吸収障害，拮抗剤（メトトレキサートその他）投与などで欠乏症になることがある． 　緑葉，肝，酵母，キノコなどに多い．	2-amino-4-hydroxy-6-methylpteridine と p-aminobenzoic acid と glutamic acid（1〜10数個）とからなる． 橙黄色結晶 光に不安定 吸収極大 282, 346 nm (pH 7) 247, 296 nm (pH 1)	1．HPLC法 　検出は紫外部吸収（波長は280 nm），電気化学検出器，あるいは蛍光（Ex 295 nm, Em 365 nm）．
1．悪性貧血（pernicious anemia） 　a．巨赤芽球性貧血 　b．全身倦怠，食欲不振 　c．神経症状（知覚異常など） 　d．精神障害 　VB_{12} は胃粘膜で合成される**内因子**（糖タンパク質）と結合体をつくり，回腸粘膜の受容体と結合し，VB_{12} のみが吸収される．血中では transcobalamin に結合して運ばれる．したがって，内因子，受容体，transcobalamin のどれが欠けても（ことに内因子の欠乏により）VB_{12}（外因子）の欠乏症を生じる． 　肝，卵黄，魚肉などに多い． 　また，腸内細菌からも供給される． 　ほとんどの野菜に含まれないので，菜食主義者に欠乏症がみられることがある．	四つのピロール環がつながってできたコリン（corrin）核の中央に Co(III) があり，コリン核には種々の置換基がついている． 赤色結晶 吸収極大 278, 361, 551 nm (H_2O) 光，酸，アルカリに弱い．	1．吸光度法 　VB_{12} に特有な吸収極大である 361 または 551 nm での吸光度から測定する． 2．bioassay 　*Lactobacillus leichmannii* 3．HPLC法

名称および化学構造	生理作用など
ビタミンC（アスコルビン酸） vitamin C（L-ascorbic acid） 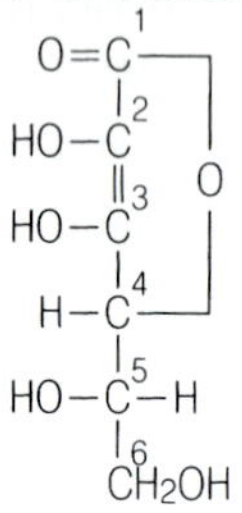 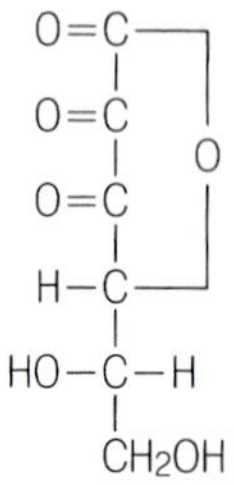 （構造式） L-dehydroascorbic acid L-アスコルビン酸は酸化されるとL-デヒドロアスコルビン酸になり，これが還元されるとL-アスコルビン酸にもどる．	補酵素として働いているかどうかは不明であるが，つぎのような作用を有する． 1．抗酸化作用 2．collagen 生成に関与（☞ p.127） 3．芳香環やステロイドの水酸化に関与 　（☞ p.216, 217） 　a．tyrosine → p-hydroxyphenylpyruvic acid $\xrightarrow{VC}$ homogentisic acid 　b．tyrosine → DOPA → dopamine $\xrightarrow{VC}$ noradrenaline 4．生体異物（薬物）代謝活性の誘導（とくにP-450の増加）に関与 5．免疫機能の増強（白血球作用の増加）
ピロロキノリンキノン pyrroloquinoline quinone（PQQ） 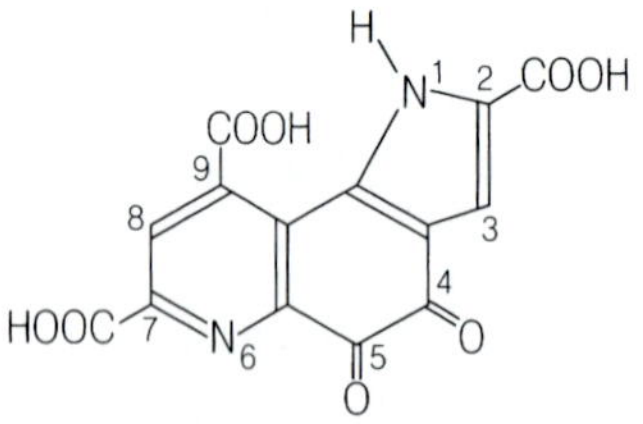 （構造式）	1．哺乳動物においてリシンの分解に関与する酵素の補酵素として作用する． 2．マウスでは生殖，成長に必要であることがわかっているが，ヒトでは不明である． 3．ビタミンには数えられていない．
ユビキノン（補酵素Q） ubiquinone（coenzyme Q） 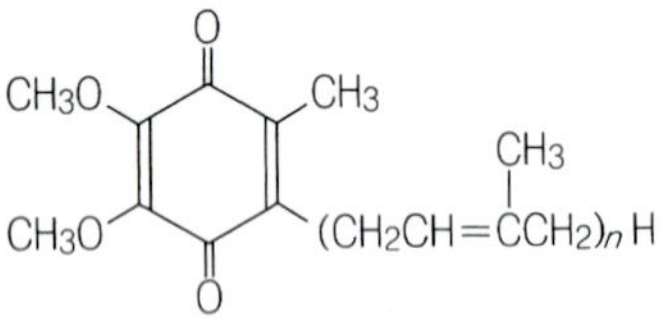 （構造式） イソプレン単位の数（n）が1〜12のものが天然にあるが，6〜10のものが多い．高等動物にはQ_{10}，大腸菌にはQ_8，パン酵素にはQ_6が存在する．	ビタミン様作用物質の一種であり，ビタミンには数えられていない． 1．ミトコンドリアの電子伝達系の構成成分の一つである（☞ p.305）． 2．生体膜安定化，抗酸化などの作用を持つ．うっ血性心不全の治療薬として用いられる．

欠乏症，その他	化 学 的 性 質	分 析 法
1．壊血病（scurvy） 　a．皮下，歯肉，粘膜などの出血 　b．貧血 　c．全身倦怠 　d．易感染性 　e．骨，歯の発育障害 　霊長類，モルモット，ゾウなどはビタミンCを合成できない．これはL-グロノラクトンオキシダーゼがないためである．	3位のOH基の易解離性による酸性を示す． 　無色結晶 吸収極大 　245 nm（pH 1〜2） 　265 nm（pH 6〜8） 熱，アルカリ，酸化に弱い．水溶液は不安定 2価イオン（とくにCu^{2+}）により，アルカリ性でのO_2による酸化は促進される．	1．比色法（ヒドラジン法） 　酸化後，2,4-dinitrophenylhydrazine溶液を加え，osazoneを形成させ，硫酸を加えて生じる橙色の吸光度を530 nmで測定する． 2．比色法（α,α'-ジピリジル法） 　ビタミンCによりFe^{3+}をFe^{2+}に還元し，このFe^{2+}と上記試薬との橙赤色キレートを525 nmで比色定量する． 3．HPLC法
マウスでは欠乏により繁殖能力の低下，成長障害，脱毛がみられる．納豆，緑茶，パセリ，ピーマンに多い．	二ナトリウム塩は赤褐色結晶 吸収極大 　249, 270（肩），330 nm 　（H_2O，中性） 酸に安定	1．HPLC法 2．酵素法 　EDTAで処理した，アポ型glucose dehydrogenaseを含む大腸菌細胞膜に，検体を加え酵素活性を測定する．
	Q_7以上のものは橙黄色結晶，Q_6以下のものは橙赤色油状 吸収極大 　275 nmに強い吸収	1．HPLC法 　エタノール・n-ヘキサンで抽出後，HPLCを行い，分光光度計（波長275 nm）あるいは電気化学検出器で定量する．

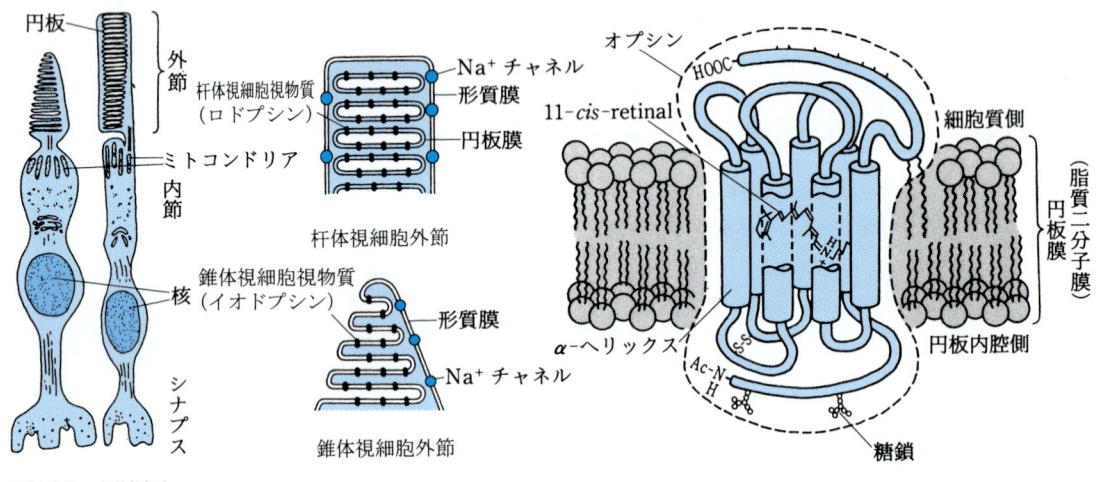

39　ビタミンの生理作用　（詳細）

1．ビタミンAの視覚作用

A．視細胞

B．視物質の所在

C．杆体視細胞視物質の立体構造のモデル

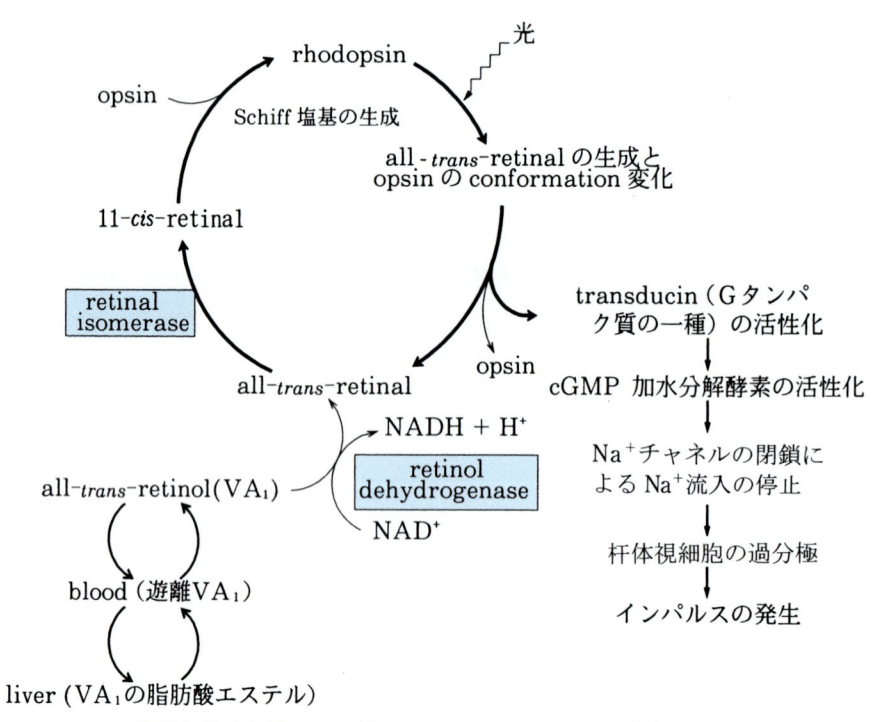

網膜杆体視細胞でのビタミンA_1（retinol）の役割

2．ビタミンDの活性化

ビタミンD_2およびビタミンD_3は肝臓および腎臓で水酸化反応を受け，活性型ビタミンDである**1,25-ジヒドロキシビタミンD**（1,25-(OH)$_2$-D_2および1,25-(OH)$_2$-D_3）となって作用を発揮する．1,25-ジヒドロキシビタミンD_3を**カルシトリオール**（calcitriol）ともいう．

$$\text{ビタミンD} \xrightarrow{\text{肝ミクロソーム}} \text{25-OH-D} \xrightarrow[\text{ミトコンドリア}]{\text{腎尿細管}} \text{1,25-(OH)}_2\text{-D}$$

1,25-(OH)$_2$-Dは副甲状腺ホルモン（PTH）とともに働いて血中Ca濃度の上昇をもたらす．

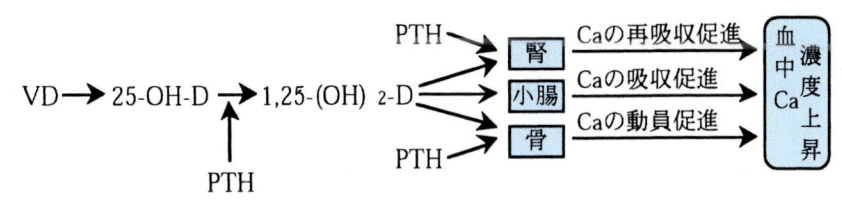

```
        PTH→  ┌─腎──┐ Caの再吸収促進  ┐
              │     │                   │ 血
VD→25-OH-D→1,25-(OH)2-D→│小腸│ Caの吸収促進 ─→│ 中
         ↑            │     │                   │ Ca
        PTH    PTH→  └─骨──┘ Caの動員促進  ┘ 濃度上昇
```

3．

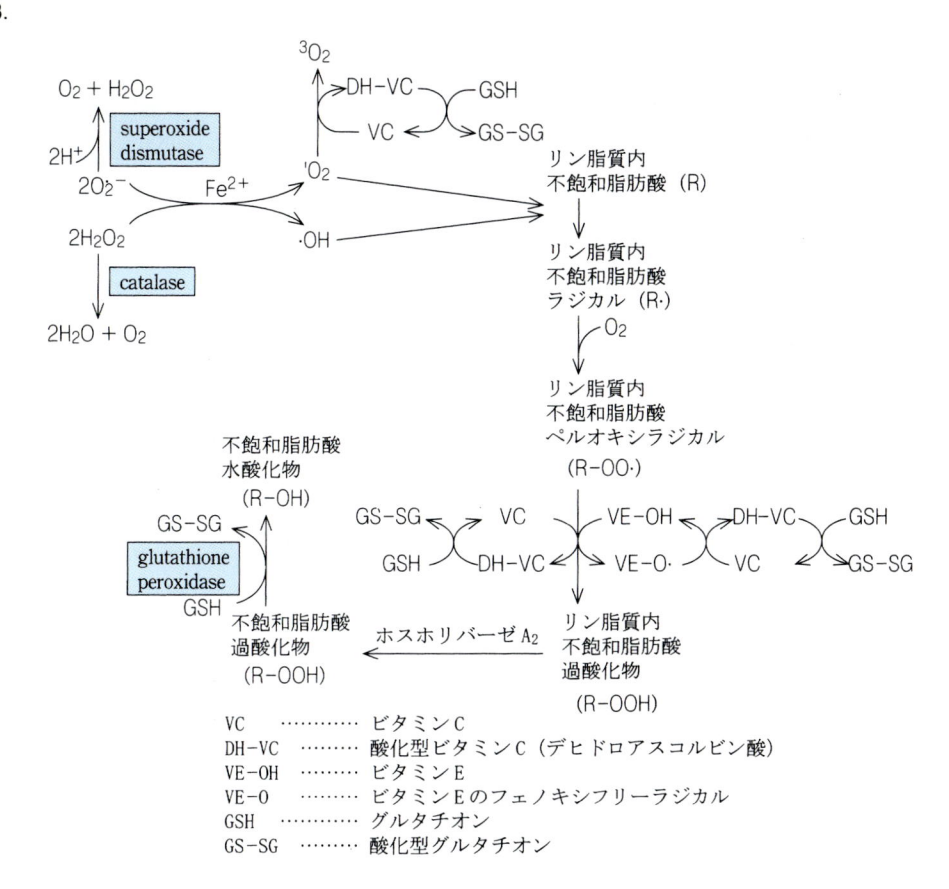

（図：活性酸素の生成と消去、ビタミンC・Eによる抗酸化作用）

- VC ……… ビタミンC
- DH-VC …… 酸化型ビタミンC（デヒドロアスコルビン酸）
- VE-OH …… ビタミンE
- VE-O・ …… ビタミンEのフェノキシフリーラジカル
- GSH ……… グルタチオン
- GS-SG …… 酸化型グルタチオン

VE-OHがリン脂質内不飽和脂肪酸ペルオキシラジカルと反応して生じたVE-O・は，VCと反応してVE-OHを再生するか，あるいは別のペルオキシラジカルと反応してその側鎖が酸化された下記のような安定化合物へと変化する．この化合物はグルクロン酸抱合を受けて胆汁中へ排泄される．

$$R\text{-}OO\cdot + VE\text{-}OH \longrightarrow R\text{-}OOH + VE\text{-}O\cdot$$

$$R\text{-}OO\cdot + VE\text{-}O\cdot \longrightarrow R\text{-}OOH +\ \text{(構造式)}$$

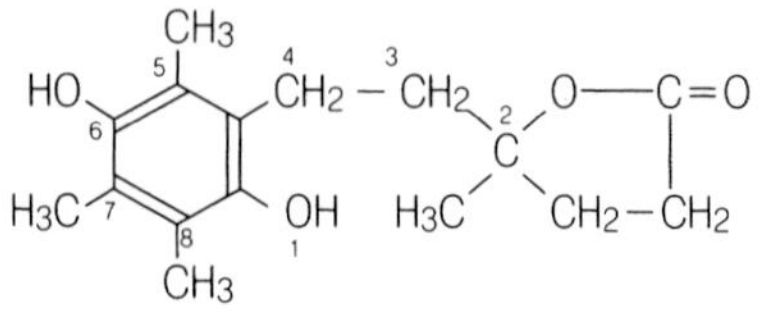

（番号はビタミンEにつけられたものである）

4. ビタミンKの生理作用

ある種の血液凝固因子の生成にはビタミンKが必要である．そのようなビタミンK依存性凝固因子としては prothrombin（第Ⅱ因子），proconvertin（第Ⅳ因子），Christmas factor（第Ⅸ因子），Stuart factor（第Ⅹ因子）がある．これらの凝固因子の前駆体タンパク質のN末端近辺にある10〜12個のグルタミン酸残基のγ位がビタミンK依存的にカルボキシル化されて凝固因子の生合成が完結するのである．生成した **4-カルボキシグルタミン酸（Gla）** 残基に Ca^{2+} が結合し，その Ca^{2+} を介して膜リン脂質に結合することにより凝固系の反応が進行しうる状態となる．

ビタミンK依存性カルボキシラーゼは，おもに肝臓小胞体に存在し，その反応にはビタミンKのほかに，CO_2，O_2，および NADPH が必要であり，ビオチン依存性カルボキシラーゼとはまったく異なる．この反応の課程に還元型ビタミンKが補酵素として必要であり，それは肝臓にあるビタミンK回路（下図の①〜③）により供給される．抗血液凝固剤であるワルファリンは②と③の酵素を阻害して血液凝固因子のGla残基が生成できなくすることによりその作用を発揮する．

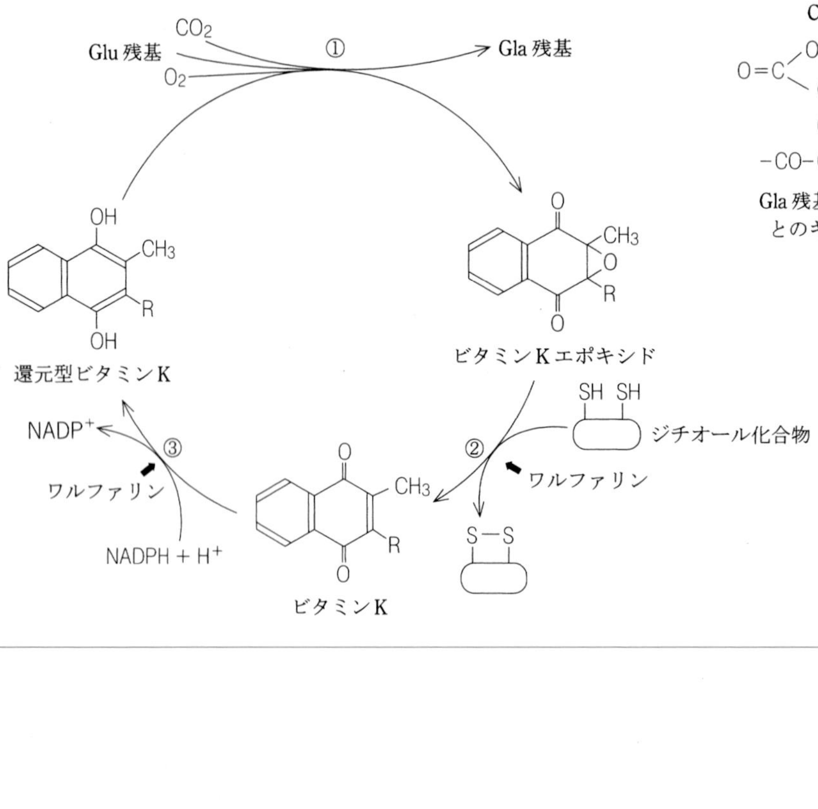

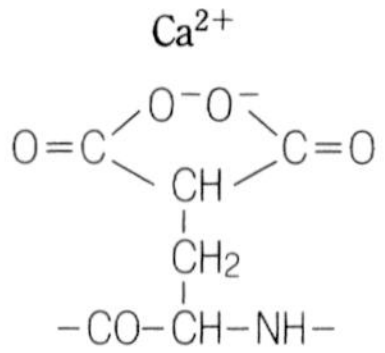

5. ビタミンCとコラーゲン生成

collagenは結合組織，細胞間に存在するタンパク質で，哺乳動物においては**全タンパク質の約30％を占める**．そのアミノ酸組成はGly(約30％)，Pro (Hypと合わせて25％)が多く，Hyp(10％)とHyl(約1％)を含み，芳香族アミノ酸が極めて少ないという特徴がある．collagenは少なくとも28種類あり，組織により種類が異なる．collagenはつぎのようにして生成する．

アミノ酸 ⟶ protocollagen $\xrightarrow{\text{水酸化}\atop\text{Hylへの糖付加}}$ procollagen（三本鎖）（細胞外へ）⟶ $\xrightarrow{\text{両末端部ペプチド切断}}$ tropocollagen（三本鎖）$\xrightarrow{\text{凝集}}$ collagen $\xrightarrow{\text{架橋}}$ 成熟collagen

tropocollagenがcollagenのモノマーに相当する．**protocollagenの水酸化**によりできるHyp残基が三本鎖の安定化に特に重要であり，その水酸化反応にビタミンCが関与する．

protocollagen中のProおよびLys残基の一部がproline hydroxylaseおよびlysine hydroxylaseにより水酸化される反応を下に示す．

$$\text{protocollagen} + n(O_2) + n(\alpha\text{-ketoglutarate}) \xrightarrow{\text{VC, Fe}^{2+}} \text{procollagen} + n(CO_2) + n(\text{succinate})$$

この反応において酸素の1原子は水酸基に，残りの1原子はコハク酸に取り込まれる．ビタミンCは酵素を活性化するといわれるが，詳細は不明である．

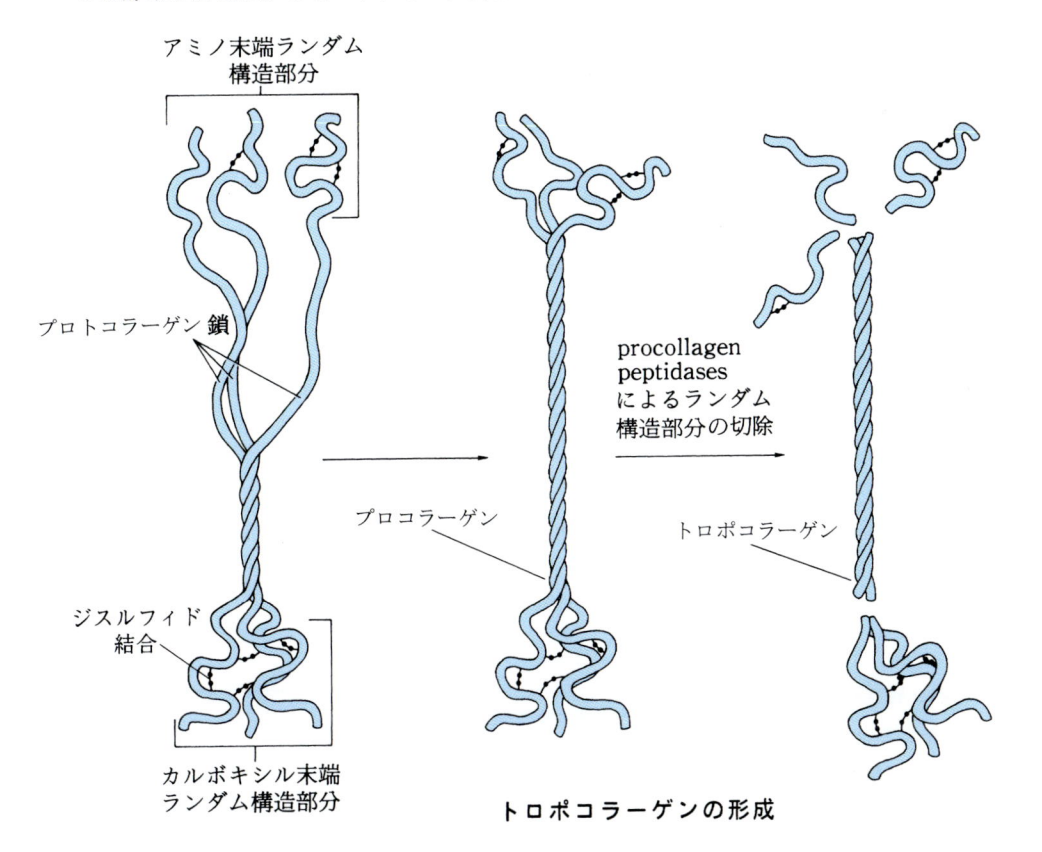

トロポコラーゲンの形成

（図：アミノ末端ランダム構造部分，プロトコラーゲン鎖，ジスルフィド結合，カルボキシル末端ランダム構造部分，プロコラーゲン，procollagen peptidasesによるランダム構造部分の切除，トロポコラーゲン）

コラーゲンの生合成

(a) protocollagen の合成

(b) プロリンおよびリシン残基の水酸化（ビタミンCが関与）

(c) ヒドロキシリシンへの糖付加

(d) procollagen（protocollagen が三つ編み状になったもの）の生成

(e) procollagen の細胞外への放出

(f) tropocollagen（procollagen の両端が切断されたもの）の生成

(g) microfibril（tropocollagen の凝集したもの）の生成

(h) collagen 繊維の生成（生成後徐々に tropocollagen 分子間で架橋が生じる）

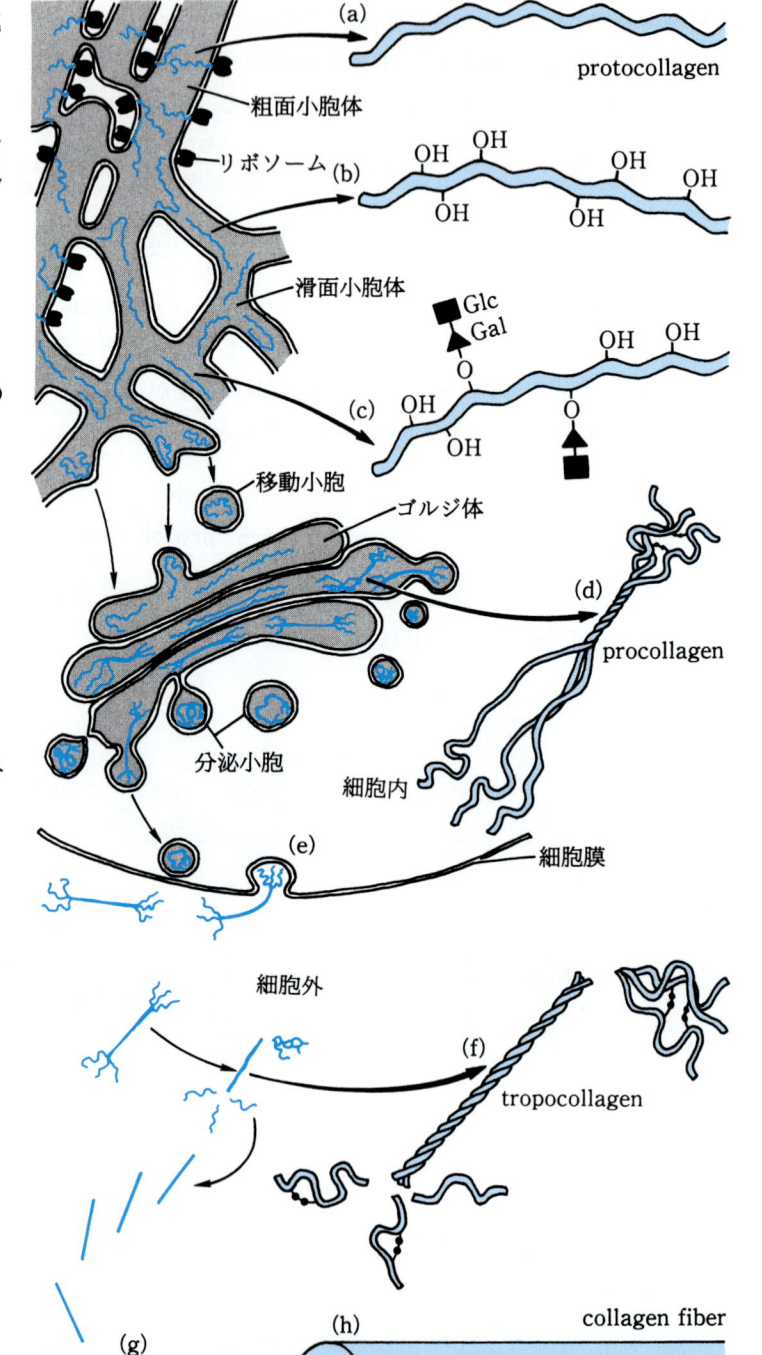

40 　補　酵　素

TPP

thiamin pyrophosphate (TPP)

thiamin (vitamin B$_1$) ── pyrophosphate

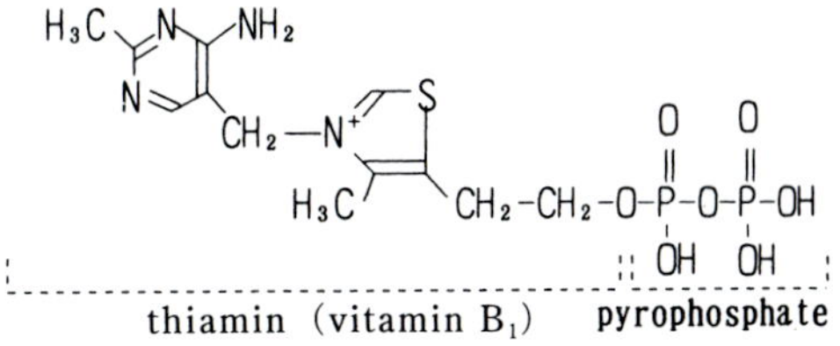

TPP は α-ケト酸の酸化的脱炭酸反応（動物細胞，☞ p.158, 159, 208），トランスケトラーゼ反応（☞ p.164），ピルビン酸の脱炭酸反応（酵母，下図参照）などで補酵素として作用する．いずれの反応でも TPP のカルボアニオンと基質のカルボニル基との結合が最初に起こる．

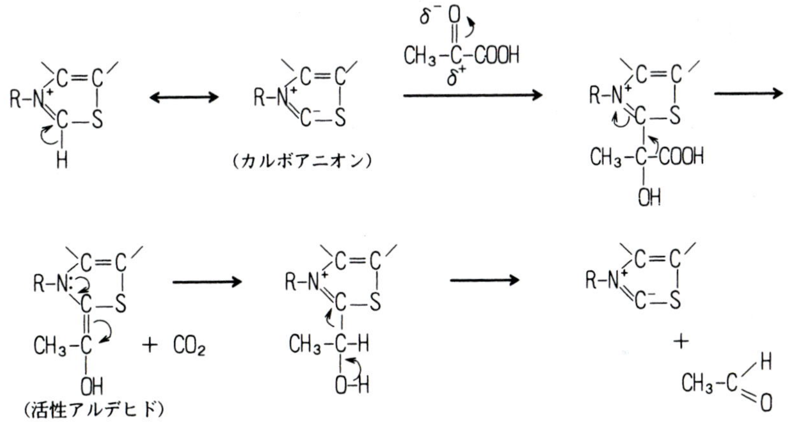

（カルボアニオン）

（活性アルデヒド）　＋ CO$_2$

FAD
FMN

リボフラビン ── アデニン
リビトール
7,8-ジメチルイソアロキサジン
二リン酸　2H
リボース

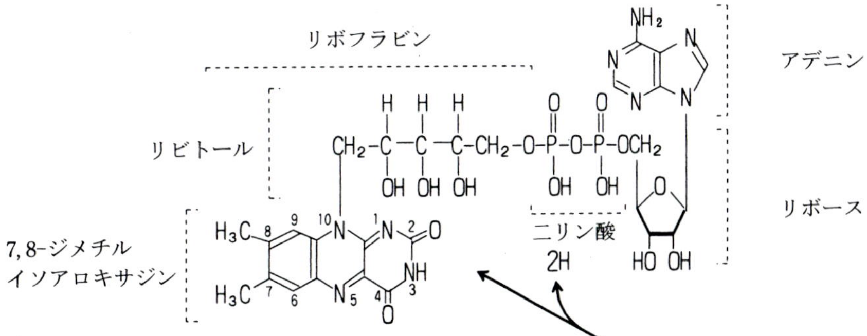

flavin adenine dinucleotide (FAD)
橙黄色

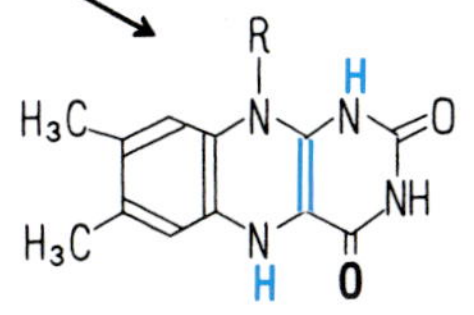

FAD や FMN は oxidase, dehydrogenase, reductase, oxygenase などの補酵素として作用する．

FADH$_2$ 無色
（還元型FAD）

FMN

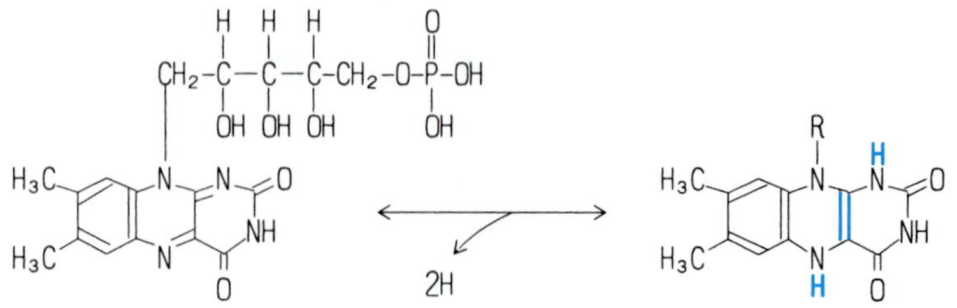

flavin mononucleotide (FMN) 橙黄色 ⇌ FMNH₂（還元型 FMN）無色（2H）

PLP

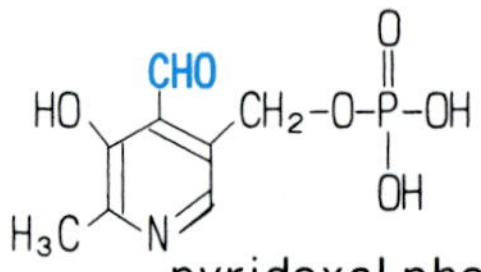

pyridoxal phosphate (PLP)

PLPはアミノ酸の代謝に関与する酵素（例えば，transaminase, decarboxylase, racemase, hydratase など）をはじめ，その他多くの酵素（例えば，phosphorylase, 5-aminolevulinate synthase など）の補酵素として作用する．PLPを補酵素とするほとんどの酵素では，基質の存在しない時は PLP は酵素タンパク質のリシン残基のε-アミノ基と Schiff 塩基をつくって結合している．抗結核薬イソニアジド（isoniazid）はピリドキサールから PLP を生成する pyridoxal kinase（結核菌にはもともと活性が低い）を阻害する．

NAD⁺
NADP⁺

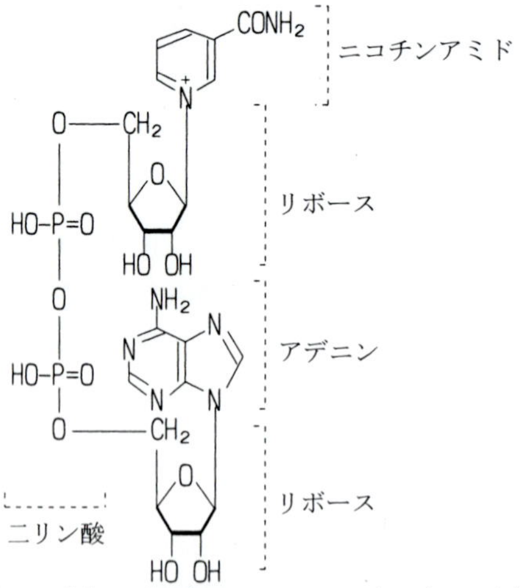

nicotinamide adenine dinucleotide (NAD⁺)

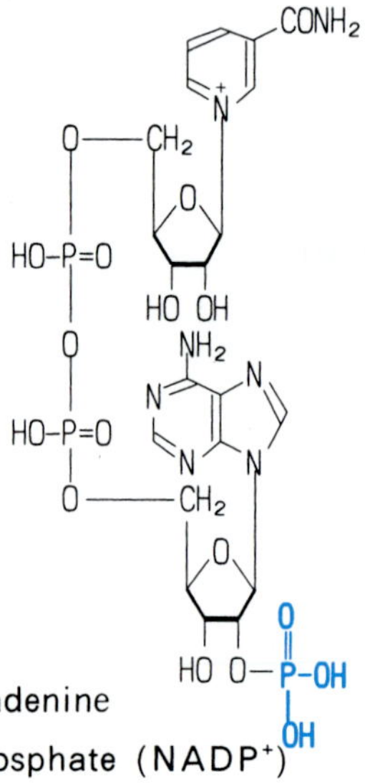

nicotinamide adenine dinucleotide phosphate (NADP⁺)

NAD⁺や NADP⁺は dehydrogenase, reductase などの補酵素として作用する．基質からヒドリドイオン（H^-）が取れて NAD⁺（あるいは NADP⁺）に結合するとともにプロトン（H^+）が溶媒中に放出される．

NADH(NADPH) の H_A（または H_R）と H_B（または H_S）は化学的環境が異なり、酵素の種類により基質からの水素はどちらかに特異的に結合する。

環平面前方の水素（H_A または H_R）　　環平面後方の水素（H_B または H_S）

NAD$^+$
(NADP$^+$)

例えば、alcohol dehydrogenase, lactate dehydrogenase では H_A に結合し、glucose-6-phosphate dehydrogenase, 6-phosphogluconate dehydrogenase では H_B に結合する。

NAD$^+$ と NADH の吸収スペクトル

NADH は 340 nm と 260 nm に極大吸収を示すのに対して、NAD$^+$ は 260 nm のみに極大吸収を有し 340 nm ではまったく吸収が見られない。NADP$^+$、NADPH はそれぞれ NAD$^+$、NADH とまったく同じ吸収スペクトルを示す。したがって、340 nm の吸光度の増減からこれらを補酵素とする酵素反応の進行状況を知ることができる。これを利用して酵素活性の測定や基質となる物質の定量などが行われる。

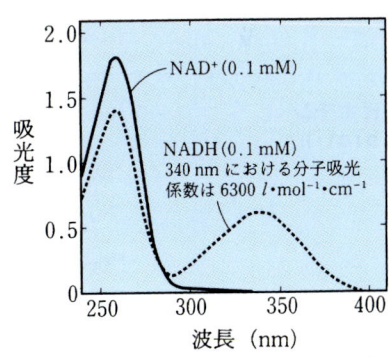

NAD$^+$ (0.1 mM)
NADH (0.1 mM) 340 nm における分子吸光係数は 6300 $l\cdot mol^{-1}\cdot cm^{-1}$

吸光度／波長 (nm)

補酵素 A
coenzyme A
(CoASH)
(CoA)

パンテテイン
　パントテン酸
　　パントイン酸　β-アラニン　システアミン

アデニン
リボース
リン酸

coenzyme A …… acetyl 化反応の補酵素として見出されたので coenzyme A と名づけられた。

CoASHには二つの機能がある.
1. CoASHとのチオエステル結合に関与する炭素原子に求電子性を生じる.
2. CoASHとのチオエステルのα炭素原子に求核性を生じる.

パンテテインの末端-OH基にリン酸の結合した4'-ホスホパンテテインは脂肪酸合成に必要なアシルキャリアータンパク質(acyl carrier protein, ACP, 細菌や植物の場合)あるいは脂肪酸合成酵素（動物の場合）に共有結合で結合しており（セリン残基の水酸基と結合している），そのSH基がアシル基の運搬に関与する. (☞ p.179)

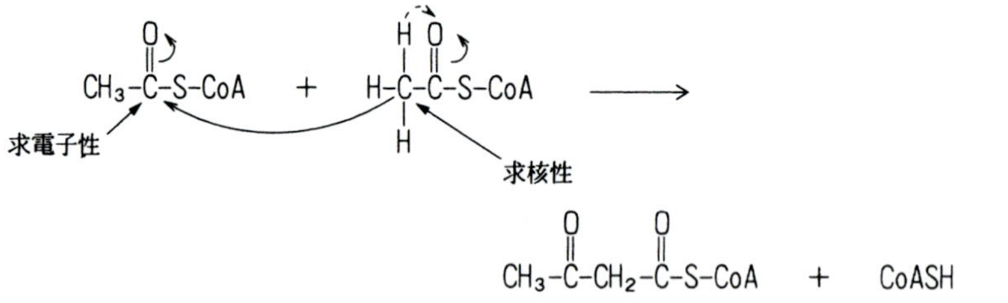

$$CH_3-\underset{\underset{求電子性}{}}{\overset{O}{C}}-S-CoA + H-\underset{\underset{求核性}{}}{\overset{H}{\underset{H}{C}}}-\overset{O}{C}-S-CoA \longrightarrow$$

$$CH_3-\overset{O}{C}-CH_2-\overset{O}{C}-S-CoA + CoASH$$

ビオチン biotin

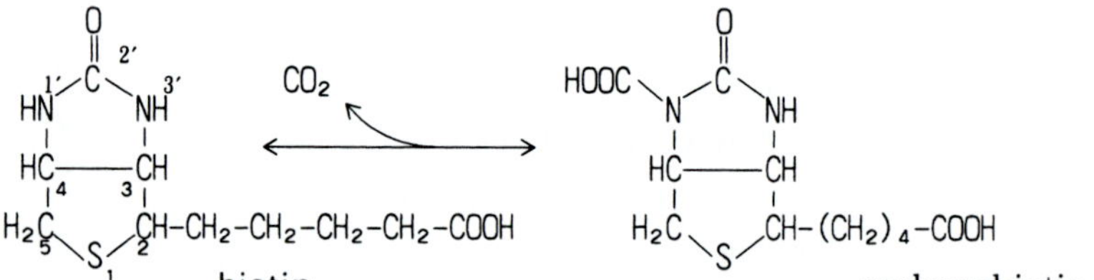

ビオチンはビオチンカルボキシルキャリアータンパク質 (biotin carboxyl carrier protein, BCCP) といわれるタンパク質のリシン残基のε-アミノ基に共有結合しており，二酸化炭素のキャリアーとしてアセチルCoA, プロピオニルCoA, β-メチルクロトニルCoA, ピルビン酸などのカルボキシル化反応に関与する. 例えばacetyl-CoA carboxylase (☞ p.179) は3種類のタンパク質（BCCP, biotin carboxylase, transcarboxylase）から構成され，つぎのような2段階の反応を触媒する. また，微生物中にはビオチンの結合したcarboxytransferase, decarboxylaseなども存在する.

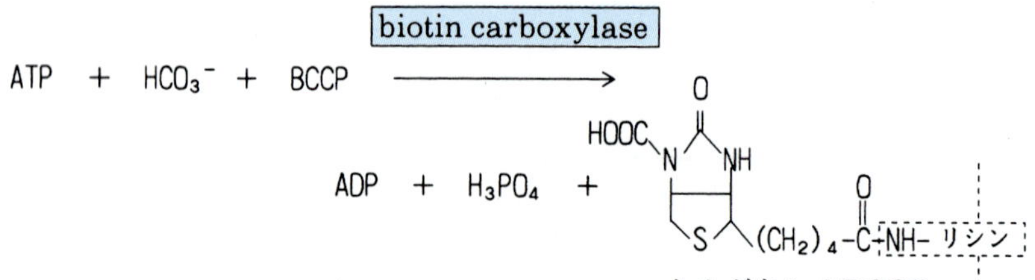

$$ATP + HCO_3^- + BCCP \xrightarrow{\text{biotin carboxylase}}$$
$$ADP + H_3PO_4 + \text{カルボキシルBCCP}$$

$$\text{カルボキシルBCCP} + \text{アセチルCoA} \xrightarrow{\text{transcarboxylase}} BCCP + \text{マロニルCoA}$$

リポ酸 lipoic acid

$$CH_2-CH_2-CH-CH_2-CH_2-CH_2-CH_2-COOH$$
$$|\quad\quad\quad\quad|$$
$$S\text{———}S$$

lipoic acid $\quad 2H \rightleftarrows \quad$

$$CH_2-CH_2-CH-CH_2-CH_2-CH_2-CH_2-COOH$$
$$|\quad\quad\quad\quad\quad|$$
$$SH\quad\quad\quad SH$$

dihydrolipoic acid

リポ酸は，そのカルボキシル基が酵素タンパク質のリシン残基のε-アミノ基とアミド結合で共有結合している．

リポ酸はα-ケト酸の酸化的脱炭酸反応のさいに酸化剤として働く．

$$R-\overset{O}{\underset{\|}{C}}-COOH + NAD^+ + CoASH \xrightarrow{\text{TPP, リポ酸, FAD}} R-\overset{O}{\underset{\|}{C}}-S\text{-}CoA + CO_2 + NADH + H^+$$

ピルビン酸デヒドロゲナーゼ複合体

例： ピルビン酸デヒドロゲナーゼ複合体
 （☞ p. 91, 158 および下図参照），
α-ケト(2-オキソ)グルタル酸デヒドロゲナーゼ複合体（☞ p.159）

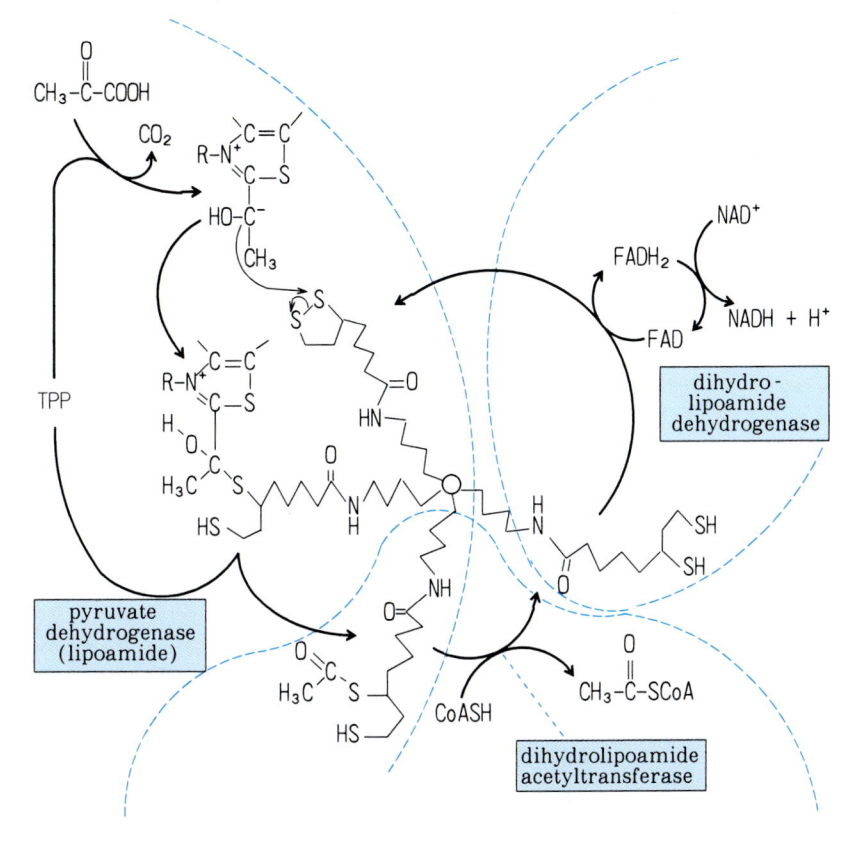

THF	**tetrahydrofolic acid（THF, FH₄）**

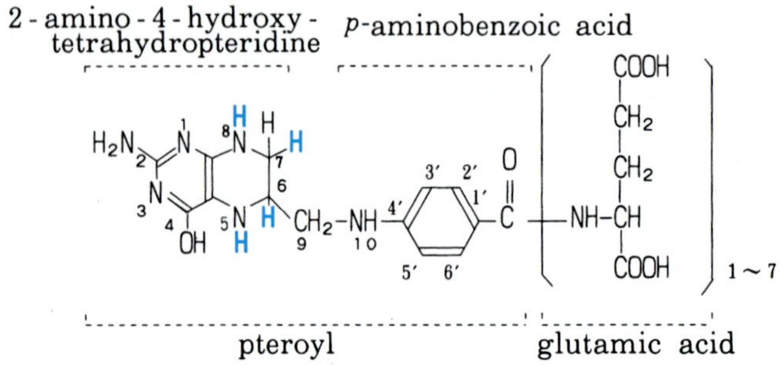

2-amino-4-hydroxy-tetrahydropteridine / p-aminobenzoic acid / pteroyl / glutamic acid

葉酸（folic acid）が dihydrofolate reductase（補酵素は NADPH）により還元されジヒドロ葉酸となり，さらに同じ酵素で還元されて THF となる．
(☞ p.202)

THF は C_1 ユニット（二酸化炭素は除く）の転移反応に関与する．
5 位および 10 位の -NH- が活性部位である．(☞ p.203)

ギ酸の結合体として：5-ホルミルTHF，10-ホルミルTHF，5,10-メテニルTHF，
ホルムアルデヒドの結合体として：5,10-メチレンTHF，
メチル基の結合体として：5-メチルTHF があり，

これらの THF 誘導体は，p.202 および p.203 に示すようにつくられ，プリン塩基（☞ p.226），チミン（☞ p.228），メチオニン（☞ p.136, p.204）の生合成などに関与する． |
| テトラヒドロビオプテリン | **テトラヒドロビオプテリン**（tetrahydrobiopterin，肝臓に多い）は，プテリジン骨格を持つ化合物であり，芳香族アミノ酸の水酸化反応（☞ p.215, p.216, p.218）などにおける電子供与体として作用する．

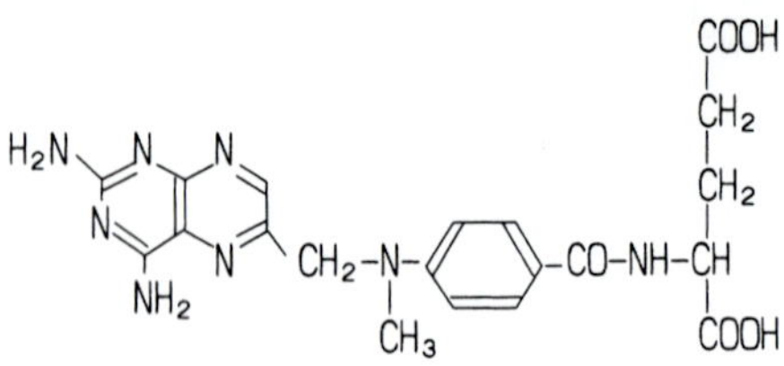

methotrexate 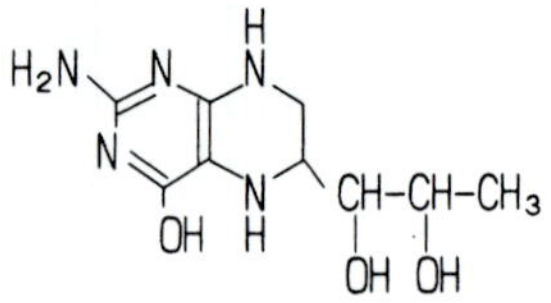 / tetrahydrobiopterin |
| メトトレキサート | リンパ性白血病，絨毛上皮がん，骨肉腫などの治療薬として用いられている**メトトレキサート**（methotrexate）は dihydrofolate reductase の強力な阻害剤として働き，がん細胞のプリン塩基，チミンの生合成を抑える．また，抗炎症作用，免疫抑制作用があり，抗リウマチ薬としても用いられる． |

アデノシルコバラミン
adenosyl-cobalamin

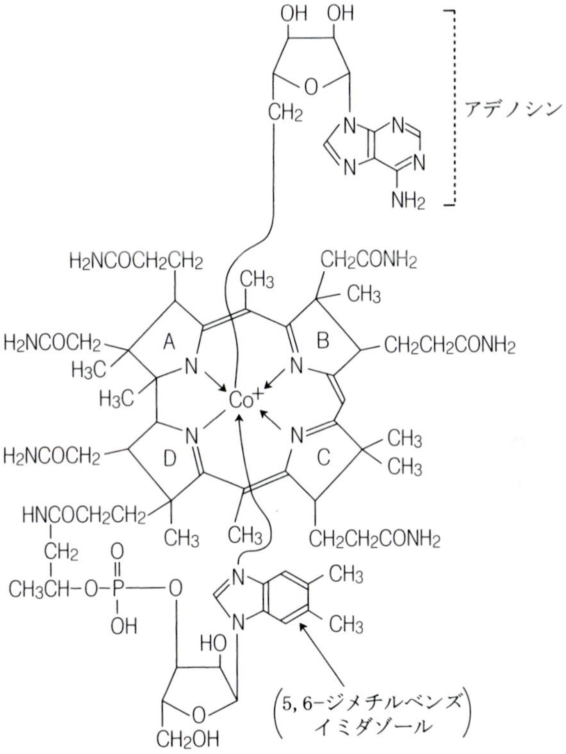

(5,6-ジメチルベンズイミダゾール)

adenosylcobalamin

補酵素型ビタミンB_{12}としてはadenosylcobalaminの他に**メチルコバラミン**（methylcobalamin：アデノシル基の代わりにメチル基のついたもの）がある．これらは肝臓に多い．

動物細胞内で補酵素型ビタミンB_{12}を必要とする酵素はつぎの二つのみである．
{ methylmalonyl-CoA mutase および
  5-methyltetrahydrofolate-homocysteine methyltransferase

adenosylcobalamin は水素原子の移動を伴う①異性化反応，②還元反応などに関与し，methylcobalamin は③メチル基の転移反応に関与する．

① 異性化反応（☞ p.178, 210）

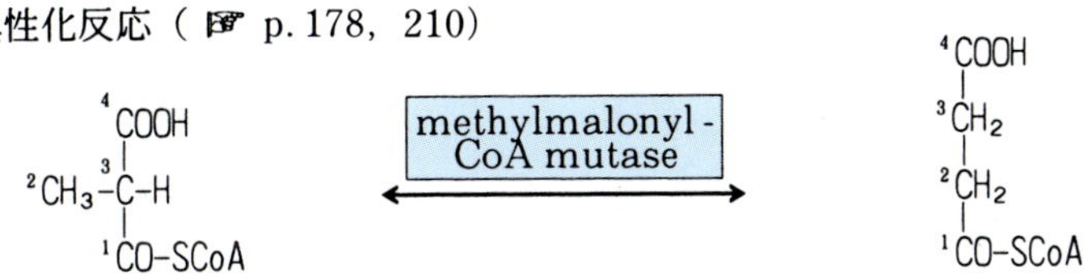

methylmalonyl-CoA ⟷[methylmalonyl-CoA mutase]⟶ succinyl-CoA

② 還元反応（乳酸菌などでみられ，哺乳動物ではみられない）

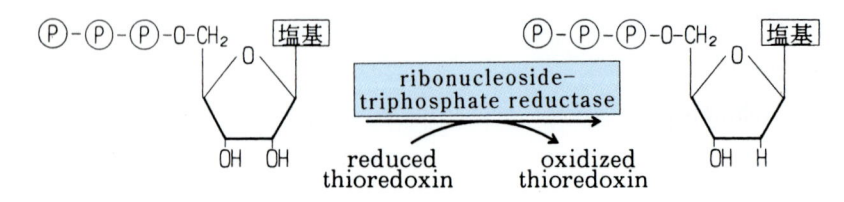

P-P-P-O-CH_2-塩基（リボース OH OH）→ ribonucleoside-triphosphate reductase → P-P-P-O-CH_2-塩基（デオキシリボース OH H）
reduced thioredoxin → oxidized thioredoxin

③ 転移反応（☞ p.204）

THF ← methylcobalamin ← homocysteine ($\text{H}_2\text{N-CH(COOH)-CH}_2\text{CH}_2\text{-SH}$)
5-メチルTHF → cobalamin → methionine ($\text{H}_2\text{N-CH(COOH)-CH}_2\text{CH}_2\text{-S-CH}_3$)
5-methyltetrahydrofolate-homocysteine methyltransferase

PQQ

pyrroloquinoline quinone (PQQ) ⇌ (−2H) ⇌ pyrroloquinoline hydroquinone (PQQH$_2$)

細菌のメタノール脱水素酵素の補酵素として1979年に見出された．哺乳動物にも存在し，酵素タンパク質には非共有結合している．

グルタチオン glutathione (GSH)

グルタチオンはSH基をもつトリペプチド（構造 p.56）で，その還元作用などにより多様な生理作用を発揮する．そのうちの一つが補酵素としての作用である．グルタチオンを必要とする酵素には，maleylpyruvate isomerase, maleylacetoacetate isomerase, prostaglandin-H$_2$E-isomerase（☞ p.189），glyoxalase I などがある．前二者の場合には，グルタチオンがオレフィン結合へ付加することによりC-C結合の回転が可能になり，異性化が起きる．

maleylpyruvic acid ⇌ (maleylpyruvate isomerase) ⇌ fumarylpyruvic acid

Digestion and Absorption
（消化と吸収）

4 1　糖質，タンパク質，脂質の消化と吸収

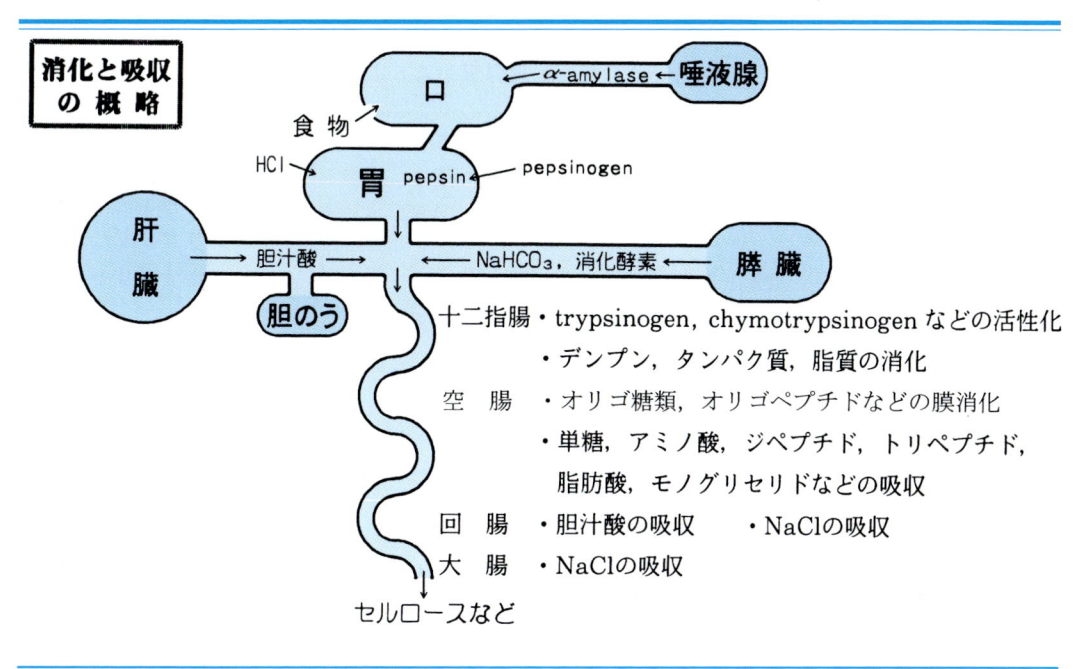

消化と吸収の概略

- 口 ← α-amylase ← 唾液腺
- 食物
- 胃：HCl，pepsin ← pepsinogen
- 肝臓 → 胆汁酸 →
- 胆のう
- 膵臓 → NaHCO₃，消化酵素 →
- 十二指腸・trypsinogen, chymotrypsinogen などの活性化
  ・デンプン，タンパク質，脂質の消化
- 空腸・オリゴ糖類，オリゴペプチドなどの膜消化
  ・単糖，アミノ酸，ジペプチド，トリペプチド，脂肪酸，モノグリセリドなどの吸収
- 回腸・胆汁酸の吸収　・NaClの吸収
- 大腸・NaClの吸収
- セルロースなど

膜消化に関与する酵素

小腸粘膜上皮細胞の刷子縁膜中には，糖質・タンパク質消化の終末消化（膜消化）に関与する酵素や trypsinogen の活性化に関与する酵素などが多数存在する．

【酵素】	【基質】	【生成物】
maltase	マルトース	グルコース
sucrase	ショ糖	グルコース，フルクトース
isomaltase	イソマルトース，α-限界デキストリン	グルコース
lactase	乳糖	グルコース，ガラクトース
glucoamylase	デンプン，α-限界デキストリン	グルコース
trehalase	トレハロース	グルコース
dipeptidase	ジペプチド	アミノ酸
aminopeptidase	オリゴペプチド	アミノ酸
enteropeptidase	トリプシノーゲン	トリプシン
alkaline phosphatase	リン酸エステル	リン酸，アルコール

42　消化液の性

消化液	性状 〔1日分泌量 l〕	消化 糖質	消化 脂質
唾液 saliva	無色 pH 6.4 ~ 7.0 〔約 1.5 l〕	α-amylase： 　わずかに働く． 　デンプン──→ 　　マルトース　＋ 　　マルトトリオース　＋ 　　α-限界デキストリン	lipase： 　胃腔内で働く． 　トリグリセリド──→ 　　2-モノグリセリド 　　　　＋脂肪酸
胃液 gastric juice	無色 pH 1.5 ~ 2.0 〔約 2.5 l〕		lipase： 　わずかに働く． 　トリグリセリド──→ 　　2-モノグリセリド 　　　　＋脂肪酸
膵液 pancreatic juice	無色 $NaHCO_3$を血漿の3倍の濃度で含む． pH 7.5 ~ 8.5 〔約 0.7 l〕	α-amylase： 　デンプン──→ 　　マルトース　＋ 　　マルトトリオース　＋ 　　α-限界デキストリン	lipase： 　トリグリセリド──→ 　　2-モノグリセリド 　　　　＋脂肪酸 prophospholipase A_2： 　phospholipase A_2 となり， 　リン脂質をリゾリン脂質 　と脂肪酸にする． cholesterol esterase： 　コレステロールエステル 　──→ コレステロール 　　　　＋脂肪酸
胆汁 bile	肝胆汁 　黄色調褐色 　　pH 7.4 ~ 8.0 胆のう胆汁 　褐色調緑色 　　pH 5.2 ~ 7.2		

質 と 作 用

作用		その他の作用	ホルモンによる分泌の調節
タンパク質	核酸		
		食物を飲み込みやすくする.	
pepsinogen：pepsinとなり，タンパク質──ペプチド prochymosin（乳幼児）：chymosin(rennin)となり，凝乳作用（カゼイン──パラカゼイン）によりカゼインが消化されやすくする.		HClの酸性によりタンパク質を変性させて消化されやすくする. 食物中の細菌を殺す.	ガストリン： 　HCl 分泌促進 セクレチン： 　HCl 分泌抑制 　pepsinogen分泌促進 GIP： 　HCl 分泌抑制
trypsinogen, chymotrypsinogen, proelastase： それぞれ trypsin, chymotrypsin, elastase となり，タンパク質をペプチドにする. procarboxypeptidase：carboxypeptidase となり，ペプチドをアミノ酸にする.	ribonuclease： 　RNA ── 　オリゴヌクレオチド deoxyribonuclease：DNA ── オリゴヌクレオチド	胃から小腸へ送られてくる酸性乳びを中和する.	セクレチン： 　NaHCO₃ 分泌促進 コレシストキニン： 　酵素分泌促進
		胃から小腸へ送られてくる酸性乳びを中和する. 胆汁酸は脂肪を乳化し，また脂質の水解物とミセルを形成する.	

43 消化と吸収 (詳 細)

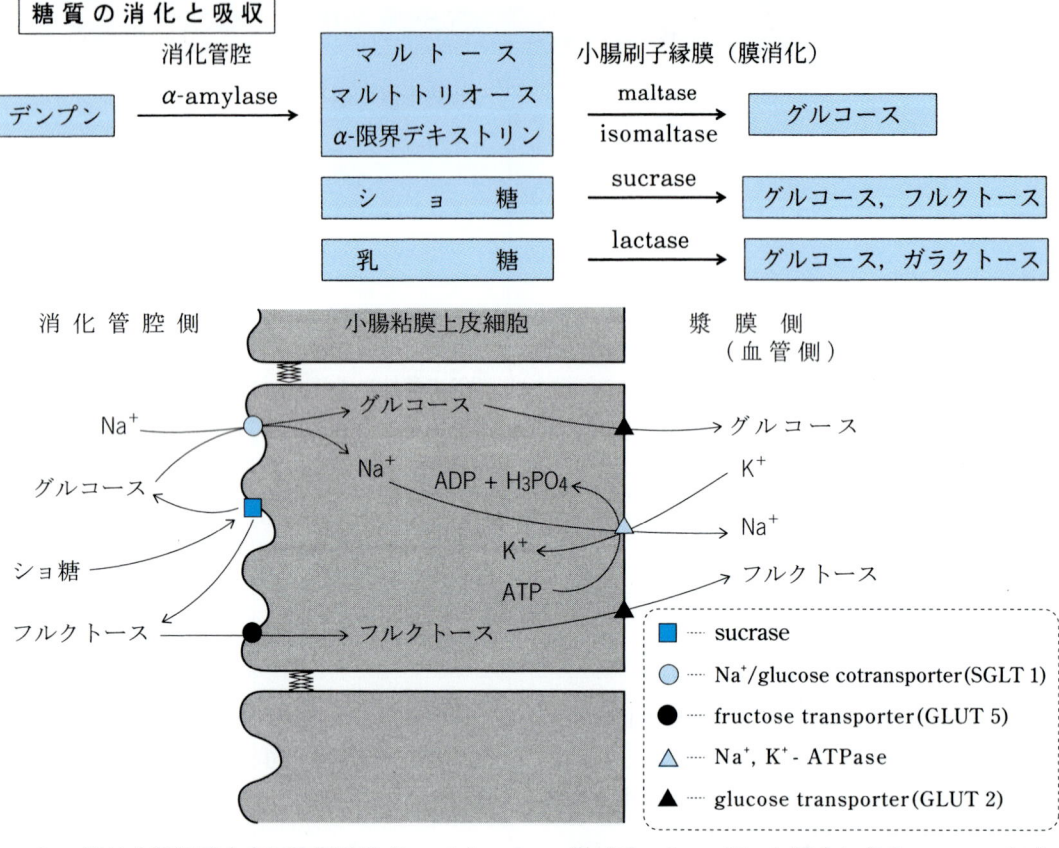

糖質の消化と吸収

```
                    消化管腔                           小腸刷子縁膜（膜消化）
                                    マルトース
                    α-amylase       マルトトリオース     maltase
   デンプン    ──────────→     α-限界デキストリン   ──────────→    グルコース
                                                       isomaltase

                                                       sucrase
                                    ショ 糖         ──────────→    グルコース，フルクトース

                                                       lactase
                                    乳 糖           ──────────→    グルコース，ガラクトース
```

消化管腔側　　　小腸粘膜上皮細胞　　　漿膜側（血管側）

凡例：
- ■ sucrase
- ● Na⁺/glucose cotransporter (SGLT 1) — 青丸
- ● fructose transporter (GLUT 5)
- △ Na⁺, K⁺ - ATPase
- ▲ glucose transporter (GLUT 2)

ショ糖は小腸粘膜上皮細胞刷子縁（brush border；微絨毛 microvillus）膜中にある sucrase により加水分解され，グルコースとフルクトースになる．グルコースは Na^+ との**共輸送**（cotransport）により上皮細胞に取り込まれる．すなわち，Na^+ は ATPase により漿膜側に汲み出されるので管腔側と上皮細胞の間には Na^+ の濃度勾配が生じ，Na^+ の取込みに伴ってグルコースが取り込まれる．

なお，ガラクトースもグルコースと同じ**輸送タンパク質**により取り込まれる．フルクトースはグルコース輸送タンパク質とは異なる輸送タンパク質（Na^+ を必要としない）により取り込まれる．

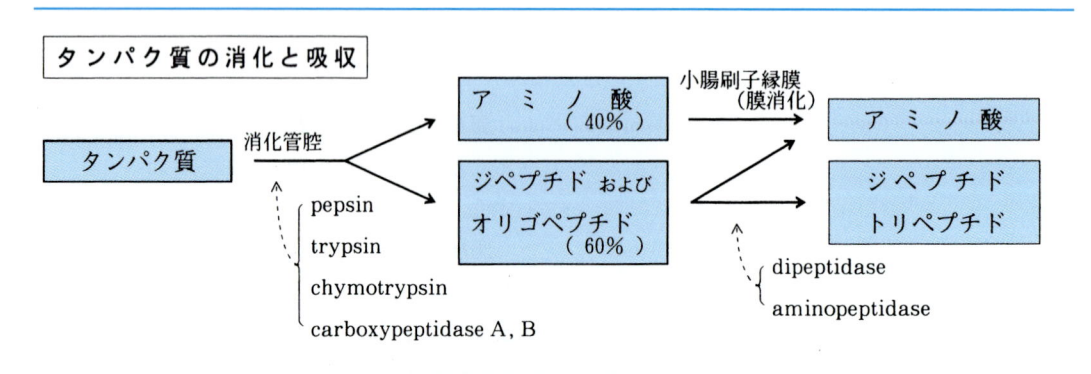

タンパク質の消化と吸収

```
                消化管腔                        小腸刷子縁膜（膜消化）
                           → アミノ酸（40%）  ──────────→    アミノ酸
  タンパク質 ──────────→
                           → ジペプチドおよび                 ジペプチド
                             オリゴペプチド（60%）            トリペプチド

           pepsin
           trypsin                              dipeptidase
           chymotrypsin                         aminopeptidase
           carboxypeptidase A, B
```

消化と吸収　141

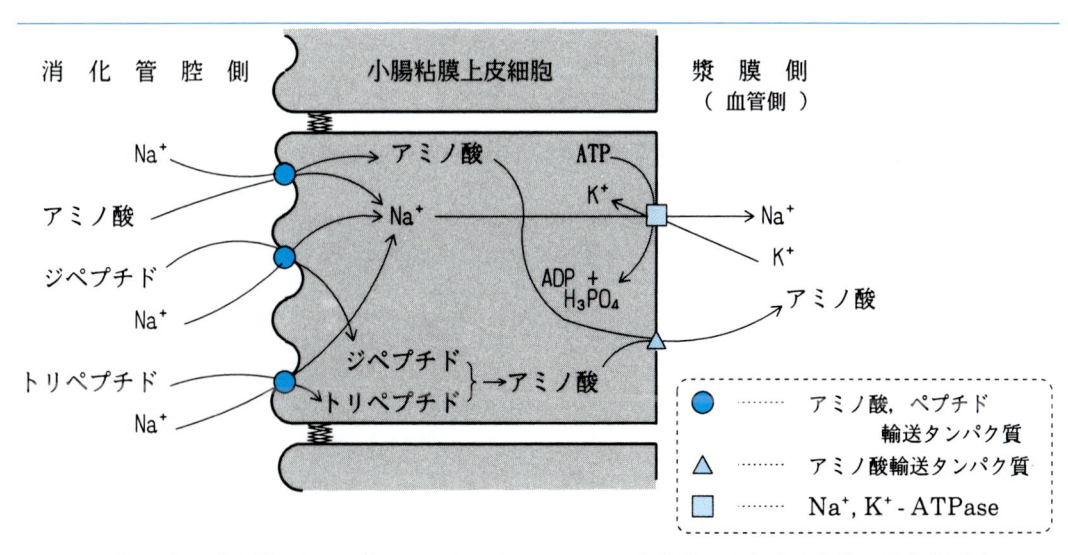

| | | 消化管腔側 | 小腸粘膜上皮細胞 | 漿膜側（血管側） |

（図：アミノ酸、ジペプチド、トリペプチドがNa⁺共輸送により上皮細胞に取り込まれる様子）

凡例：
● …… アミノ酸, ペプチド輸送タンパク質
▲ …… アミノ酸輸送タンパク質
■ …… Na^+, K^+-ATPase

アミノ酸，ジペプチド，およびトリペプチドはNa^+との共輸送により上皮細胞に取り込まれる．グルコース輸送の場合と同様に，Na^+はATPaseにより漿膜側へ汲み出され，Na^+濃度の高い管腔側からのNa^+の流入に伴ってアミノ酸およびペプチドが取り込まれる．トリペプチドまでは速く取り込まれるが，テトラペプチド以上になると取り込まれにくくなる．上皮細胞から漿膜側へのアミノ酸の輸送にはNa^+は関与しない．

刷子縁膜中のアミノ酸輸送タンパク質には少なくともつぎの5種類が知られている．

1. 中性アミノ酸（Ala, Val, Leu, Met, Phe, Tyr, Ile）を輸送するもの
2. 塩基性アミノ酸（Lys, Arg）およびシスチンを輸送するもの
3. イミノ酸（Pro, Hyp）およびグリシンを輸送するもの
4. 酸性アミノ酸（Asp, Glu）を輸送するもの
5. β-アミノ酸（β-Ala, taurine）を輸送するもの

タンパク質の消化に関与する酵素の前駆体(zymogen, proenzyme)・作用特異性(ペプチド結合切断箇所)

酵素	酵素前駆体	切断箇所	その他
pepsin	pepsinogen（胃）	Phe, Tyr, Leu, Metなどのアミノ基側．	自己消化あるいはペプシンにより活性化．(☞ p.89)．最適pHは2前後．Aspのカルボキシル基を必要とするアスパラギン酸プロテアーゼの一種．
trypsin	trypsinogen（膵臓）	Arg, Lysのカルボキシル基側．	enteropeptidaseあるいはtrypsinにより活性化．(☞ p.89)．セリンプロテアーゼの一種．
chymotrypsin	chymo-trypsinogen（膵臓）	Tyr, Trp, Pheのカルボキシル基側．	trypsinおよびchymotrypsinの作用を受けて活性化．(☞ p.89)．最適pHは7, 8．セリンプロテアーゼの一種．
elastase	proelastase（膵臓）	Ala, Leu, Ile, Valなどのカルボキシル基側．	elastinその他のタンパク質を加水分解．trypsinの作用により活性化．セリンプロテアーゼの一種．
carboxy-peptidase A	procarboxy-peptidase A（膵臓）	C末端から酸性および中性アミノ酸を遊離．C末端がPro, Gly, Arg, Lysの時には働かない．	trypsinにより活性化．Znを含む．金属カルボキシペプチダーゼの一種．
carboxy-peptidase B	procarboxy-peptidase B（膵臓）	C末端からLys, Argを遊離．	trypsinにより活性化．Znを含む．金属カルボキシペプチダーゼの一種．

脂質の消化と吸収

1. 長鎖脂肪酸（炭素数 14 以上）を主に含む triglyceride の場合

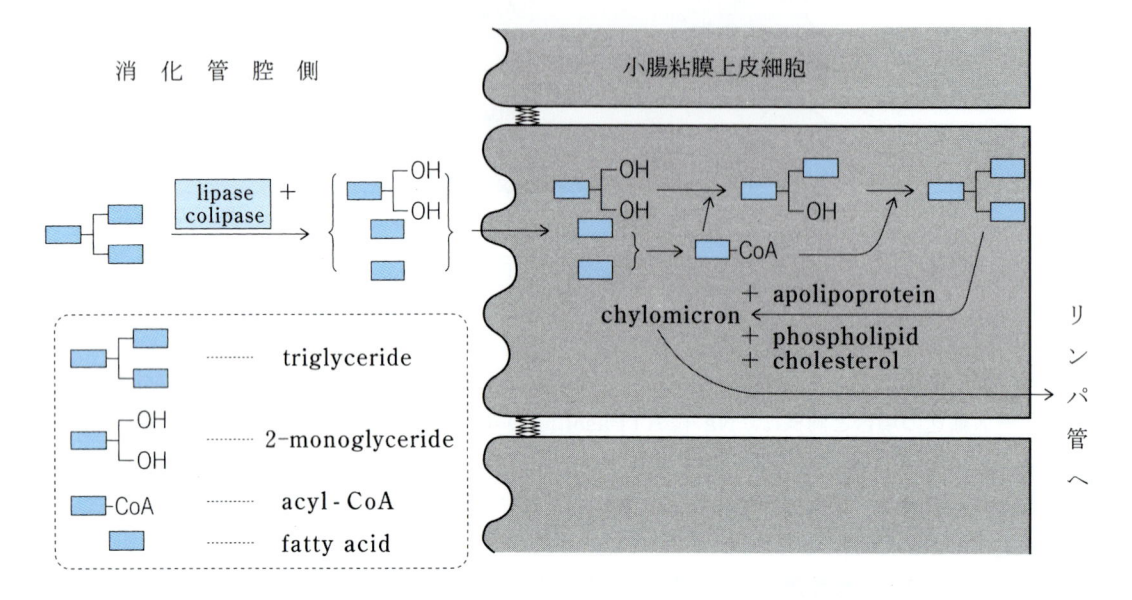

triglyceride は胃から分泌される lipase によっても消化されるが，膵臓からの lipase による消化が主である．膵 lipase は胆汁酸により阻害されるが，膵液中にある colipase といわれるタンパク質（分子量 11,000）が共存すると，その阻害がかからず lipase が働く．

脂肪滴の表面に lipase, colipase, 胆汁酸の複合体が結合して triglyceride を加水分解し，2-monoglyceride と脂肪酸を生じる．それらは**胆汁酸を主成分とする**（リン脂質やコレステロールも含む）**ミセル**に取り込まれることにより可溶化される．そのミセルが粘膜上皮細胞表面に達し，ミセルがこわれつつ成分が吸収されていく．

triglyceride から生じた 2-monoglyceride の一部は膵液中 esterase（胆汁酸により活性化される）の作用を受けて glycerol と脂肪酸にまで加水分解されてから吸収される．吸収された glycerol は血液中にそのまま移行するか，あるいはつぎに示す経路（**グリセロリン酸経路** ☞ p.182）により上皮細胞内で triglyceride に再合成される．なお，前図中に示した 2-monoglyceride からの triglyceride 合成経過を**モノグリセリド経路**という．

$$\text{glycerol} \xrightarrow{\text{ATP}} \text{glycerol 3-phosphate} \xrightarrow{\text{acyl-CoA}} \text{phosphatidic acid}$$

$$\xrightarrow{\text{H}_2\text{O}} \text{1,2-diglyceride} \xrightarrow{\text{acyl-CoA}} \text{triglyceride}$$

2. 中鎖脂肪酸（炭素数 8〜12）を主に含む triglyceride の場合

lipase および esterase の作用により glycerol と脂肪酸にまで加水分解されて吸収される．それらはそのまま門脈血中に移行する．

3. グリセロリン脂質の場合

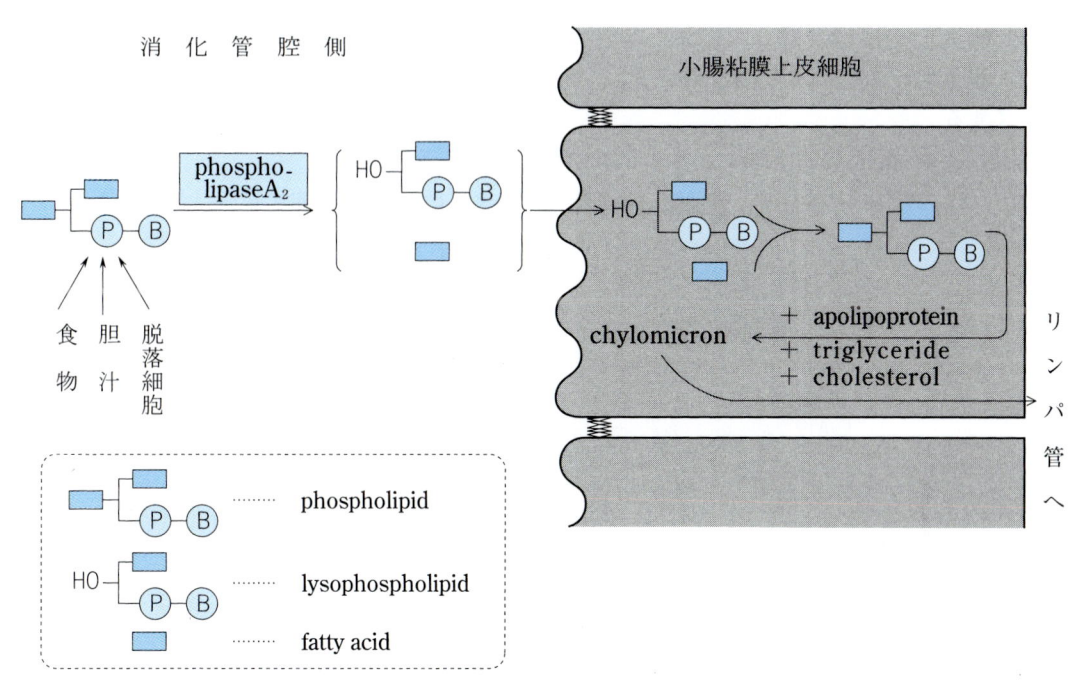

phospholipaseA₂ は，膵臓から分泌された prophospholipaseA₂ が，trypsin の作用によって部分加水分解されて生じる．その活性発現には胆汁酸を必要とする．

4. コレステロールの場合

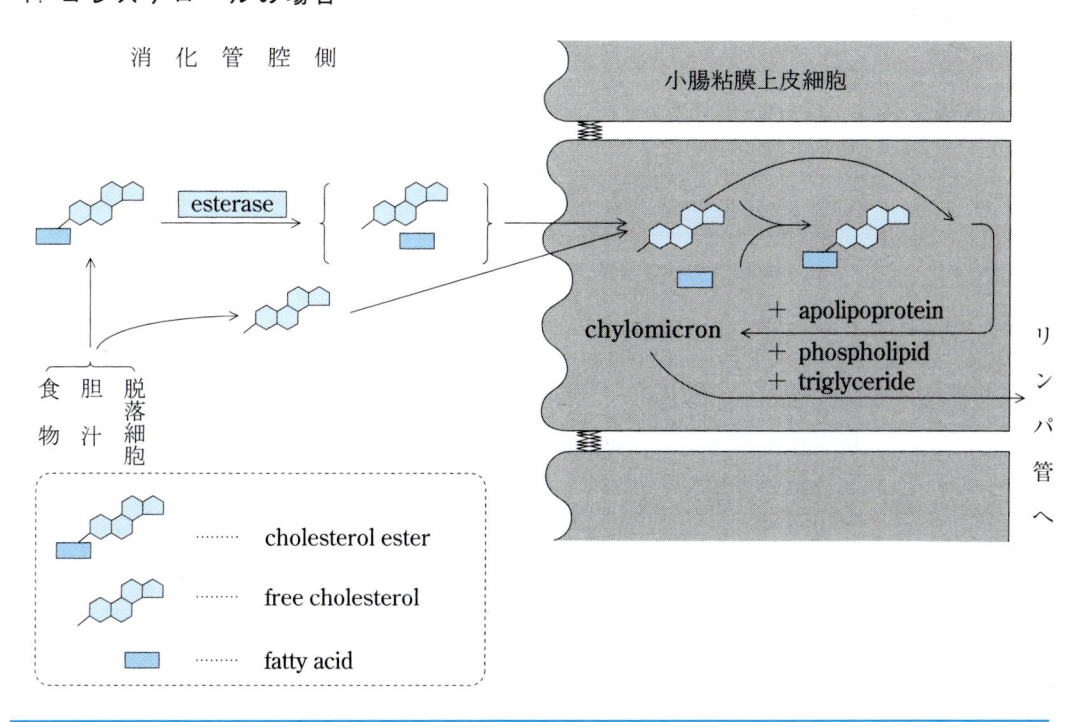

胃液中 HCl と膵液中 NaHCO₃ の生成

胃　液

(1) 胃液の HCl は食物中の微生物を殺し，タンパク質を変性させて protease の作用を受けやすくする．

(2) pepsin（最適 pH 2 前後）が働けるような環境をつくる．

(3) HCl は胃底腺に存在する壁細胞（傍細胞）でつぎのようにして生成する．

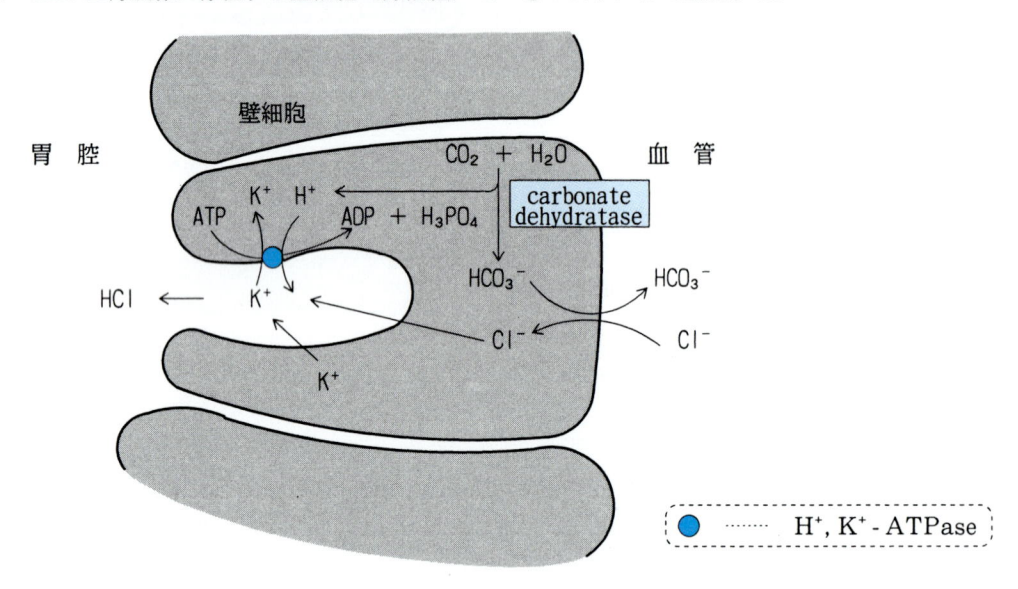

●……… H^+, K^+-ATPase

膵　液

(1) 膵液の NaHCO₃ は胃液の HCl を中和し，小腸において種々の消化酵素が働ける環境をつくる．

(2) 膵臓の外分泌細胞は NaCl に富んだ液を分泌し，それが微小膵管を通過するうちに下図のような機構で NaHCO₃ に富む液となって十二指腸に達する．

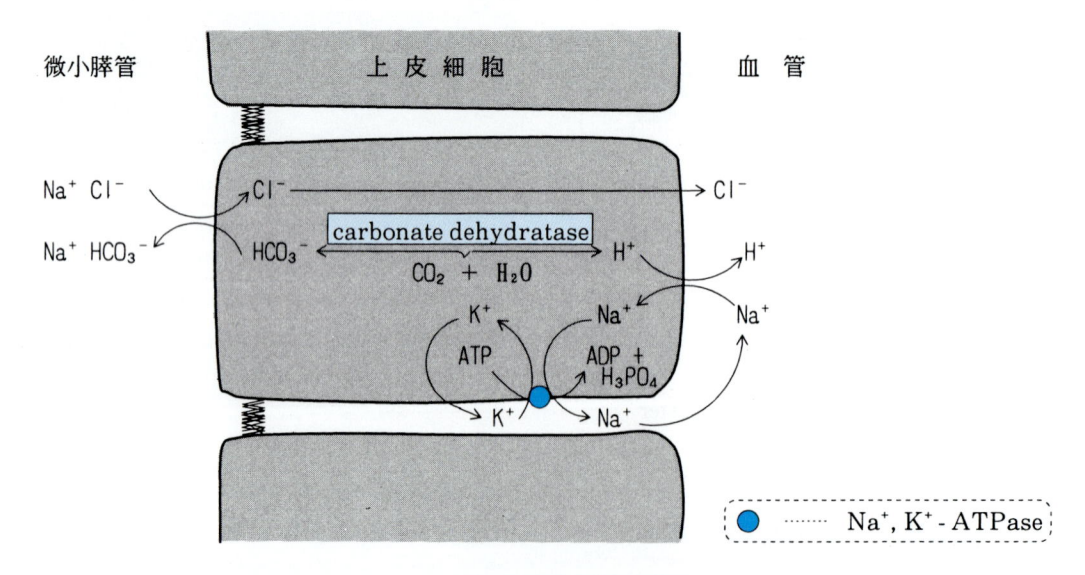

●……… Na^+, K^+-ATPase

Metabolism of Carbohydrates

（糖質の代謝）

44　糖質代謝の概説

糖質（glucose, glycogen）の代謝（分解）はつぎの2段階に分けて考えられる.
1. 解糖過程　glucose, glycogen $\longrightarrow$ pyruvic acid あるいは lactic acid
2. TCAサイクル（pyruvic acid $\longrightarrow$ ）acetyl‐CoA $\longrightarrow$ CO_2 + [H]

解　糖 glycolysis	解糖とはglycogenやglucoseのpyruvic acidまたはlactic acidへの分解と理解してよい．そのさいに高エネルギー化合物であるATPを生じる． (1)　好気的な（酸素のある）場合 　　　glucose $\longrightarrow$ 2pyruvic acid + 2NADH + $2H^+$ + (2 ATP) $2NADH + 2H^+$はグリセロールリン酸シャトルなどを経て，電子伝達系で酸化され3または4.5 ATP（組織により異なる）を生じる．（☞ p.162） 　　　$2NADH + 2H^+ + O_2 \longrightarrow 2NAD^+ + 2H_2O$ + (3または4.5 ATP) (2)　嫌気的な（酸素のない）場合 　　　glucose $\longrightarrow$ 2lactic acid + (2 ATP)
TCAサイクル TCA cycle	pyruvic acidはacetyl-CoAを経てTCAサイクルで分解されて，CO_2とNADH（およびFADH$_2$）を生じる．NADH（およびFADH$_2$）は電子伝達系で酸化され，その際ATPを生じる． 　　　2pyruvic acid + $5O_2$ + $6H_2O$ $\longrightarrow$ $6CO_2$ + $10H_2O$ + (25 ATP)
（計）	以上より，1モルのglucoseが，好気的条件下で完全に酸化されると，30モルまたは31.5モルのATPを生じる． 　　　glucose + $2NAD^+$ 　$\longrightarrow$ 2pyruvic acid + 2NADH + $2H^+$ + (2 ATP) 　　　$2NADH + 2H^+ + O_2$ 　$\longrightarrow$ $2NAD^+ + 2H_2O$ + (3または4.5 ATP) 　　　2pyruvic acid + $5O_2$ + $6H_2O$ $\longrightarrow$ $6CO_2$ + $10H_2O$ + (25 ATP) 　　　glucose + $6O_2$ 　$\longrightarrow$ $6CO_2$ + $6H_2O$ + (30または31.5 ATP) しかし，glucose 1モルの酸化による正味のATP産生量は29.5モルあるいは31モルである（理由はp.163を参照）.

45 解 糖 系 (glycolytic pathway)

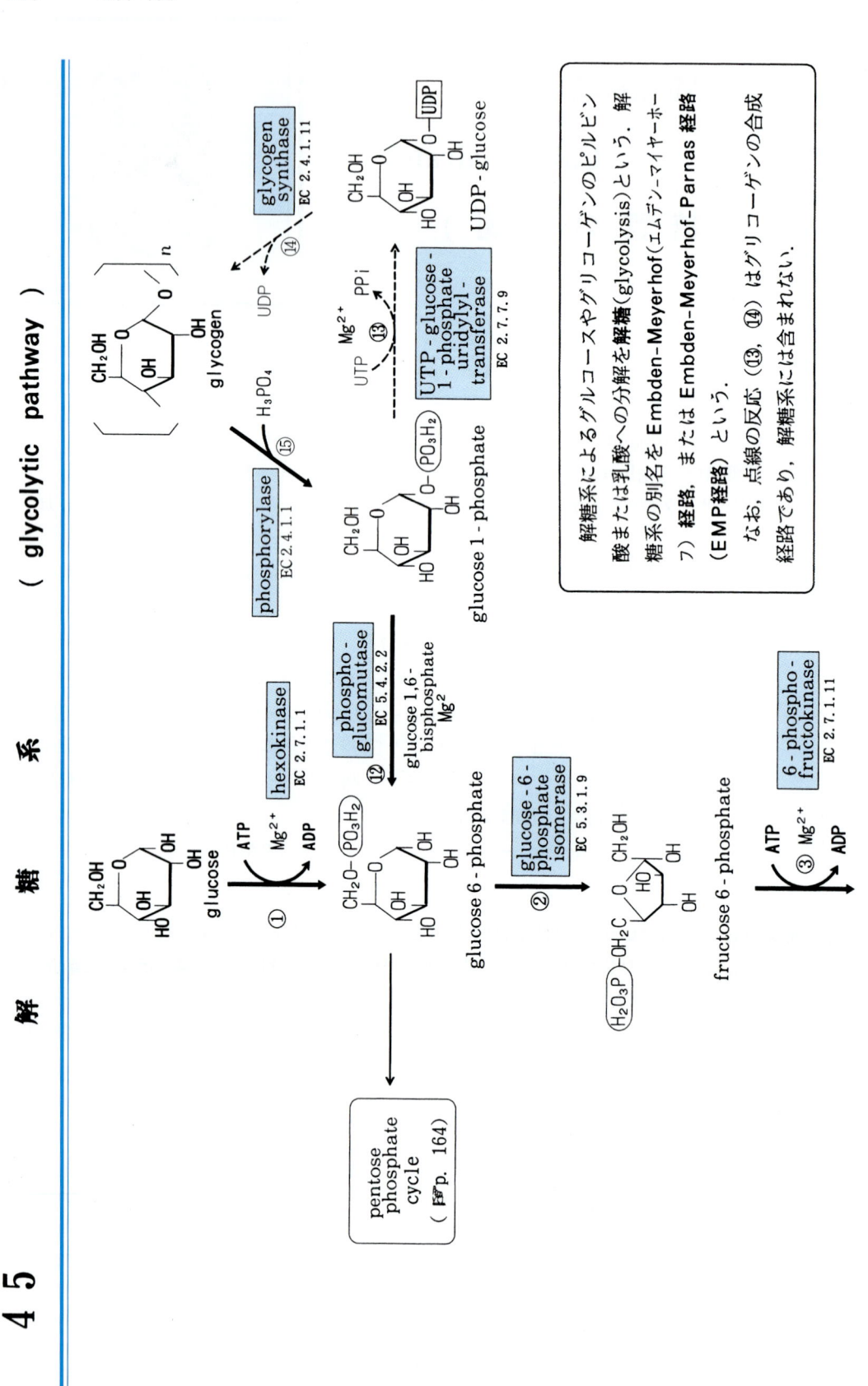

解糖系によるグルコースやグリコーゲンのピルビン酸または乳酸への分解を解糖(glycolysis)という。解糖系の別名を Embden-Meyerhof(エムデン-マイヤーホーフ)経路、または Embden-Meyerhof-Parnas 経路(EMP経路)という。
なお、点線の反応(⑬、⑭)はグリコーゲンの合成経路であり、解糖系には含まれない。

- ① hexokinase EC 2.7.1.1
- ② glucose-6-phosphate isomerase EC 5.3.1.9
- ③ 6-phosphofructokinase EC 2.7.1.11
- ⑫ phosphoglucomutase EC 5.4.2.2 (glucose 1,6-bisphosphate, Mg²⁺)
- ⑬ UTP-glucose-1-phosphate uridylyltransferase EC 2.7.7.9
- ⑭ glycogen synthase EC 2.4.1.11
- ⑮ phosphorylase EC 2.4.1.1

glucose → glucose 6-phosphate → fructose 6-phosphate
glucose 6-phosphate → pentose phosphate cycle (p.164)
glucose 6-phosphate ⇄ glucose 1-phosphate ⇄ UDP-glucose ⇄ glycogen

糖質の代謝

fructose 1,6-bisphosphate

④ fructose-bisphosphate aldolase　EC 4.1.2.13

dihydroxyacetone phosphate

⑤ triose-phosphate isomerase　EC 5.3.1.1

glyceraldehyde 3-phosphate

⑥ glyceraldehyde-3-phosphate dehydrogenase　EC 1.2.1.12
（NAD^+ → $NADH + H^+$, H_3PO_4）

1,3-bisphosphoglyceric acid

⑦ phosphoglycerate kinase　EC 2.7.2.3
（ADP → ATP）

3-phosphoglyceric acid

⑧ phosphoglycerate mutase　EC 5.4.2.1
（2,3-bisphosphoglyceric acid）

2-phosphoglyceric acid

⑨ enolase　EC 4.2.1.11　Mg^{2+}
（H_2O）

phosphoenolpyruvic acid

⑩ pyruvate kinase　EC 2.7.1.40
（ADP → ATP）

pyruvic acid（ピルビン酸）

⑪ L-lactate dehydrogenase　EC 1.1.1.27
（$NADH + H^+$ → NAD^+）

L-lactic acid（乳酸）

pyruvate decarboxylase　EC 4.1.1.1
（CO_2）

acetaldehyde

alcohol dehydrogenase　EC 1.1.1.1
（$NADH + H^+$ → NAD^+）

ethanol

(1) 解糖はサイトゾル (cytosol) で行われる。
(2) 好気的条件下では，グルコース（またはグリコーゲン）はピルビン酸にまで代謝される。
(3) 嫌気的条件下では，グルコース（またはグリコーゲン）は乳酸にまで代謝される。
(4) 酵母などでは，グルコースはピルビン酸を経てエタノールまで代謝されることがある。これをアルコール発酵という。

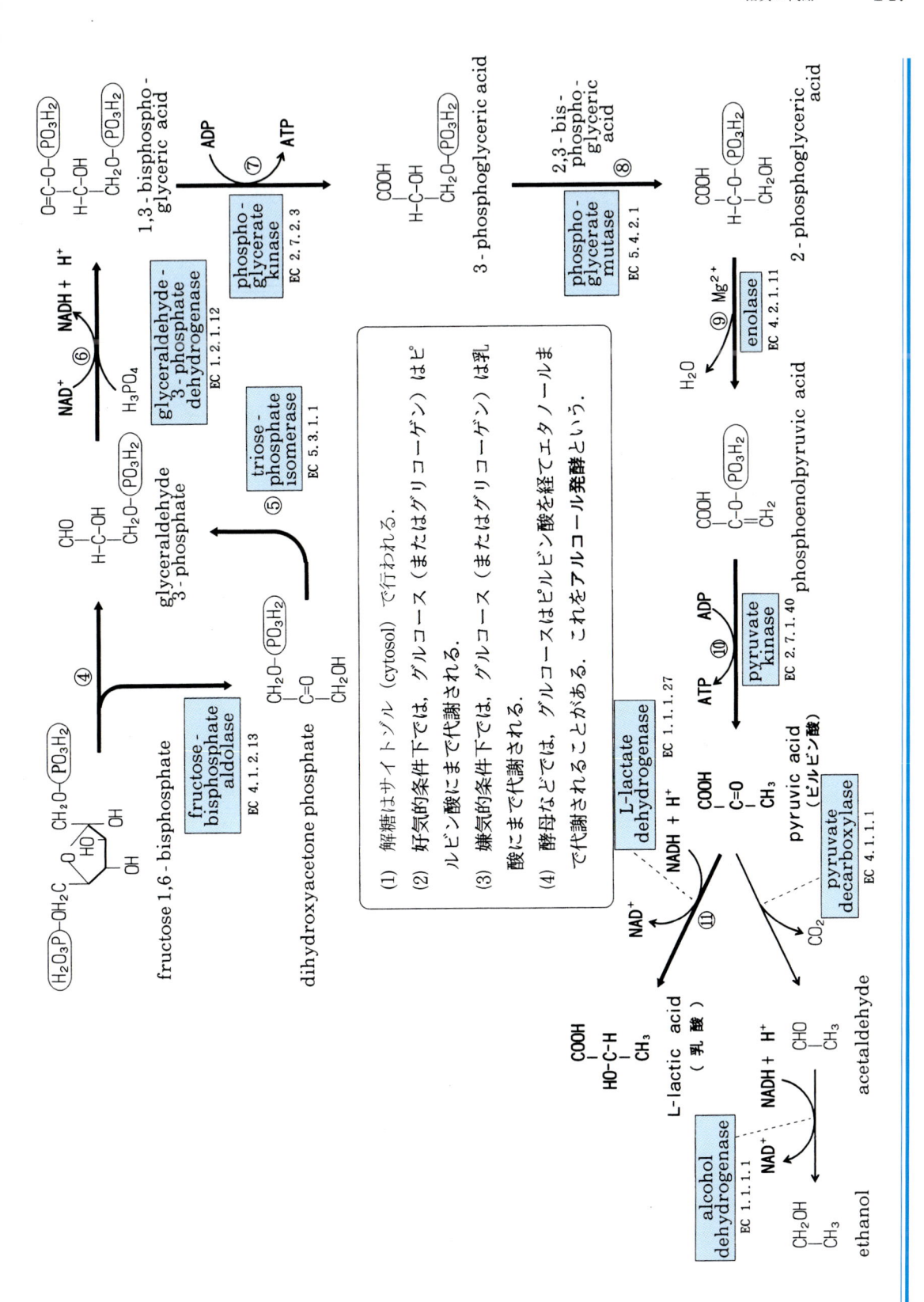

4 6 グリコーゲンの合成と分解

グリコーゲンの合成

グリコーゲンはほとんどすべての細胞において，つぎの反応により生合成される．（☞ p.147）

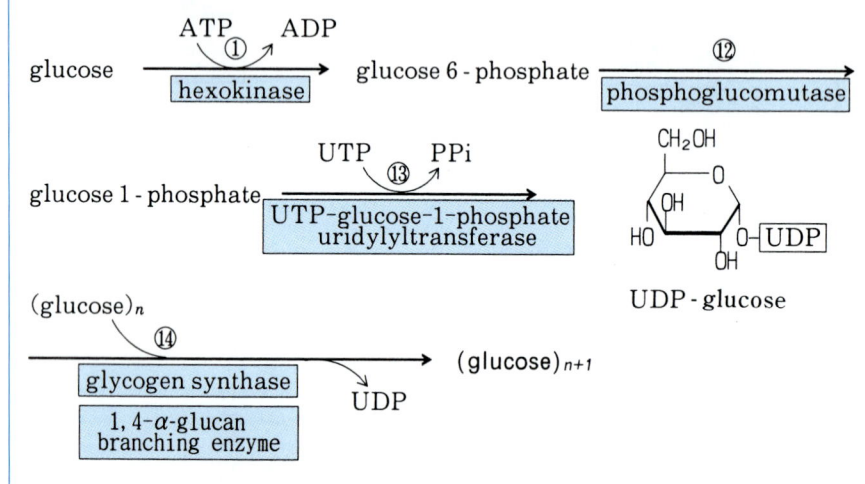

$$\text{glucose} \xrightarrow[\text{hexokinase}]{\text{ATP} \quad \text{ADP} \quad ①} \text{glucose 6 - phosphate} \xrightarrow{⑫ \text{ phosphoglucomutase}}$$

$$\text{glucose 1 - phosphate} \xrightarrow[\text{UTP-glucose-1-phosphate uridylyltransferase}]{\text{UTP} \quad \text{PPi} \quad ⑬} \text{UDP - glucose}$$

$$(\text{glucose})_n \xrightarrow[\substack{\text{glycogen synthase} \\ 1,4\text{-}\alpha\text{-glucan branching enzyme}}]{⑭ \quad \text{UDP}} (\text{glucose})_{n+1}$$

枝分かれの合成

グリコーゲンの枝分かれ構造の合成はつぎのように行われる．

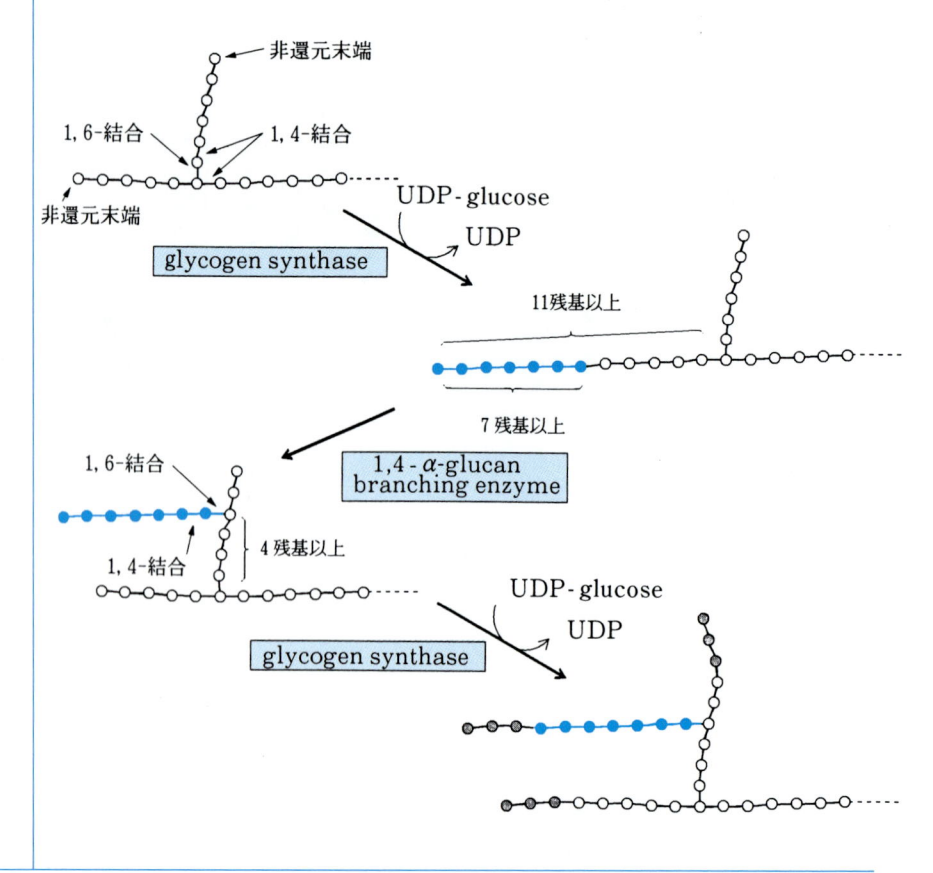

非還元末端, 1,6-結合, 1,4-結合, 非還元末端

glycogen synthase
UDP-glucose → UDP
11残基以上
7残基以上

1,4-α-glucan branching enzyme
1,6-結合, 1,4-結合, 4残基以上

glycogen synthase
UDP-glucose → UDP

グリコーゲンの分解

グリコーゲンはつぎの反応で分解されていく．（☞ p.146）

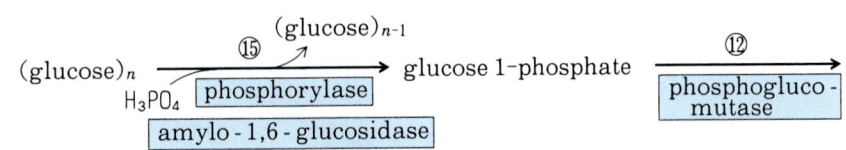

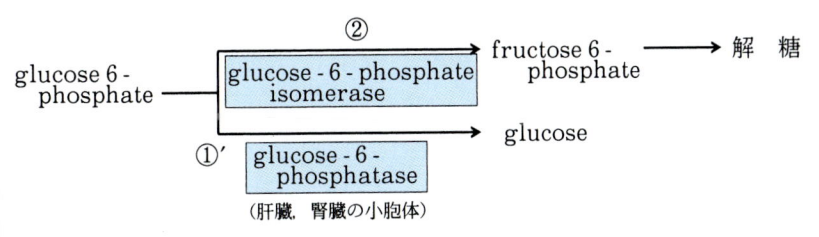

$$(glucose)_n \xrightarrow[\text{H}_3\text{PO}_4]{\text{⑮ phosphorylase / amylo-1,6-glucosidase}} (glucose)_{n-1} + \text{glucose 1-phosphate} \xrightarrow{\text{⑫ phosphoglucomutase}}$$

glucose 6-phosphate
— ② glucose-6-phosphate isomerase → fructose 6-phosphate → 解糖
— ①′ glucose-6-phosphatase → glucose
（肝臓，腎臓の小胞体）

枝分かれの分解

これらの反応のうち最初のステップ，とくに枝分かれの分解について下図に示す．

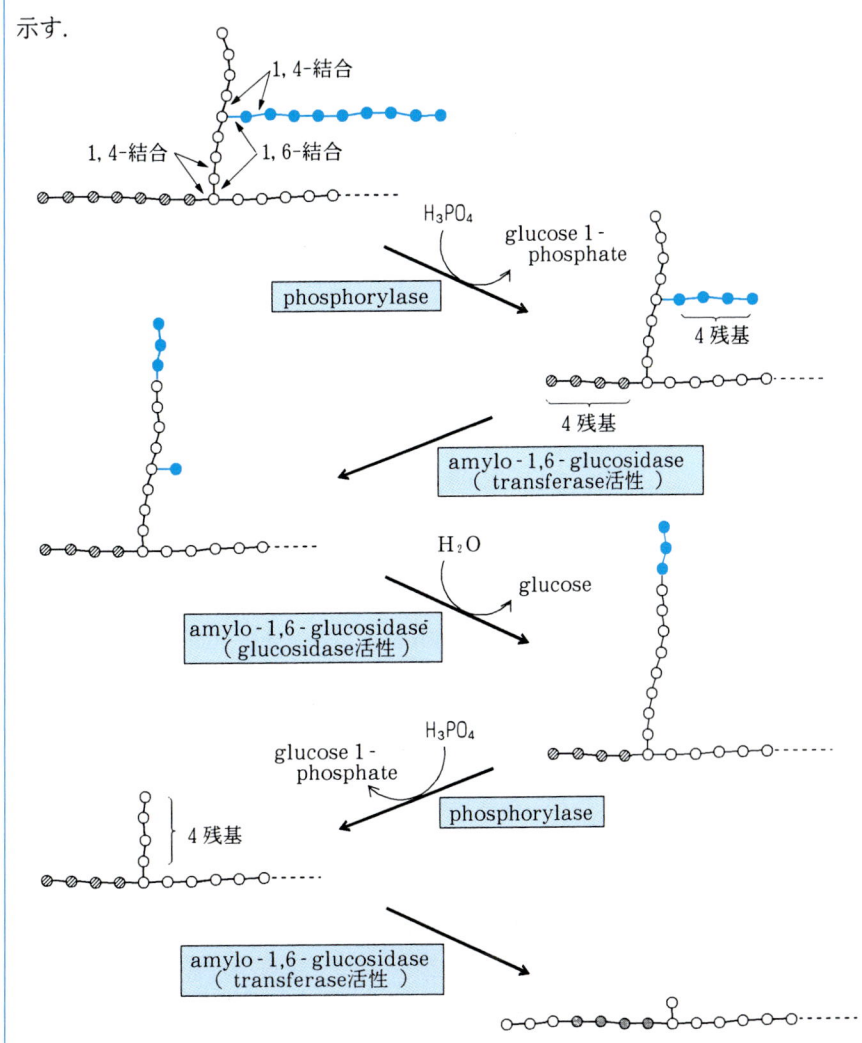

1,4-結合
1,4-結合　1,6-結合

phosphorylase （H₃PO₄ → glucose 1-phosphate）
4残基

amylo-1,6-glucosidase （transferase活性）

amylo-1,6-glucosidase （glucosidase活性）（H₂O → glucose）

phosphorylase （H₃PO₄ → glucose 1-phosphate）
4残基

amylo-1,6-glucosidase （transferase活性）

グリコーゲン分解の調節

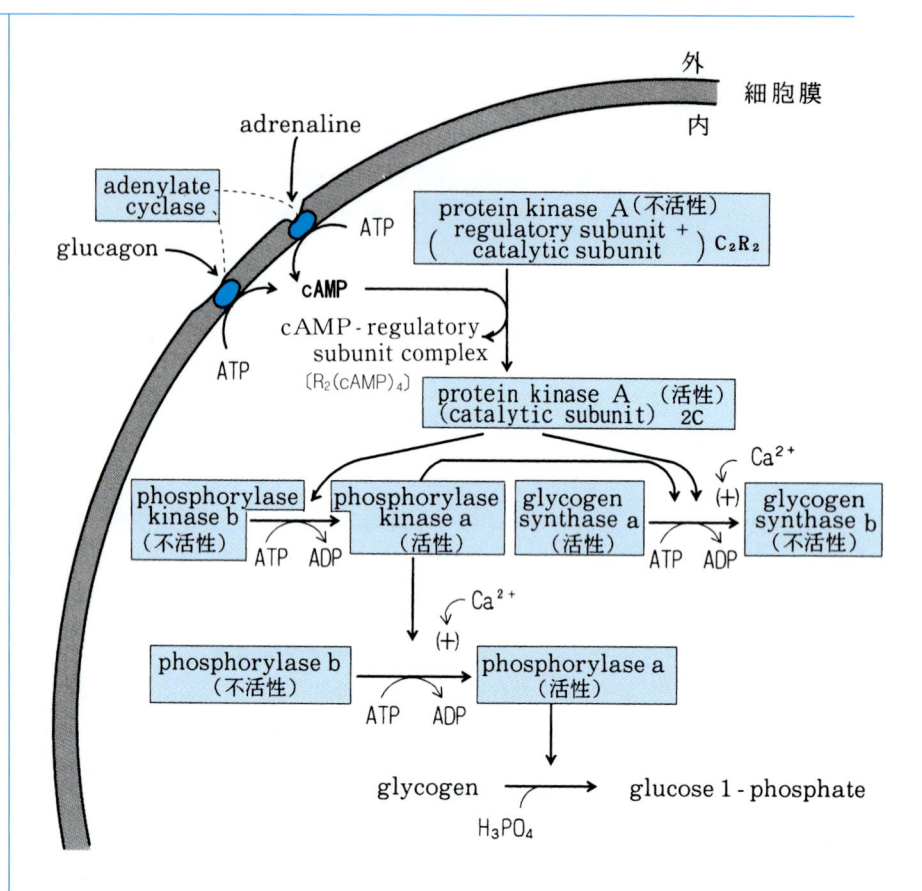

```
           adrenaline              外
    adenylate  ┊                  ─── 細胞膜
    cyclase    ┊                   内
       glucagon    ATP    protein kinase A（不活性）
                                ( regulatory subunit + )  C₂R₂
                                  catalytic subunit
                    cAMP
                    cAMP - regulatory
                    subunit complex
        ATP         (R₂(cAMP)₄)
                            protein kinase A （活性）
                            (catalytic subunit) 2C
                                                         Ca²⁺
                                                          (+)
       phosphorylase  phosphorylase   glycogen        glycogen
       kinase b       kinase a        synthase a      synthase b
       （不活性）     （活性）        （活性）       （不活性）
                ATP ADP                    ATP ADP

                          Ca²⁺
                           (+)
       phosphorylase b         phosphorylase a
       （不活性）              （活性）
                ATP ADP

             glycogen ─────→ glucose 1 - phosphate
                       H₃PO₄
```

　phosphorylase kinase は4種類のサブユニットからなり，そのうちの一つは**カルモジュリン** calmodulin といわれるタンパク質である．それに Ca^{2+} が結合することによりphosphorylase kinaseは活性化される．したがって，phosphorylase kinase が完全に活性化されるには，b型が**リン酸化**されてa型となるとともに，Ca^{2+} がカルモジュリンに結合することが必要であり，上図中の Ca^{2+} の促進効果はそのことを意味する．

　phosphorylase kinase, phosphorylase, および glycogen synthase のリン酸化型はいずれも phosphoprotein phosphatase により**脱リン酸化**される．phosphoprotein phosphatase は inhibitory protein I により阻害されるが，inhibitory protein I はそのb型（不活性）が protein kinase によりリン酸化されてa型（活性）となる．すなわち，protein kinase が活性な状態では，inhibitory protein I が phosphoprotein phosphatase を阻害することを介してもグリコーゲンの分解が促進される．

　phosphorylase b はそのままでは不活性であるが，AMP濃度が高くなると活性を示すようになる．また，glycogen synthase b もそのままでは不活性であるが，glucose 6-phosphate の存在下では活性を示す．これらはいずれも細胞にとり都合のよい仕組みである．

47 糖新生

糖新生 gluco- neogenesis	乳酸，アミノ酸，グリセロールからグルコースが生合成されることを**糖新生**という．糖新生は主に**肝臓**で行われ，他には**腎臓**と**小腸**でも行われる． 解糖により1モルのグルコースから2モルの乳酸が生じる際には，2モルのATPを生成するのに対し，糖新生により2モルの乳酸またはピルビン酸から1モルのグルコースを生成するには6モルのATPを消費する．
アミノ酸からの 糖新生	アミノ酸からピルビン酸を経て糖新生が起こる経路を下図に示す．phosphoenolpyruvic acid 以降は，基本的には解糖系酵素による解糖の逆反応であるが，fructose-bisphosphatase と glucose-6-phosphatase は解糖系酵素ではない．1, 3-bisphosphoglyceric acid の還元に必要な NADH は，サイトゾルでの NAD^+ による malic acid の酸化により供給される．

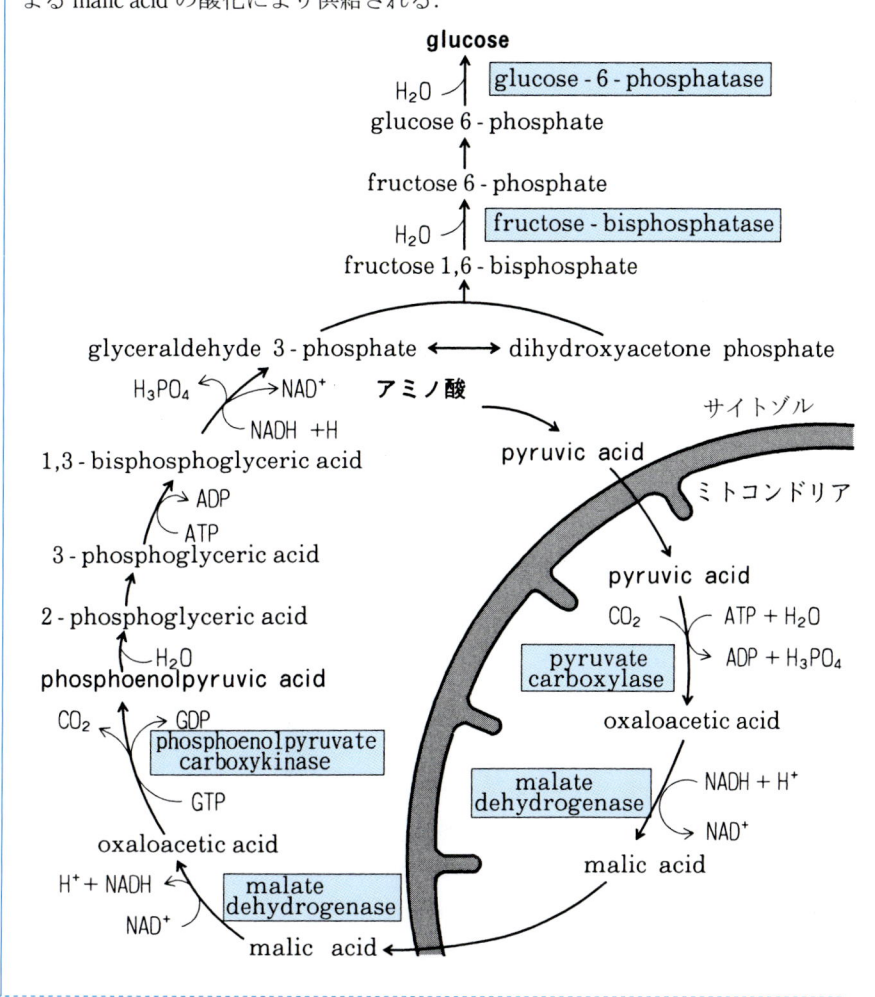

glucose
↑ H_2O glucose-6-phosphatase
glucose 6-phosphate
↑
fructose 6-phosphate
↑ H_2O fructose-bisphosphatase
fructose 1,6-bisphosphate
↑
glyceraldehyde 3-phosphate ⇌ dihydroxyacetone phosphate
↑ H_3PO_4 ↘ NAD^+
    ↖ $NADH + H$
1,3-bisphosphoglyceric acid
↑ ↗ ADP
  ↖ ATP
3-phosphoglyceric acid
↑
2-phosphoglyceric acid
↑ H_2O
phosphoenolpyruvic acid
↑ CO_2 ↗ GDP   phosphoenolpyruvate carboxykinase
       ↖ GTP
oxaloacetic acid
↑ $H^+ + NADH$
  NAD^+ malate dehydrogenase
malic acid

アミノ酸 → pyruvic acid （サイトゾル）

ミトコンドリア:
pyruvic acid
↓ CO_2 ATP + H_2O → ADP + H_3PO_4
pyruvate carboxylase
oxaloacetic acid
↓ malate dehydrogenase NADH + H^+ → NAD^+
malic acid

ピルビン酸からの糖新生の反応をまとめると，つぎのようになる．

$$2\ \text{pyruvic acid}\ (C_3H_4O_3) + 4\ \text{ATP} + 2\ \text{GTP}$$
$$+ 2\ \text{NADH} + 2\ H^+ + 6\ H_2O$$
$$\longrightarrow 1\ \text{glucose} + 4\ \text{ADP} + 2\ \text{GDP}$$
$$+ 2\ NAD^+ + 6\ H_3PO_4$$

乳酸からの糖新生

乳酸からの糖新生は，アミノ酸からの場合と少し異なる．

2-phosphoglyceric acid 以後（glucose 生成まで）は前図と同じなので省略する．1,3-bisphosphoglyceric acid の還元に用いられる NADH は，乳酸からピルビン酸への反応により供給される．

なお，ラット肝臓のミトコンドリアには phosphoenolpyruvate carboxykinase（PEPCK）がないので，オキサロ酢酸はリンゴ酸（前頁の図）あるいはアスパラギン酸（下図）に変化してサイトゾルへ出ていくが，ヒト肝臓ではミトコンドリア中にも PEPCK があるので，ホスホエノールピルビン酸に変化してサイトゾルへ出る経路もある．

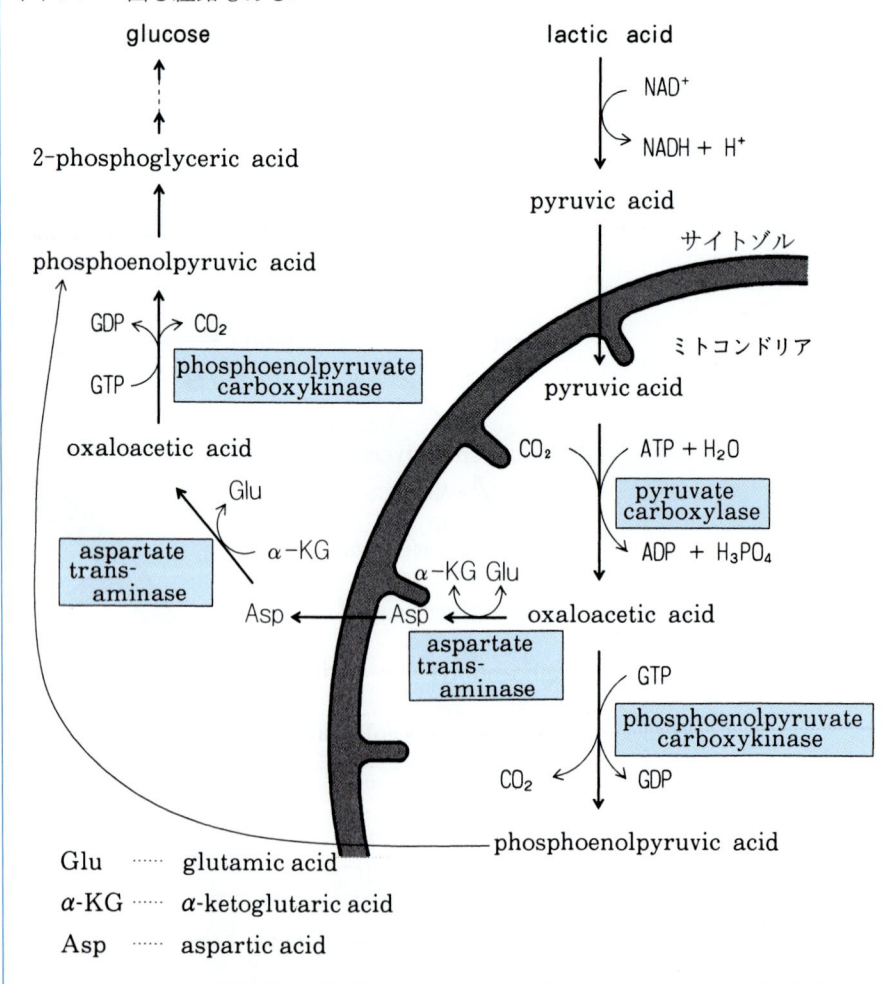

Glu ...... glutamic acid
α-KG ...... α-ketoglutaric acid
Asp ...... aspartic acid

糖新生の原料

糖新生の原料となりうるものには乳酸，グリセロール，アミノ酸（糖原性アミノ酸；☞ p. 200）がある．

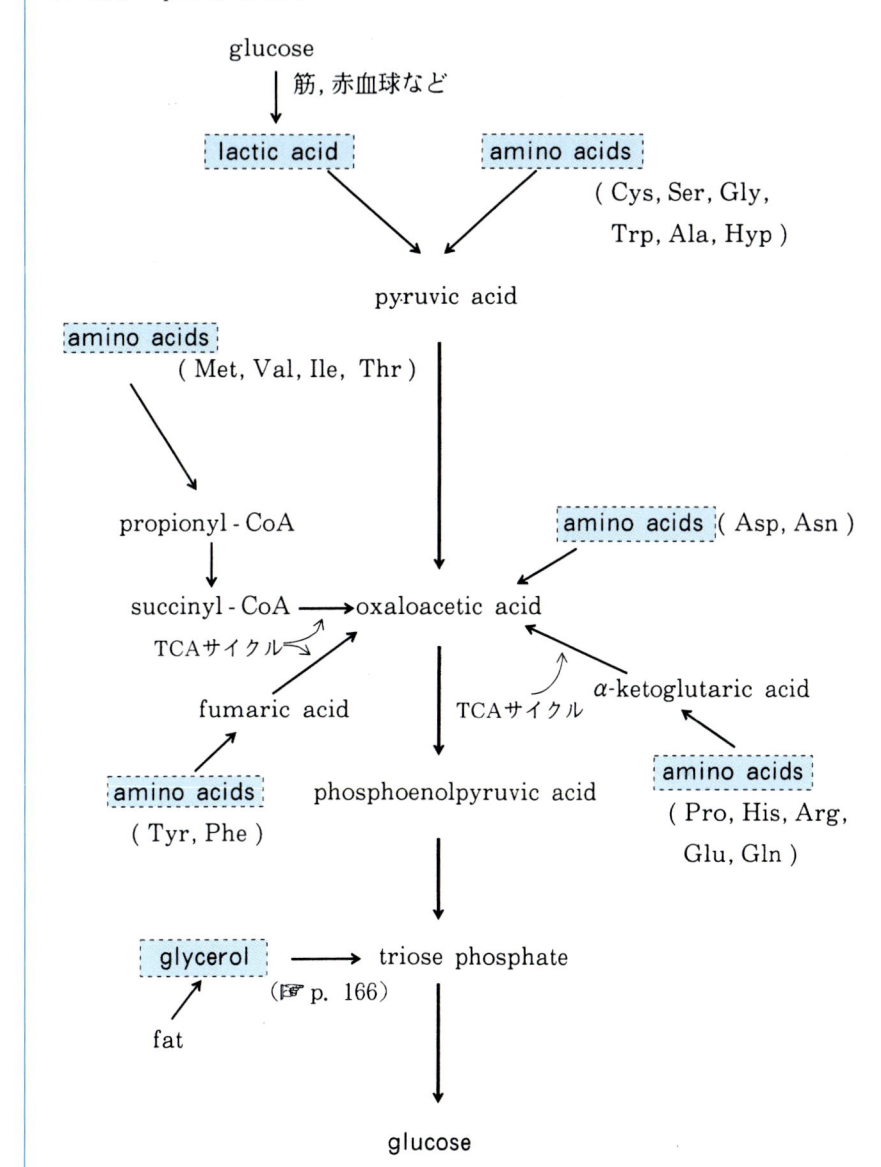

```
              glucose
                 │ 筋, 赤血球など
                 ▼
         [lactic acid]    [amino acids]
                              ( Cys, Ser, Gly,
                                Trp, Ala, Hyp )
                  ↘    ↙
              pyruvic acid
                  ▲
   [amino acids]  │
   ( Met, Val, Ile, Thr )
        │
        ▼
   propionyl-CoA                    [amino acids] ( Asp, Asn )
        │                                 │
        ▼                                 ▼
   succinyl-CoA ────→ oxaloacetic acid ←──── α-ketoglutaric acid
       TCAサイクル ↗           ↑                    ↑
                                                  [amino acids]
   fumaric acid           TCAサイクル            ( Pro, His, Arg,
        ▲                     │                   Glu, Gln )
   [amino acids]              ▼
   ( Tyr, Phe )       phosphoenolpyruvic acid
                              │
                              ▼
         [glycerol] ────→ triose phosphate
             ▲           (☞ p. 166)
             │
            fat
                              │
                              ▼
                           glucose
```

糖新生の意義

脳と赤血球はグルコースをほとんど唯一のエネルギー源としている．したがって，食物からのグルコースの供給がない時も**血糖**はあるレベル（50～60 mg/dl）以下にならないように保たれなければならない．そこで，グルコース以外の化合物（乳酸，グリセロール，アミノ酸）からの糖新生が必要になる．また，他の細胞においてもクエン酸回路の中間体のレベルの維持（グルコース──→ピルビン酸──→オキサロ酢酸）およびペントースリン酸回路での代謝の維持などのために，一定量のグルコースの供給が必要である．

48 解糖と糖新生の調節

解糖の調節

解糖系の律速酵素は hexokinase, 6-phosphofructokinase, pyruvate kinaseであり，いずれも一方向の反応（不可逆反応）を触媒する．インスリンは肝臓，脂肪組織のこれらの酵素の発現を促進する．

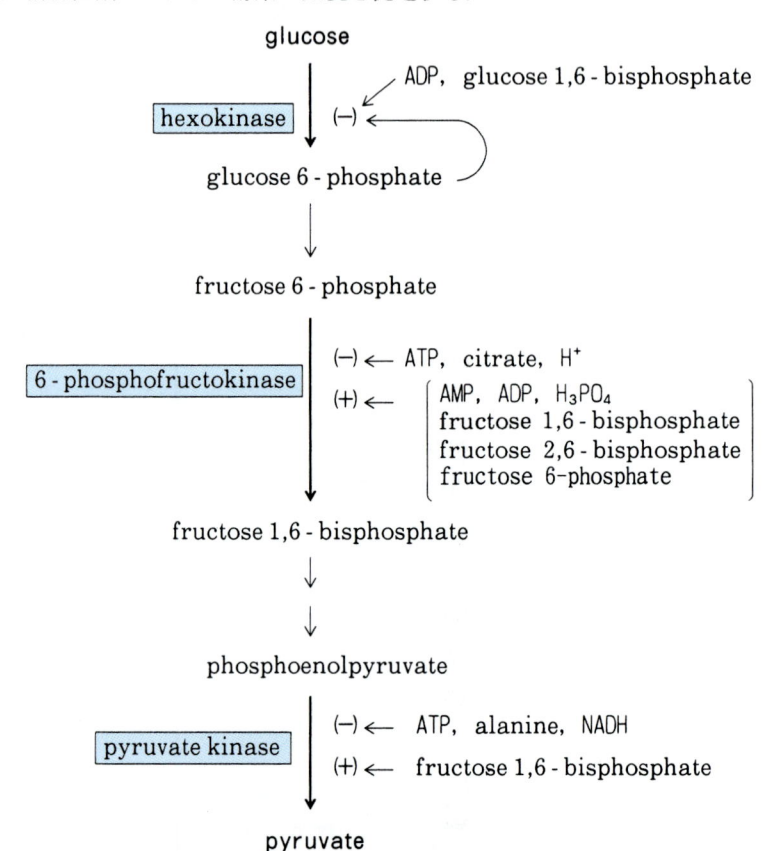

```
                    glucose
                       │      ADP, glucose 1,6 - bisphosphate
       [hexokinase]    │(−)←
                       ↓
                glucose 6 - phosphate
                       │
                       ↓
                fructose 6 - phosphate
                       │   (−) ← ATP, citrate, H⁺
  [6 - phosphofructokinase]
                       │   (+) ← ┌ AMP, ADP, H₃PO₄
                       ↓         │ fructose 1,6 - bisphosphate
                                 │ fructose 2,6 - bisphosphate
                                 └ fructose 6-phosphate
              fructose 1,6 - bisphosphate
                       ↓
                       ↓
              phosphoenolpyruvate
                       │   (−) ← ATP, alanine, NADH
       [pyruvate kinase]
                       │   (+) ← fructose 1,6 - bisphosphate
                       ↓
                    pyruvate
```

フルクトース 2, 6-ビスリン酸は，6-phosphofructokinase をきわめて低濃度（数 μM）で活性化する作用をもち，フルクトース 6-リン酸に 6-phosphofructo-2-kinase が働いて生成する．この酵素はフルクトース 2, 6-ビスリン酸をフルクトース 6-リン酸に加水分解する活性（fructose-2, 6-bisphosphatase 活性）も有し，cAMP 依存性 protein kinase (protein kinase A) によりリン酸化されると分解活性が，protein phosphatase により脱リン酸化されると合成活性が発揮される．インスリンは cAMP を減らしてリン酸化を抑制し，脱リン酸化型を増やしてフルクトース 2, 6-ビスリン酸を増加させる．また，6-phosphofructokinase および pyruvate kinase は protein kinase A によりリン酸化されると不活性型となり，protein phosphatase により脱リン酸化されると活性型となる．

糖新生の調節

糖新生系の**律速酵素**は phosphoenolpyruvate carboxykinase, fructose-bisphosphatase, glucose-6-phosphatase であり，インスリンはこれらの酵素の発現を抑制し，グルカゴンやグルココルチコイドは逆に発現を促進する．また，pyruvate carboxylase および fructose-bisphosphatase は種々の化合物による活性調節を受ける．

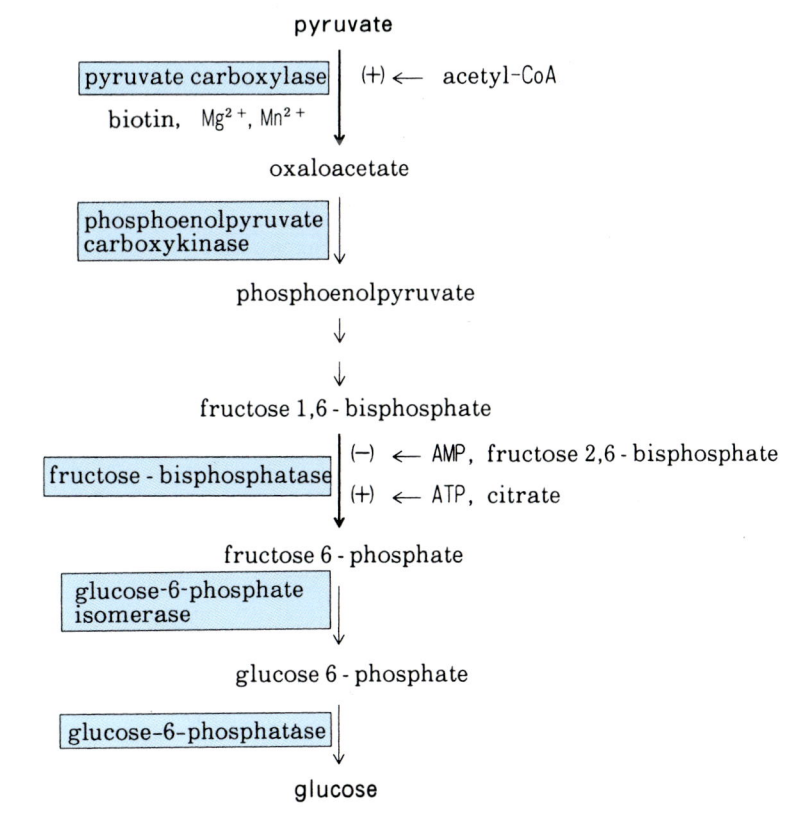

```
                pyruvate
    ┌─────────────────────┐
    │ pyruvate carboxylase│ (+) ← acetyl-CoA
    └─────────────────────┘
      biotin,  Mg²⁺, Mn²⁺  ↓
                oxaloacetate
    ┌─────────────────────┐
    │ phosphoenolpyruvate │
    │ carboxykinase       │ ↓
    └─────────────────────┘
           phosphoenolpyruvate
                  ↓
                  ↓
           fructose 1,6-bisphosphate
    ┌─────────────────────┐ (−) ← AMP, fructose 2,6-bisphosphate
    │ fructose-bisphosphatase│
    └─────────────────────┘ (+) ← ATP, citrate
           fructose 6-phosphate
    ┌─────────────────────┐
    │ glucose-6-phosphate │
    │ isomerase           │ ↓
    └─────────────────────┘
           glucose 6-phosphate
    ┌─────────────────────┐
    │ glucose-6-phosphatase│ ↓
    └─────────────────────┘
                glucose
```

調節の関連

fructose-bisphosphatase の調節は 6-phosphofructokinase に対する調節と裏表になっている．

例えば，**ATP** は fructose-bisphosphatase を活性化して糖新生を促進させるとともに 6-phosphofructokinase を阻害して解糖を抑制することにより糖新生が効果的に促進されるように作用する．

また，グリコーゲンの減少に伴って起こってくる脂肪酸の酸化により生成する**アセチル CoA** は単に pyruvate carboxylase を活性化するだけでなく，それを介して糖代謝に影響をおよぼす．すなわち，アセチル CoA が増え pyruvate carboxylase が活性化されると，オキサロ酢酸の生成を介してクエン酸が増加し 6-phosphofructokinase が阻害される．そこでフルクトース 1,6-ビスリン酸が減少し，**pyruvate kinase** 活性が低下するので，ホスホエノールピルビン酸からピルビン酸への変化が抑えられる．したがって，糖新生でのピルビン酸からホスホエノールピルビン酸への反応が起こるのに好都合な状況となる．

49 フルクトース，ガラクトース，マンノースの代謝

フルクトースの代謝
（フルクトースはおもに肝臓で代謝される）

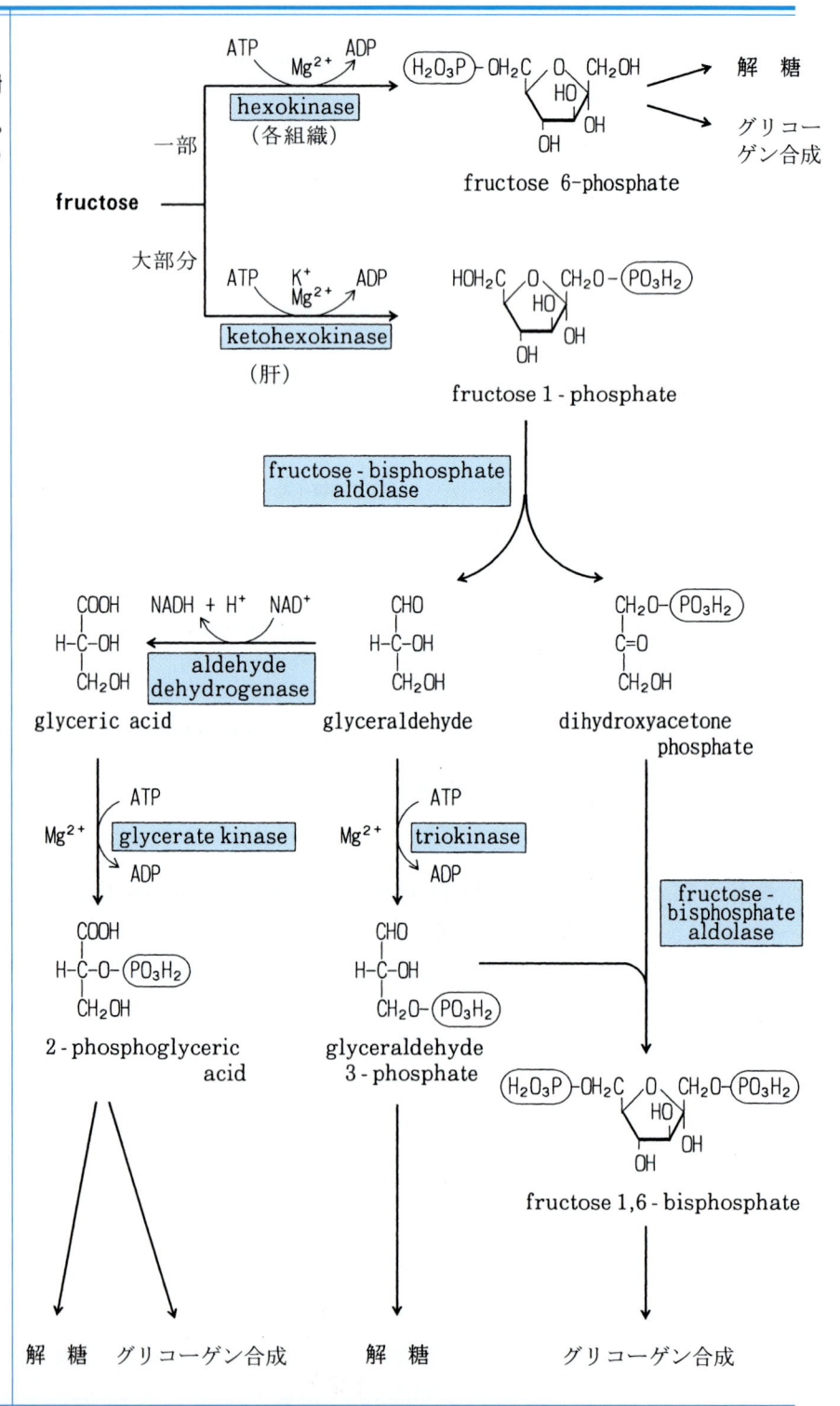

fructose
- 一部 → hexokinase（各組織）[ATP, Mg^{2+} → ADP] → fructose 6-phosphate → 解糖／グリコーゲン合成
- 大部分 → ketohexokinase（肝）[ATP, K^+, Mg^{2+} → ADP] → fructose 1-phosphate

fructose 1-phosphate → fructose-bisphosphate aldolase → glyceraldehyde ＋ dihydroxyacetone phosphate

glyceraldehyde → （aldehyde dehydrogenase, NAD$^+$ → NADH + H$^+$）→ glyceric acid
glyceric acid → glycerate kinase（ATP, Mg^{2+} → ADP）→ 2-phosphoglyceric acid → 解糖／グリコーゲン合成

glyceraldehyde → triokinase（ATP, Mg^{2+} → ADP）→ glyceraldehyde 3-phosphate → 解糖

glyceraldehyde 3-phosphate ＋ dihydroxyacetone phosphate → fructose-bisphosphate aldolase → fructose 1,6-bisphosphate → グリコーゲン合成

糖質の代謝

ガラクトースの代謝
（ガラクトースはおもに肝臓で代謝される）

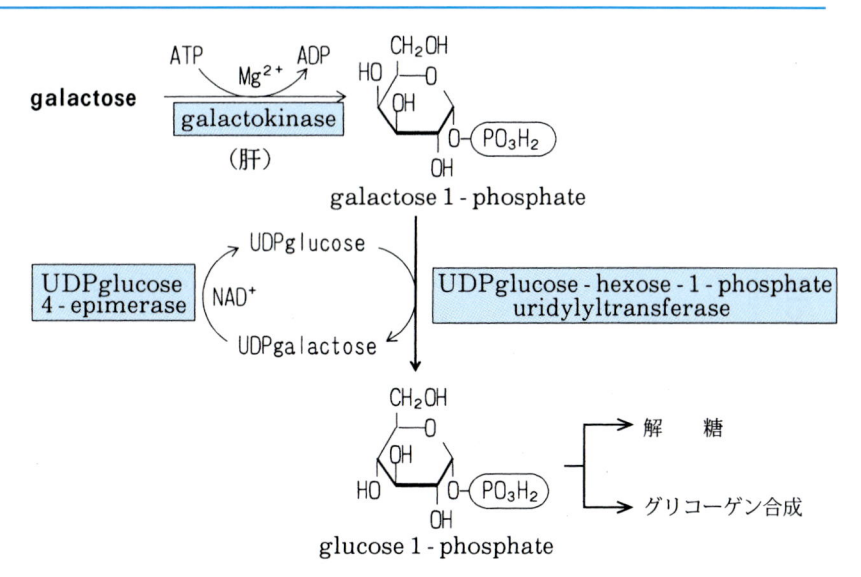

galactose $\xrightarrow[\text{galactokinase (肝)}]{\text{ATP} \quad \text{Mg}^{2+} \quad \text{ADP}}$ galactose 1-phosphate

UDPglucose 4-epimerase （NAD$^+$）: UDPglucose ⇌ UDPgalactose

galactose 1-phosphate $\xrightarrow{\text{UDPglucose-hexose-1-phosphate uridylyltransferase}}$ glucose 1-phosphate → 解糖 / グリコーゲン合成

胎児期から思春期までは，上のUDPglucose-hexose-1-phosphate uridylyltransferase のみが存在するが，思春期以後はUTP-hexose-1-phosphate uridylyltransferase も形成され，つぎの反応が起こる．生じたUDPgalactose は上図のようにUDPglucose に変化し，それが galactose 1-phosphate と反応して，glucose 1-phosphate を生じる．

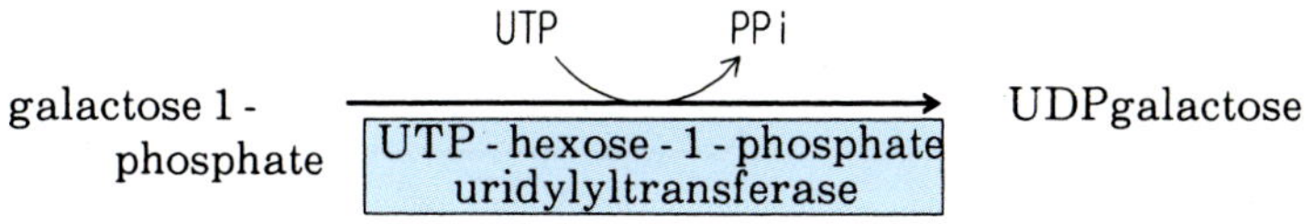

galactose 1-phosphate $\xrightarrow[\text{UTP-hexose-1-phosphate uridylyltransferase}]{\text{UTP} \quad \text{PPi}}$ UDPgalactose

乳児期にgalactokinase またはUDPglucose-hexose-1-phosphate uridylyltransferase が欠損すると**ガラクトース血症**（galactosemia：知能障害，肝傷害，白内障などを招来する）となる．

マンノースの代謝

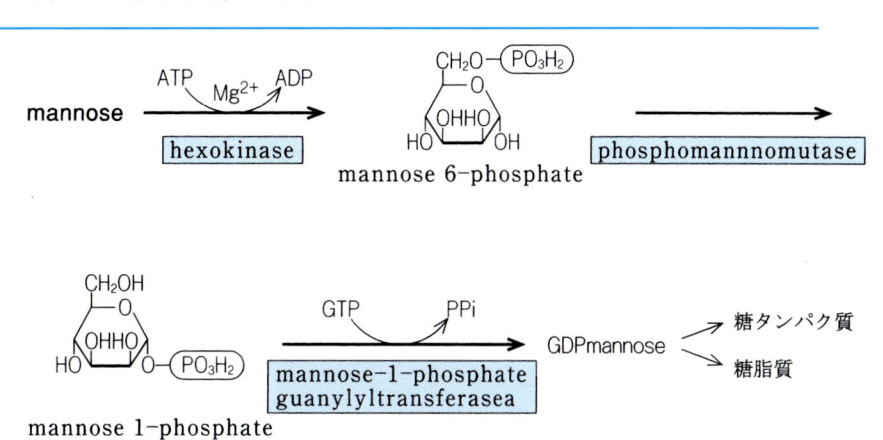

mannose $\xrightarrow[\text{hexokinase}]{\text{ATP} \quad \text{Mg}^{2+} \quad \text{ADP}}$ mannose 6-phosphate $\xrightarrow{\text{phosphomannnomutase}}$

mannose 1-phosphate $\xrightarrow[\text{mannose-1-phosphate guanylyltransferasea}]{\text{GTP} \quad \text{PPi}}$ GDPmannose → 糖タンパク質 / 糖脂質

50 TCAサイクル (tricarboxylic acid cycle)

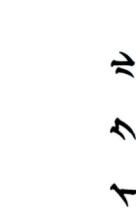

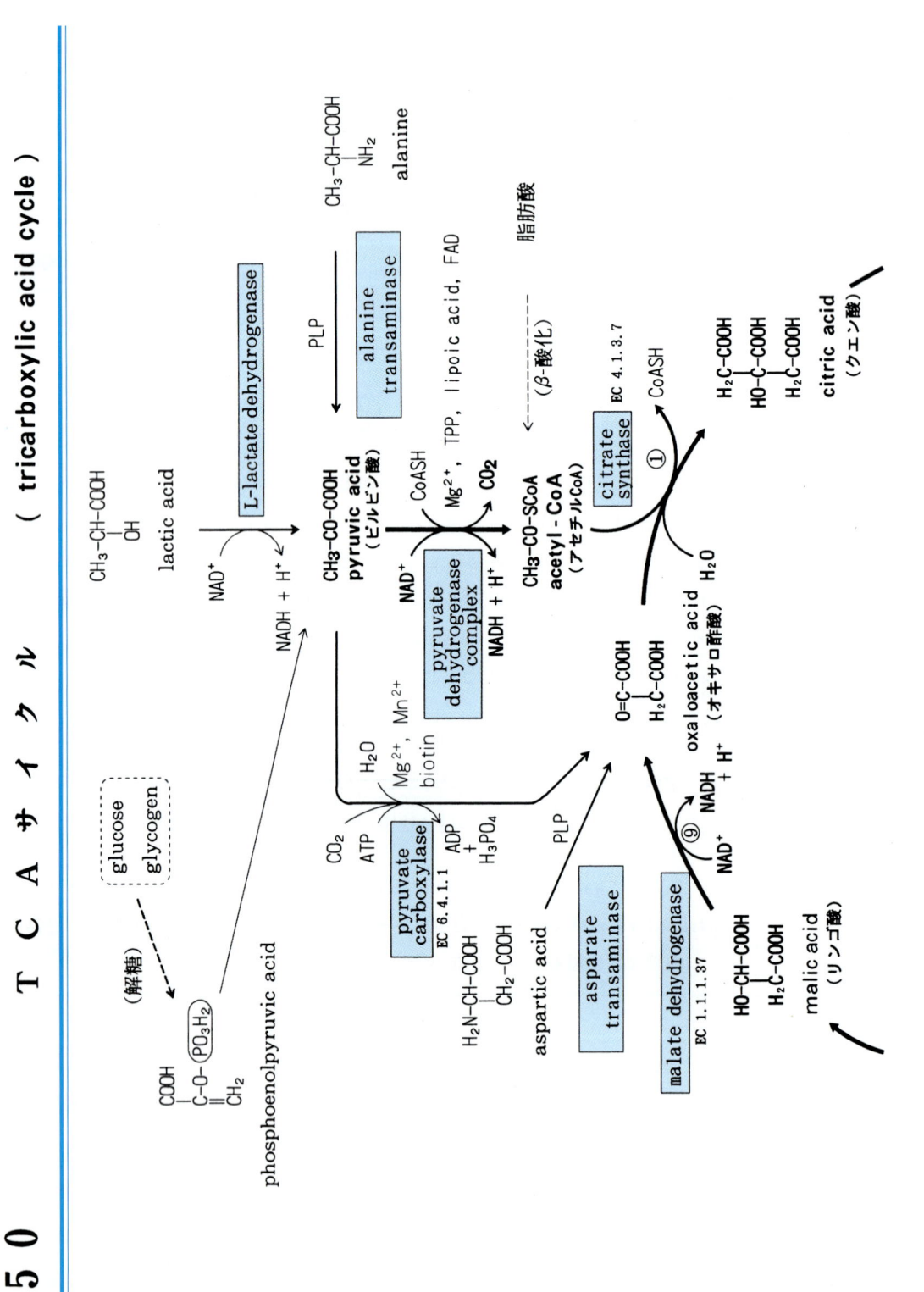

phosphoenolpyruvic acid
COOH
C-O-(PO₃H₂)
=CH₂

(解糖)

glucose
glycogen

lactic acid
CH₃-CH-COOH
　　OH

L-lactate dehydrogenase

NAD⁺ → NADH + H⁺

pyruvic acid (ピルビン酸)
CH₃-CO-COOH

alanine
CH₃-CH-COOH
　　NH₂

alanine transaminase
PLP

pyruvate dehydrogenase complex
CoASH, Mg²⁺, TPP, lipoic acid, FAD
NAD⁺ → NADH + H⁺, CO₂

acetyl-CoA (アセチルCoA)
CH₃-CO-SCoA

脂肪酸 (β-酸化)

citrate synthase
EC 4.1.3.7
CoASH
H₂O

citric acid (クエン酸)
H₂C-COOH
HO-C-COOH
H₂C-COOH

pyruvate carboxylase
EC 6.4.1.1
CO₂, ATP → ADP + H₃PO₄
H₂O, Mg²⁺, Mn²⁺, biotin

aspartic acid
H₂N-CH-COOH
　　CH₂-COOH

asparate transaminase
PLP

oxaloacetic acid (オキサロ酢酸)
O=C-COOH
H₂C-COOH

malate dehydrogenase
EC 1.1.1.37
NAD⁺ → NADH + H⁺

malic acid (リンゴ酸)
HO-CH-COOH
H₂C-COOH

糖質の代謝

aconitate hydratase
EC 4.2.1.3

② Fe^{2+} H_2O

$H_2C-COOH$
$C-COOH$
$HC-COOH$

cis-aconitic acid
(cis-アコニット酸)

③ Fe^{2+} H_2O

aconitate hydratase
EC 4.2.1.3

$H_2C-COOH$
$HC-COOH$
$HO-CH-COOH$

isocitric acid
(イソクエン酸)

isocitrate dehydrogenase
EC 1.1.1.41

④ Mn^{2+} (あるいは Mg^{2+})

NAD^+ → $NADH + H^+$
CO_2

$H_2C-COOH$
H_2C
$H_2N-CH-COOH$
glutamic acid

glutamate dehydrogenase
(TCAサイクルとアミノ酸代謝との関係 ☞ p.200)

$H_2C-COOH$
H_2C
$O=C-COOH$

α-ketoglutaric acid
(α-ケトグルタル酸)

TCAサイクルは**クエン酸サイクル** (citric acid cycle) または **Krebs サイクル**ともいわれる。

TCA サイクルの酵素のうち succinate dehydrogenase はミトコンドリアの内膜に存在するが、他はすべてマトリックスに存在する。

---

fumarate hydratase
EC 4.2.1.2

⑧ H_2O

$H-C-COOH$
$HOOC-C-H$
fumaric acid
(フマル酸)

succinate dehydrogenase
EC 1.3.99.1

⑦ FAD → $FADH_2$

$H_2C-COOH$
$H_2C-COOH$

succinic acid
(コハク酸)

succinate - CoA ligase
EC 6.2.1.4

⑥ GDP + H_3PO_4 → GTP
ADP → ATP

CoASH

$H_2C-COOH$
H_2C
$O=C-SCoA$

succinyl - CoA
(スクシニルCoA)

⑤ CoASH, TPP
lipoic acid,
CO_2 FAD, NAD^+, Mg^{2+}
→ $NADH + H^+$

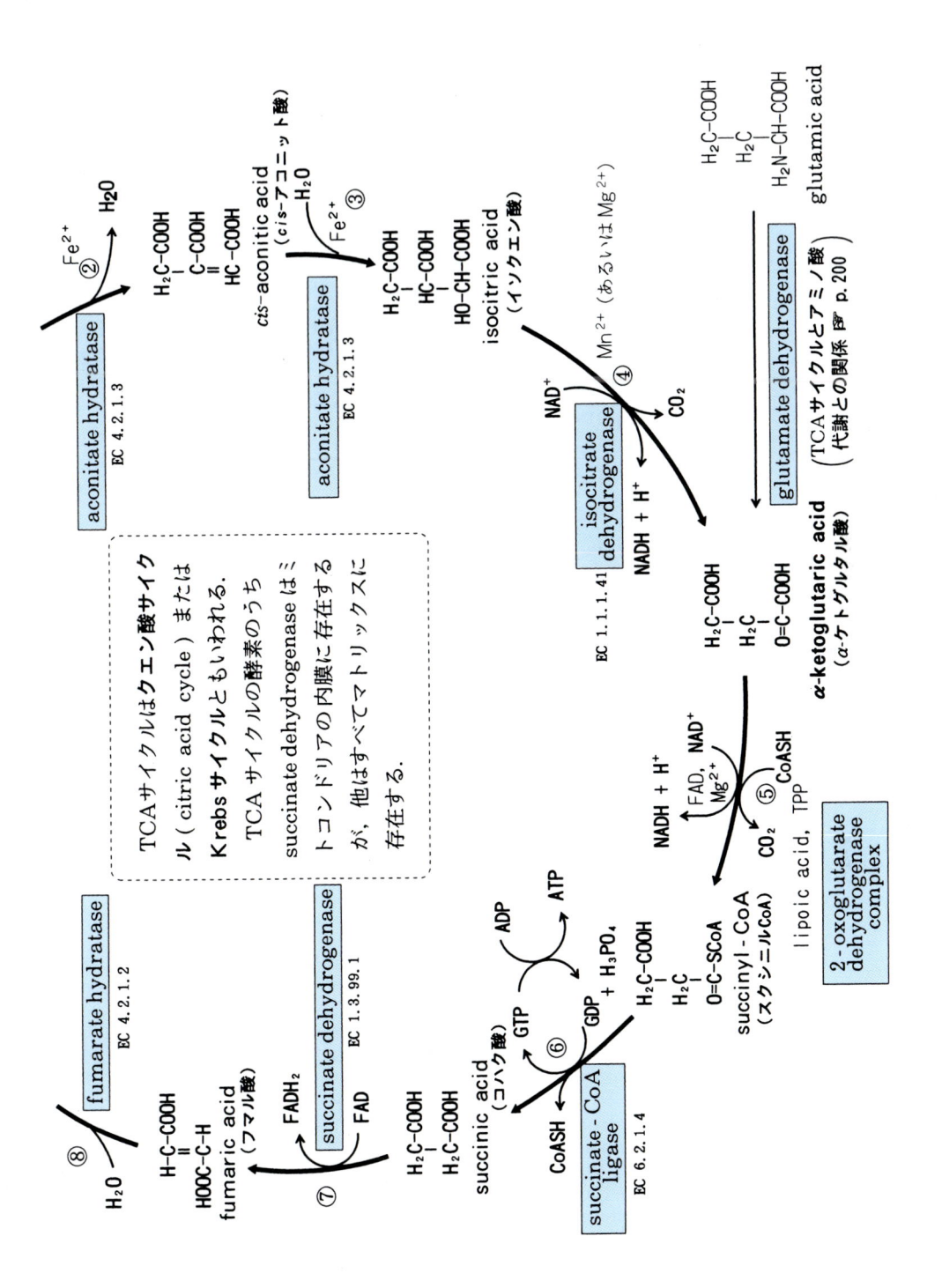

2-oxoglutarate dehydrogenase complex

51　ＴＣＡサイクルの関連代謝

グルコースからの脂肪酸合成との関連

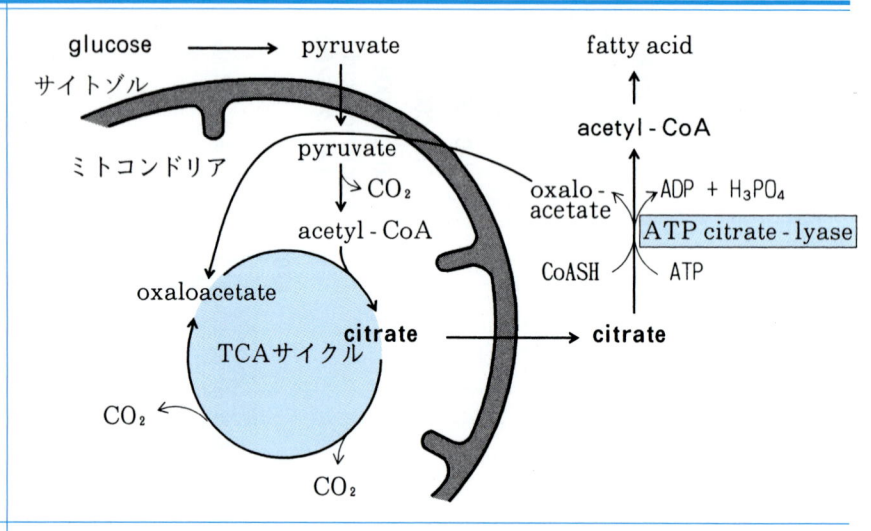

glucose → pyruvate

サイトゾル / ミトコンドリア

pyruvate → CO_2
↓
acetyl-CoA
↓
TCAサイクル: oxaloacetate → citrate
CO_2, CO_2

citrate → citrate (cytosol)
oxaloacetate ← → acetyl-CoA → fatty acid
CoASH, ATP → ADP + H_3PO_4
ATP citrate-lyase

acetyl-CoA代謝との関連

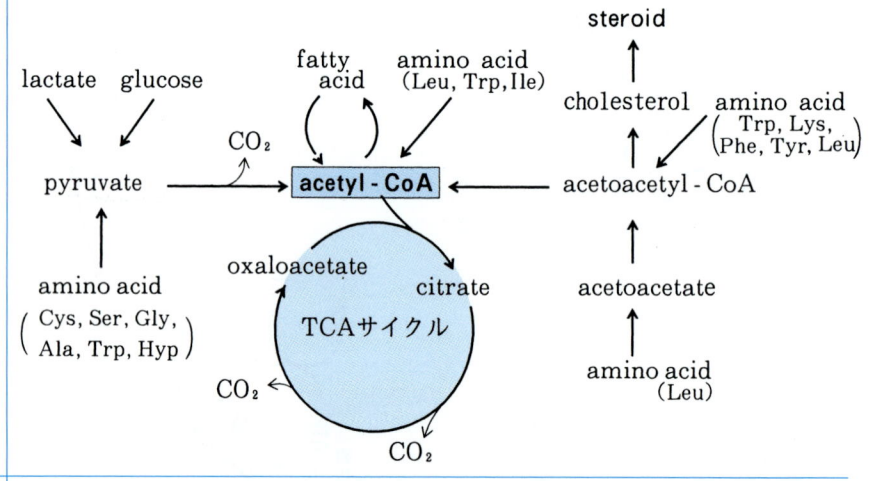

lactate, glucose → pyruvate → acetyl-CoA
amino acid (Cys, Ser, Gly, Ala, Trp, Hyp) → pyruvate
CO_2

acetyl-CoA ← fatty acid
acetyl-CoA ← amino acid (Leu, Trp, Ile)
acetyl-CoA ← acetoacetyl-CoA → cholesterol → steroid
acetoacetyl-CoA ← amino acid (Trp, Lys, Phe, Tyr, Leu)
acetoacetyl-CoA ← acetoacetate ← amino acid (Leu)

TCAサイクル: oxaloacetate ↔ citrate, CO_2, CO_2

succinyl-CoA代謝との関連

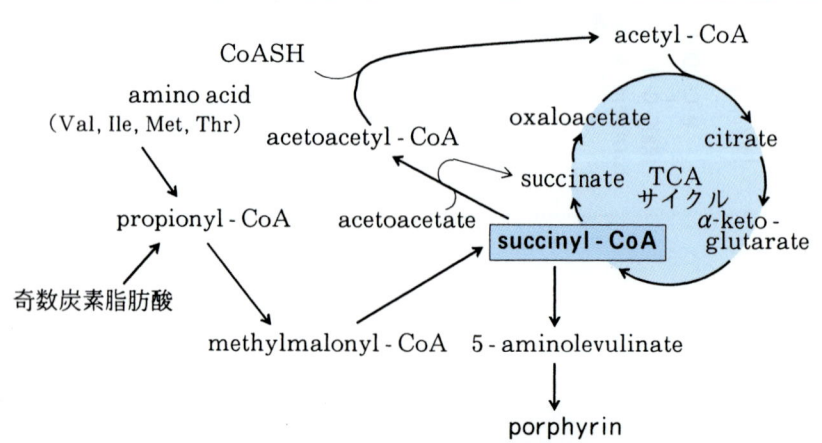

amino acid (Val, Ile, Met, Thr) → propionyl-CoA
奇数炭素脂肪酸 → propionyl-CoA
propionyl-CoA → methylmalonyl-CoA → succinyl-CoA

CoASH
acetoacetyl-CoA → acetyl-CoA
acetoacetate → acetoacetyl-CoA
acetoacetyl-CoA → succinate

TCAサイクル: acetyl-CoA → citrate → α-ketoglutarate → succinyl-CoA → succinate → oxaloacetate

succinyl-CoA → 5-aminolevulinate → porphyrin

52　糖代謝によるATPの生成

嫌気的状態での解糖

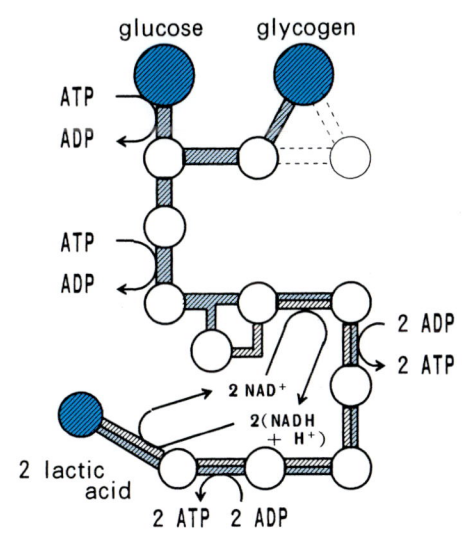

glucose ⟶ 2 lactic acid ＋ 2 ATP
glycogen ⟶ 2 lactic acid ＋ 3 ATP

1モルの glucose から2モルの乳酸を生じる間に，2モルの ATP を消費し，4モルの ATP を生成する（**基質準位リン酸化**）．差し引き2モルの ATP が生成する．

glycogen から出発すると，1 ATP 多くなる．

好気的状態での解糖

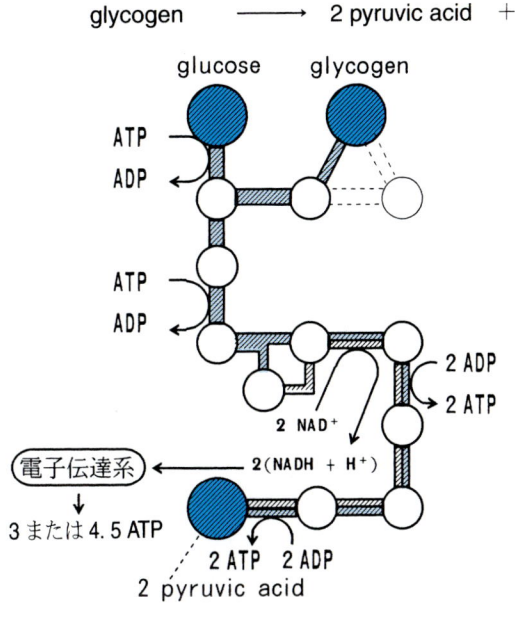

glucose ⟶ 2 pyruvic acid ＋ 5 ATP または 6.5 ATP
glycogen ⟶ 2 pyruvic acid ＋ 6 ATP または 7.5 ATP

嫌気的解糖の場合と同様に，glucose 1モルの解糖あたり正味 2 モルの ATP を生成する．

しかし，好気的な場合には glyceraldehyde 3-phosphate の酸化の際に生成する $NADH + H^+$ がつぎの頁に示す反応（グリセロールリン酸シャトルあるいはリンゴ酸―アスパラギン酸シャトル）を介して**電子伝達系で酸化され**，$NADH + H^+$ 2モルあたり ATP を3あるいは4.5モル生成するので（☞ p.162），合計5あるいは6.5モルの ATP を生成することになる．glycogen からの場合は1 ATP 多くなる．

グリセロールリン酸シャトル
glycerol phosphate shuttle

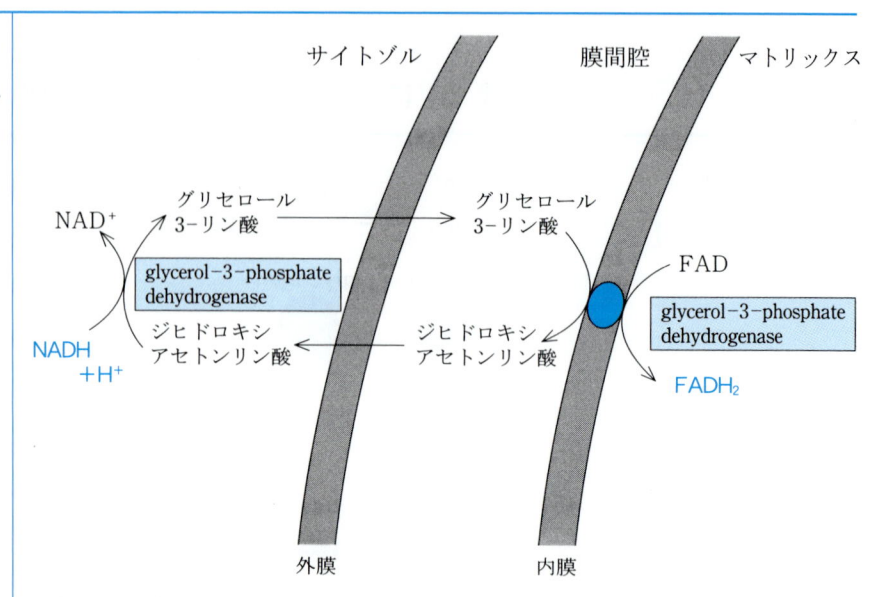

上記の反応により NADH＋H$^+$ はミトコンドリア内の FADH$_2$（内膜にある glycerol-3-phosphate dehydrogenase に結合している）に形を変えたことになり，FADH$_2$ は電子伝達系で酸化され **1.5 モル**の ATP を生じる．この反応系は**筋肉**や**脳**などで見られ，ミトコンドリア内に還元当量を運び込む方向にのみ進行する．

リンゴ酸-アスパラギン酸シャトル
malate-aspartate shuttle

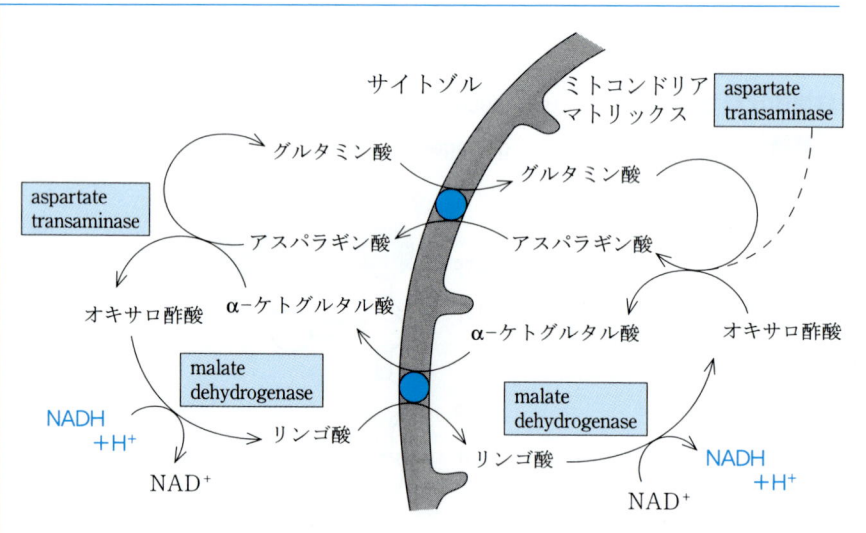

上記の反応によりサイトゾル内の NADH＋H$^+$ はミトコンドリア内の NADH＋H$^+$ に形を変え，それが電子伝達系で酸化されて **2.25 モル**の ATP を生成する．NADH＋H$^+$ からは本来 2.5 モルの ATP が産生されるが，このシャトルではアスパラギン酸／グルタミン酸輸送タンパク質が働く際にマトリックスへのプロトンの移動を伴うので ATP 産生量は若干低下する．本反応系は**肝臓**，**心臓**，**腎臓**などで見られる．上図ではミトコンドリア内に還元当量を運び込む方向の反応を示したが，逆方向への反応も可能である．内膜にある青丸は輸送タンパク質を示す．

TCAサイクルおよび電子伝達系

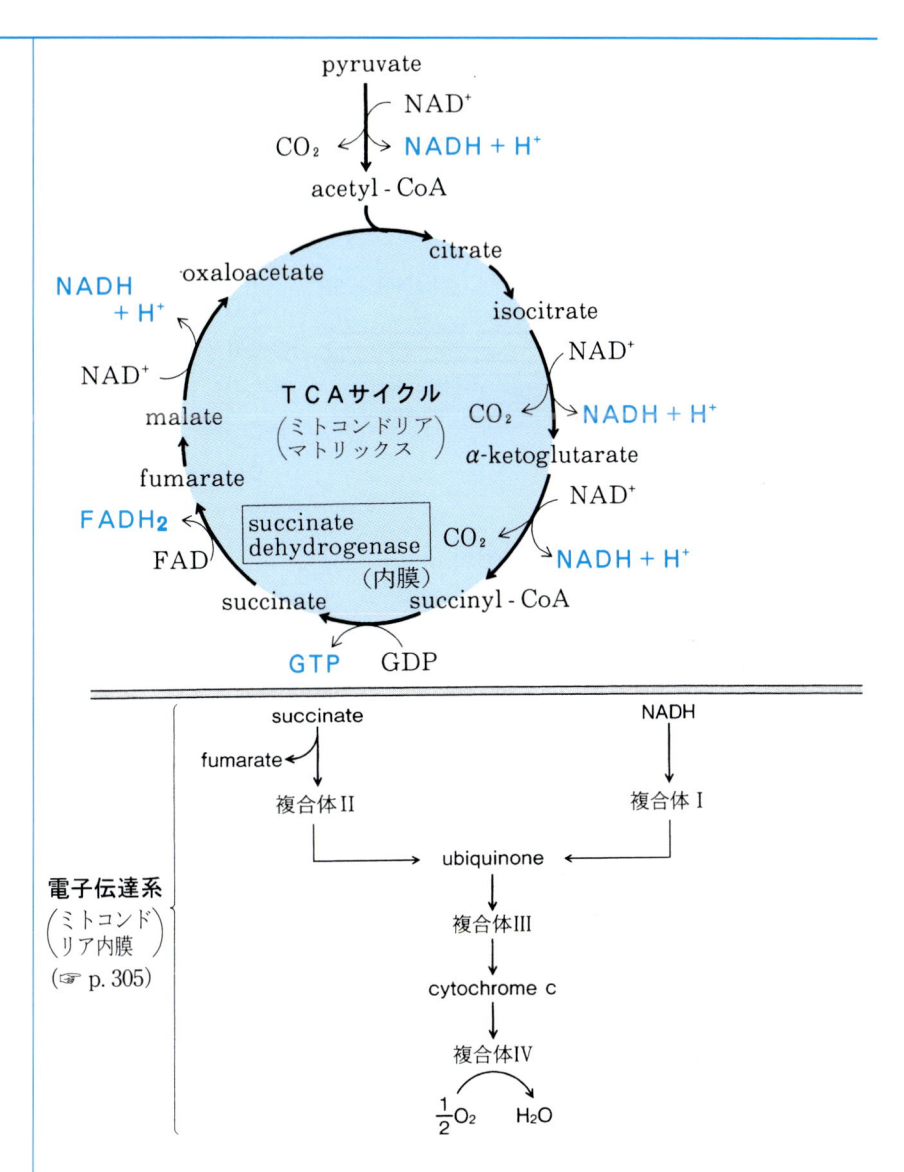

[図：TCAサイクル（ミトコンドリアマトリックス）]

pyruvate → (NAD⁺ → NADH + H⁺, CO₂) → acetyl-CoA → citrate → isocitrate → (NAD⁺ → NADH + H⁺, CO₂) → α-ketoglutarate → (NAD⁺ → NADH + H⁺, CO₂) → succinyl-CoA → (GDP → GTP) → succinate → (succinate dehydrogenase（内膜）, FAD → FADH₂) → fumarate → malate → (NAD⁺ → NADH + H⁺) → oxaloacetate

電子伝達系（ミトコンドリア内膜）（☞ p.305）

succinate → fumarate → 複合体II → ubiquinone ← 複合体I ← NADH
ubiquinone → 複合体III → cytochrome c → 複合体IV → ($\frac{1}{2}$O₂ → H₂O)

ATP産生

　複合体IIを構成する成分の1つがコハク酸脱水素酵素であり，そこで生じたFADH₂はユビキノンに電子とH⁺を渡す．複合体Iから電子伝達される場合は**2.5モル**のATP，複合体IIからの場合は**1.5モル**のATPを生じる（☞ p.306）．したがって，グルコース1モルから生じるピルビン酸2モルが酸化されてできる8NADH，2FADH₂，2GTPから**25モル**のATPを生じる（GTPはATPに変化すると考える）．結局，解糖系に関連するATP産生（☞ p.161）を含めると，グルコースが，解糖系→TCAサイクル→電子伝達系で完全に酸化されると，グリセロールリン酸シャトルが関与する場合は**30モル**（2＋2×1.5＋25），リンゴ酸-アスパラギン酸シャトルが関与する場合は**31.5モル**（2＋2×2.25＋25）のATPを生成する．しかし，GTPから生じるATPがサイトゾルへ輸送される際にマトリックスへプロトンが取り込まれるので，それによるATPの産生低下を考慮すると，それぞれ**29.5モル**あるいは**31モル**となり，グルコース1モルの酸化で平均して**30モル**のATPが産生される．

53 ペントースリン酸回路
pentose phosphate cycle (hexose monophosphate shunt)

ペントースリン酸回路のすべての酵素はサイトゾルに存在する．

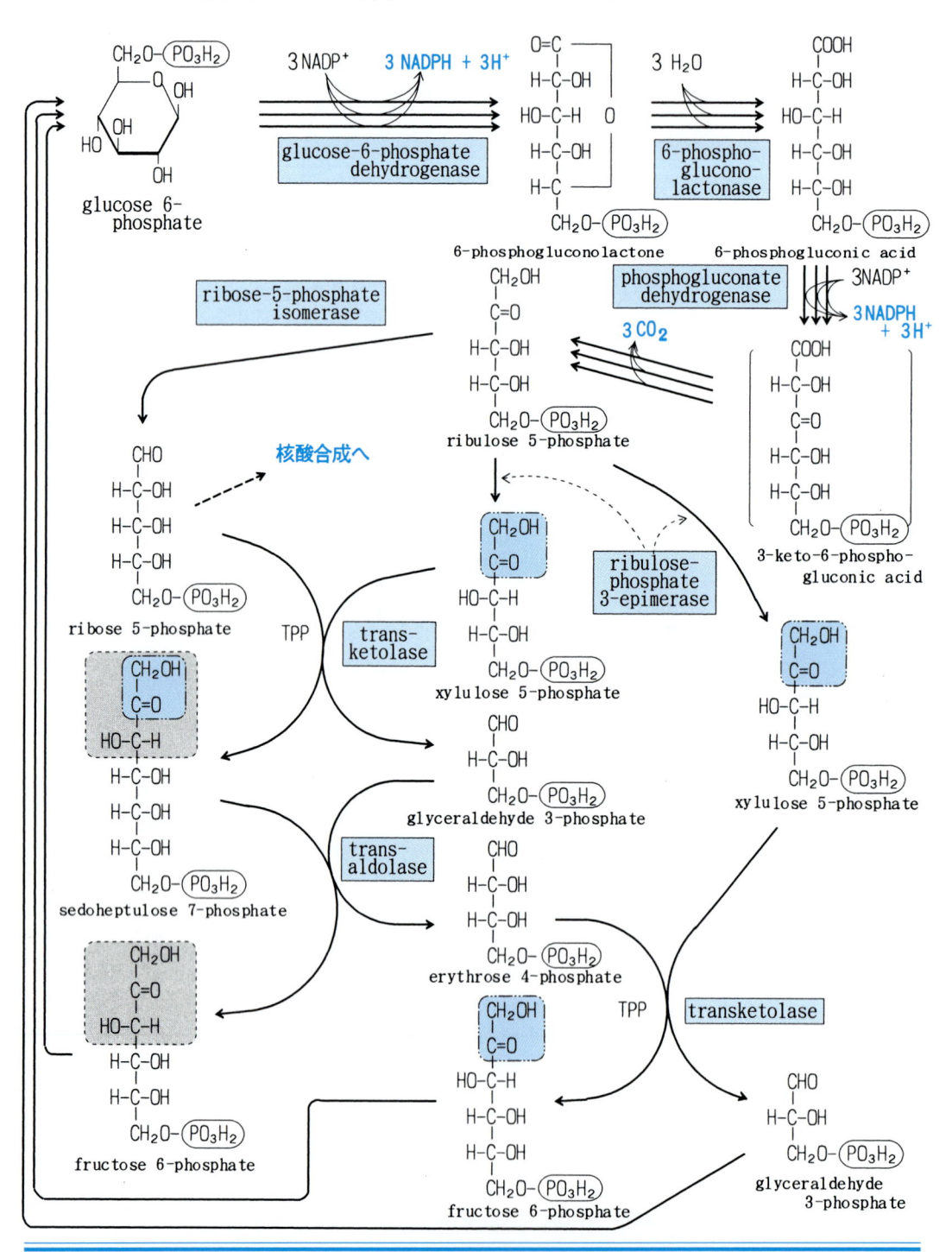

glucose 6-phosphate —[glucose-6-phosphate dehydrogenase, 3 NADP⁺ → 3 NADPH + 3H⁺]→ 6-phosphogluconolactone —[6-phosphogluconolactonase, 3 H$_2$O]→ 6-phosphogluconic acid —[phosphogluconate dehydrogenase, 3NADP⁺ → 3NADPH + 3H⁺]→ 3-keto-6-phosphogluconic acid —[3 CO$_2$]→ ribulose 5-phosphate

ribulose 5-phosphate —[ribose-5-phosphate isomerase]→ ribose 5-phosphate （核酸合成へ）

ribulose 5-phosphate —[ribulose-phosphate 3-epimerase]→ xylulose 5-phosphate

ribose 5-phosphate + xylulose 5-phosphate —[transketolase, TPP]→ sedoheptulose 7-phosphate + glyceraldehyde 3-phosphate

sedoheptulose 7-phosphate + glyceraldehyde 3-phosphate —[transaldolase]→ fructose 6-phosphate + erythrose 4-phosphate

erythrose 4-phosphate + xylulose 5-phosphate —[transketolase, TPP]→ fructose 6-phosphate + glyceraldehyde 3-phosphate

5・4 糖代謝経路の意義

解　糖　glycolysis　　　　　　　　　　　　　　　　　　　（サイトゾル）

嫌気的　　glucose　　　　　　　　　　$\longrightarrow$　　2 lactic acid　＋　(2 ATP)

好気的　　glucose　＋　O_2　　$\longrightarrow$　　2 pyruvic acid　＋　$2H_2O$　＋　(5 または 6.5 ATP)

(1) glucose, glycogen の分解による ATP の生成
(2) 脂肪酸およびアミノ酸の生合成材料 (pyruvic acid) の供給
(3) ペントースリン酸回路への中継

TCAサイクル　TCA cycle　　　　　　　　　（ミトコンドリアのマトリックス）

$$2 \text{ pyruvic acid} + 6\,H_2O + 8\,NAD^+ + 2\,FAD \longrightarrow$$
$$6\,CO_2 + 8\,NADH + 8\,H^+ + 2\,FADH_2 + 2\,GTP$$

(1) ピルビン酸の酸化による ATP の生成
　　　$NADH + H^+$ および $FADH_2$ は電子伝達系で酸化され ATP を生成する.
　　　($8\,NADH + 8\,H^+$ からは 20 モル, $2\,FADH_2$ からは 3 モル, 2 GTP を加えると,
　　　　　　　　　　　　　　　　　　　　　　　　　　　　　　計 25 ATP となる.)
(2) 脂肪酸の β 酸化により生じた acetyl-CoA の酸化
(3) 種々のアミノ酸の最終的酸化
(4) アミノ酸生合成材料 (α-ketoglutaric acid, oxaloacetic acid) の供給
(5) heme の生合成材料 (succinyl-CoA) の供給
　　　　　　(pyruvic acid $\longrightarrow$ acetyl-CoA の過程をここでは TCA サイクルに含めた.)

ペントースリン酸回路　pentose phosphate cycle　　　　　　（サイトゾル）

$$6 \text{ glucose 6-phosphate} + 12\,NADP^+ + 6\,H_2O \longrightarrow$$
$$6 \text{ ribulose 5-phosphate} + 6\,CO_2 + 12\,NADPH + 12\,H^+$$

$$6 \text{ ribulose 5-phosphate} + H_2O \longrightarrow 5 \text{ glucose 6-phosphate} + H_3PO_4$$

$$\text{glucose 6-phosphate} + 12\,NADP^+ + 7\,H_2O \longrightarrow$$
$$6\,CO_2 + 12\,NADPH + 12\,H^+ + H_3PO_4$$

(1) 還元剤としての NADPH の供給
　　　肝臓における脂肪酸・コレステロールの生合成, 性腺や副腎皮質におけるステロイドホルモンの生合成, ほとんどすべての細胞における酸化型グルタチオンの還元などに必要.
　　　　　（NADPH をあまり必要としない心筋や骨格筋などではこの経路の活性は極めて低い.）
(2) 核酸および各種ヌクレオチドの生合成に必要な ribose 5-phosphate の供給.

55　その他の糖および関連物質の代謝

glycerol の代謝：dihydroxyacetone phosphate となって糖新生系あるいは解糖系へはいる．

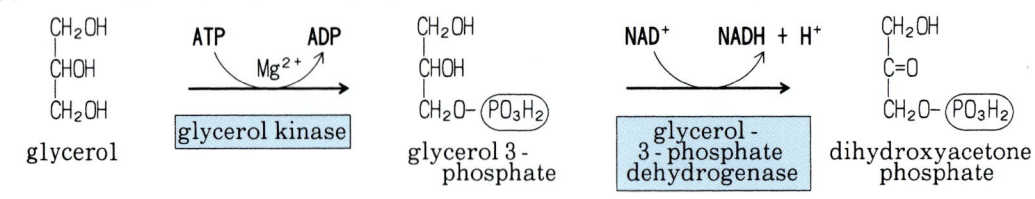

glycerol —[glycerol kinase, ATP→ADP, Mg²⁺]→ glycerol 3-phosphate —[glycerol-3-phosphate dehydrogenase, NAD⁺→NADH+H⁺]→ dihydroxyacetone phosphate

ethanol の代謝：acetyl-CoA となって TCA サイクルへはいる（肝臓にて）．

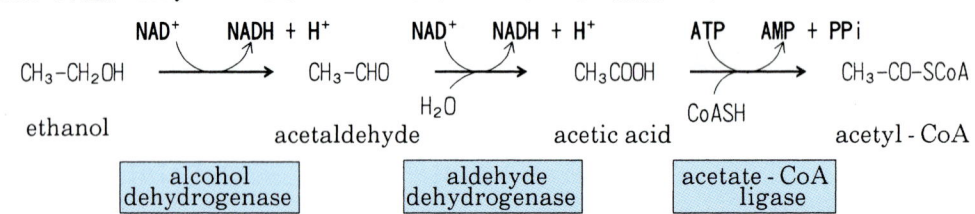

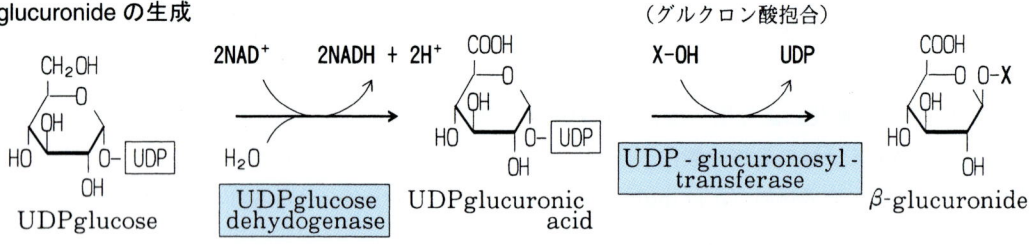

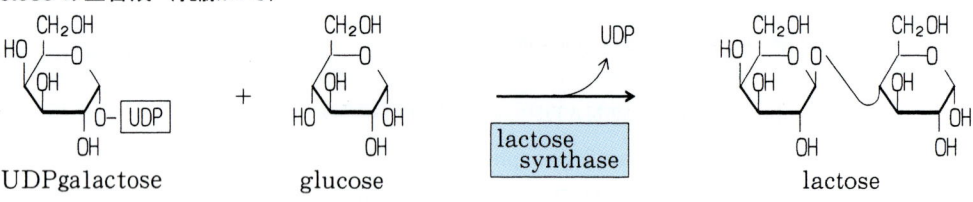

ethanol (CH_3-CH_2OH) —[alcohol dehydrogenase, NAD⁺→NADH+H⁺]→ acetaldehyde (CH_3-CHO) —[aldehyde dehydrogenase, NAD⁺→NADH+H⁺, H_2O]→ acetic acid (CH_3COOH) —[acetate-CoA ligase, ATP→AMP+PPi, CoASH]→ acetyl-CoA ($CH_3-CO-SCoA$)

glucuronide の生成　　　　　　　　　　　　　　　　（グルクロン酸抱合）

UDPglucose —[UDPglucose dehydogenase, 2NAD⁺→2NADH+2H⁺, H_2O]→ UDPglucuronic acid —[UDP-glucuronosyl-transferase, X-OH→UDP]→ β-glucuronide

lactose の生合成（乳腺にて）

UDPgalactose + glucose —[lactose synthase, →UDP]→ lactose

ソルビトール経路（sorbitol pathway）

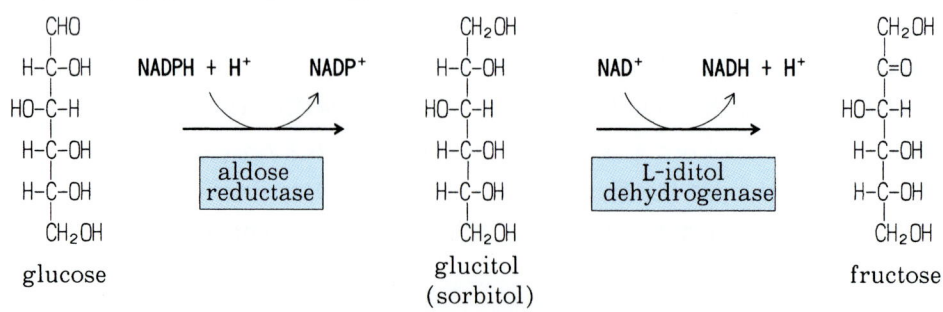

glucose —[aldose reductase, NADPH+H⁺→NADP⁺]→ glucitol (sorbitol) —[L-iditol dehydrogenase, NAD⁺→NADH+H⁺]→ fructose

グルクロン酸経路　glucuronate pathway

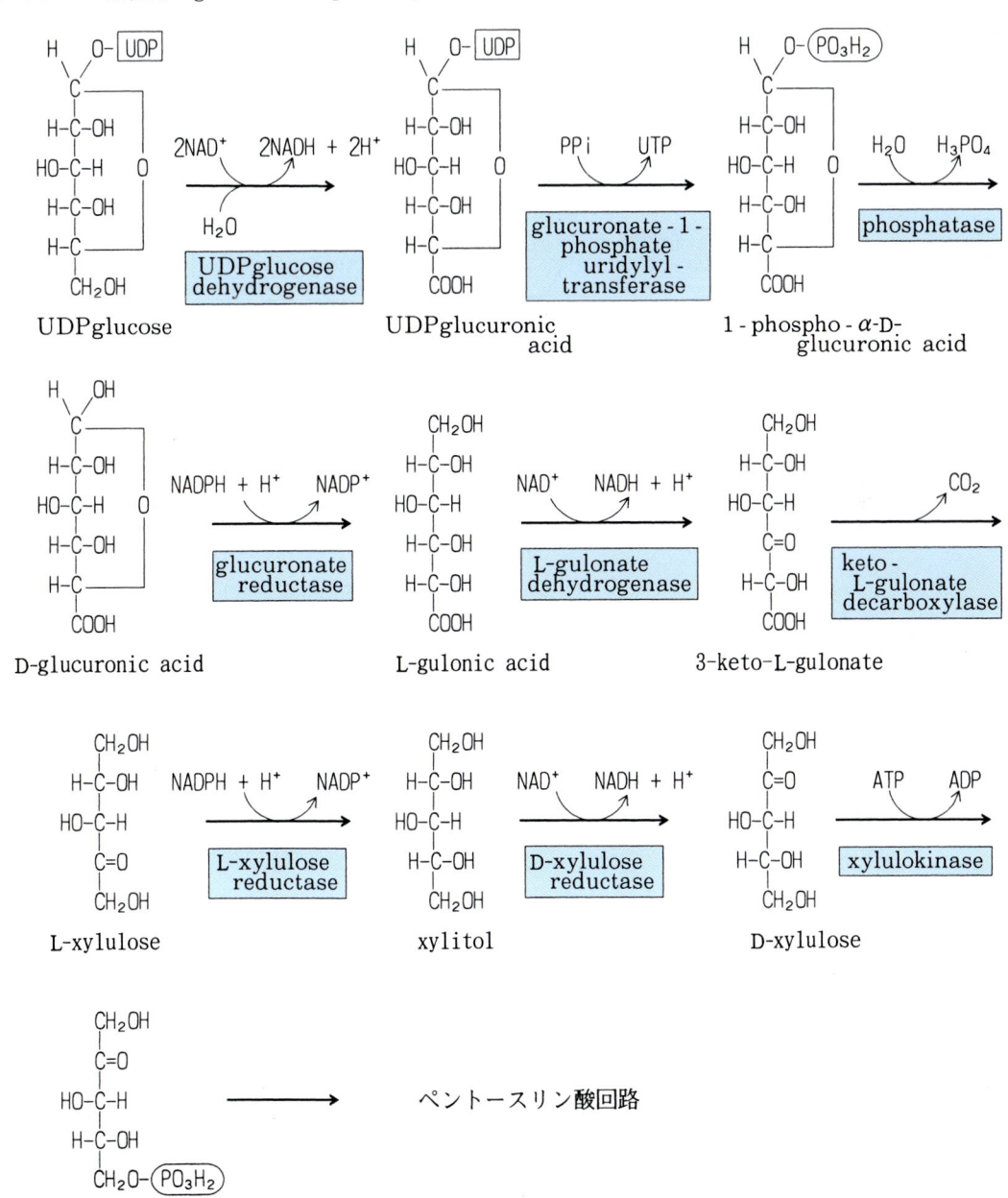

UDPglucose →(UDPglucose dehydrogenase, 2NAD⁺ → 2NADH + 2H⁺, H_2O)→ UDPglucuronic acid →(glucuronate-1-phosphate uridylyl-transferase, PPi, UTP)→ 1-phospho-α-D-glucuronic acid →(phosphatase, H_2O, H_3PO_4)→

D-glucuronic acid →(glucuronate reductase, NADPH + H⁺ → NADP⁺)→ L-gulonic acid →(L-gulonate dehydrogenase, NAD⁺ → NADH + H⁺)→ 3-keto-L-gulonate →(keto-L-gulonate decarboxylase, CO_2)→

L-xylulose →(L-xylulose reductase, NADPH + H⁺ → NADP⁺)→ xylitol →(D-xylulose reductase, NAD⁺ → NADH + H⁺)→ D-xylulose →(xylulokinase, ATP → ADP)→

D-xylulose 5-phosphate ⟶ ペントースリン酸回路

(1) グルコース代謝経路の一つであり，**肝臓，脂肪組織**などでみられる．
(2) 食品中(梅，ホウレンソウ，ニンジンなど)に含まれ，また甘味料としても用いられる xylitol はこの経路で代謝される．
(3) ヒト，霊長類，モルモットを除く多くの高等動物には L-gulonic acid から L-ascorbic acid (vitamin C) を合成する反応経路がある．

56 糖ヌクレオチド

糖ヌクレオチドは**ホモ多糖**，グリコサミノグリカン（ムコ多糖），**糖タンパク質**，**糖脂質**などの生合成の原料として利用される．

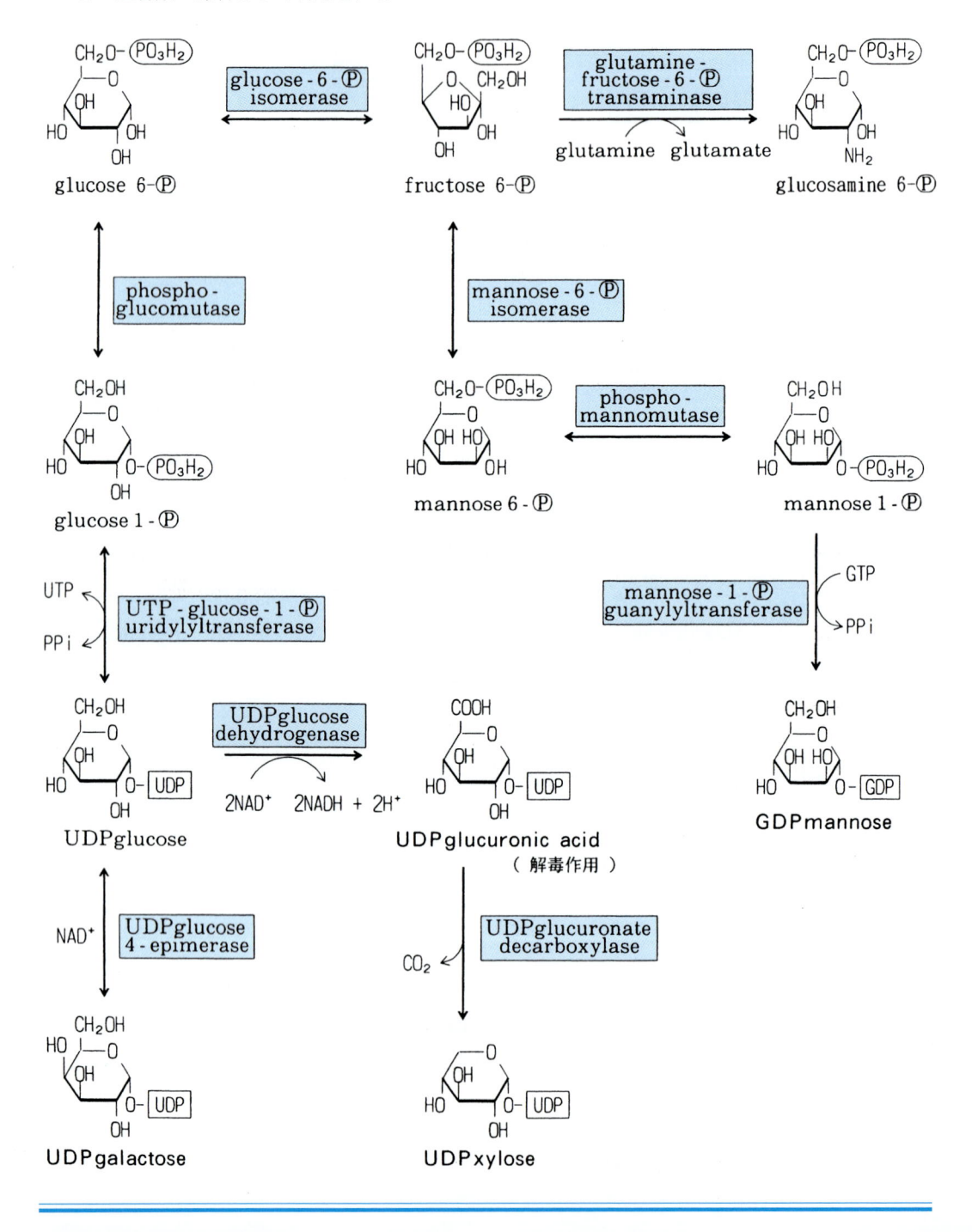

glucose 6-Ⓟ ⇌ (glucose-6-Ⓟ isomerase) ⇌ fructose 6-Ⓟ → (glutamine-fructose-6-Ⓟ transaminase, glutamine → glutamate) → glucosamine 6-Ⓟ

glucose 6-Ⓟ ⇌ (phosphoglucomutase) ⇌ glucose 1-Ⓟ

fructose 6-Ⓟ ⇌ (mannose-6-Ⓟ isomerase) ⇌ mannose 6-Ⓟ ⇌ (phosphomannomutase) ⇌ mannose 1-Ⓟ

mannose 1-Ⓟ → (mannose-1-Ⓟ guanylyltransferase; GTP → PPi) → GDPmannose

glucose 1-Ⓟ ⇌ (UTP-glucose-1-Ⓟ uridylyltransferase; UTP → PPi) ⇌ UDPglucose

UDPglucose → (UDPglucose dehydrogenase; 2NAD⁺ → 2NADH + 2H⁺) → UDPglucuronic acid（解毒作用）

UDPglucose ⇌ (UDPglucose 4-epimerase; NAD⁺) ⇌ UDPgalactose

UDPglucuronic acid → (UDPglucuronate decarboxylase; → CO_2) → UDPxylose

ドの生合成

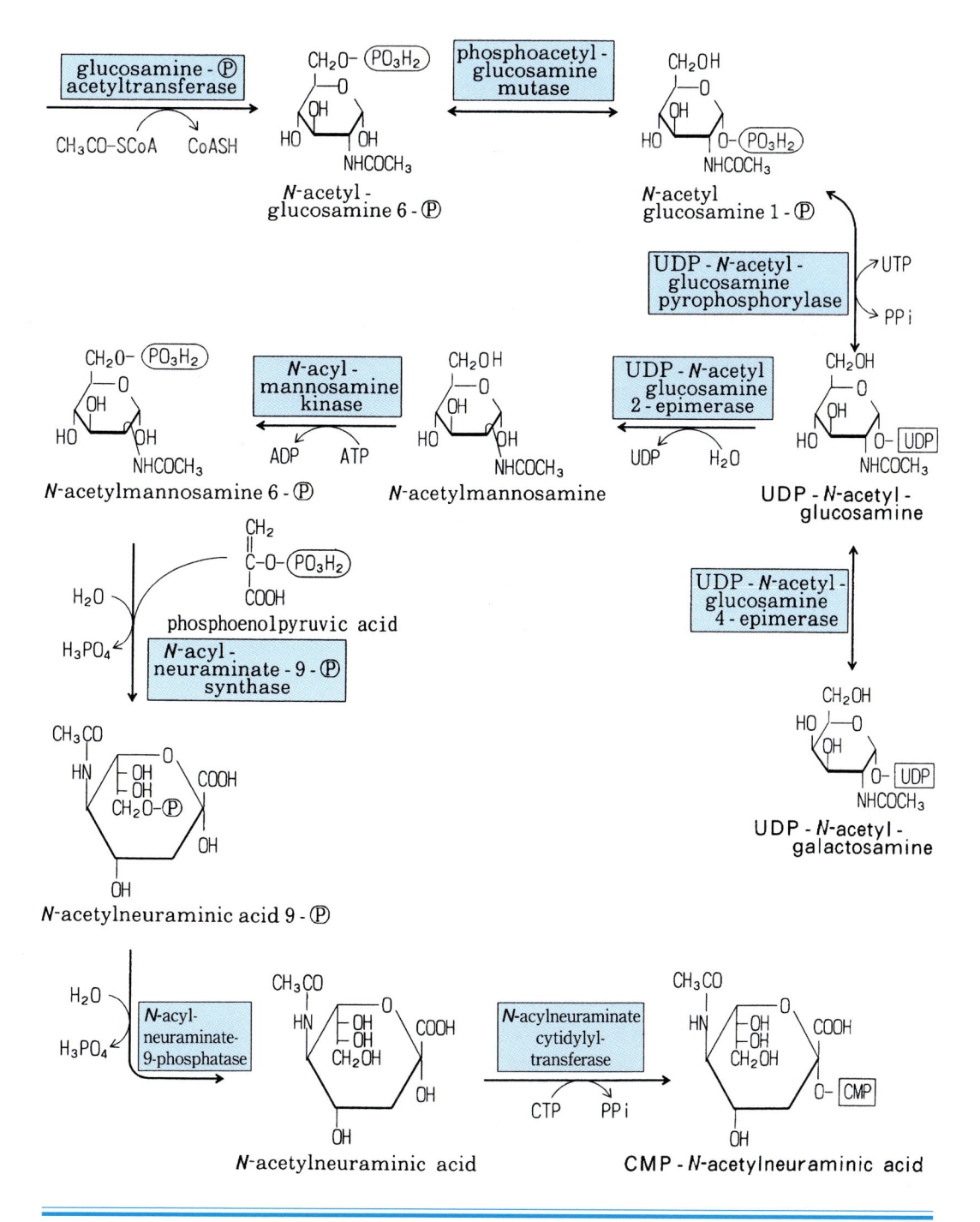

57　肝臓および筋肉でのグルコースの代謝

肝臓でのグルコースの代謝

給　源
- 食　物 ①
- 肝 glycogen ②
- 筋 glycogen → 乳酸 ③
- 他の hexose ④
- 糖以外（糖新生）⑤

（肝臓）glucose

代謝経路
- ① 血液中へ
- ② 肝 glycogen
- ③ エネルギー産生
- ④ 脂肪酸へ
- ⑤ 他の糖へ（pentose, hexose）
- ⑥ アミノ酸へ

給源

1. 食物中の糖質の消化吸収による glucose
2. 肝 glycogen の分解（glycogenolysis）によって生成した glucose（☞ p. 149）
3. 筋，赤血球などでの解糖（glycolysis）によって生じた乳酸が，肝へ運ばれて再合成された glucose（☞ p. 171）
4. fructose, galactose より生じた glucose（☞ p. 156, 157）
5. 糖以外の物質から生じた glucose
    a．アミノ酸より生成した glucose
      glycogenic amino acid：[Gly, Ala, Ser, Thr, Val, Glu, Asp, His, Arg, Cys, Met, Pro, Hyp, Ile, Asn, Gln, Phe, Tyr, Trp]
      これらのアミノ酸は pyruvic acid, succinyl-CoA, oxaloacetic acid, α-ketoglutaric acid などを経て glucose へ変化する．（☞ p. 153）
    b．脂肪の分解によって生じた glycerol より生成した glucose（☞ p. 153）

代謝経路

1. 血糖として血液中へ
2. glycogen に合成（glycogenesis）されて肝に貯蔵（☞ p. 148）
3. 解糖 → TCA → 電子伝達系 …… ATP 産生
4. 脂肪酸合成：解糖 → acetyl-CoA → 脂肪酸（☞ p. 160）
5. 他の糖へ移行
    (1) ribose 5-phosphate に変化して核酸合成へ（☞ p. 164）
    (2) mannose, glucosamine, galactosamine などに変化してグリコサミノグリカン（ムコ多糖），糖タンパク質などの合成に利用（☞ p. 168, 169）
    (3) UDPglucuronic acid に変化して解毒作用（☞ p. 168）
    (4) galactose に変化して lactose 生成（☞ p. 166）
6. アミノ酸へ変化（☞ p. 158, 159）

筋肉でのグルコースの代謝

筋glycogenの合成

血液によって運ばれた glucose は筋肉で glycogen に合成される．
（この機構は肝臓の場合と同じである．）

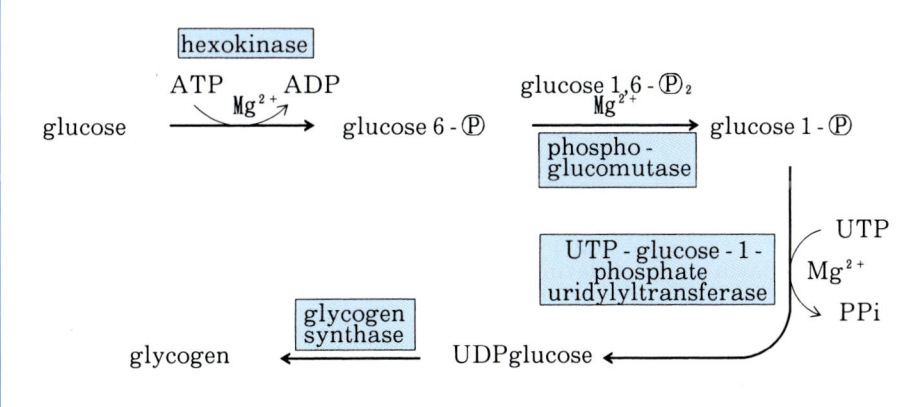

$$\text{glucose} \xrightarrow[\text{Mg}^{2+}]{\text{hexokinase} \atop \text{ATP} \rightarrow \text{ADP}} \text{glucose 6-}\textcircled{P} \xrightarrow[\text{Mg}^{2+}]{\text{glucose 1,6-}\textcircled{P}_2 \atop \text{phosphoglucomutase}} \text{glucose 1-}\textcircled{P}$$

$$\text{glycogen} \xleftarrow{\text{glycogen synthase}} \text{UDPglucose} \xleftarrow[\text{UTP-glucose-1-phosphate uridylyltransferase}]{\text{UTP, Mg}^{2+} \rightarrow \text{PPi}} \text{glucose 1-}\textcircled{P}$$

筋glycogenの分解

筋肉の収縮のさいに筋 glycogen は分解され，glucose 6-phosphate を経て利用される．

なお，肝，腎以外の組織（筋肉など）には glucose 6-phosphate を glucose にする酵素（glucose-6-phosphatase）を欠くので，glycogen は glucose にならない．

心筋では好気的分解が起こり，ＡＴＰとＣＯ$_2$とＨ$_2$Ｏが生成する．

骨格筋では急激な筋収縮のさいには，主として嫌気的分解がおこり，ＡＴＰと乳酸を生成する．生成した乳酸は酸素が供給される回復期には，乳酸の1/4〜1/5が好気的に分解し，このさい生じたエネルギーによって残りの乳酸は glycogen に再合成される．また過剰の乳酸は血液によって肝臓に送られ glycogen に再合成されたり，グルコースになったりする（乳酸サイクル）．

乳酸サイクル lactic acid cycle (Cori cycle)

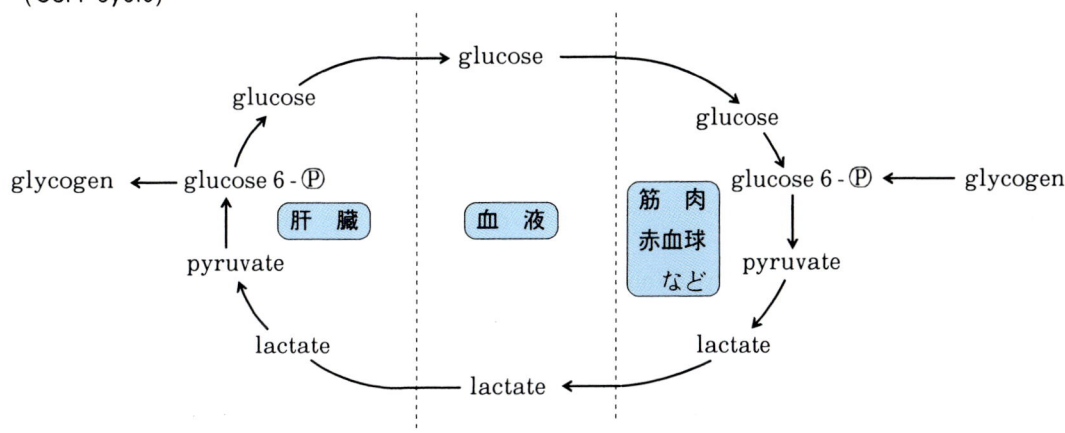

```
glycogen ← glucose 6-Ⓟ ← glucose ← glucose ← glucose ← glucose 6-Ⓟ ← glycogen
              ↑            肝臓      血液      筋肉              ↓
           pyruvate                          赤血球            pyruvate
              ↑                              など                ↓
           lactate ←──────────── lactate ────────────────→ lactate
```

58 代謝と関連のあるビタミンと補酵素一覧

ビタミン名	補酵素名	主な生理作用	必要とする酵素の例
ビタミン B_1 thiamin	TPP (thiamin pyrophosphate)	酸化的脱炭酸反応	transketolase pyruvate dehydrogenase complex
ビタミン B_2 riboflavin	FAD (flavin adenine dinucleotide)	酸化還元反応	succinate dehydrogenase xanthin oxidase
	FMN (flavin mononucleotide)	酸化還元反応	L-amino acid oxidase NADH dehydrogenase
ビタミン B_6 pyridoxal pyridoxine pyridoxamine	PLP (pyridoxal phosphate)	アミノ基転移反応 アミノ酸の脱炭酸反応 ラセミ化反応 脱水反応	transaminase decarboxylase racemase hydratase
ナイアシン niacin	NAD^+ (nicotinamide adenine dinucleotide)	酸化還元反応	glyceraldehyde-3-phosphate dehydrogenase lactate dehydrogenase 3-hydroxyacyl-CoA dehydrogenase
	$NADP^+$ (nicotinamide adenine dinucleotide phosphate)		glucose-6-phosphate dehydrogenase dihydrofolate reductase
パントテン酸 pantothenic acid	CoASH (coenzyme A)	アシル基転移反応	acetyl-CoA carboxylase acetyl-CoA acetyltransferase
ビオチン biotin	biotin	カルボキシル化反応	acetyl-CoA carboxylase
リポ酸 lipoic acid (ビタミンではない)	lipoic acid	α-ケト酸の酸化的脱炭酸反応	pyruvate dehydrogenase complex
葉酸 folic acid	THF (tetrahydrofolic acid)	C_1基（メチル基など）の転移反応	N^5-methyl-THF methyltransferase serine hydroxymethyl-transferase
ビタミン B_{12} cyanocobalamin	adenosylcobalamin	異性化反応	methylmalonyl-CoA mutase
	methylcobalamin	メチル基転移反応	methyltransferase

Metabolism of Lipids
（脂質の代謝）

59　脂質代謝の概説

脂肪は多くの組織で主要エネルギー源として利用される．したがって，その代謝（合成および分解）は脂肪組織から受けるイメージとは異なり，かなり活発である．

脂肪代謝の関連

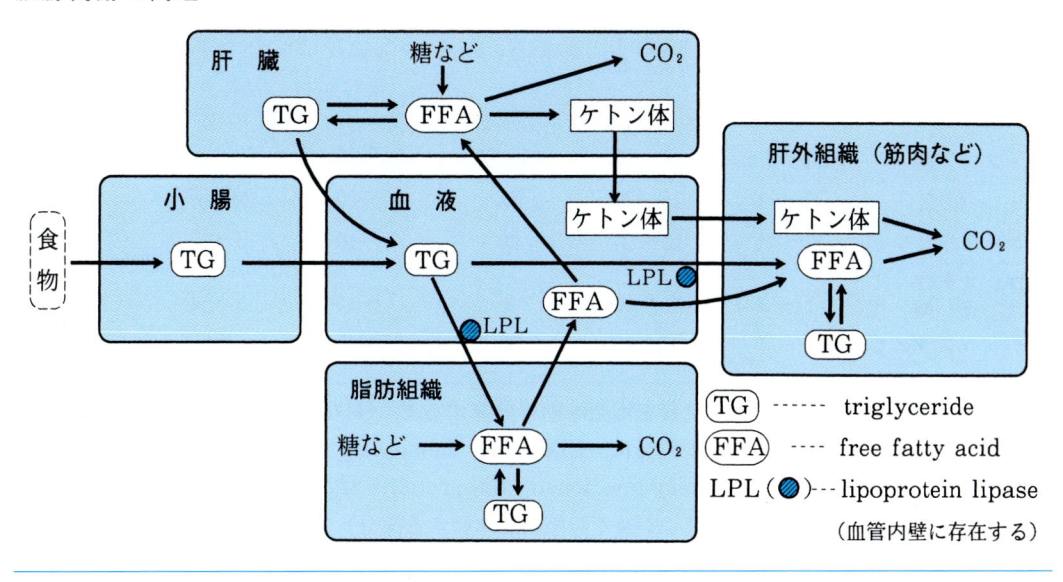

```
肝臓： 糖など → FFA → $CO_2$
       TG ⇄ FFA → ケトン体
小腸： 食物 → TG
血液： TG, FFA, LPL
肝外組織（筋肉など）： ケトン体 → $CO_2$, FFA ⇄ TG
脂肪組織： 糖など → FFA → $CO_2$, FFA ⇄ TG, LPL
```

TG …… triglyceride
FFA …… free fatty acid
LPL（●）… lipoprotein lipase
（血管内壁に存在する）

アセチル CoA の生成と利用

（脂質代謝のかなめとなるアセチルCoA の生成と利用を中心にした脂質代謝の流れ）

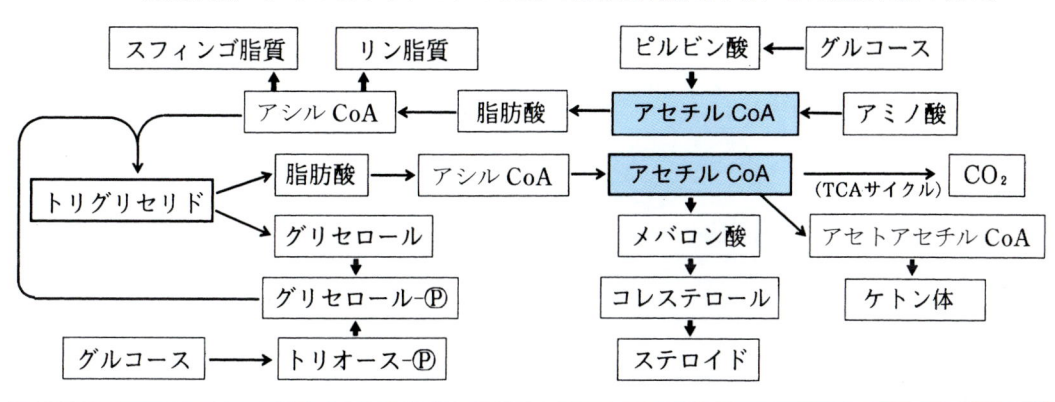

```
スフィンゴ脂質　リン脂質　　　　　　　　ピルビン酸 ← グルコース
       ↑         ↑                           ↓
     アシル CoA ← 脂肪酸 ← アセチル CoA ← アミノ酸
       ↑
   トリグリセリド → 脂肪酸 → アシル CoA → アセチル CoA →（TCAサイクル）→ $CO_2$
                   グリセロール              ↓                  アセトアセチル CoA
                     ↓                   メバロン酸                  ↓
                 グリセロール-Ⓟ            ↓                      ケトン体
   グルコース → トリオース-Ⓟ            コレステロール
                                           ↓
                                         ステロイド
```

60 血漿リポタンパク質

脂質は水に不溶なので，血漿中ではタンパク質（各種のアポリポタンパク質 apolipoprotein）と結合して，**リポタンパク質**（lipoprotein）となり存在する．

リポタンパク質の分類

リポタンパク質 性 質	キロミクロン chylomicron	超低密度 VLDL	中間密度 IDL	低密度 LDL	高密度 HDL
密 度（g/mℓ）	<0.95	0.95〜1.006	1.006〜1.019	1.019〜1.063	1.063〜1.210
直 径（nm）	100〜1,000	30〜75	25〜30	20〜25	5〜12
血漿濃度（mg/dℓ）	100〜250	130〜200	200〜400	200〜400	50〜130
主なアポリポタンパク質	A-I, A-II, B-48, C-I, C-II, C-III, E	B-100, C-I, C-II, C-III, E	B-100, C-III, E	B-100	A-I, A-II, C-I, C-II, C-III, D, E
構成割合（％）					
タンパク質	1.5〜2.5	5〜10	15〜20	20〜25	40〜55
リン脂質	7〜9	15〜20	22	15〜20	20〜35
トリグリセリド	80〜95	55〜65	20	7〜10	3〜5
コレステロール					
遊離型	1〜3	5〜10	8	7〜10	3〜4
エステル型	2〜4	10〜15	30	35〜40	12

血漿タンパク質画分との関係　血漿タンパク質を電気泳動で分離すると，HDL（high density lipoprotein）はα-グロブリン画分に，LDL（low density lipoprotein）はβ-グロブリン画分に，VLDL（very low density lipoprotein）はプレβ-グロブリン画分（β-グロブリン画分よりやや速く陽極側に移動する部分）に見られる．

リポタンパク質の構造　リポタンパク質の構造は基本的にはどれも同様であり，親水性の**アポリポタンパク質**，両親媒性のリン脂質および遊離型コレステロールで1層の膜を構成し，疎水性のトリグリセリドやエステル型コレステロールが内部にある．

LDL 1分子はつぎのような分子から構成されている．

　アポリポタンパク質 B-100　　1 分子
　リン脂質　　　　　　　　約　800 分子
　遊離型コレステロール
　　　　　　　　　　　　　約　500 分子
　エステル型コレステロール
　　　　　　　　　　　　　約 1,500 分子
　トリグリセリド　　　　　約　300 分子

低密度リポタンパク質（LDL）の模式図
（コレステロールエステル，リン脂質，コレステロール，アポリポタンパク質 B-100）

リポタンパク質の機能	キロミクロン……食物由来の脂質の血中への輸送 VLDL……………肝臓で合成されたトリグリセリドの末梢組織への輸送 IDL………………VLDLの中間代謝物で，IDLの代謝産物がLDL LDL………………肝臓コレステロールの末梢組織への輸送 HDL………………末梢組織で余ったコレステロールの肝臓への輸送
リポタンパク質の変換	各種のリポタンパク質は相互に変化しうる．例えば，肝から放出されたVLDLは**リポプロテインリパーゼ（LPL）**の作用によりトリグリセリド（TG）の少ないIDLとなり，さらに**肝性リパーゼ（HTGL）**が作用して，よりTGの少ないLDLとなる．なお，LPLは脂肪組織，心臓，腎臓などの血管壁に存在し，ヘパリンなどにより血中に遊離する． 　HDLは肝臓・小腸で合成される他に，キロミクロンおよびVLDL中のTGがLPLの作用で除かれて生じる．HDLは，血中に出て末梢組織の遊離コレステロールを取り込み，HDL中にあるレシチン—コレステロールアシルトランスフェラーゼ（LCAT）の作用でコレステロールをエステル化して，そのエステル体（CE）を肝臓に運ぶ．また，HDLは，VLDL，IDL，LDLにCEを渡し，これらのリポタンパク質が肝臓に取り込まれることによっても結局はコレステロールを肝臓に運ぶ． FC……free cholesterol　　FFA……free fatty acid CE……cholesterol ester　HTGL（●）……hepatic triglyceride lipase TG……triglyceride　　　LPL（●）……lipoprotein lipase PL……phospholipid　　キロミクロンレムナント……キロミクロン中のTGの減少したもの
LDL受容体	動脈平滑筋細胞をはじめ，種々の細胞の細胞膜にはLDL中のapo B-100を認識する受容体が存在し，LDLはこれに結合して飲食作用により細胞に取り込まれ，分解される．受容体は細胞膜へ移行して再利用される．LDL中のコレステロールはHMG-CoA reductase（コレステロール合成の律速酵素）を阻害し，コレステロールの生合成を抑える．したがって，この受容体が減少すると血管壁細胞にコレステロールが蓄積し，動脈硬化の原因となる． 　なお，肝臓などの細胞にはHDL受容体およびレムナント受容体があり，apo A-IとapoEがそれぞれの受容体との結合に関与している．

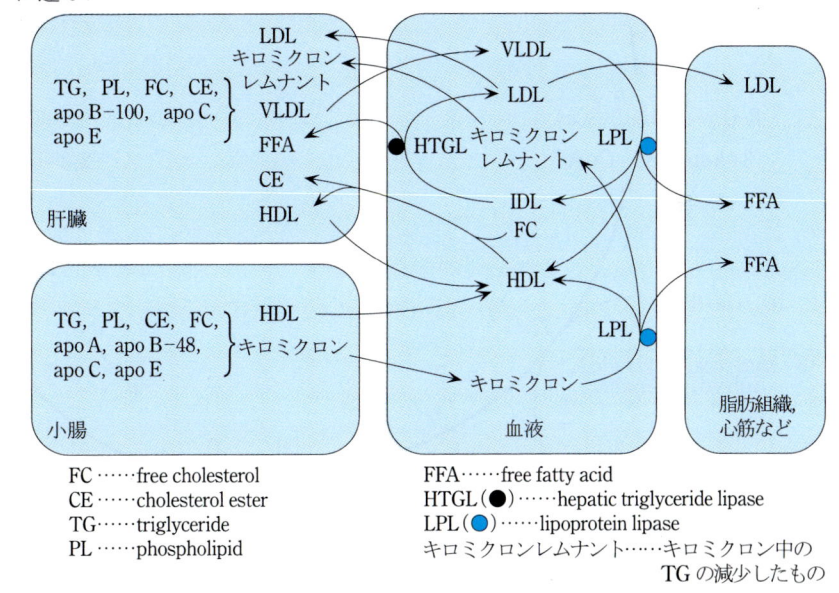

6 1　脂肪酸の酸化　（β酸化）β oxidation

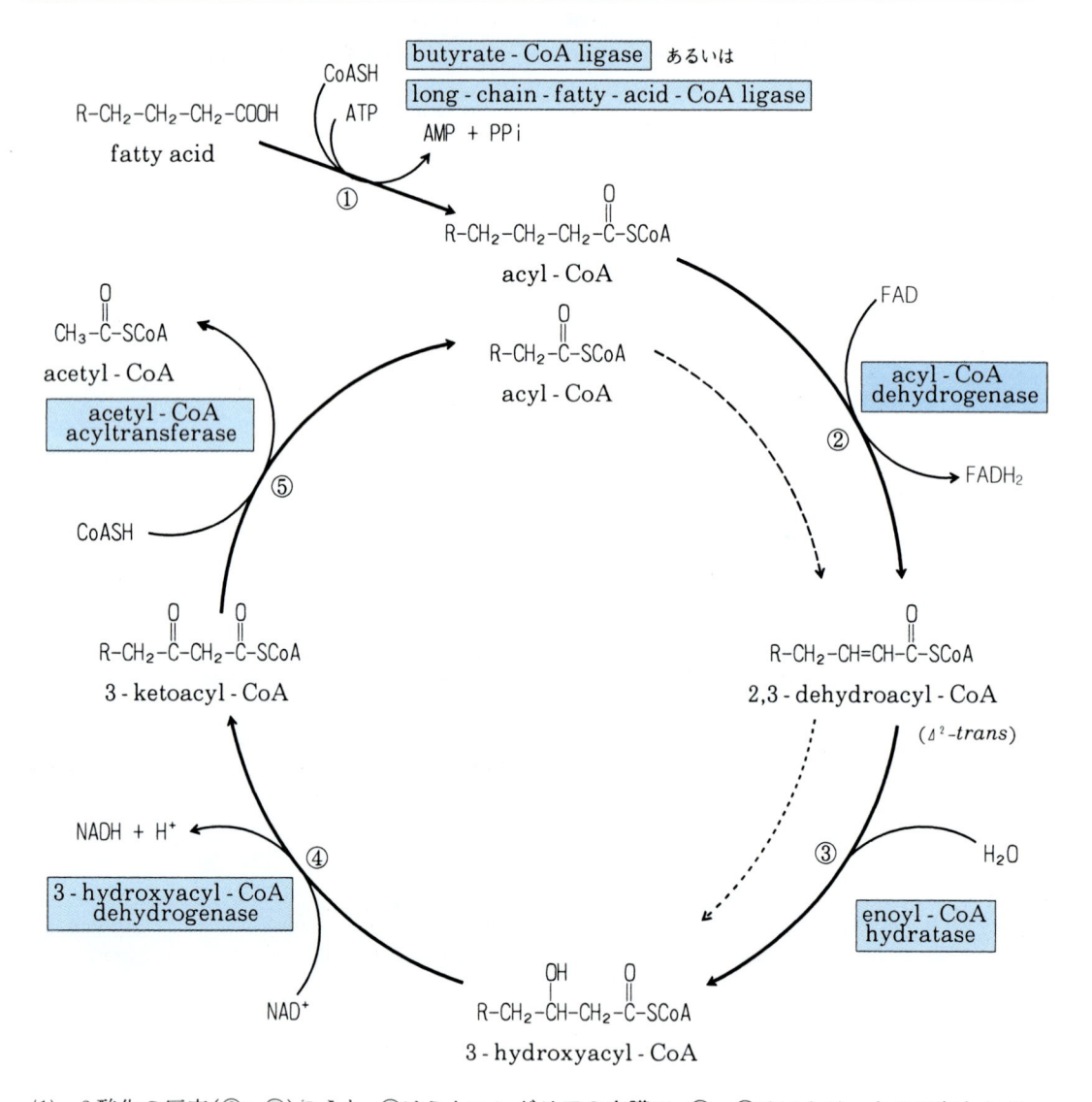

(図：β酸化経路)

R-CH₂-CH₂-CH₂-COOH fatty acid
① + CoASH, ATP → AMP + PPi
酵素：butyrate - CoA ligase あるいは long - chain - fatty - acid - CoA ligase

R-CH₂-CH₂-CH₂-C(=O)-SCoA　acyl - CoA

② acyl - CoA dehydrogenase：FAD → FADH₂
→ R-CH₂-CH=CH-C(=O)-SCoA　2,3 - dehydroacyl - CoA　(Δ²-trans)

③ enoyl - CoA hydratase：+ H₂O
→ R-CH₂-CH(OH)-CH₂-C(=O)-SCoA　3 - hydroxyacyl - CoA

④ 3 - hydroxyacyl - CoA dehydrogenase：NAD⁺ → NADH + H⁺
→ R-CH₂-C(=O)-CH₂-C(=O)-SCoA　3 - ketoacyl - CoA

⑤ acetyl - CoA acyltransferase：+ CoASH
→ CH₃-C(=O)-SCoA　acetyl - CoA
＋ R-CH₂-C(=O)-SCoA　acyl - CoA

(1) β酸化の反応（②〜⑤）のうち，②は**ミトコンドリアの内膜**で，③〜⑤は**マトリックス**で行われる．
(2) 最初の脂肪酸の活性化に，**2 ATP当量消費する**．（ATPがADPでなくAMPへ変化するため．）
(3) アシルCoAは，②〜⑤の反応を1回転するごとに，アセチルCoA 1分子を遊離し，炭素数が2個少ないアシルCoAとなる．
(4) 炭素数が偶数の脂肪酸では，最後にアセトアセチルCoAを経て，すべてアセチルCoAとなる．
(5) 炭素数が奇数の脂肪酸は，最後にプロピオニルCoAを生じる．（代謝 ☞ p.178）

　　　注　ペルオキシソーム中にもβ酸化系が存在する．初発酵素はacyl-CoA oxidaseでO₂が酸化剤となりH₂O₂を生じる．その他の酵素もミトコンドリアの酵素とは分子種が異なる．

β酸化の説明 （左頁の図参照）

脂肪酸の活性化　脂肪酸を活性化してアシルCoAにする酵素にはつぎの2種類がある.

$$\left.\begin{array}{l}\text{butyrate - CoA ligase} \quad C_4 \sim C_{10} \\ \text{long - chain - fatty - acid - CoA ligase} \quad C_6 \sim C_{20}\end{array}\right\}\text{の脂肪酸を活性化する.}$$

前者はミトコンドリアのマトリックス，後者はミトコンドリア外膜あるいは小胞体にある.

アシルCoAがミトコンドリア内膜を透過してマトリックスへ入る仕組み

アシルCoAがミトコンドリアのマトリックスへ入る過程がβ酸化の律速段階である.

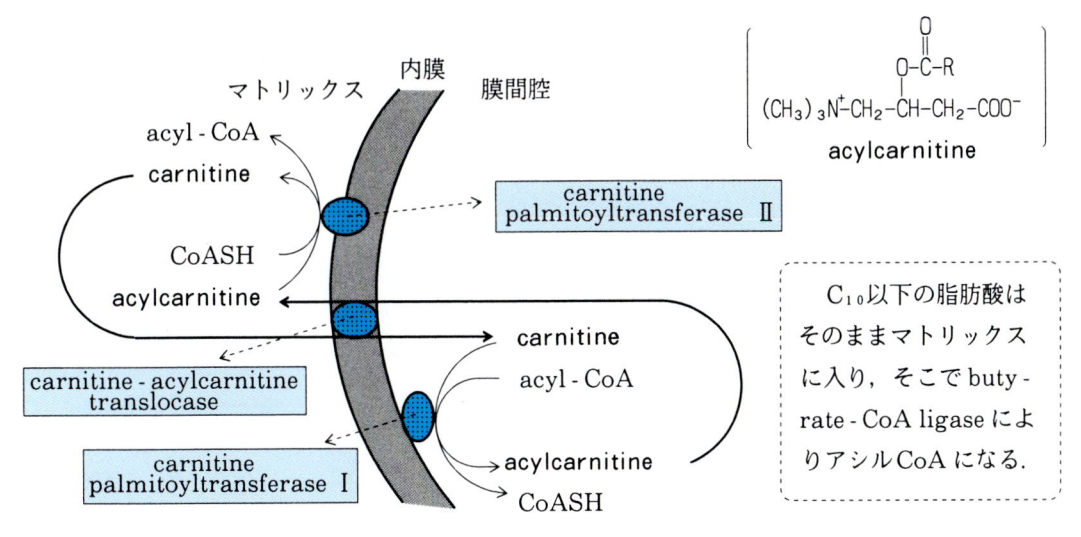

acylcarnitine の構造:
$$(CH_3)_3N^+\text{-}CH_2\text{-}CH(O\text{-}C(\text{=}O)\text{-}R)\text{-}CH_2\text{-}COO^-$$

C_{10}以下の脂肪酸はそのままマトリックスに入り，そこで butyrate - CoA ligase によりアシルCoAになる.

脂肪酸のβ酸化により生じるATP数

基質1モルが1回β酸化を受けると，アセチルCoAを1モル生じ，生じたFADH$_2$およびNADH+H$^+$は電子伝達系で酸化されて，4モルのATPを生じる.

アセチルCoA1モルからはTCAサイクル，電子伝達系の反応により9.75モルのATPを生じる.

パルミチン酸を例にとると.

○ まず，β酸化が7回起こるので，それにより生じるFADH$_2$およびNADH+H$^+$の酸化で28 ATPが生じる.

　　パルミトイルCoA + 7 CoA + 28 ADP + 28 Pi + 7 O$_2$ ⟶
　　　　　　　　　　　　　　　　　8 アセチルCoA + 28 ATP + 35 H$_2$O

○ 生じたアセチルCoAは，TCAサイクル，電子伝達系により 78 (9.75×8) ATPを生じる.

　　8 アセチルCoA + 78 ADP + 78 Pi + 16 O$_2$ ⟶ 8 CoA + 78 ATP + 86 H$_2$O + 16 CO$_2$

　　これを合わせると，106 ATPが生じることになる.

　　パルミトイルCoA + 106 ADP + 106 Pi + 23 O$_2$ ⟶ CoA + 106 ATP + 121 H$_2$O + 16 CO$_2$

しかし，パルミチン酸が活性化されるときに2モル当量のATPが消費されるので，正味104モルのATPが生成する. また，この際**多量のH$_2$O**が生成する（パルミチン酸1モル＝256 gから2,178 gの水ができる）ことも注目すべきである.

不飽和脂肪酸の酸化	(1) 二重結合の位置が Δ^2-cis-acyl-CoA または Δ^3-cis-acyl-CoA になるまで，通常の β 酸化が行われる． (2) Δ^3-cis-acyl-CoA は Δ^2-trans-acyl-CoA に異性化され，通常の β 酸化の 1 サイクル全部および 2 サイクル目の最初の酸化が行われる． (3) Δ^2-cis-acyl-CoA は水和され，D-3-hydroxyacyl-CoA となり，ついで L-3-hydroxyacyl-CoA へ異性化され，β 酸化経路へ． リノール酸 C-C-C-C-C-C=C-C-C=C-C-C-C-C-C-C-C-CO-SCoA ↓ C-C-C-C-C-C=C-C-C=C-C-C-CO-SCoA (cis cis) ↓ C-C-C-C-C-C=C-C-C=C-C-C-CO-SCoA (cis trans) ↓ C-C-C-C-C-C=C-C=C-C-CO-SCoA (cis trans) ↓ C-C-C-C-C-C-C=C-C-CO-SCoA (trans) ↓ C-C-C-C-C-C=C-C-CO-SCoA (trans) ① β 酸化を 3 サイクル行う． ② Δ^3-cis → Δ^2-trans へ ③ β 酸化の 1 サイクル全部と 2 サイクル目の最初の酸化 ④ NADPH + H$^+$ による還元 ⑤ 異性化 ⑥ β 酸化 4 サイクル
脂肪酸の α 酸化	脳の小胞体・ミトコンドリアや植物にみられる酸化の形式で，炭素が 1 個ずつカルボキシル末端からはずされる．奇数炭素の脂肪酸を生成する仕組みである．アシル CoA となる必要もなく，ATP の生成も伴わないのが特徴である． $R-CH_2-CH_2-CH_2-COOH \longrightarrow R-CH_2-CH_2-CH(OH)-COOH$ $R-CH_2-CH_2-COOH + CO_2 \longleftarrow R-CH_2-CH_2-C(=O)-COOH$
脂肪酸の ω 酸化	$C_6 \sim C_{12}$ の脂肪酸で行われる．カルボキシル基からもっとも遠い炭素原子（ω）である $-CH_3$ が酸化を受けて $-CH_2OH$ となり，さらに酸化が進み，ジカルボン酸となる．これはどちらの端からも β 酸化される． $CH_3-(CH_2)_n-COOH \xrightarrow[NADPH+H^+ \to NADP^+]{O_2 \; シトクロムP-450 \; H_2O} HOCH_2-(CH_2)_n-COOH$ $\xrightarrow[NADH+H^+ \leftarrow NAD^+]{} \xrightarrow[H_2O]{NAD^+ \to NADH+H^+}$ $HOOC-(CH_2)_n-COOH \longleftarrow OHC-(CH_2)_n-COOH$ ジカルボン酸
プロピオニル CoA の代謝	プロピオニル CoA は下のようにスクシニル CoA となり TCA サイクルへ入る． $CH_3CH_2CO-SCoA \xrightarrow[biotin, HCO_3^-, propionyl-CoA\;carboxylase]{ATP \; Mg^{2+} \; ADP+H_3PO_4} HOOC-CH(CH_3)-CO-SCoA$ propionyl-CoA (S)-methylmalonyl-CoA → methylmalonyl-CoA epimerase → (R)-methylmalonyl-CoA $\xrightarrow[methylmalonyl-CoA\;mutase]{adenosylcobalamin}$ HOOC-CH$_2$CH$_2$CO-SCoA succinyl-CoA

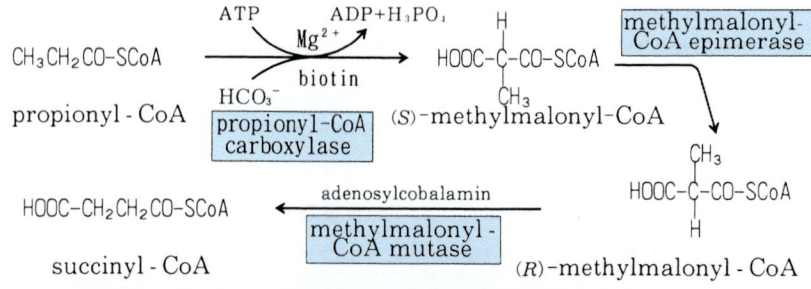

6 2　　脂　肪　酸　の　生　合　成

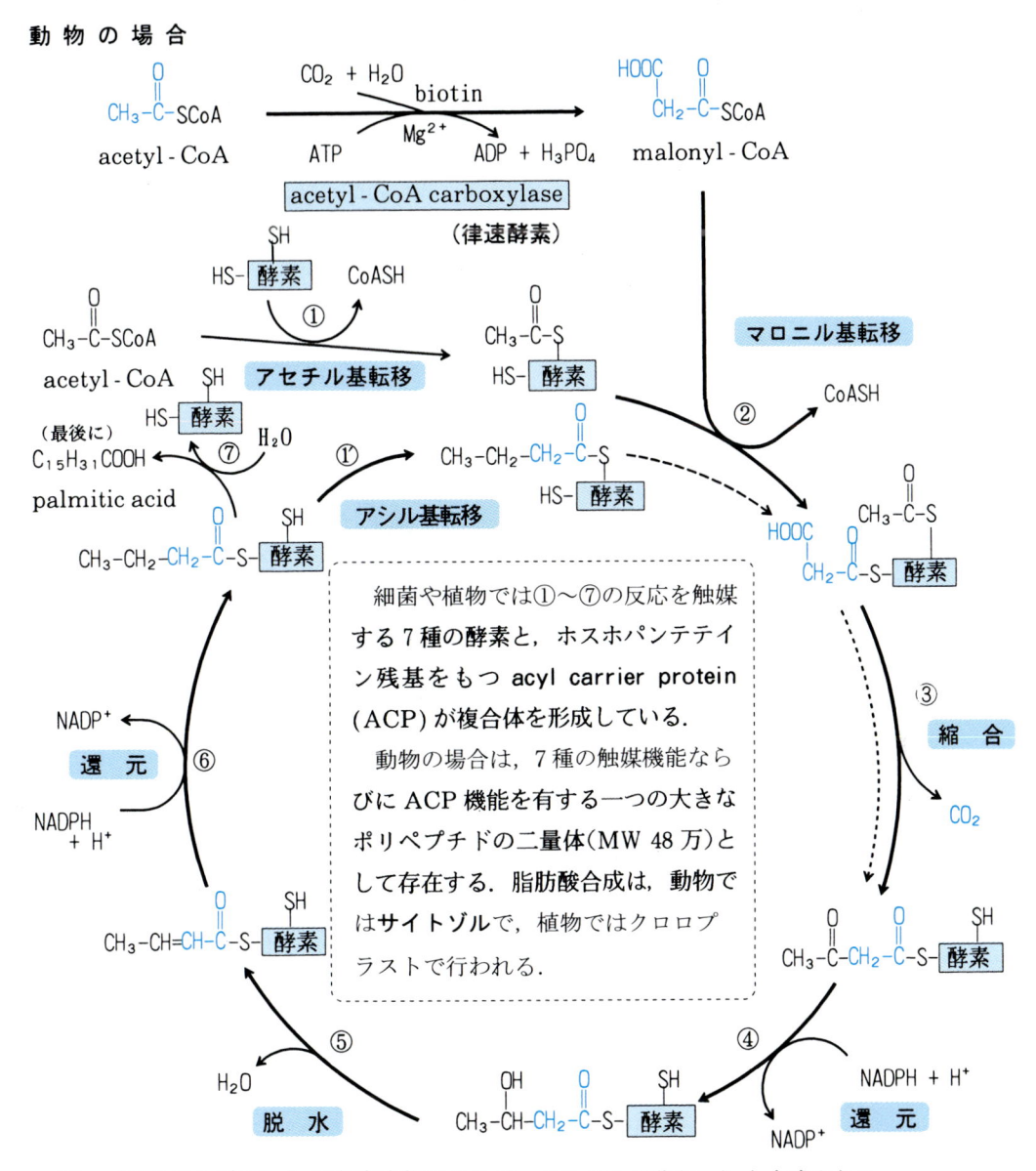

動 物 の 場 合

細菌や植物では①〜⑦の反応を触媒する7種の酵素と，ホスホパンテテイン残基をもつ acyl carrier protein (ACP) が複合体を形成している．

動物の場合は，7種の触媒機能ならびに ACP 機能を有する一つの大きなポリペプチドの二量体（MW 48万）として存在する．脂肪酸合成は，動物では**サイトゾル**で，植物ではクロロプラストで行われる．

(1)　パルミチン酸(C_{16}) が主生成物であるが，ミリスチン酸(C_{14}) も合成される．
(2)　アセチルCoA が **マロニルCoA**の形をとり連続的に縮合してゆく．
(3)　**肝臓，脂肪組織**などで活発に行われる．
(4)　acetyl-CoA carboxylase 以外の反応は，**脂肪酸合成酵素**(fatty acid synthase) により行われる．この酵素は脂肪酸残基を最後に切り離す活性（⑦の反応）を持っている．アシル基が結合する二つの–SH 基のうち，マロニル基が結合するのは 4′-ホスホパンテテイン（☞ p.132）の–SH 基であり，他の一つはシステイン残基の–SH 基である．

生合成の反応式	アセチル CoA からパルチミン酸が生合成される反応をまとめると， 8 アセチル CoA ＋ 7 ATP ＋ 14 NADPH ＋ 14 H$^+$ ⟶ 　　$C_{15}H_{31}COOH$ ＋ 8 CoASH ＋ 7 ADP ＋ 7 H_3PO_4 ＋ 6 H_2O ＋ 14 NADP$^+$
NADPH ＋ H$^+$ 　の供給	脂肪酸の合成には還元剤として NADPH ＋ H$^+$ を必要とする．これはグルコース代謝経路の一つであるペントースリン酸回路により主に供給される．もう一つの供給源は，下図に示すように，ミトコンドリアで生じるアセチル CoA が脂肪酸合成の場であるサイトゾルへ出るための諸反応のうちの一つの反応がそれである．すなわち，リンゴ酸が malic enzyme による反応を受ける際に NADPH ＋ H$^+$ が生成する．
アセチルCoA 　の供給	脂肪酸生合成の原料となるアセチル CoA は，ミトコンドリアの膜を透過できないので，つぎに示すようにクエン酸となってサイトゾルへ出てゆき，そこでアセチル CoA が再生産され，脂肪酸生合成に利用される．

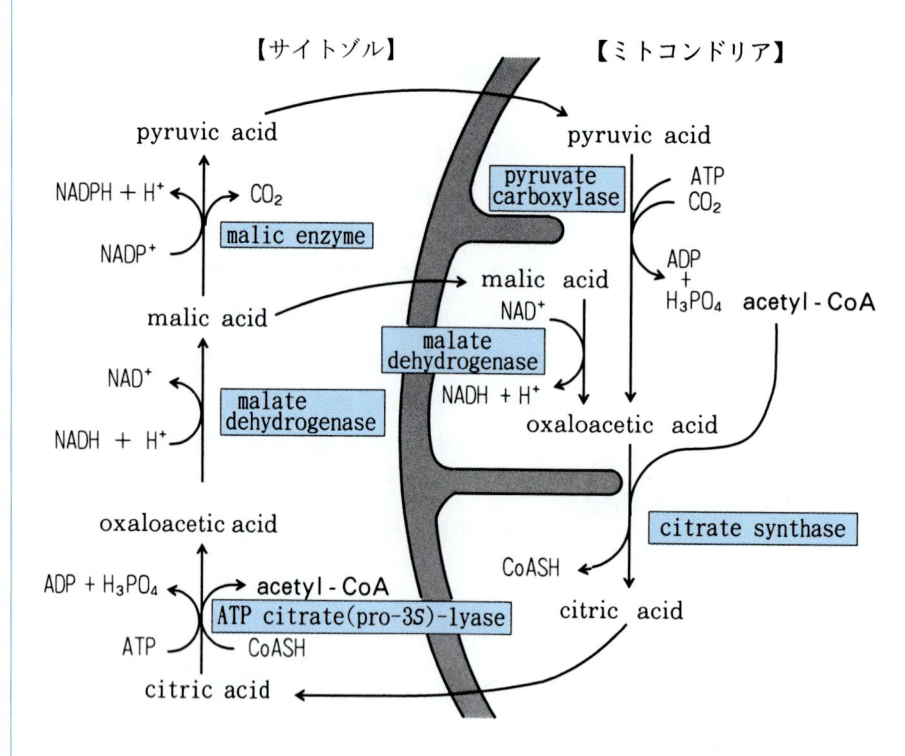

【サイトゾル】　　　　　　【ミトコンドリア】

pyruvic acid　　　　　　　pyruvic acid

NADPH + H$^+$ ←　　　　　　　　　　ATP
　　　　　　↘ CO_2　　pyruvate　　　CO_2
NADP$^+$ ←　　　malic enzyme　carboxylase
　　　　　　　　　　　　　　　　　ADP
　　　　　　　　malic acid　　　　　＋
malic acid　　　　　　NAD$^+$　　　H_3PO_4　acetyl - CoA
　　　　　　　　　　　malate
NAD$^+$ ←　　　　　dehydrogenase
　　　　　　malate　NADH + H$^+$
NADH + H$^+$ ←　dehydrogenase　　　oxaloacetic acid

oxaloacetic acid　　　　　　　　　　　citrate synthase
ADP + H_3PO_4 ←　acetyl - CoA　　CoASH
　　　　　　ATP citrate(pro-3S)-lyase
ATP ←　　　CoASH　　　　　citric acid
　　　citric acid　←

脂肪酸の 　不飽和化	脂肪酸の不飽和化反応（16：0 から 16：1^9 へ，18：0 から 18：1^9 へ，など）は，肝細胞の滑面小胞体にある**酵素群**（fatty acid-CoA desaturase, cytochrome b$_5$, cytochrome b$_5$ reductase からなる）により起こる． 　　stearyl - CoA ＋ O_2 ＋ NADPH ＋ H$^+$ ⟶ 　　　　　　　　　　　　　　oleyl - CoA ＋ 2H_2O ＋ NADP$^+$

脂肪酸の炭素数の伸長（16:0 ⟶ 18:0 ⟶ 20:0 など）

【小胞体】

脂肪酸延長反応の主な経路であり，飽和脂肪酸と不飽和脂肪酸の両方の炭素数の伸長を行う．

【ミトコンドリア】…直接アセチルCoAを付加．C_{20}以上の飽和およびモノ不飽和脂肪酸に主に働く．

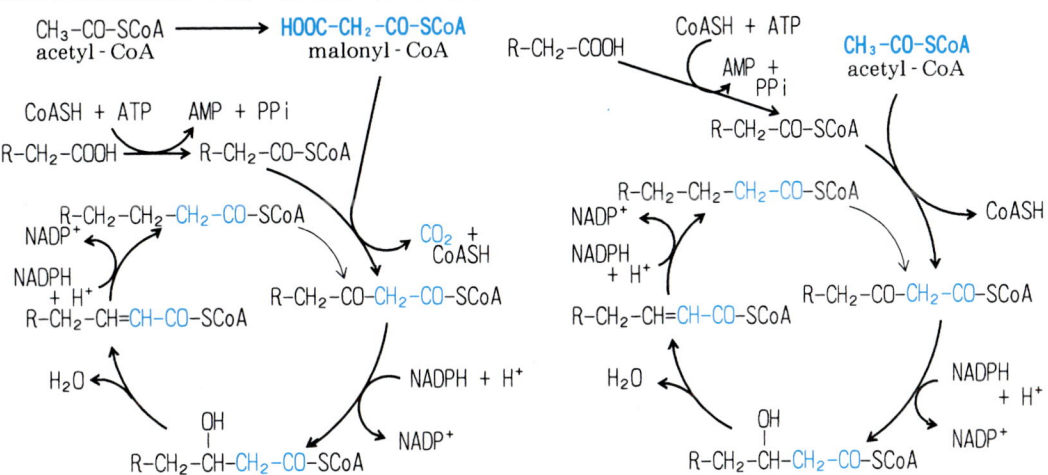

各種脂肪酸の生合成

炭素数伸長反応（カルボキシル基側に炭素2個ずつ増える）と**不飽和化反応**の組み合わせによって，種々の脂肪酸が生合成される．ただし，飽和脂肪酸の不飽和化はほとんど9位にのみ起こり，また二つ目以降の不飽和結合は，カルボキシル基に一番近い二重結合よりカルボキシル基側にしか生じない．したがって，例えばステアリン酸（18:0）からオレイン酸（$18:1^9$）を生じ，さらにオレイン酸から6,9-オクタデカジエノイン酸（$18:2^{6,9}$）は生じるが，必須脂肪酸であるリノール酸（$18:2^{9,12}$）は生じない．

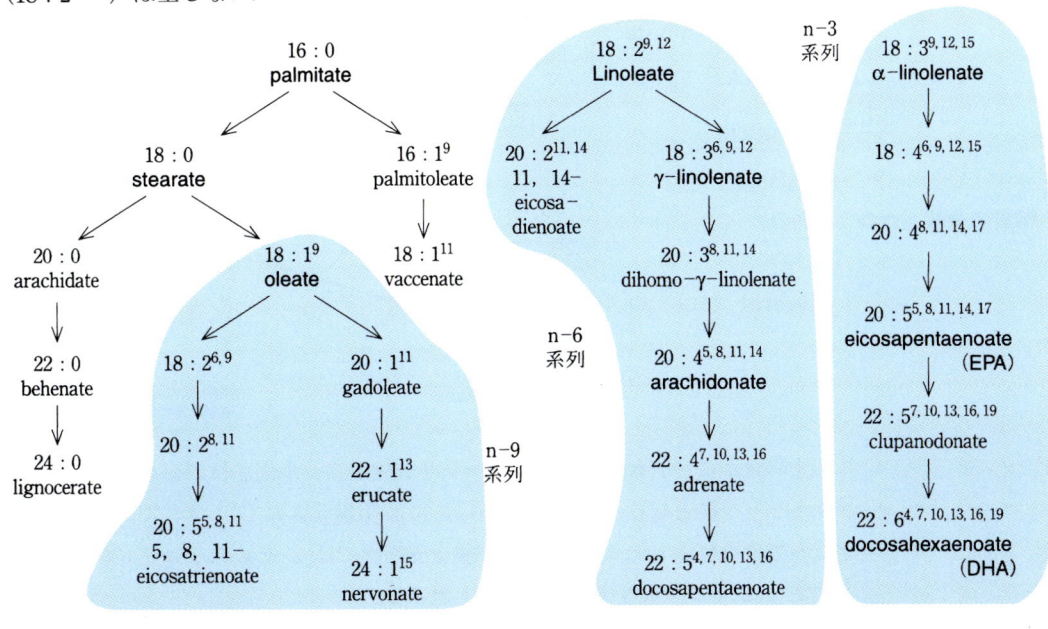

脂肪酸生合成の調節	1) **律速酵素**である acetyl‑CoA carboxylase は，クエン酸により活性化され，長鎖のアシル CoA により阻害される． 2) アドレナリンやグルカゴンは acetyl‑CoA carboxylase のいくつかの水酸基のリン酸化を促進して活性を低下させ，インスリンは別の水酸基（群）のリン酸化を促進して活性を上昇させる． 3) 脂肪酸生合成に関与する酵素は絶食，低炭水化物食，高脂肪食，糖尿病などで減少する．
トリグリセリドの合成	1) ほとんどの組織で行われるが，おもな組織は**肝臓**と**脂肪組織**である． 2) 合成に関与する酵素はおもに小胞体に存在し，その他にミトコンドリア，ペルオキシソームにも存在する． 3) 脂肪組織や筋肉では glycerol kinase 活性が低い（肝臓，腎臓では高い）のでジヒドロキシアセトンリン酸からの合成がおもに起こる．

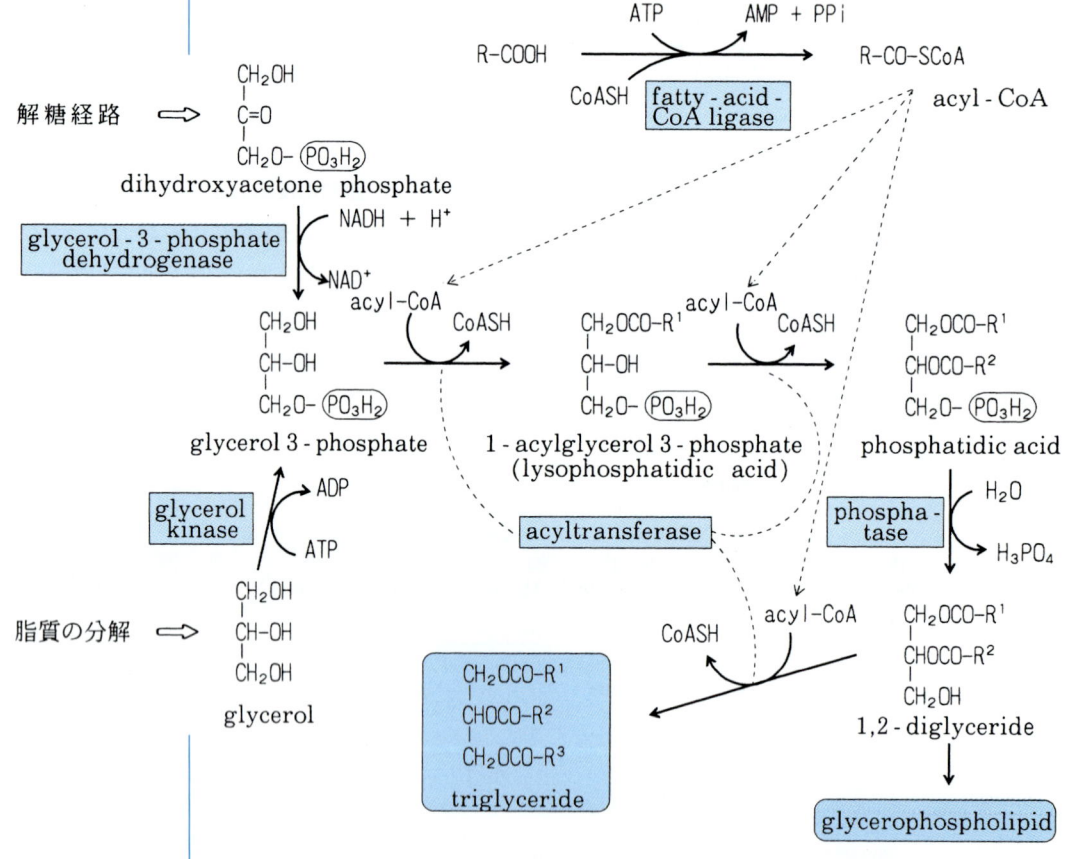

解糖経路 ⇒ dihydroxyacetone phosphate

$R\text{-}COOH \xrightarrow[\text{CoASH}]{\text{ATP} \rightarrow \text{AMP}+\text{PPi}} R\text{-}CO\text{-}SCoA$ (fatty‑acid‑CoA ligase) acyl‑CoA

glycerol‑3‑phosphate dehydrogenase (NADH + H⁺ → NAD⁺)

glycerol 3‑phosphate → 1‑acylglycerol 3‑phosphate (lysophosphatidic acid) → phosphatidic acid

glycerol kinase (ATP → ADP)

脂質の分解 ⇒ glycerol

acyltransferase

phosphatase (H₂O → H₃PO₄)

1,2‑diglyceride → triglyceride / glycerophospholipid

以上のほかに，ジヒドロキシアセトンリン酸がアシル化されアシルジヒドロキシアセトンリン酸となり，NADPH + H⁺ により還元されてリゾホスファチジン酸となってゆく経路もある．また，小腸上皮細胞では 2‑モノグリセリドがアシル化されて 1,2‑ジグリセリドとなる反応も起こる．

6 3　ケトン体 (ketone body) とケトーシス (ketosis)

ケトン体の生成……アセトン体ともいい，主として**肝臓**（一部は腎臓）で生成する．

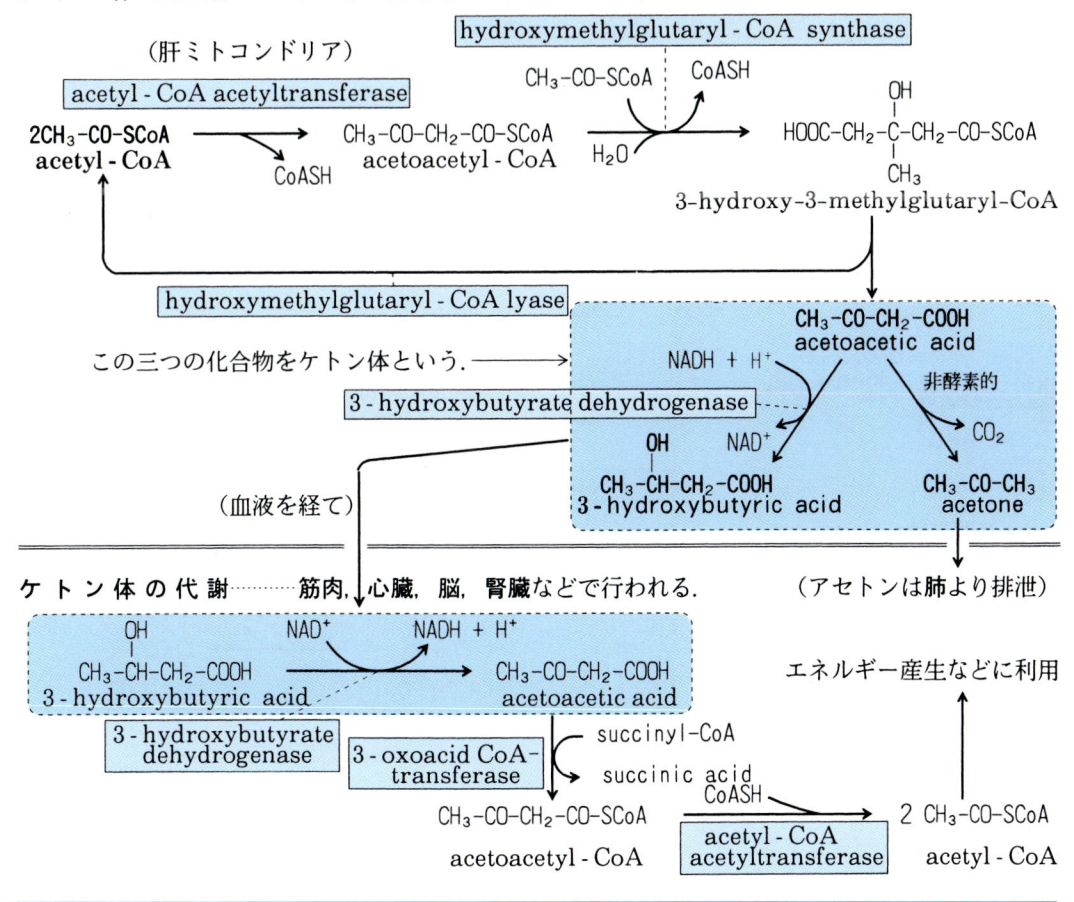

（肝ミトコンドリア）

acetyl - CoA acetyltransferase

hydroxymethylglutaryl - CoA synthase

$2CH_3-CO-SCoA$ (acetyl - CoA) → $CH_3-CO-CH_2-CO-SCoA$ (acetoacetyl - CoA) → $HOOC-CH_2-C(OH)(CH_3)-CH_2-CO-SCoA$ (3-hydroxy-3-methylglutaryl-CoA)

（+ $CH_3-CO-SCoA$, H_2O, − CoASH）

hydroxymethylglutaryl - CoA lyase

この三つの化合物をケトン体という．→

3-hydroxybutyrate dehydrogenase

$CH_3-CO-CH_2-COOH$　acetoacetic acid

（NADH + H$^+$ / NAD$^+$）→ $CH_3-CH(OH)-CH_2-COOH$　3-hydroxybutyric acid

非酵素的 → CO_2 + $CH_3-CO-CH_3$　acetone

（血液を経て）

（アセトンは**肺**より排泄）

ケトン体の代謝……**筋肉，心臓，脳，腎臓**などで行われる．

$CH_3-CH(OH)-CH_2-COOH$ (3-hydroxybutyric acid) → （NAD$^+$ / NADH + H$^+$）→ $CH_3-CO-CH_2-COOH$ (acetoacetic acid)

3-hydroxybutyrate dehydrogenase

3-oxoacid CoA-transferase （+ succinyl-CoA, − succinic acid）

$CH_3-CO-CH_2-CO-SCoA$ (acetoacetyl - CoA) →（+ CoASH）→ $2\ CH_3-CO-SCoA$ (acetyl - CoA)

acetyl - CoA acetyltransferase

エネルギー産生などに利用

ケトーシス（ketosis：ケトン血症）

【**原因**】　糖の利用に制限がある場合（**糖尿病や飢餓**）に生じる．TCAサイクルにおけるアセチルCoAの利用は，オキサロ酢酸の濃度に依存する．糖尿病や飢餓状態の肝臓では糖新生にオキサロ酢酸が使われ，その濃度が低下しており，アセチルCoAはTCAサイクルで利用されにくい．一方では，グルコース──→ピルビン酸──→オキサロ酢酸の反応が低下している．また，グルコースの代わりに脂肪酸が主なエネルギー源として使われるため，アセチルCoAが多量につくられる．そこで，アセチルCoAからのケトン体合成が亢進する．生成したケトン体が，筋肉，心臓などの組織による処理能力を越えると，血液中にケトン体が増加し，尿中にも排泄をみるようになる（**ケトーシス**）．

【**症状**】　尿中にアセト酢酸と3-ヒドロキシ酪酸のナトリウム塩の排泄が認められ，体液中の陽イオンが欠乏し**アシドーシス**（酸血症）となる．同時に，多量の体液が失われるために脱水症を起こし，重症の場合には中枢神経系の機能障害を起こし，ついには昏睡状態に陥る．

64 リン脂質の代謝

グリセロリン脂質の生合成

概 要 (1) 生合成は，主として滑面小胞体の表面で行われる．
(2) 生合成のカギとなる物質は，ホスファチジン酸である．
(3) グリセロールの1位には主に飽和脂肪酸が，2位には主に不飽和脂肪酸が結合する．

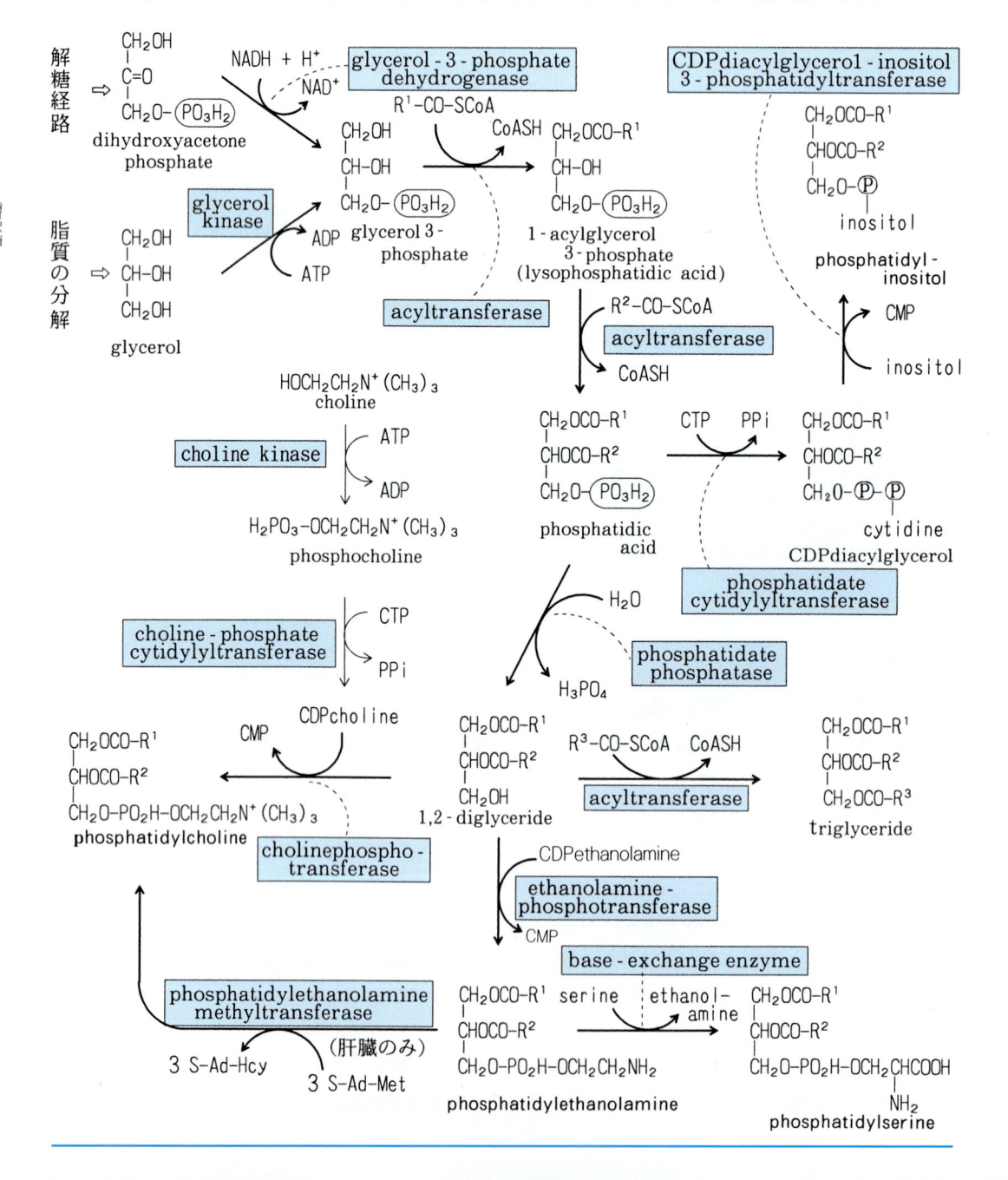

グリセロリン脂質の分解

グリセロリン脂質の代表としてホスファチジルコリンの主な分解過程を示す．

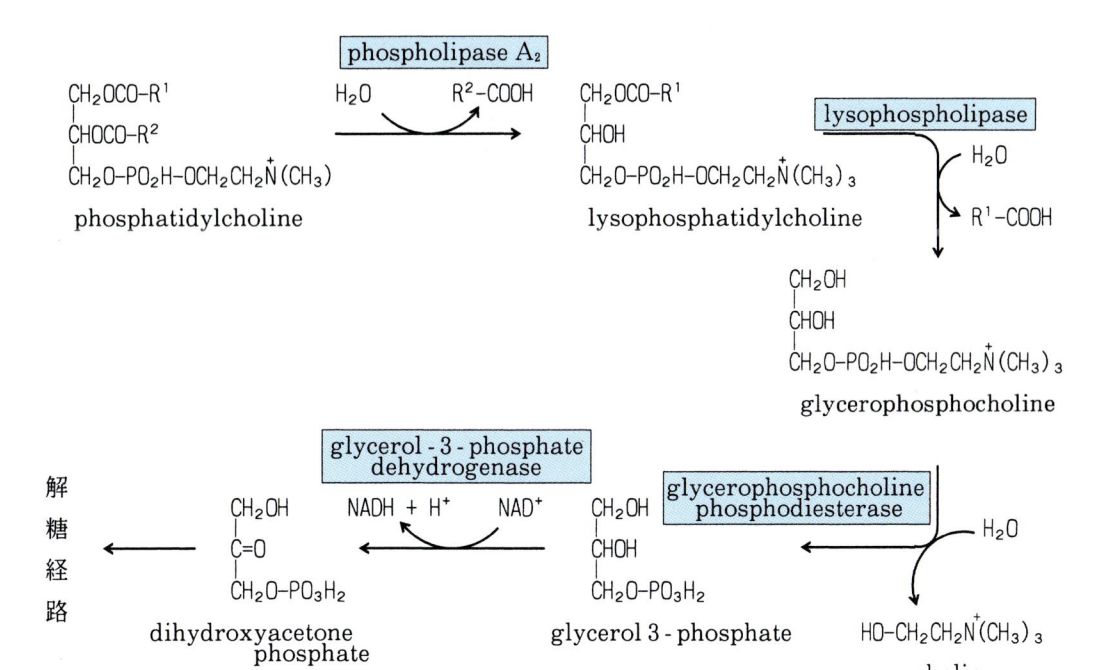

$$\text{phosphatidylcholine} \xrightarrow[\text{phospholipase A}_2]{H_2O,\ R^2\text{-COOH}} \text{lysophosphatidylcholine} \xrightarrow[\text{lysophospholipase}]{H_2O,\ R^1\text{-COOH}} \text{glycerophosphocholine}$$

$$\text{glycerophosphocholine} \xrightarrow[\text{glycerophosphocholine phosphodiesterase}]{H_2O,\ \text{choline}} \text{glycerol 3-phosphate} \xrightarrow[\text{glycerol-3-phosphate dehydrogenase}]{NAD^+,\ NADH+H^+} \text{dihydroxyacetone phosphate} \rightarrow \text{解糖経路}$$

グリセロリン脂質を加水分解する酵素（phospholipase）には種々のものがある．

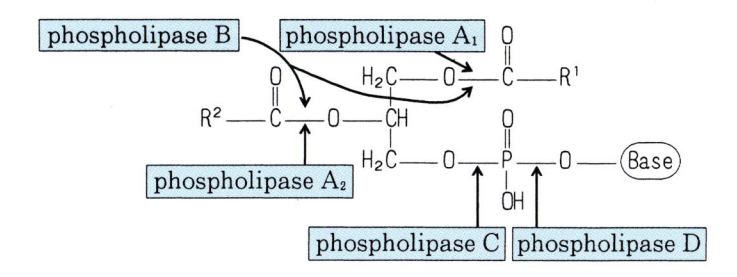

- phospholipase A_1
- phospholipase A_2
- phospholipase B
- phospholipase C
- phospholipase D

また，血漿中および肝臓に存在する phosphatidylcholine - sterol acyltransferase (lecithin - cholesterol acyltransferase, LCAT) はつぎの反応を行ない，コレステロールエステルを生じる．(☞ p.175)

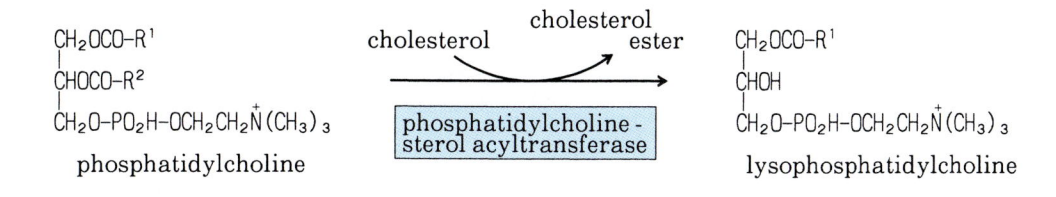

$$\text{phosphatidylcholine} \xrightarrow[\text{phosphatidylcholine - sterol acyltransferase}]{\text{cholesterol},\ \text{cholesterol ester}} \text{lysophosphatidylcholine}$$

エーテル結合グリセロ脂質

1) エーテル結合グリセロ脂質は，神経組織，心筋，睾丸，腎臓などに多く存在する．
2) 一般に，**アルキルエーテル型脂質はコリンを含み，アルケニルエーテル型脂質はエタノールアミンを含む**．ただし，心筋のアルケニルエーテル型脂質はコリンを含む．
3) ミエリン鞘にはアルケニルエーテル型脂質の一種である**エタノールアミンプラスマローゲン**が非常に多く，エタノールアミン含有リン脂質の30％を占める．

主なエーテル結合グリセロ脂質

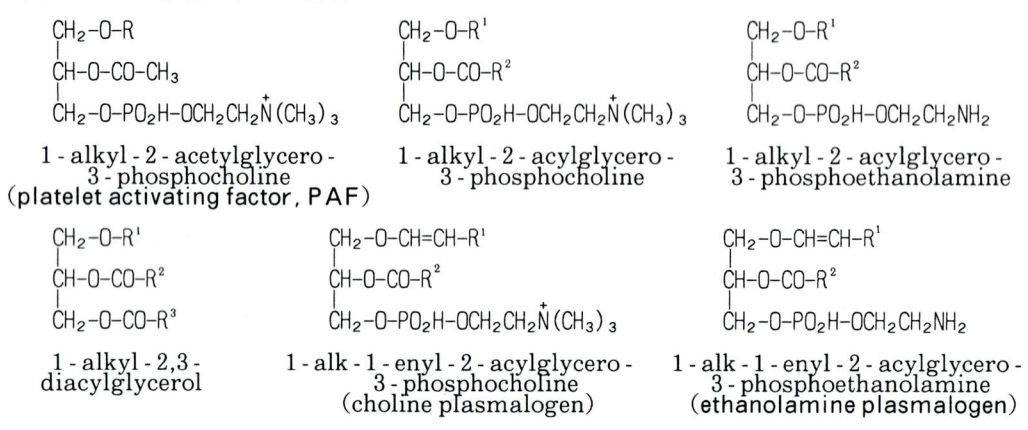

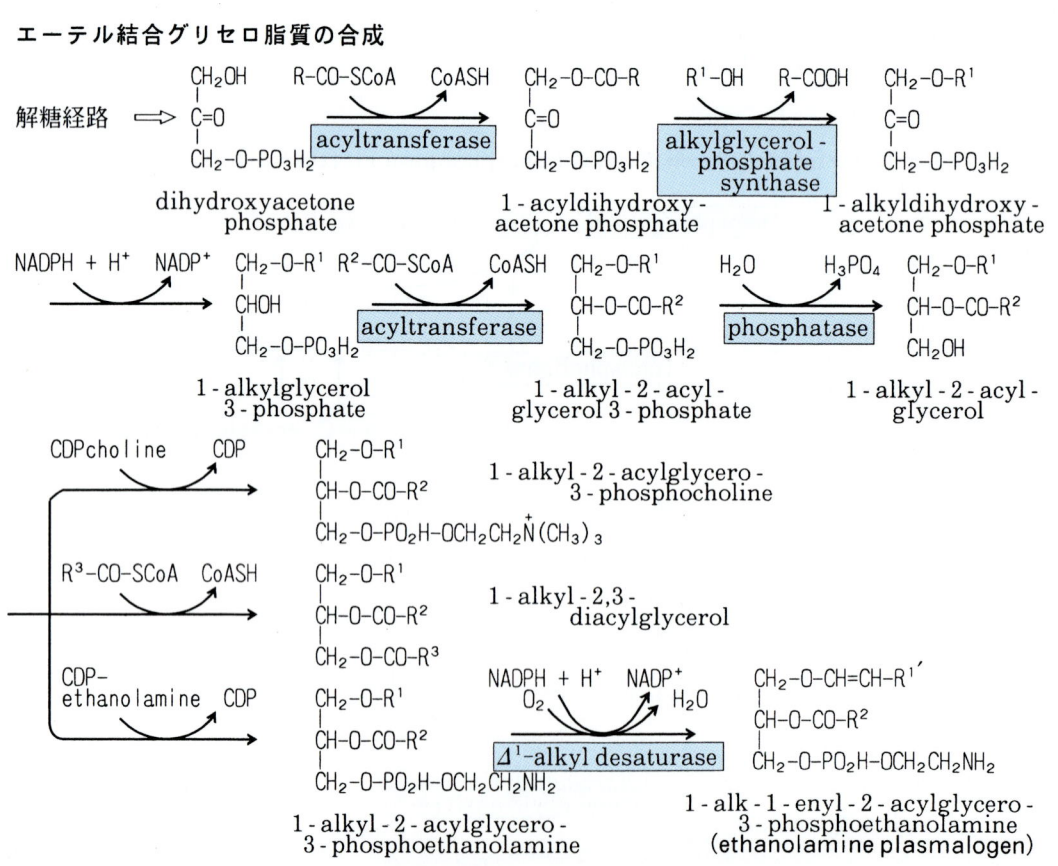

CH_2-O-R
$CH-O-CO-CH_3$
$CH_2-O-PO_2H-OCH_2CH_2\overset{+}{N}(CH_3)_3$
1-alkyl-2-acetylglycero-3-phosphocholine
(platelet activating factor, PAF)

CH_2-O-R^1
$CH-O-CO-R^2$
$CH_2-O-PO_2H-OCH_2CH_2\overset{+}{N}(CH_3)_3$
1-alkyl-2-acylglycero-3-phosphocholine

CH_2-O-R^1
$CH-O-CO-R^2$
$CH_2-O-PO_2H-OCH_2CH_2NH_2$
1-alkyl-2-acylglycero-3-phosphoethanolamine

CH_2-O-R^1
$CH-O-CO-R^2$
$CH_2-O-CO-R^3$
1-alkyl-2,3-diacylglycerol

$CH_2-O-CH=CH-R^1$
$CH-O-CO-R^2$
$CH_2-O-PO_2H-OCH_2CH_2\overset{+}{N}(CH_3)_3$
1-alk-1-enyl-2-acylglycero-3-phosphocholine
(choline plasmalogen)

$CH_2-O-CH=CH-R^1$
$CH-O-CO-R^2$
$CH_2-O-PO_2H-OCH_2CH_2NH_2$
1-alk-1-enyl-2-acylglycero-3-phosphoethanolamine
(ethanolamine plasmalogen)

エーテル結合グリセロ脂質の合成

解糖経路 ⇒

CH_2OH
$C=O$
$CH_2-O-PO_3H_2$
dihydroxyacetone phosphate

—[R-CO-SCoA → CoASH, **acyltransferase**]→

$CH_2-O-CO-R$
$C=O$
$CH_2-O-PO_3H_2$
1-acyldihydroxyacetone phosphate

—[R^1-OH → R-COOH, **alkylglycerol-phosphate synthase**]→

CH_2-O-R^1
$C=O$
$CH_2-O-PO_3H_2$
1-alkyldihydroxyacetone phosphate

—[NADPH + H⁺ → NADP⁺]→

CH_2-O-R^1
$CHOH$
$CH_2-O-PO_3H_2$
1-alkylglycerol 3-phosphate

—[R^2-CO-SCoA → CoASH, **acyltransferase**]→

CH_2-O-R^1
$CH-O-CO-R^2$
$CH_2-O-PO_3H_2$
1-alkyl-2-acyl-glycerol 3-phosphate

—[H_2O → H_3PO_4, **phosphatase**]→

CH_2-O-R^1
$CH-O-CO-R^2$
CH_2OH
1-alkyl-2-acyl-glycerol

—[CDPcholine → CDP]→

CH_2-O-R^1
$CH-O-CO-R^2$
$CH_2-O-PO_2H-OCH_2CH_2\overset{+}{N}(CH_3)_3$
1-alkyl-2-acylglycero-3-phosphocholine

—[R^3-CO-SCoA → CoASH]→

CH_2-O-R^1
$CH-O-CO-R^2$
$CH_2-O-CO-R^3$
1-alkyl-2,3-diacylglycerol

—[CDP-ethanolamine → CDP]→

CH_2-O-R^1
$CH-O-CO-R^2$
$CH_2-O-PO_2H-OCH_2CH_2NH_2$
1-alkyl-2-acylglycero-3-phosphoethanolamine

—[NADPH + H⁺, O_2 → NADP⁺, H_2O, **Δ^1-alkyl desaturase**]→

$CH_2-O-CH=CH-R^{1\prime}$
$CH-O-CO-R^2$
$CH_2-O-PO_2H-OCH_2CH_2NH_2$
1-alk-1-enyl-2-acylglycero-3-phosphoethanolamine
(ethanolamine plasmalogen)

スフィンゴミエリンおよびガラクトセレブロシドの生合成

(1) 生合成はすべての細胞でみられる．
(2) 生合成に関与する酵素はすべて小胞体膜に結合しているか，またはその構成成分となっている．
(3) 構成脂肪酸は飽和脂肪酸，モノ不飽和脂肪酸およびそれらの α-ヒドロキシ体（セレブロン酸，ヒドロキシネルボン酸など）である．多不飽和脂肪酸は含まれない．

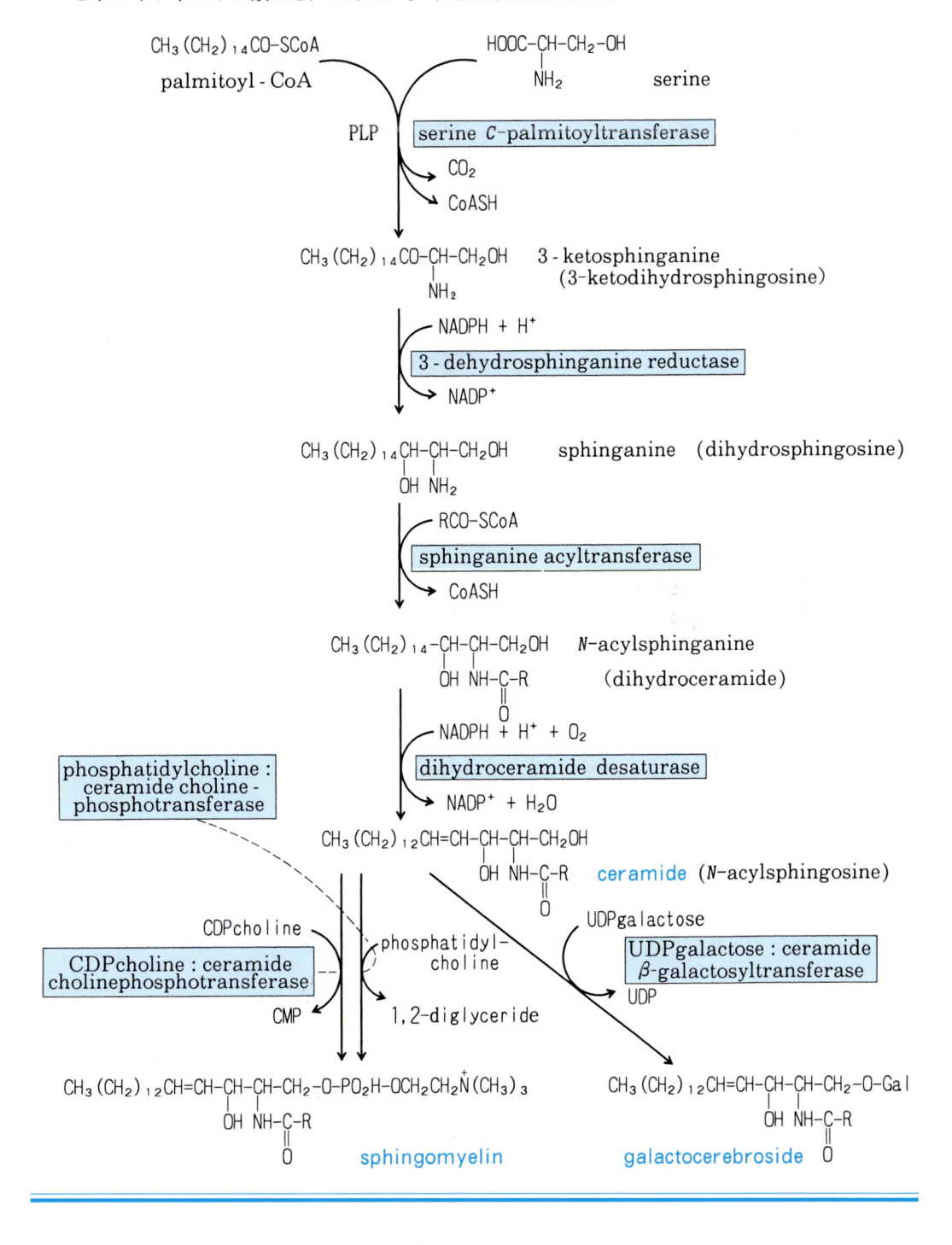

$CH_3(CH_2)_{14}CO$-SCoA palmitoyl-CoA
$HOOC$-CH-CH_2-OH / NH_2 serine

PLP → **serine C-palmitoyltransferase**
→ CO_2, CoASH

$CH_3(CH_2)_{14}CO$-CH-CH_2OH / NH_2 3-ketosphinganine (3-ketodihydrosphingosine)

NADPH + H$^+$ → **3-dehydrosphinganine reductase** → NADP$^+$

$CH_3(CH_2)_{14}CH$-CH-CH_2OH / OH NH$_2$ sphinganine (dihydrosphingosine)

RCO-SCoA → **sphinganine acyltransferase** → CoASH

$CH_3(CH_2)_{14}$-CH-CH-CH_2OH / OH NH-C-R (=O) N-acylsphinganine (dihydroceramide)

NADPH + H$^+$ + O_2 → **dihydroceramide desaturase** → NADP$^+$ + H_2O

$CH_3(CH_2)_{12}CH$=CH-CH-CH-CH_2OH / OH NH-C-R (=O)   **ceramide** (N-acylsphingosine)

phosphatidylcholine : ceramide choline-phosphotransferase
CDPcholine → **CDPcholine : ceramide cholinephosphotransferase** → CMP
phosphatidyl-choline → 1,2-diglyceride

UDPgalactose → **UDPgalactose : ceramide β-galactosyltransferase** → UDP

$CH_3(CH_2)_{12}CH$=CH-CH-CH-CH_2-O-PO_2H-$OCH_2CH_2\overset{+}{N}(CH_3)_3$ / OH NH-C-R (=O)   **sphingomyelin**

$CH_3(CH_2)_{12}CH$=CH-CH-CH-CH_2-O-Gal / OH NH-C-R (=O)   **galactocerebroside**

65 エイコサノイドの合成

エイコサノイド eicosanoid とは，炭素数 20 の多価不飽和脂肪酸（二重結合が 3〜5）が cyclooxygenase や lipoxygenase の作用を受けて生じる**プロスタグランジン**（prostaglandin, PG），**トロンボキサン**（thromboxane, TX），**ロイコトリエン**（leukotrience, LT）などをさす．

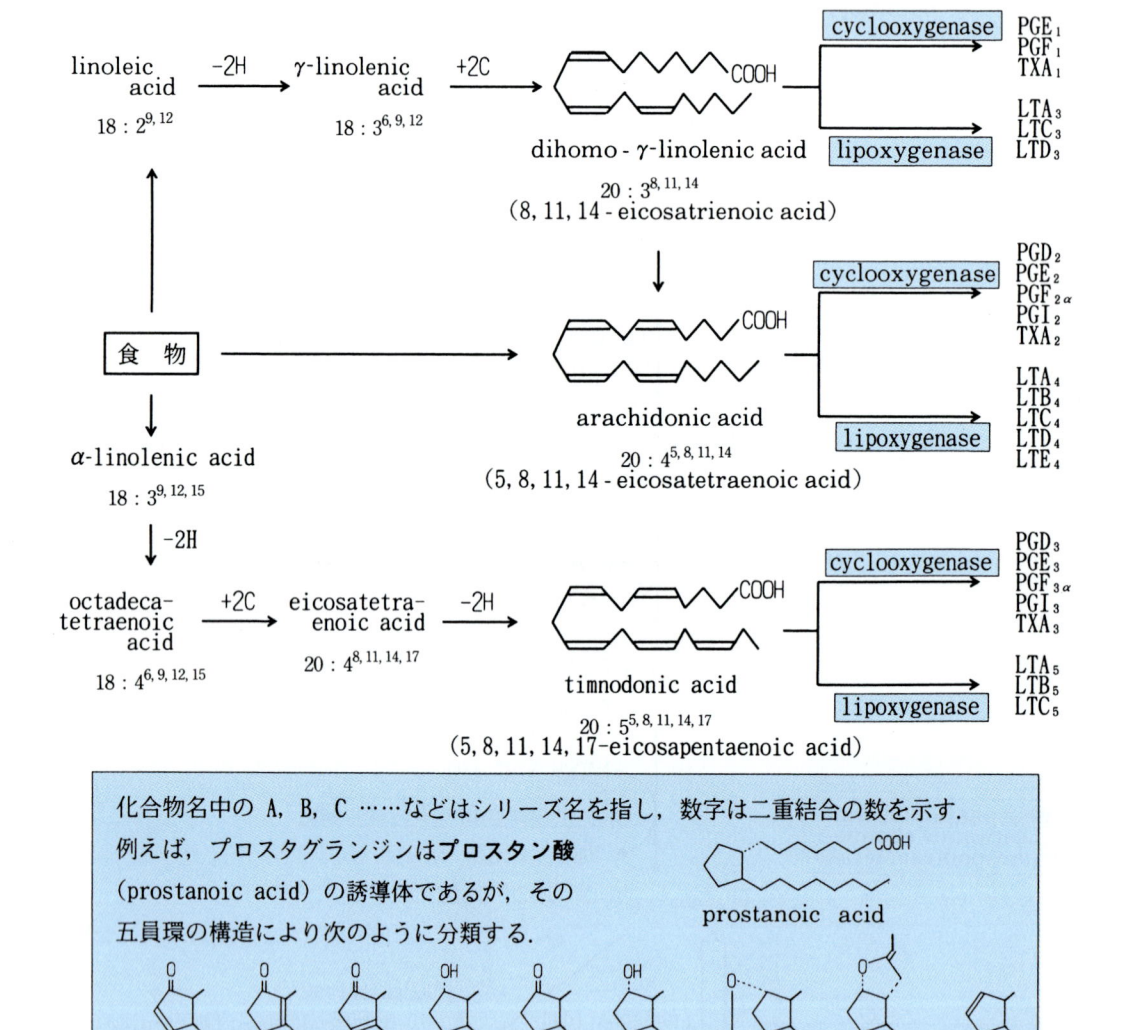

化合物名中の A，B，C ……などはシリーズ名を指し，数字は二重結合の数を示す．例えば，プロスタグランジンは**プロスタン酸**（prostanoic acid）の誘導体であるが，その五員環の構造により次のように分類する．

(1) エイコサノイドは動物でのみ作られる．
(2) エイコサノイドはほとんどの細胞で作られる．
(3) エイコサノイドは**局所ホルモン**の一種であり，通常は細胞内に貯蔵されておらず，細胞に刺激が加わると合成が開始され，数分後に停止する．

アラキドン酸からのエイコサノイドの生合成

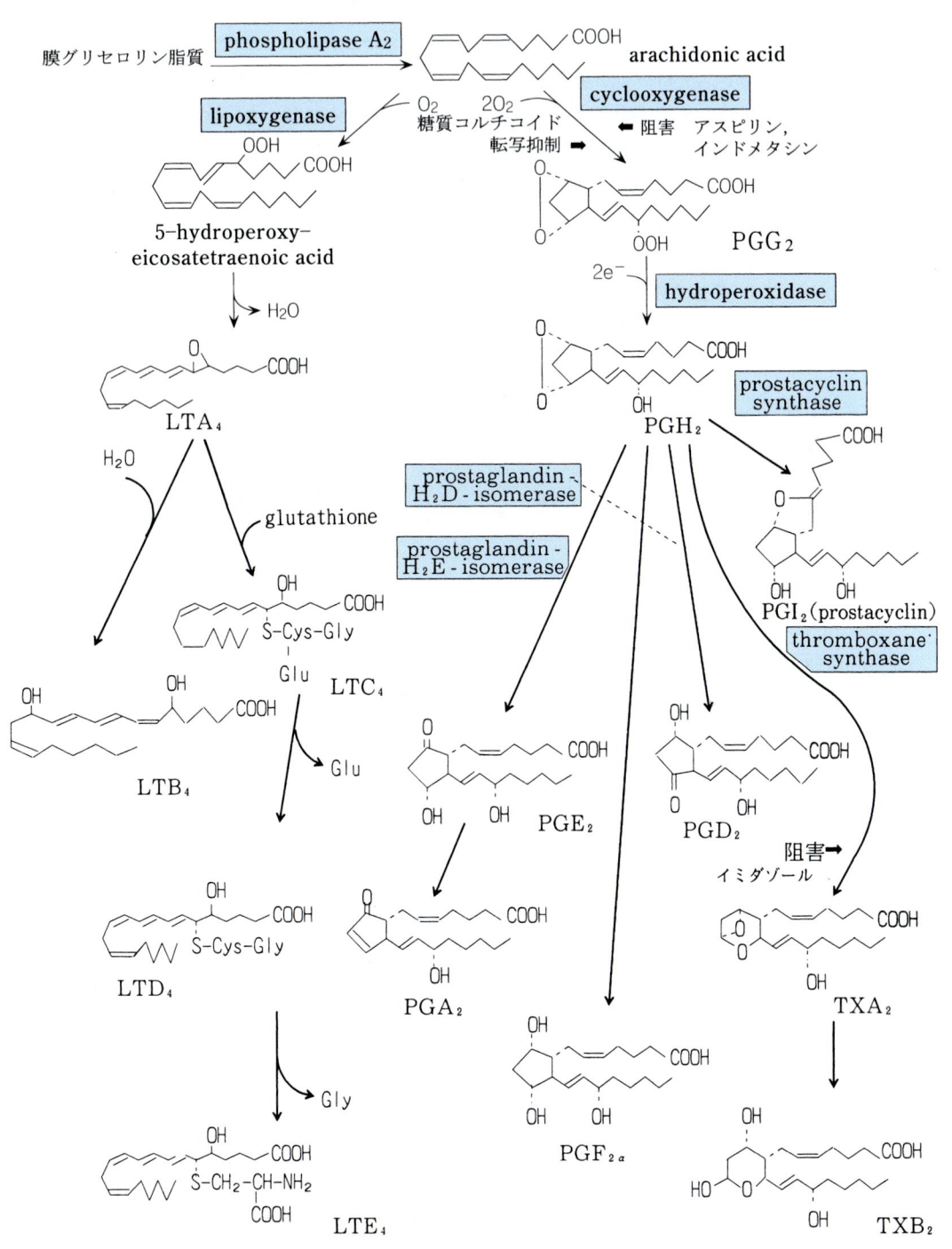

PGH$_2$から何が生成するかは細胞により異なり，血小板ではTXA$_2$，血管壁ではPGI$_2$，眼・脳・神経系ではPGD$_2$，他の多くの細胞ではPGE$_2$，PGF$_{2\alpha}$が主にできる．また，エイコサノイドの異化は非常に速く，血流中に入って肺臓を通ると90%以上が分解される．

66 コレステロールの代謝

(1) 1日約1gのコレステロールが生合成され，0.3〜0.5gが食物から供給される．
(2) 肝臓で新たに生成する胆汁酸（コール酸とケノデオキシコール酸）を一次胆汁酸という．
(3) 一次胆汁酸は腸内細菌の酵素により還元され，二次胆汁酸（デオキシコール酸とリトコール酸）になる．
(4) 1日あたり約0.5gの胆汁酸および0.3〜0.7gのコレステロールが大便中に排泄される．

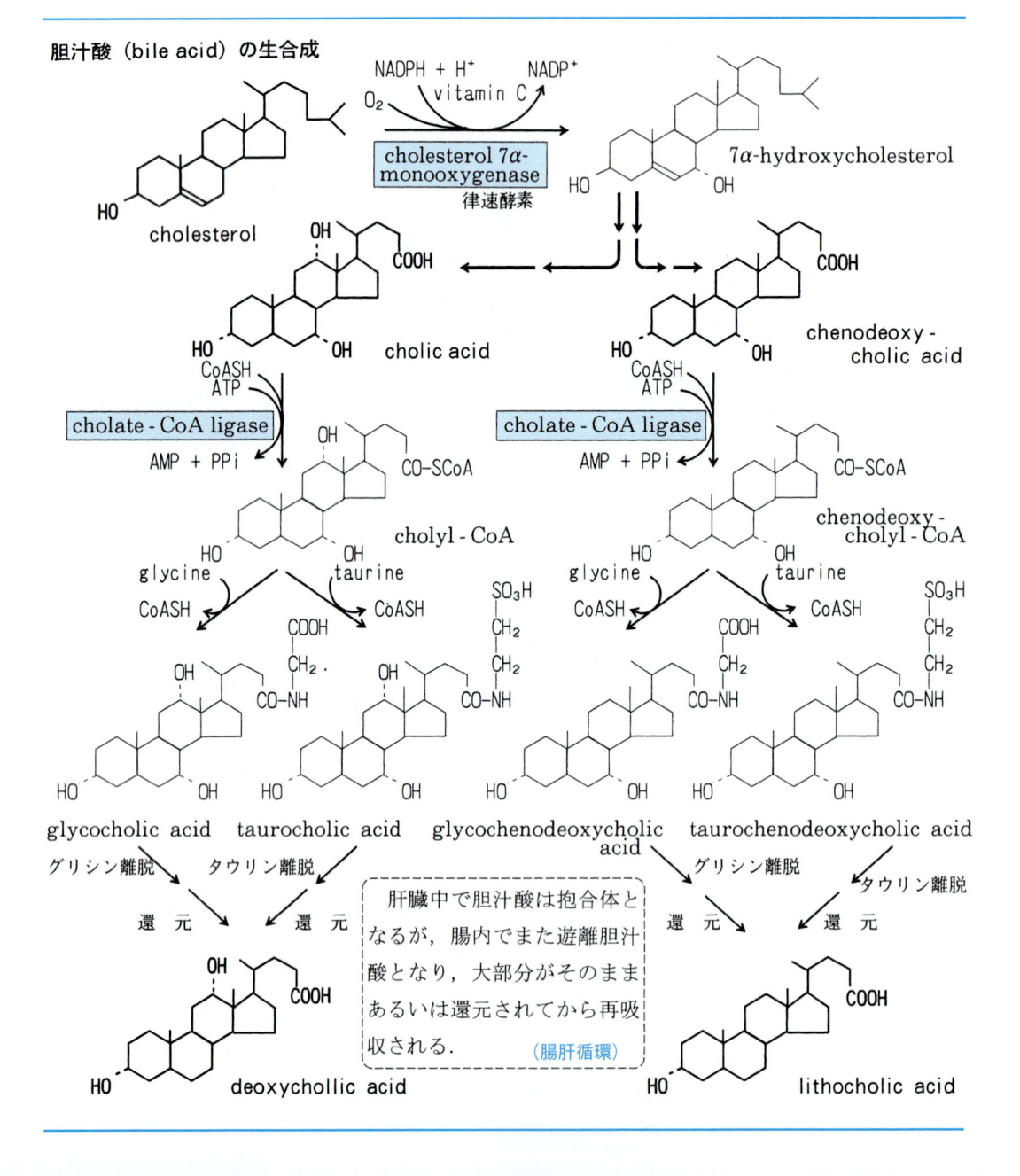

胆汁酸（bile acid）の生合成

cholesterol → (cholesterol 7α-monooxygenase, 律速酵素; NADPH + H⁺, O₂, vitamin C → NADP⁺) → 7α-hydroxycholesterol

→ cholic acid / chenodeoxycholic acid

→ (cholate-CoA ligase; CoASH, ATP → AMP + PPi) → cholyl-CoA / chenodeoxycholyl-CoA

→ (glycine / taurine; CoASH) → glycocholic acid, taurocholic acid, glycochenodeoxycholic acid, taurochenodeoxycholic acid

グリシン離脱／タウリン離脱，還元 → deoxycholic acid, lithocholic acid

肝臓中で胆汁酸は抱合体となるが，腸内でまた遊離胆汁酸となり，大部分がそのままあるいは還元されてから再吸収される．（腸肝循環）

コレステロールの生合成

(1) 生合成は**肝臓**のほか，小腸，副腎皮質，皮膚，動脈などで行われる．
(2) メバロン酸まではミトコンドリアおよび小胞体で，ファルネシルピロリン酸までは細胞質で，それ以後は小胞体において反応が行われる．
(3) hydroxymethylglutaryl - CoA reductase（HMG - CoA reductase）が**律速酵素**である．
(4) 結局，コレステロールの合成には，イソペンテニルピロリン酸（C_5）が 6 分子必要である．

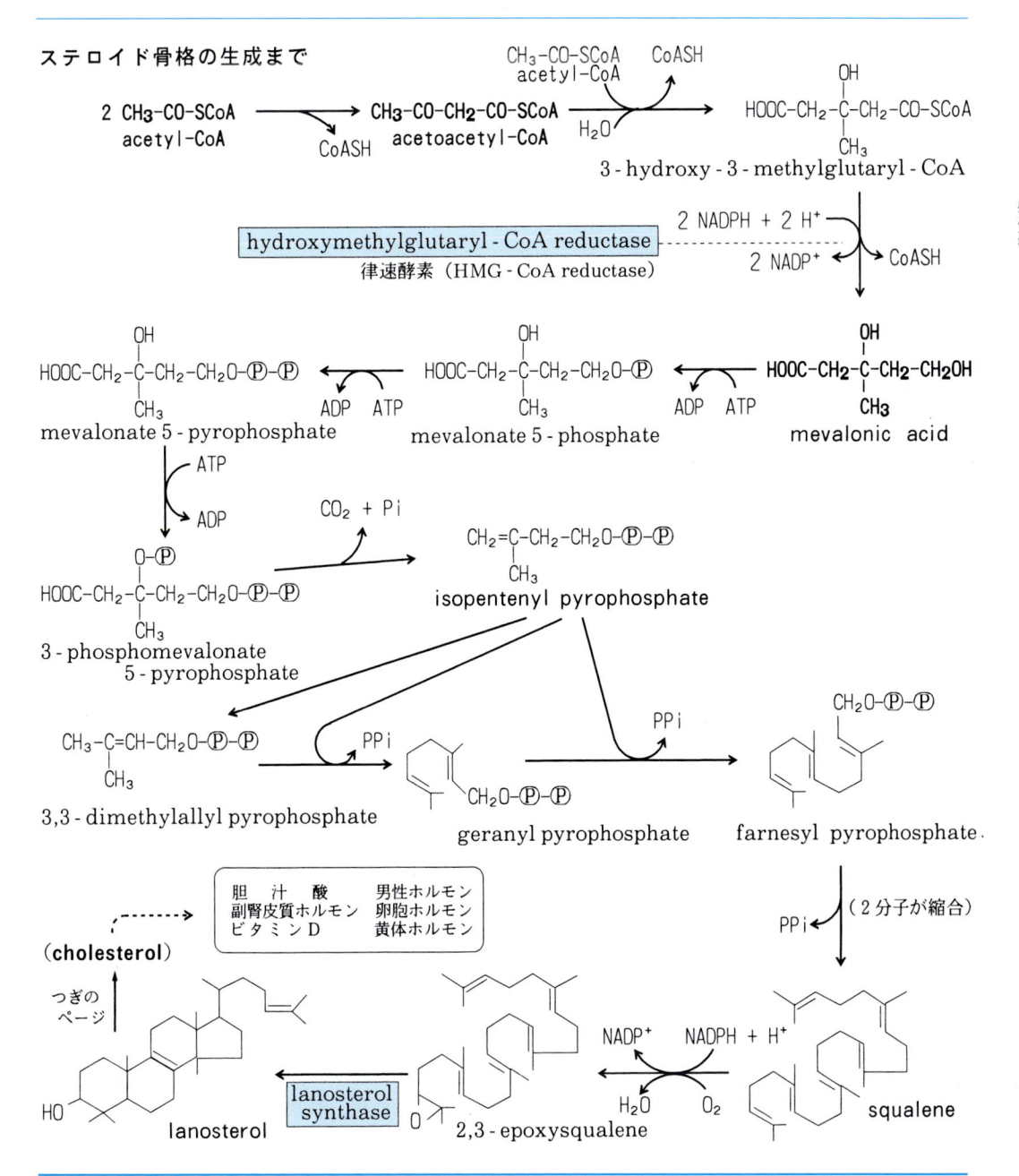

ステロイド骨格の生成まで

$2\ CH_3\text{-}CO\text{-}SCoA$ (acetyl-CoA) → (CoASH放出) → $CH_3\text{-}CO\text{-}CH_2\text{-}CO\text{-}SCoA$ (acetoacetyl-CoA) + acetyl-CoA ($CH_3\text{-}CO\text{-}SCoA$), H_2O → CoASH放出 → $HOOC\text{-}CH_2\text{-}\underset{CH_3}{\underset{|}{\overset{OH}{\overset{|}{C}}}}\text{-}CH_2\text{-}CO\text{-}SCoA$ (3 - hydroxy - 3 - methylglutaryl - CoA)

→ **hydroxymethylglutaryl - CoA reductase** 律速酵素（HMG - CoA reductase）, $2\ NADPH + 2\ H^+ \to 2\ NADP^+ + CoASH$

→ mevalonic acid: $HOOC\text{-}CH_2\text{-}\underset{CH_3}{\underset{|}{\overset{OH}{\overset{|}{C}}}}\text{-}CH_2\text{-}CH_2OH$

→ (ATP → ADP) → mevalonate 5 - phosphate: $HOOC\text{-}CH_2\text{-}\underset{CH_3}{\underset{|}{\overset{OH}{\overset{|}{C}}}}\text{-}CH_2\text{-}CH_2O\text{-}\textcircled{P}$

→ (ATP → ADP) → mevalonate 5 - pyrophosphate: $HOOC\text{-}CH_2\text{-}\underset{CH_3}{\underset{|}{\overset{OH}{\overset{|}{C}}}}\text{-}CH_2\text{-}CH_2O\text{-}\textcircled{P}\text{-}\textcircled{P}$

→ (ATP → ADP) → 3 - phosphomevalonate 5 - pyrophosphate: $HOOC\text{-}CH_2\text{-}\underset{CH_3}{\underset{|}{\overset{O\text{-}\textcircled{P}}{\overset{|}{C}}}}\text{-}CH_2\text{-}CH_2O\text{-}\textcircled{P}\text{-}\textcircled{P}$

→ ($CO_2 + Pi$放出) → isopentenyl pyrophosphate: $CH_2=\underset{CH_3}{\underset{|}{C}}\text{-}CH_2\text{-}CH_2O\text{-}\textcircled{P}\text{-}\textcircled{P}$

⇌ 3,3 - dimethylallyl pyrophosphate: $CH_3\text{-}\underset{CH_3}{\underset{|}{C}}=CH\text{-}CH_2O\text{-}\textcircled{P}\text{-}\textcircled{P}$

→ (PPi放出) → geranyl pyrophosphate ($CH_2O\text{-}\textcircled{P}\text{-}\textcircled{P}$)

→ (isopentenyl pyrophosphate 付加, PPi放出) → farnesyl pyrophosphate ($CH_2O\text{-}\textcircled{P}\text{-}\textcircled{P}$)

→ (2分子が縮合, PPi放出) → squalene

→ (O_2, $NADPH + H^+ \to NADP^+$, H_2O) → 2,3 - epoxysqualene

→ **lanosterol synthase** → lanosterol

（cholesterol）──▶ 胆汁酸，副腎皮質ホルモン，ビタミンD，男性ホルモン，卵胞ホルモン，黄体ホルモン

つぎのページ

ラノステロールからコレステロールへの変化 （ここに示したもの以外の生合成ルートもある．）

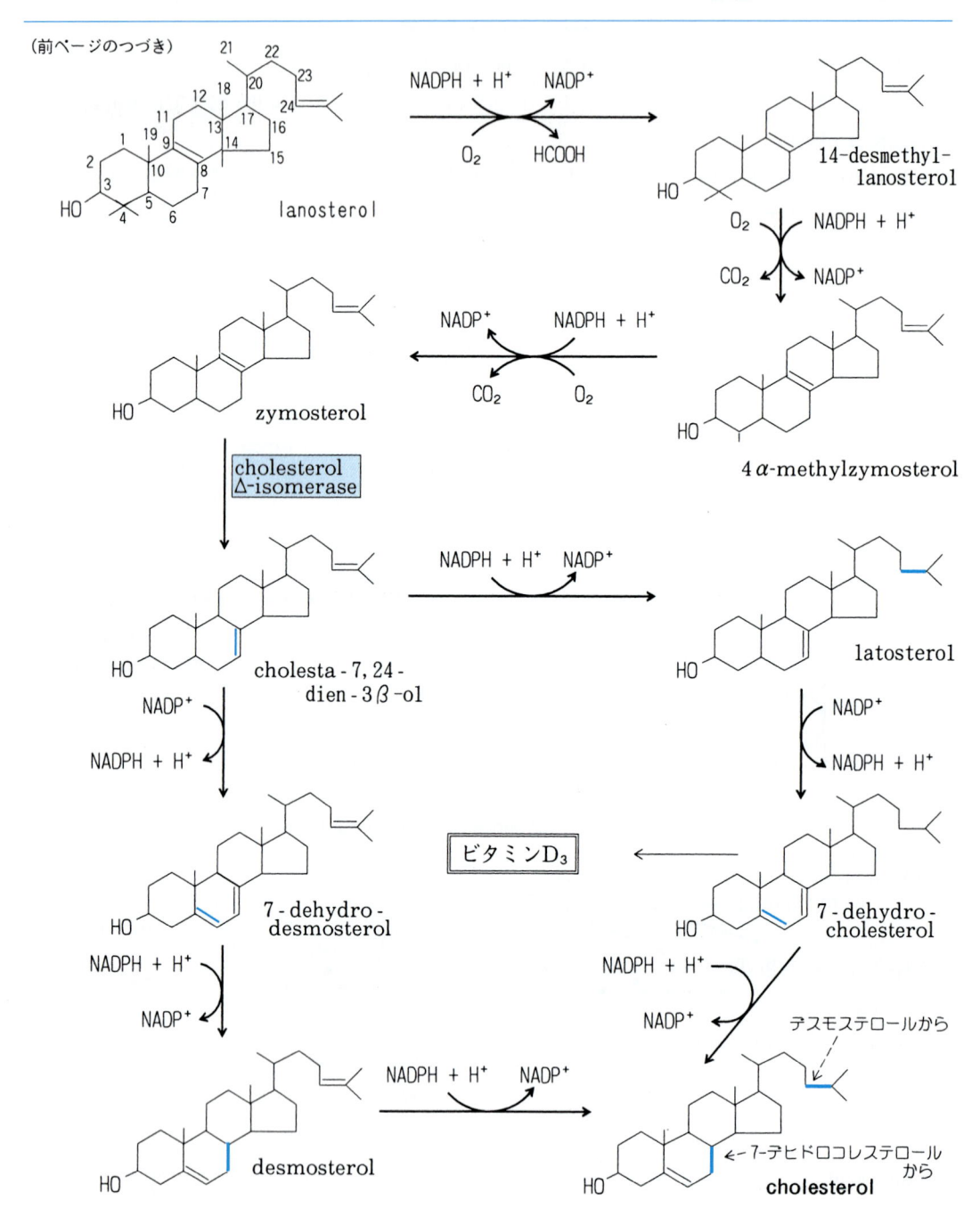

① 細胞内のコレステロール濃度が高くなると，HMG-CoA reductase の活性・生合成 ならびに LDL 受容体の生合成が 抑えられる．
② 律速酵素のHMG-CoA reductase はリン酸化により不活性化，脱リン酸化により活性化される．
③ グルカゴンは HMG-CoA reductase のリン酸化を促進し，インスリンは脱リン酸化を促進する．

Metabolism of proteins
（タンパク質の代謝）

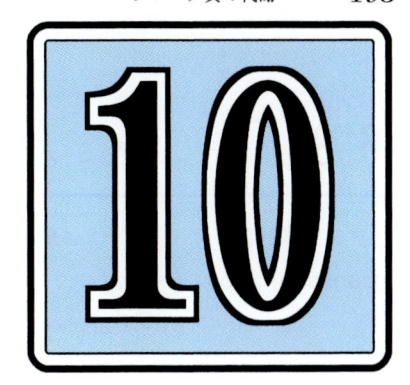

67　タンパク質代謝の概説

　身体を構成するタンパク質の約2％が毎日分解されアミノ酸になる．しかし，その70％は再びタンパク質の合成に利用され，残りがエネルギー源あるいは糖新生材料などとして消費される．また，食物中タンパク質の消化・吸収により供給されるアミノ酸もタンパク質合成に用いられたり，エネルギー源などとして消費される．体内で消費されるアミノ酸の補給に必要なタンパク質量は体重60kg当たり1日60〜70gである．

```
DNA ――→ mRNA ―┐→ タンパク質 ――→ 老化タンパク質 ――→
               ├                                    プロテアーゼ
          アミノ酸 ――→ α-ケト酸, 各種化合物
```

アミノ酸の利用	タンパク質の生合成に利用	(1) 種々のタンパク質（酵素，抗体，ホルモンなどを含む）の生合成に用いられる際には，ATPなどのエネルギーの供給が必要である． (2) アミノ酸が一種でも欠乏すると，生合成は停滞するので，摂取するタンパク質の質が問題である．
	タンパク質以外の物質の生合成に利用	アミノ酸を材料として作られるタンパク質以外の物質の例としては， ① 各種アミン（ヒスタミン，γ-アミノ酪酸，セロトニン，スペルミンなど）， ② 核酸構成塩基，　③ ポルフィリン，　④ クレアチンリン酸， ⑤ リン脂質，　⑥ グルコース（糖新生による）………などがある．
アミノ酸の分解	アミノ酸の分解	《アミノ酸の摂取過剰とか，他のエネルギー源の供給不足などでは特に》 アミノ酸はアミノ基を失い，{❶ アンモニア / ❷ α-ケト酸} を生じる． これはアミノ基転移反応と酸化的脱アミノ反応との組合せによって行われる．
	アンモニアの代謝	アンモニア(❶)は，肝臓で尿素に合成されて，尿中へ排泄される． 1モルの尿素を合成するためには3モルのATPが必要である．
	ケト酸の代謝	α-ケト酸(❷)は，エネルギー源となったり，糖新生や脂質合成の原料となったりする．

68 アミノ酸の分解（脱アミノ・脱炭酸）

アミノ基転移
transamination

α-アミノ酸のアミノ基が，α-ケトグルタル酸やピルビン酸などのα-ケト酸に移行して，新しいアミノ酸とα-ケト酸を生じる反応をいい，補酵素として pyridoxal phosphate (PLP) が必要である．lysine, threonine, proline, glutamine 以外のアミノ酸はアミノ基転移を行う．

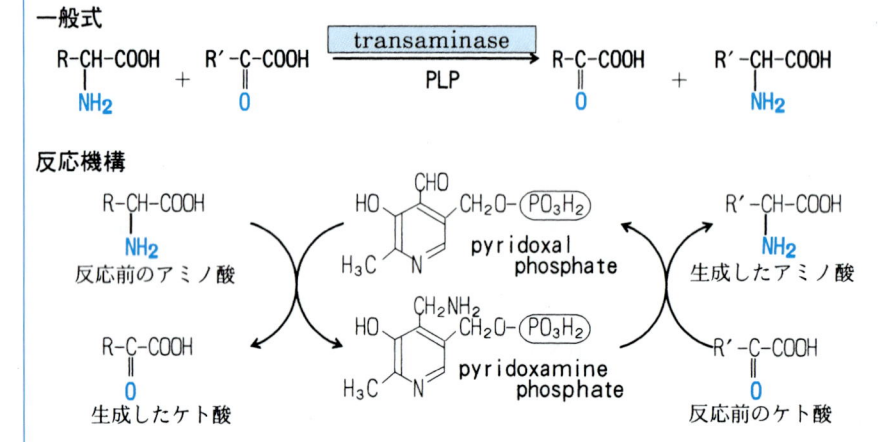

一般式

$$\text{R-CH(NH}_2\text{)-COOH} + \text{R'-C(=O)-COOH} \xrightarrow[\text{PLP}]{\text{transaminase}} \text{R-C(=O)-COOH} + \text{R'-CH(NH}_2\text{)-COOH}$$

反応機構

pyridoxal phosphate ⇔ pyridoxamine phosphate

反応前のアミノ酸 → 生成したケト酸
反応前のケト酸 → 生成したアミノ酸

アミノ基転移の意義

意義 アミノ酸は多くの場合アミノ基を**α-ケトグルタル酸**に移し，対応するα-ケト酸となり，α-ケトグルタル酸はアミノ基を受け取り**グルタミン酸**となる．グルタミン酸は，glutamate dehydrogenase により**アンモニア**を遊離し，α-ケトグルタル酸にもどる．この二つの反応の組合せにより，アミノ酸はアンモニアを遊離させることができる．

代表的な transaminase の例

つぎの2種は，肝臓や心臓に，とくに多く含まれる．

(1) aspartate transaminase (AST) (glutamic-oxaloacetic transaminase, GOT)

α-ketoglutaric acid + aspartic acid $\xrightarrow{\text{PLP}}$ glutamic acid + oxaloacetic acid

(2) alanine transaminase (ALT) (glutamic-pyruvic transaminase, GPT)

α-ketoglutaric acid + alanine $\xrightarrow{\text{PLP}}$ glutamic acid + pyruvic acid

酸化的脱アミノ oxidative deamination	**glutamate dehydrogenase** glutamic acid + H$_2$O → α-ketoglutaric acid + NH$_3$ (NAD(P)$^+$ → NAD(P)H + H$^+$) **意義** アミノ基転移によってα-ケトグルタル酸が他のアミノ酸からアミノ基を受け取って生じたグルタミン酸は，glutamate dehydrogenase によって酸化的に脱アミノされてアンモニアとα-ケトグルタル酸を生じる．ここで生じたα-ケトグルタル酸は再びアミノ基転移反応に利用される．肝臓においてこの反応により生成されるアンモニアはただちに尿素へと変えられる（☞ p. 198）．この酵素はほとんどすべての細胞に存在し，肝臓，腎臓にとくに多い．ミトコンドリアのマトリックスに局在する．
glutamine の 合成と分解	**glutamate-ammonia ligase** glutamic acid + ATP + NH$_3$ → glutamine + ADP + H$_3$PO$_4$ **glutaminase**（肝臓ミトコンドリアに存在） glutamine + H$_2$O → glutamic acid + NH$_3$ 肝臓および筋肉以外の組織では，glutamate dehydrogenase により生じたアンモニアは glutamate-ammonia ligase によりアミド窒素としてグルタミンに組み込まれる． 生成したグルタミンは血液により肝臓へ運ばれ，glutaminase によりアンモニアを再生し，それは尿素へと変えられる．

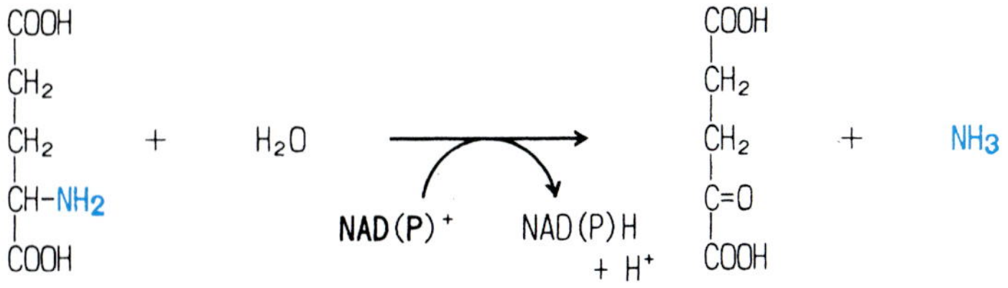

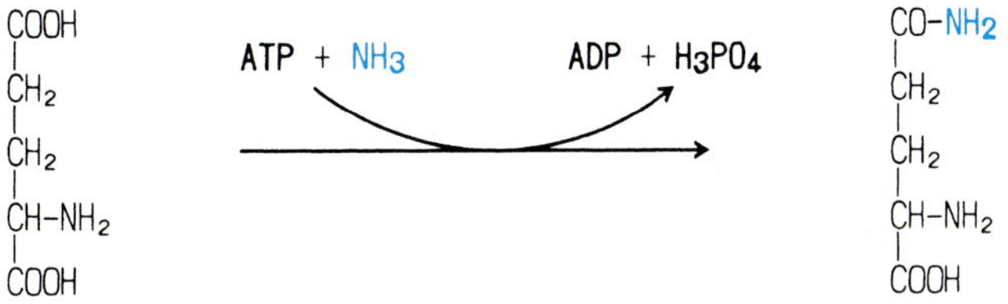

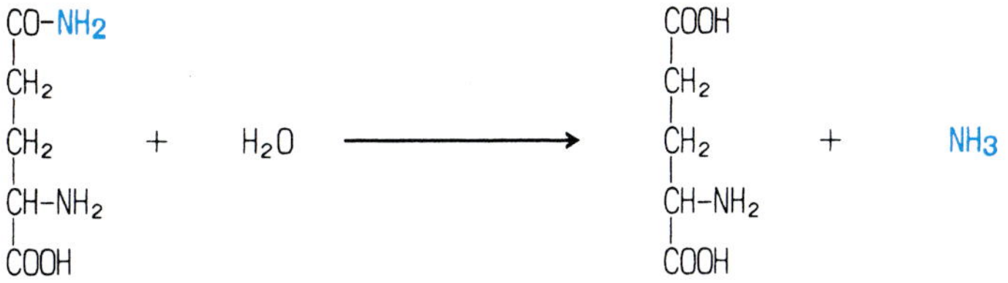

アミノ酸の脱炭酸

アミノ酸は脱炭酸により**第一アミン**を生じる．脱炭酸酵素活性は腸内細菌に強く，動物組織にも見られる．ほとんどの場合PLP (pyridoxal phosphate) を補酵素とする．生成したアミンには，種々の生理作用を持つものが多い．

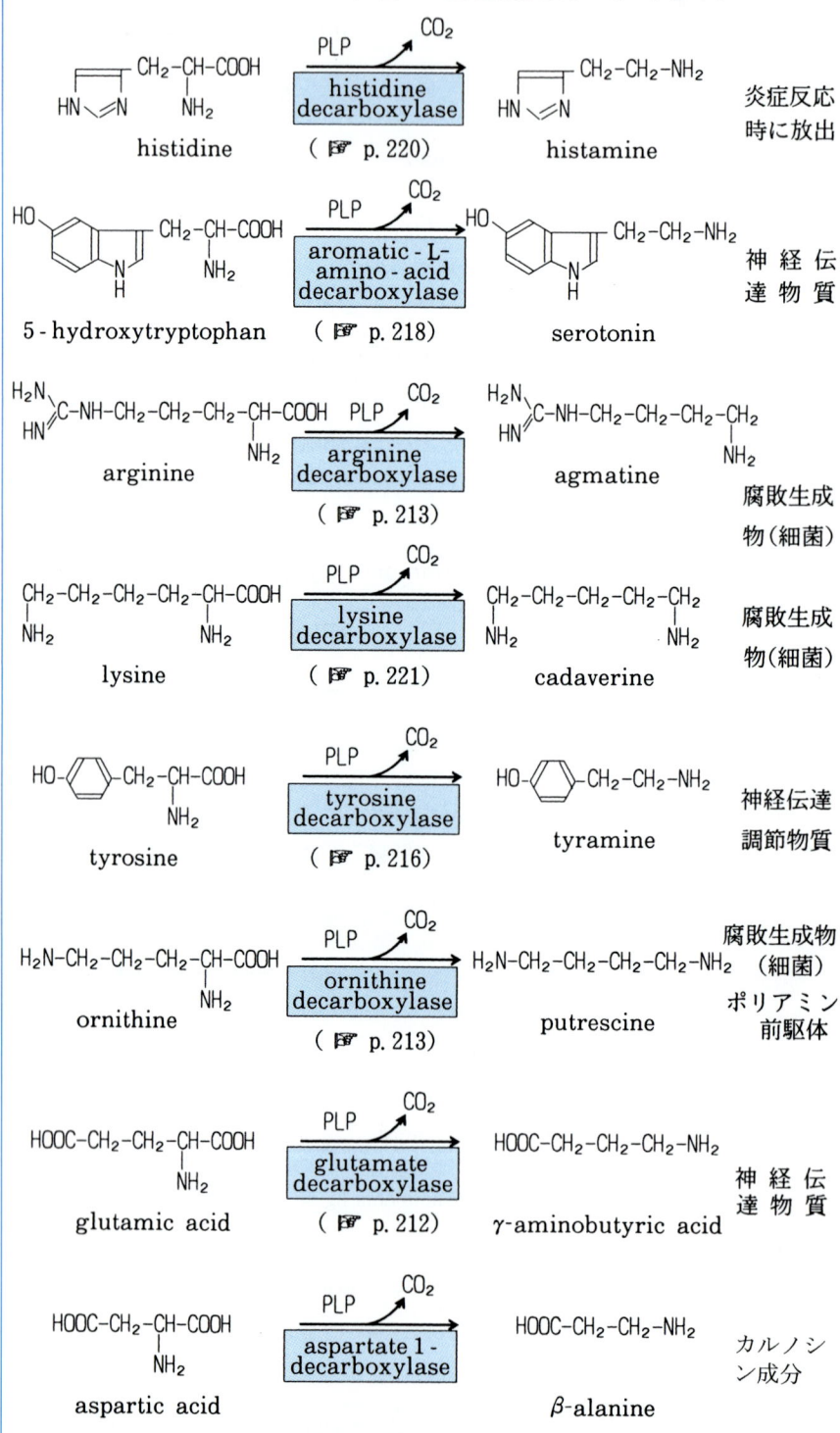

histidine →(histidine decarboxylase, PLP, CO_2, p.220)→ histamine　炎症反応時に放出

5-hydroxytryptophan →(aromatic-L-amino-acid decarboxylase, PLP, CO_2, p.218)→ serotonin　神経伝達物質

arginine →(arginine decarboxylase, PLP, CO_2, p.213)→ agmatine　腐敗生成物（細菌）

lysine →(lysine decarboxylase, PLP, CO_2, p.221)→ cadaverine　腐敗生成物（細菌）

tyrosine →(tyrosine decarboxylase, PLP, CO_2, p.216)→ tyramine　神経伝達調節物質

ornithine →(ornithine decarboxylase, PLP, CO_2, p.213)→ putrescine　腐敗生成物（細菌）ポリアミン前駆体

glutamic acid →(glutamate decarboxylase, PLP, CO_2, p.212)→ γ-aminobutyric acid　神経伝達物質

aspartic acid →(aspartate 1-decarboxylase, PLP, CO_2)→ β-alanine　カルノシン成分

69　離脱したアンモニアの代謝

アンモニアの主な代謝経路
- (1) 尿素サイクルへ　………………　肝　臓　…………　尿素生成
- (2) グルタミン酸生成　……………　肝臓に多い．
- (3) 直　接　排　泄　………………　腎臓で生成したアンモニアの一部は直接排泄される．

(1) 尿素合成 尿素サイクル （☞ p.198）	尿素の合成は肝臓で行われる． アミノ基転移反応により各組織のアミノ酸のアミノ基は α-ケトグルタル酸に移され，グルタミン酸を生じる． 肝臓においては，グルタミン酸に glutamate dehydrogenase が作用して生じたアンモニアは，尿素サイクルで尿素に変えられる． 筋肉では，グルタミン酸のアミノ基を alanine transaminase によりピルビン酸へ移し，アラニンをつくる．それが血中を経て肝臓に取り込まれ，同じ酵素の逆反応でグルタミン酸を生じる．ついで，それに glutamate dehydrogenase が働いてアンモニアが遊離する． 肝臓および筋肉以外の組織（脳，腎臓など）では，細胞中に生じたアンモニアをグルタミンのアミド窒素の形に変えて血中に送り出す．グルタミンは肝臓に取り込まれて glutaminase（☞ p.195）により分解され，アンモニアを再生する． $$\text{HOOC-CH-CH}_2\text{-CH}_2\text{-COOH} \quad \xrightarrow[\text{glutamate-ammonia ligase}]{\text{ATP} + \text{NH}_3 \quad \text{ADP} + \text{H}_3\text{PO}_4} \quad \text{HOOC-CH-CH}_2\text{-CH}_2\text{-CONH}_2$$ 	| 　　　NH$_2$　　　　　　　　　　　　　　　　　　　　　　　　NH$_2$ 　　glutamic acid　　　　　　　　　　　　　　　　　　　　glutamine
(2) グルタミン酸生成	血中アンモニア濃度が高いときは，肝臓などでつぎの反応も起きる． $$\text{HOOC-C-CH}_2\text{-CH}_2\text{-COOH} \quad \xrightarrow[\text{glutamate dehydrogenase}]{\text{NAD(P)H} + \text{H}^+ \quad \text{NAD(P)}^+ \atop \text{NH}_3 \quad \text{H}_2\text{O}} \quad \text{HOOC-CH-CH}_2\text{-CH}_2\text{-COOH}$$ 　　　‖　　　　　　　　　　　　　　　　　　　　　　　　　　| 　　　O　　　　　　　　　　　　　　　　　　　　　　　　NH$_2$ 　α-ketoglutaric acid　　　　　　　　　　　　　　　　　　glutamic acid
(3) 直接排泄	腎尿細管細胞でのグルタミンの脱アミド（deamidation）によって生じたアンモニアは，アンモニウム塩としてそのまま排泄される． $$\text{HOOC-CH-CH}_2\text{-CH}_2\text{-CONH}_2 \quad \xrightarrow[\text{glutaminase}]{\text{H}_2\text{O} \quad \text{NH}_3} \quad \text{HOOC-CH-CH}_2\text{-CH}_2\text{-COOH}$$ 	| 　　NH$_2$　　　　　　　　　　　　　　　　　　　　　　　　NH$_2$ 　glutamine　　　　　　　　　　　　　　　　　　　　　glutamic acid

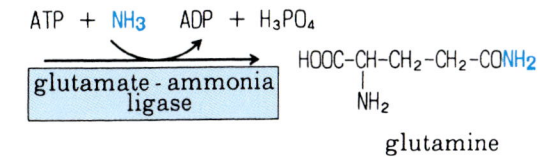

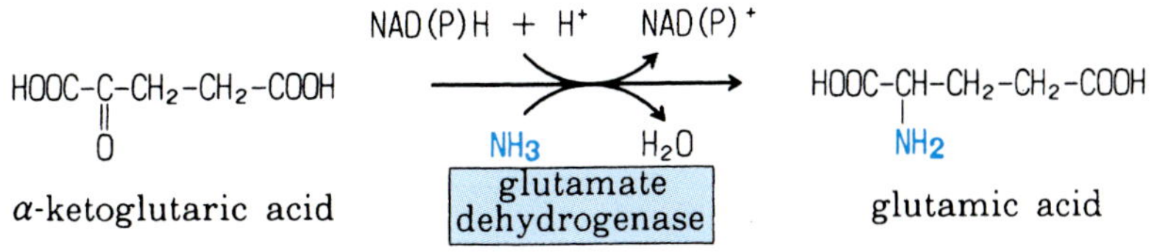

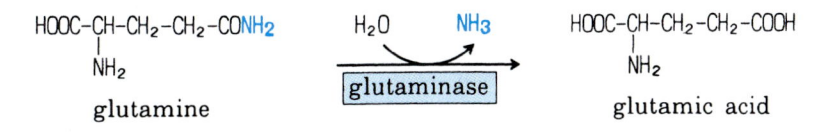

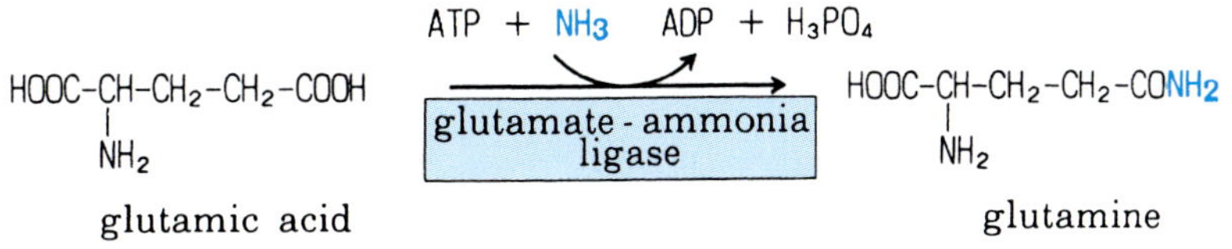

70 尿素サイクル（urea cycle）（オルニチンサイクル, ornithine cycle）

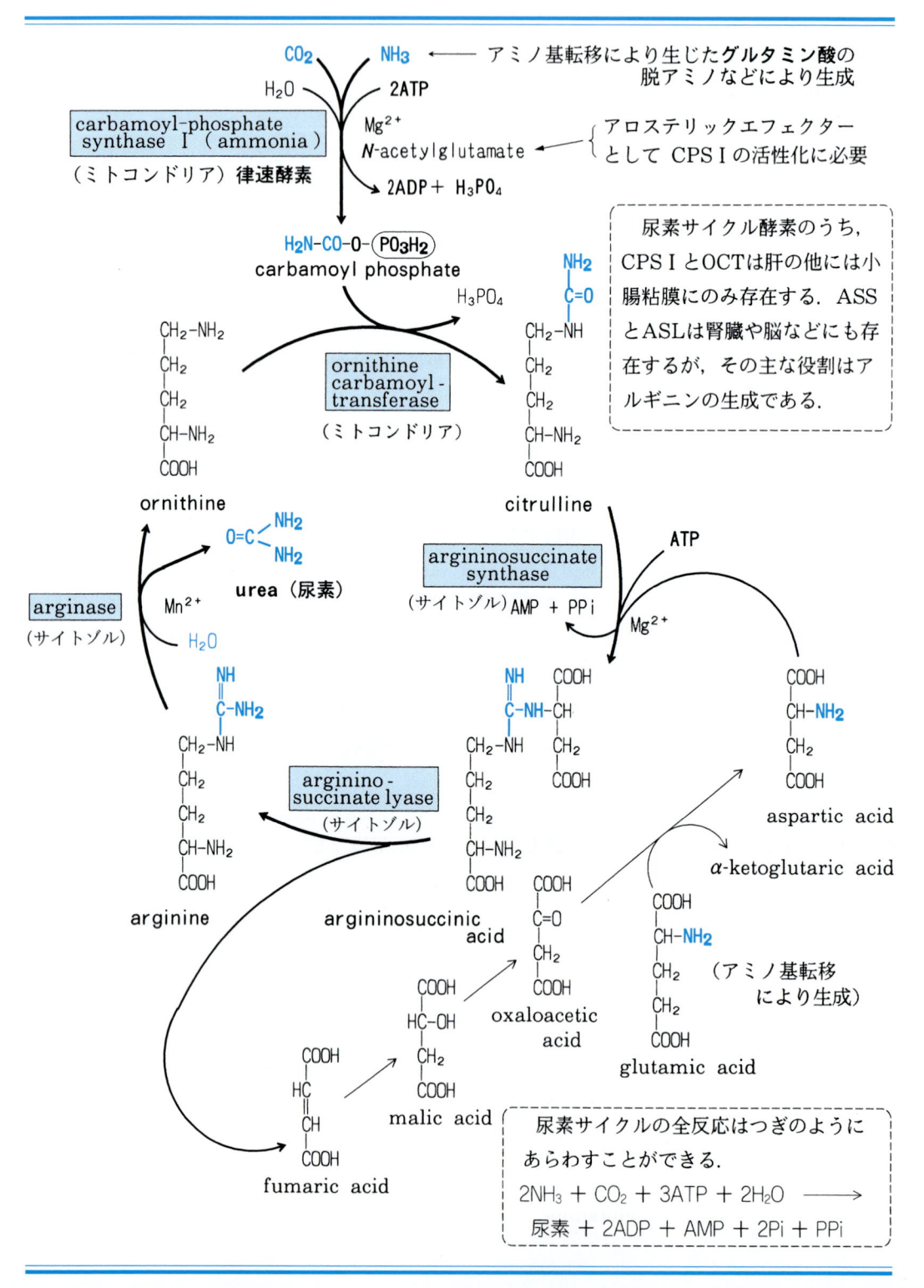

CO_2 NH_3 ← アミノ基転移により生じた**グルタミン酸**の脱アミノなどにより生成

H_2O 2ATP

carbamoyl-phosphate synthase I（ammonia）
（ミトコンドリア）律速酵素

Mg^{2+}
N-acetylglutamate ← アロステリックエフェクターとしてCPS Iの活性化に必要

2ADP + H_3PO_4

$H_2N-CO-O-(PO_3H_2)$
carbamoyl phosphate

ornithine carbamoyl-transferase （ミトコンドリア）

ornithine

citrulline

尿素サイクル酵素のうち，CPS IとOCTは肝の他には小腸粘膜にのみ存在する．ASSとASLは腎臓や脳などにも存在するが，その主な役割はアルギニンの生成である．

arginase（サイトゾル） Mn^{2+} H_2O

urea（尿素）

argininosuccinate synthase （サイトゾル） ATP AMP + PPi Mg^{2+}

arginino-succinate lyase （サイトゾル）

arginine

argininosuccinic acid

aspartic acid

α-ketoglutaric acid

oxaloacetic acid

glutamic acid（アミノ基転移により生成）

malic acid

fumaric acid

尿素サイクルの全反応はつぎのようにあらわすことができる．
$2NH_3 + CO_2 + 3ATP + 2H_2O \longrightarrow$ 尿素 + 2ADP + AMP + 2Pi + PPi

71　クレアチンリン酸の生成

クレアチンリン酸の生成

クレアチンリン酸は，筋肉にとくに多く（白筋では 25～30 mM に達する）含まれ，神経細胞やその他の細胞にも存在し，高エネルギーリン酸結合の貯蔵体として重要な物質である．

クレアチンは肝臓で合成され，血液によって筋肉，その他の臓器に運搬され，そこでリン酸化されてクレアチンリン酸（ホスホクレアチンともいう）となり貯蔵される．必要に応じてリン酸基が ADP に渡され，ATP が生成される．

クレアチニン

クレアチニンはおもにクレアチンリン酸から，一部はクレアチンから非酵素的に生成され，尿中に排泄される．排泄量は筋肉の発育と運動量に関係する．総排泄量は1日あたり，成人男子1.5～2.0 g，女子0.8～1.5 g程度である．

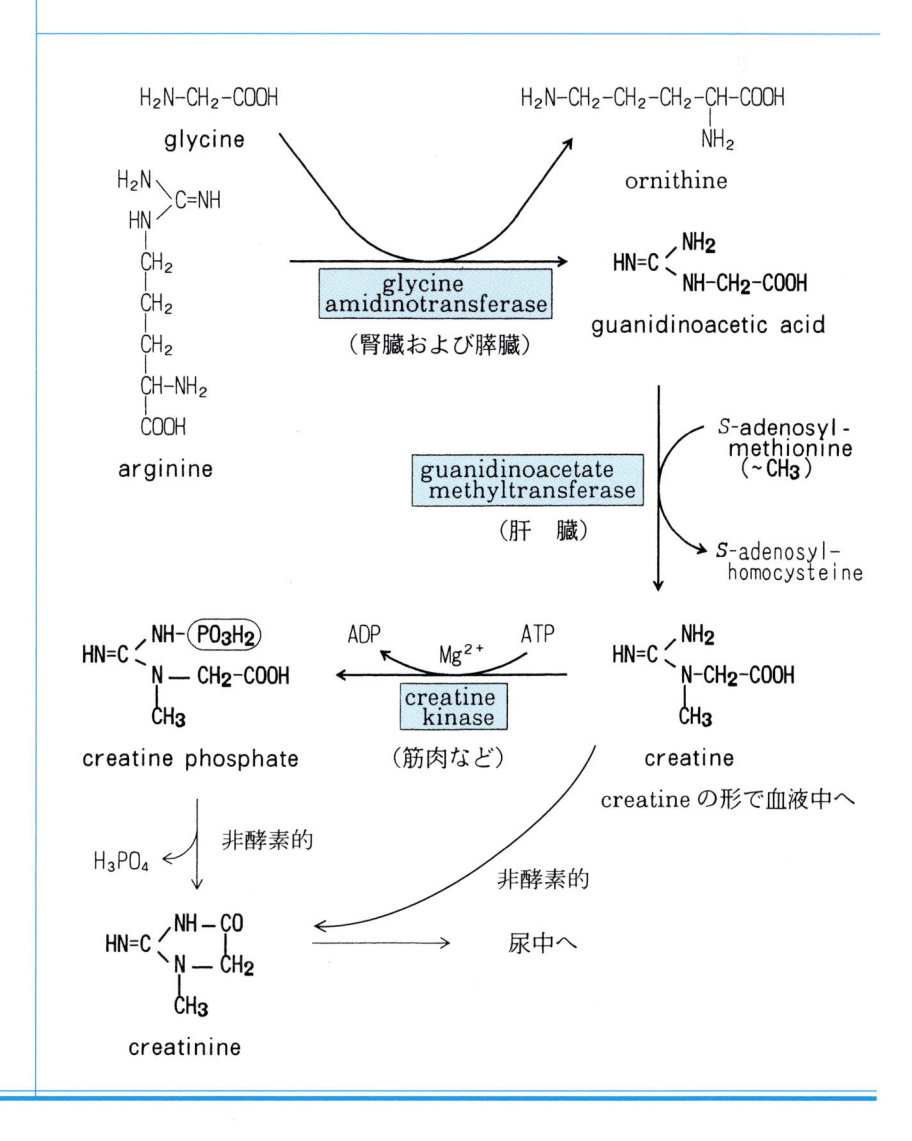

72 α-ケト酸の代謝

アミノ酸再生

1. アミノ基転移（transamination）によりアミノ酸再生．
2. アミノ化（amination）： NH_3 と反応してアミノ酸を形成する．このとき $NAD(P)H + H^+$ が必要． α-ケトグルタル酸に見られる．

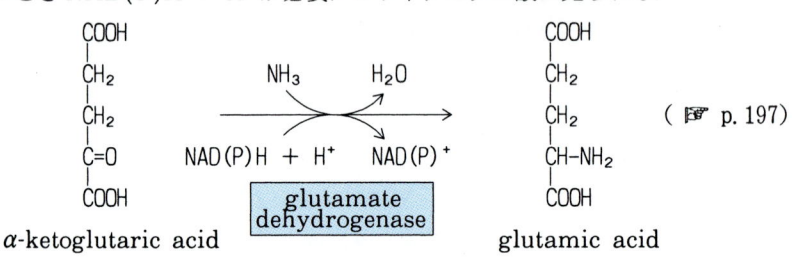

```
COOH                                    COOH
|                                       |
CH2          NH3      H2O               CH2
|              \      /                 |
CH2             \    /                  CH2         (☞ p.197)
|                ────→                  |
C=O    NAD(P)H + H+   NAD(P)+          CH-NH2
|             glutamate                 |
COOH         dehydrogenase              COOH
α-ketoglutaric acid              glutamic acid
```

低級化合物への変化

アミノ基転移反応によりアミノ酸から生じた α-ケト酸は，pyruvic acid, succinyl-CoA, oxloacetic acid, α-ketoglutaric acid, fumaric acid, acetoacetyl-CoA などを経て代謝される．

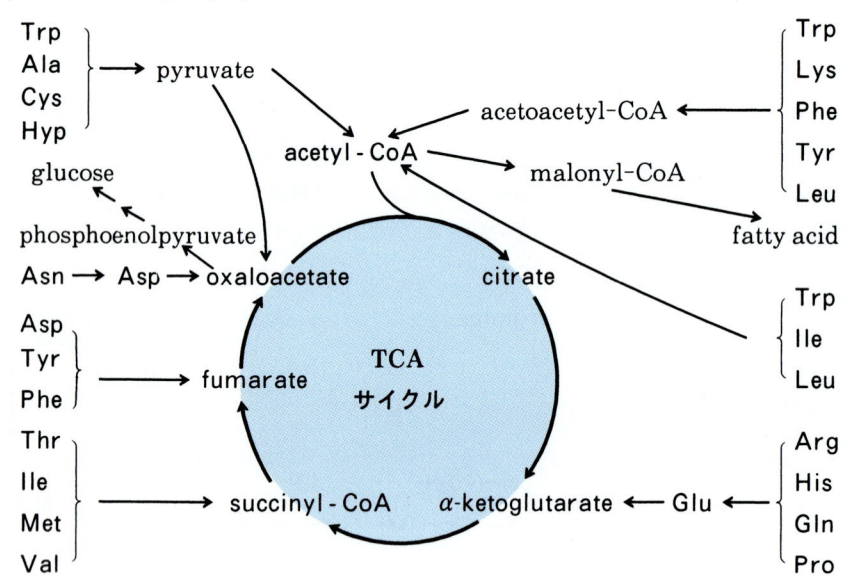

```
Trp ┐
Ala │
Cys ├→ pyruvate
Hyp ┘                                   Trp ┐
                    acetoacetyl-CoA ←  Lys │
          acetyl-CoA                       Phe│
  glucose       ↘   → malonyl-CoA       Tyr │
                                        Leu ┘
  phosphoenolpyruvate                   fatty acid
Asn→Asp→oxaloacetate    citrate
Asp ┐                                   Trp ┐
Tyr ├→ fumarate    TCA                  Ile │
Phe ┘             サイクル               Leu ┘
Thr ┐                                   Arg ┐
Ile │                                   His │
Met ├→ succinyl-CoA  α-ketoglutarate ← Glu ← Gln │
Val ┘                                   Pro ┘
```

糖原性アミノ酸

ピルビン酸になるか，または TCA サイクルの構成要素になるアミノ酸は糖新生の材料となりうるので，**糖原性アミノ酸**（glycogenic amino acid）とよばれる．Leu, Lys 以外のアミノ酸はこれに属する．

ケト原性アミノ酸

一方，アセチル CoA あるいはアセトアセチル CoA を生じるアミノ酸は，ケトン体の合成材料となりうるので，これらを**ケト原性アミノ酸**（ketogenic amino acid）といい，Leu, Trp, Ile, Lys, Phe, Tyr がこれに属する．Leu, Lys を除く四つは糖原性アミノ酸でもある．

7 3　　　　　　　　C₁ 基 転 移

概　説　　C₁ 基転移反応は adrenaline, creatine, purine 塩基などの生成に必要な反応である．この反応に関与する重要な物質には，**C₁ 基結合 THF** と ***S*-adenosylmethionine** とがある．それらのかかわる反応は，次のように分けられる．

① C₁ 基供与物質（セリンやグリシン）と THF からの C₁ 基結合 THF の生成．
② C₁ 基結合 THF による C₁ 化．
③ メチオニンからの *S*-アデノシルメチオニンの生成．
④ *S*-アデノシルメチオニンによるメチル化．
⑤ ホモシステインからのメチオニンの再生．

C₁ 基転移反応

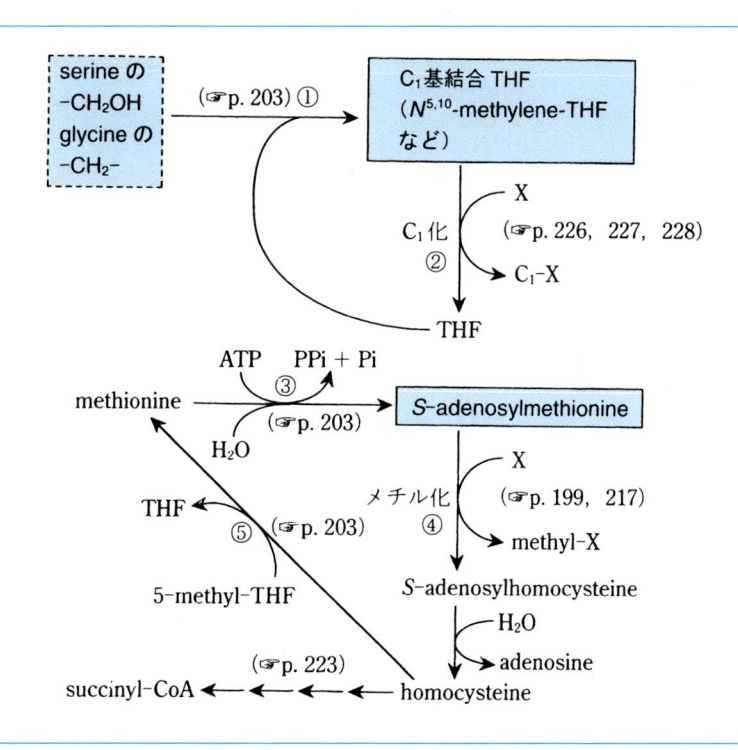

```
serine の -CH₂OH       ──(☞p.203)①──▶   C₁基結合 THF
glycine の -CH₂-                         (N^{5,10}-methylene-THF など)
                                                │
                                          C₁化  │   X
                                           ②   ├──(☞p.226, 227, 228)
                                                │   C₁-X
                                                ▼
                                               THF

         ATP   PPi + Pi
            ③
methionine ──(☞p.203)──▶  S-adenosylmethionine
            H₂O                     │
                              メチル化│   X
  THF                           ④   ├──(☞p.199, 217)
   ◀── ⑤ (☞p.203)                   │   methyl-X
                                    ▼
5-methyl-THF               S-adenosylhomocysteine
                                    │ H₂O
                                    ▼ adenosine
        (☞p.223)
succinyl-CoA ◀──◀──◀──◀── homocysteine
```

1. 供与物質から C_1 基を THF が受け取る過程

C_1 基を供与する物質は，主としてつぎの四つである．

	供 与 物 質	供与する C_1 基	生成する THF 誘導体の名称
(a)	serine	hydroxymethyl 基（$-CH_2OH$）	$N^{5,10}$-methylene-THF
(b)	glycine	methylene 基（$-CH_2-$）	$N^{5,10}$-methylene-THF
(c)	formiminoglutamic acid	formimino 基（$-CH=NH$）	N^5-formimino-THF
(d)	formic acid	formyl 基（$-CHO$）	N^{10}-formyl-THF

(a) serine
（もっとも主要な経路）

serine $\xrightarrow[\text{glycine hydroxy-methyltransferase}]{\text{THF, PLP}}$ glycine + $N^{5,10}$-methylene-THF + H_2O

(b) glycine

glycine $\xrightarrow[\text{glycine dehydrogenase + transaminase}]{NAD^+ + THF}$ NH_3 + NADH + H^+ + $N^{5,10}$-methylene-THF + CO_2

(c) formimino-glutamic acid

histidine → ○ → ○ → ○ → formiminoglutamic acid $\xrightarrow[\text{glutamate formimino-transferase}]{\text{THF}}$ glutamic acid + N^5-formimino-THF

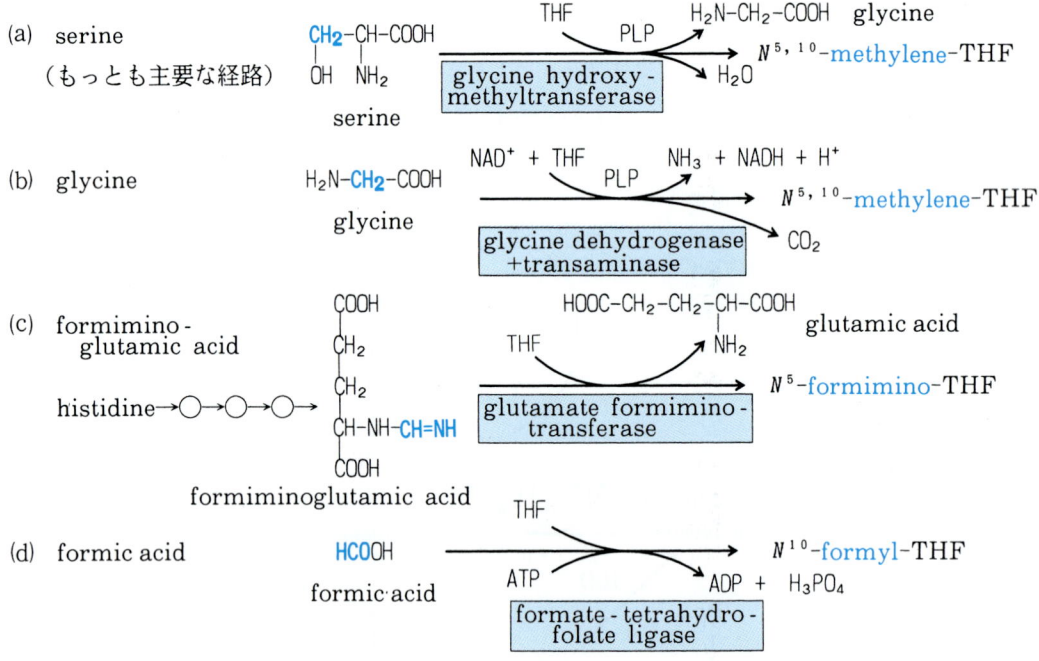

(d) formic acid

formic acid (HCOOH) $\xrightarrow[\text{formate-tetrahydro-folate ligase}]{\text{THF, ATP}}$ N^{10}-formyl-THF + ADP + H_3PO_4

（附） 葉酸から THF（補酵素）への変化

葉酸（folic acid）は 5〜6, 7〜8 位の二重結合が還元され tetrahydrofolic acid (THF) となり，C_1 基受容体として働く．

この THF に C_1 基を供給する物質は，高等動物の場合，serine がその中心である．

serine は解糖経路の 3-phosphoglyceric acid から 3-phosphohydroxypyruvic acid を経て，グルタミン酸からアミノ基を受け取り，リン酸基が加水分解によりはずされて生じる．

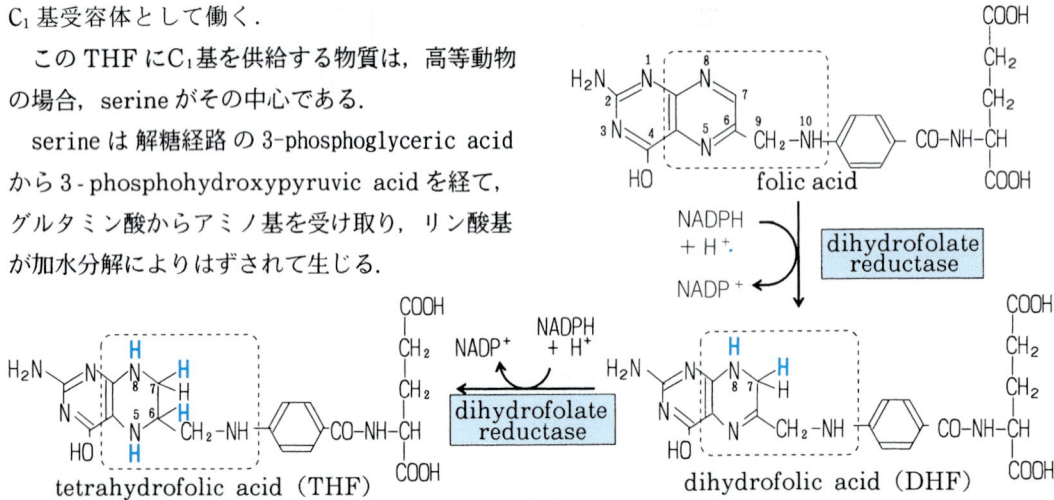

folic acid $\xrightarrow[\text{dihydrofolate reductase}]{NADPH + H^+ \to NADP^+}$ dihydrofolic acid (DHF) $\xrightarrow[\text{dihydrofolate reductase}]{NADPH + H^+ \to NADP^+}$ tetrahydrofolic acid (THF)

2. C_1 基を受け取った THF の変化（(a)〜(d) は前頁と対応）

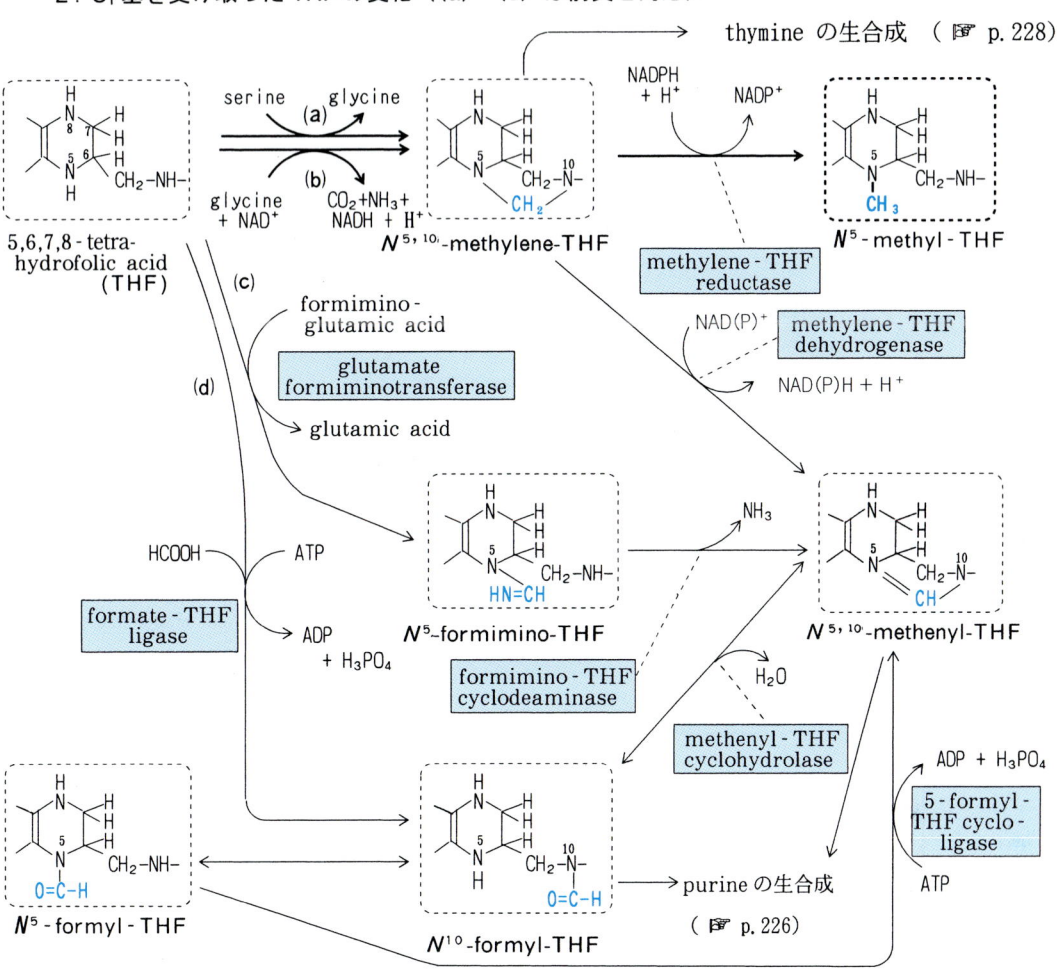

thymine の生合成（☞ p.228）

5,6,7,8-tetra-hydrofolic acid (THF)

serine → glycine (a)
glycine + NAD⁺ → CO_2 + NH_3 + NADH + H⁺ (b)

$N^{5,10}$-methylene-THF

NADPH + H⁺ → NADP⁺
methylene-THF reductase

N^5-methyl-THF

(c) formimino-glutamic acid
glutamate formiminotransferase
glutamic acid

(d)

HCOOH + ATP → ADP + H_3PO_4
formate-THF ligase

N^5-formimino-THF

NH_3

formimino-THF cyclodeaminase

NAD(P)⁺ → NAD(P)H + H⁺
methylene-THF dehydrogenase

$N^{5,10}$-methenyl-THF

H_2O
methenyl-THF cyclohydrolase

ADP + H_3PO_4
5-formyl-THF cyclo-ligase
ATP

N^5-formyl-THF ↔ N^{10}-formyl-THF → purine の生合成（☞ p.226）

3. methionine の生成（N^5-methyl-THF から homocysteine へのメチル基の転移）

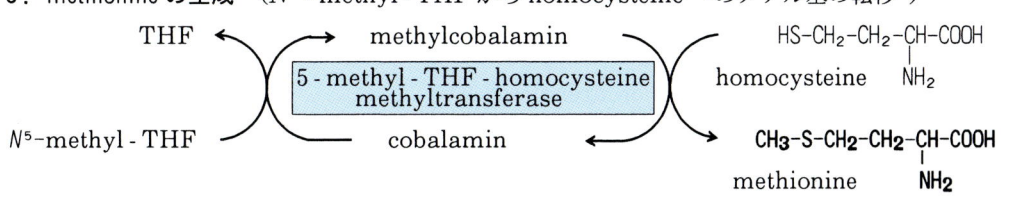

THF ← methylcobalamin
5-methyl-THF-homocysteine methyltransferase
N^5-methyl-THF → cobalamin

HS-CH_2-CH_2-CH-COOH (NH_2) homocysteine

CH_3-S-CH_2-CH_2-CH-COOH (NH_2) methionine

4. S-adenosylmethionine の生成（methionine の活性化）

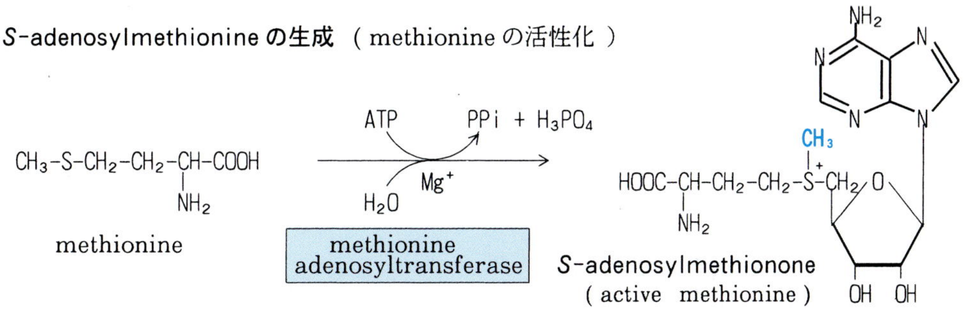

CH_3-S-CH_2-CH_2-CH-COOH (NH_2) methionine

ATP + H_2O → PPi + H_3PO_4（Mg^+）
methionine adenosyltransferase

S-adenosylmethionone (active methionine)

5. methyl 基転移と methionine の再生

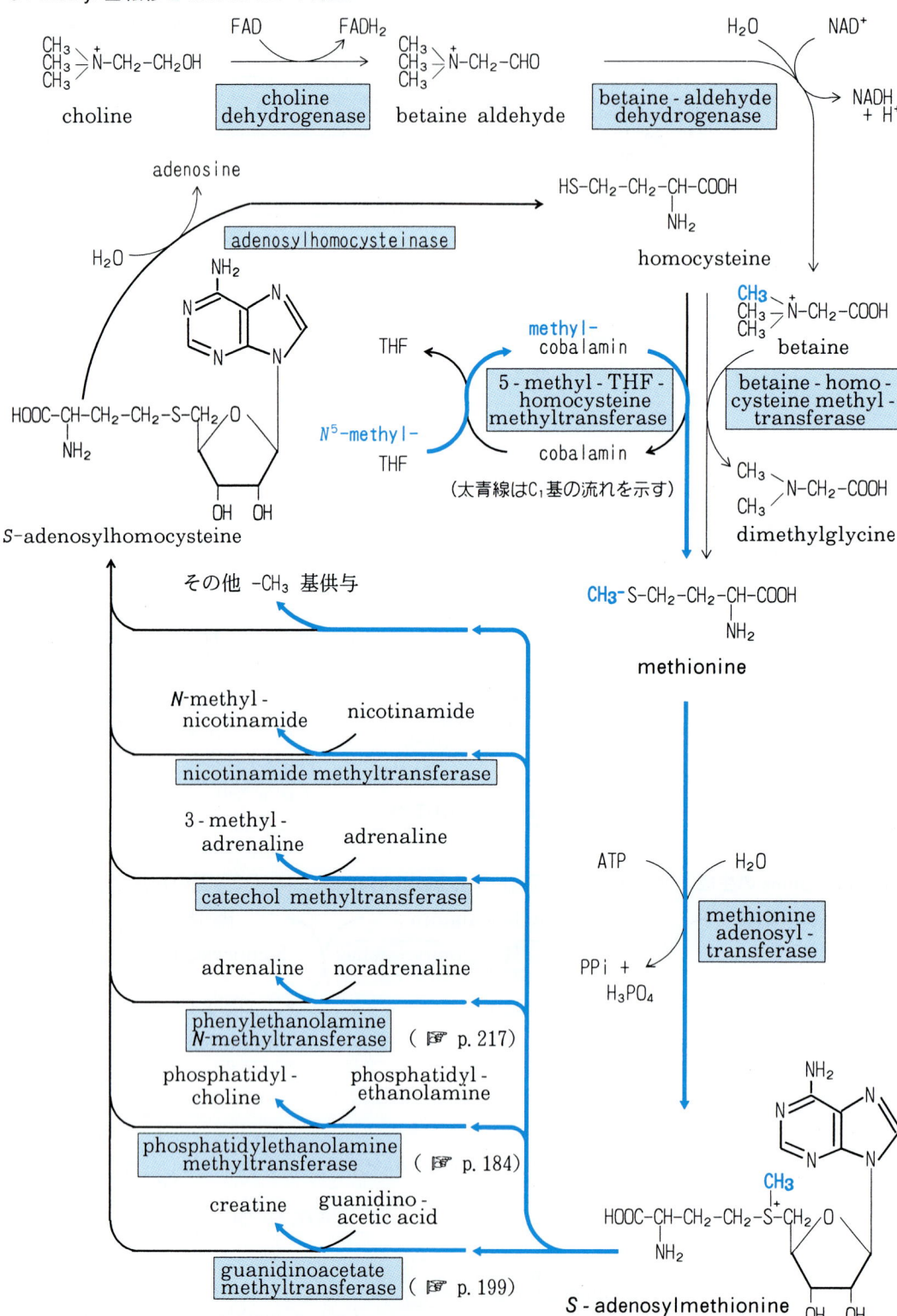

(太青線は C_1 基の流れを示す)

74　必須アミノ酸とタンパク質価

必須アミノ酸　essential amino acid　（不可欠アミノ酸）

　生命の維持あるいは成長が正常に行われるのに必要な量を充分に供給できる速度で生合成されないアミノ酸を，**必須アミノ酸** (essential amino acid) といい，食物から摂取しなければならない．
　必須アミノ酸が一つでも欠乏すると，窒素平衡を正常に維持することができない．
　ヒトの必須アミノ酸は，つぎの9種であるが要求量は年令によって異なる．

threonine	CH₃-CH-CH-COOH (OH, NH₂)	valine	(CH₃)₂CH-CH-COOH (NH₂)
leucine	(CH₃)₂CH-CH₂-CH-COOH (NH₂)	isoleucine	CH₃-CH₂-CH(CH₃)-CH-COOH (NH₂)
lysine	CH₂(NH₂)-CH₂-CH₂-CH₂-CH-COOH (NH₂)	methionine	CH₃-S-CH₂-CH₂-CH-COOH (NH₂)
phenylalanine	C₆H₅-CH₂-CH-COOH (NH₂)	tryptophan	(indole)-CH₂-CH-COOH (NH₂)
histidine	(imidazole)-CH₂-CH-COOH (NH₂)		

タンパク質価　：　protein score

　ヒトの必須アミノ酸の必要量とその割合を推定し（この割合に必須アミノ酸を含むタンパク質があれば理想的である），これを基準として，食品中の必須アミノ酸の量を比較し，その比率（%）のもっとも小さいものを**タンパク質価**という．また，この比率の最小のアミノ酸を**制限アミノ酸**とよぶ．

必須アミノ酸の必要量（mg／kg／日）

必須アミノ酸	成人	学童	幼児
His	12	15	33
Ile	12	28	83
Leu	16	42	135
Lys	12	44	99
Met+Cys	10	22	49
Phe+Tyr	16	22	141
Thr	8	28	68
Trp	3	4	21
Val	14	25	92

理想タンパク質

	FAO/WHO パターン mg／gN	鶏卵 mg／gN	人乳 mg／gN
Ile	250	330	320
Leu	440	580	610
Lys	340	440	420
Met+Cys	220	380	220
Phe+Tyr	380	560	580
Thr	250	290	270
Trp	60	100	100
Val	310	410	370

タンパク質価

	鶏卵	牛乳	イワシ	牛肉	大豆	白米	小麦粉
タンパク質価	100	91	100	98	69	62	44
制限アミノ酸	—	Met	—	Met	Met	Lys	Lys

75 1. Glycineの代謝

①	メチル基給源	⟶ $N^{5,10}$-methylene-THF, CO_2, NH_3 生成
②	hydroxymethyl 転移	⟷ serine
③	アミノ基転移	⟶ glyoxylic acid
❹	succinyl-CoA と	⟶ 5-aminolevulinic acid
❺	purine 体生成	⟶ purine 骨格の C_4, C_5, N_7 を構成する.
⑥	γ-glutamylcysteine と	⟶ glutathione 生成
⑦	解毒作用	⟶ (benzoic acid などと) 馬尿酸などを生成
❽	arginine と	⟶ guanidinoacetic acid ⟶ creatine 生成

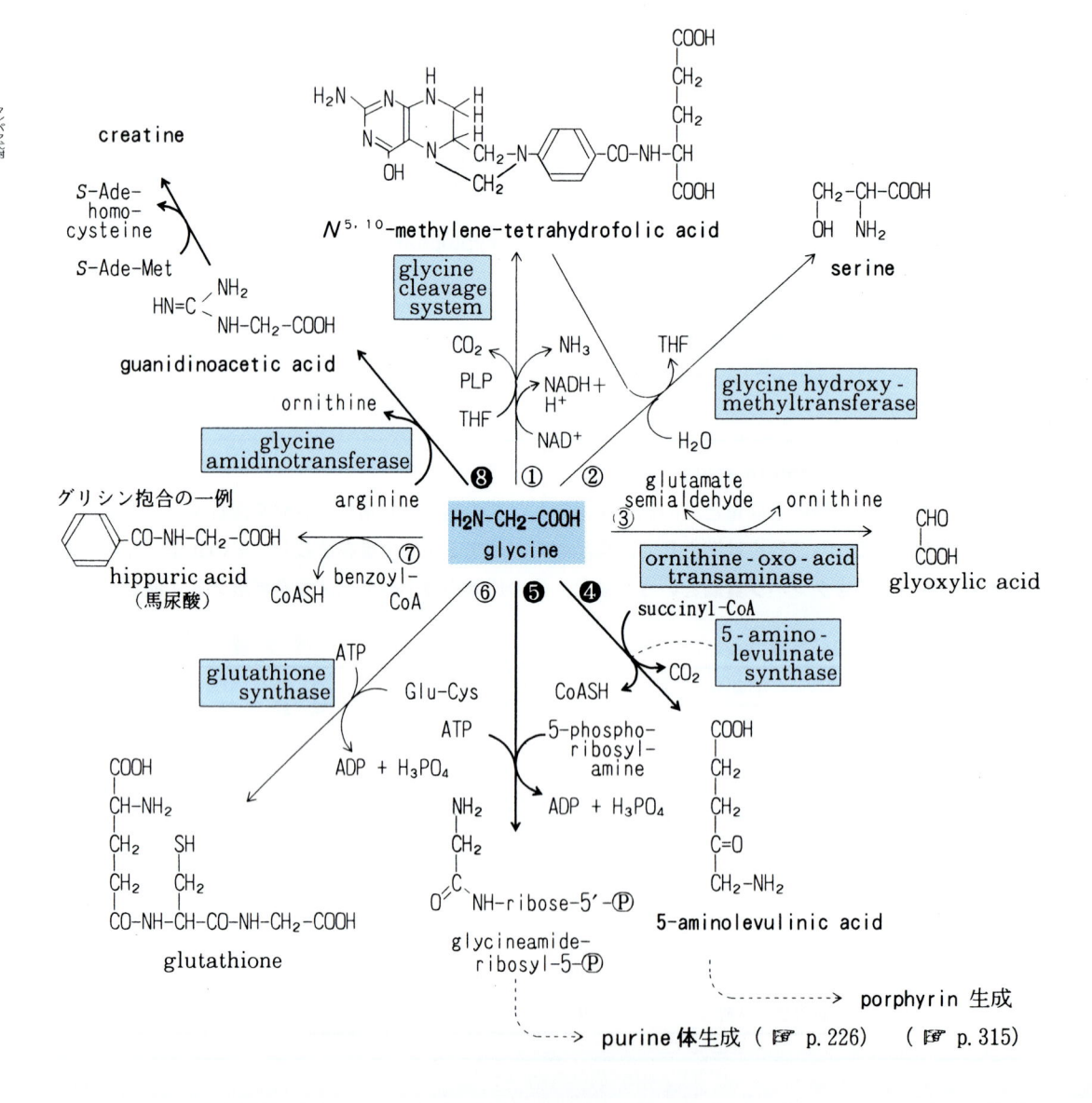

76　2. Alanineの代謝

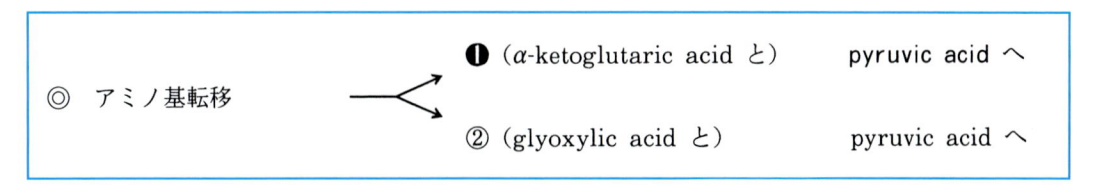

◎ アミノ基転移　→　❶ (α-ketoglutaric acid と)　pyruvic acid へ
　　　　　　　　　　② (glyoxylic acid と)　pyruvic acid へ

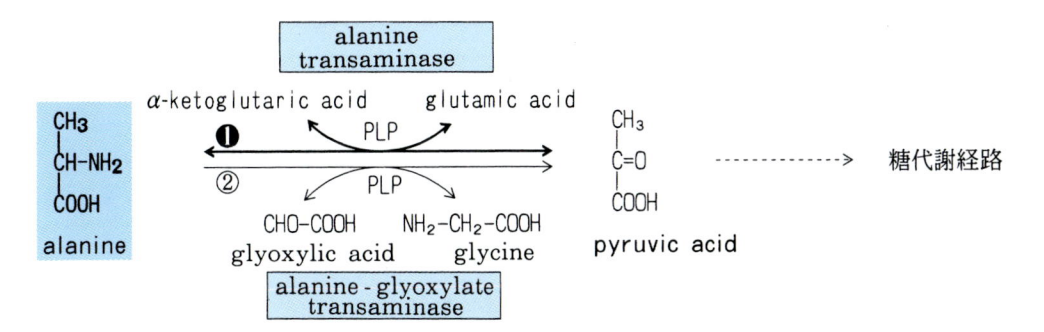

alanine transaminase
alanine-glyoxylate transaminase

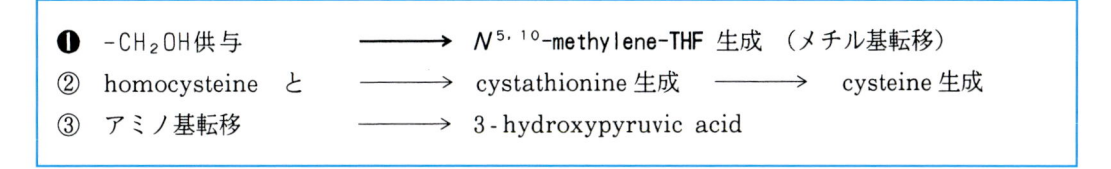

77　3. Serineの代謝

❶ −CH₂OH供与　　　　→　$N^{5,10}$-methylene-THF 生成（メチル基転移）
② homocysteine と　→　cystathionine 生成　→　cysteine 生成
③ アミノ基転移　　　　→　3-hydroxypyruvic acid

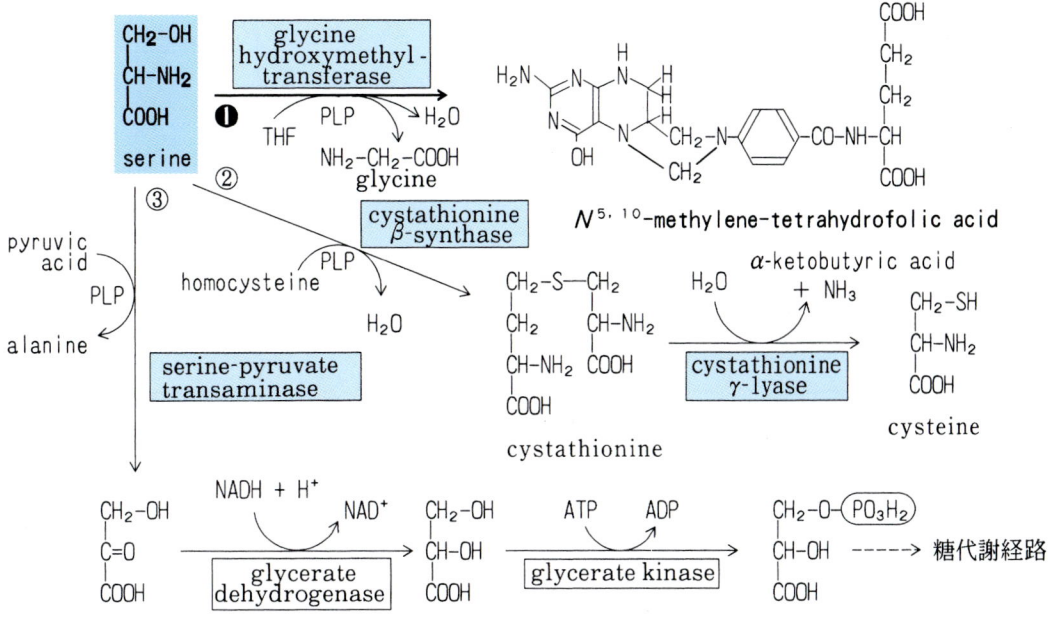

glycine hydroxymethyl-transferase
cystathionine β-synthase
cystathionine γ-lyase
serine-pyruvate transaminase
glycerate dehydrogenase
glycerate kinase

$N^{5,10}$-methylene-tetrahydrofolic acid

3-hydroxypyruvic acid　　D-glyceric acid　　3-phosphoglyceric acid　→ 糖代謝経路

78 4. Valine, 5. Leucine, 6. Isoleucine の代謝

> アミノ基転移を行い対応する α-ケト酸を生じ，succinyl-CoA や acetyl-CoA へと分解．
>
> valine   ⟶ succinyl-CoA
> leucine   ⟶ acetoacetic acid + acetyl-CoA
> isoleucine ⟶ succinyl-CoA + acetyl-CoA
>
> ＊ valine は糖原性，leucine はケト原性，isoleucine は糖原性でもケト原性でもある．

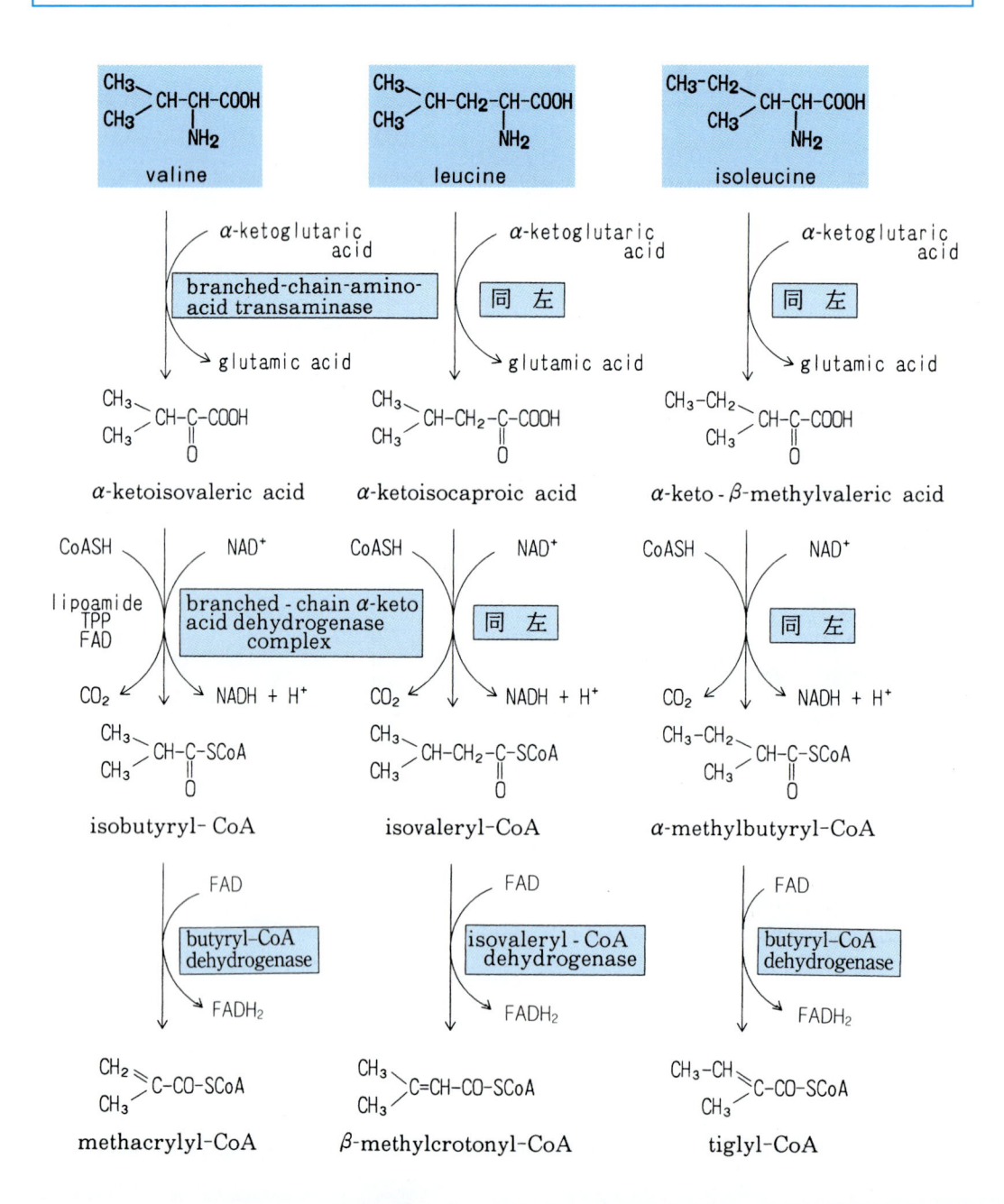

valine / leucine / isoleucine

↓ α-ketoglutaric acid，branched-chain-amino-acid transaminase（同左），→ glutamic acid

α-ketoisovaleric acid　　α-ketoisocaproic acid　　α-keto-β-methylvaleric acid

↓ CoASH, NAD⁺, lipoamide, TPP, FAD，branched-chain α-keto acid dehydrogenase complex（同左），→ CO_2，NADH + H⁺

isobutyryl-CoA　　isovaleryl-CoA　　α-methylbutyryl-CoA

↓ FAD，butyryl-CoA dehydrogenase / isovaleryl-CoA dehydrogenase / butyryl-CoA dehydrogenase，→ $FADH_2$

methacrylyl-CoA　　β-methylcrotonyl-CoA　　tiglyl-CoA

タンパク質の代謝

$$\begin{array}{ccc}
\text{H}_2\text{O} \\
\downarrow \\
\boxed{\text{enoyl-CoA hydratase}} \\
\downarrow
\end{array}
\qquad
\begin{array}{c}
\text{ATP} \quad \text{CO}_2+\text{H}_2\text{O} \\
\downarrow \\
\text{biotin} \;\; \boxed{\text{methylcrotonoyl-CoA carboxylase}} \\
\text{ADP}+\text{H}_3\text{PO}_4 \\
\downarrow
\end{array}
\qquad
\begin{array}{c}
\text{H}_2\text{O} \\
\downarrow \\
\boxed{\text{enoyl-CoA hydratase}} \\
\downarrow
\end{array}$$

HO-CH$_2$-CH(CH$_3$)-CO-SCoA   CH$_3$(HOOC-CH$_2$)C=CH-CO-SCoA   CH$_3$-CH(OH)-CH(CH$_3$)-CO-SCoA

β-hydroxyisobutyryl-CoA   β-methylglutaconyl-CoA   α-methyl-β-hydroxybutyryl-CoA

H$_2$O ↓	H$_2$O ↓	NAD$^+$ ↓
β-hydroxyisobutyryl-CoA hydrolase	methylglutaconyl-CoA hydratase	3-hydroxyacyl-CoA dehydrogenase
CoASH		NADH + H$^+$

HO-CH$_2$-CH(CH$_3$)-COOH   HOOC-CH$_2$-C(CH$_3$)(OH)-CH$_2$-CO-SCoA   CH$_3$-CO-CH(CH$_3$)-CO-SCoA

β-hydroxyisobutyric acid   β-hydroxy-β-methyl-glutaryl-CoA   α-methylacetoacetyl-CoA

NAD$^+$ ↓	↓	CoASH ↓
3-hydroxyisobutyrate dehydrogenase	hydroxymethyl-glutaryl-CoA lyase	acetyl-CoA acyltransferase
NADH + H$^+$		

OHC-CH(CH$_3$)-COOH   HOOC-CH$_2$-CO-CH$_3$ → CH$_3$-CO-SCoA   CH$_3$-CH$_2$-CO-SCoA
methylmalonate semialdehyde   acetoacetic acid   acetyl-CoA   propionyl-CoA
                                ケトン体   ↓
                                            ↓   ↓ (☞ p.178)
                                          TCA cycle   ↓
                                                              succinyl-CoA

CoA ↓ NAD$^+$
↓
methylmalonate-semialdehyde dehydrogenase
↓ CO$_2$
NADH + H$^+$
↓

CH$_3$-CH$_2$-CO-SCoA →→→ HOOC-CH$_2$-CH$_2$-SCoA
propionyl-CoA   (☞ p.178)   succinyl-CoA

> 分枝アミノ酸代謝の2つ目の酵素である分枝α-ケト酸脱水素酵素複合体の欠損によりメープルシロップ尿症（楓糖尿症）となる．バリン，ロイシン，イソロイシンおよびそれらのα-ケト酸などが血中，尿中に増える．尿がメープルシロップ様の甘い臭いがする．痙れん，知能障害，呼吸困難が見られる．

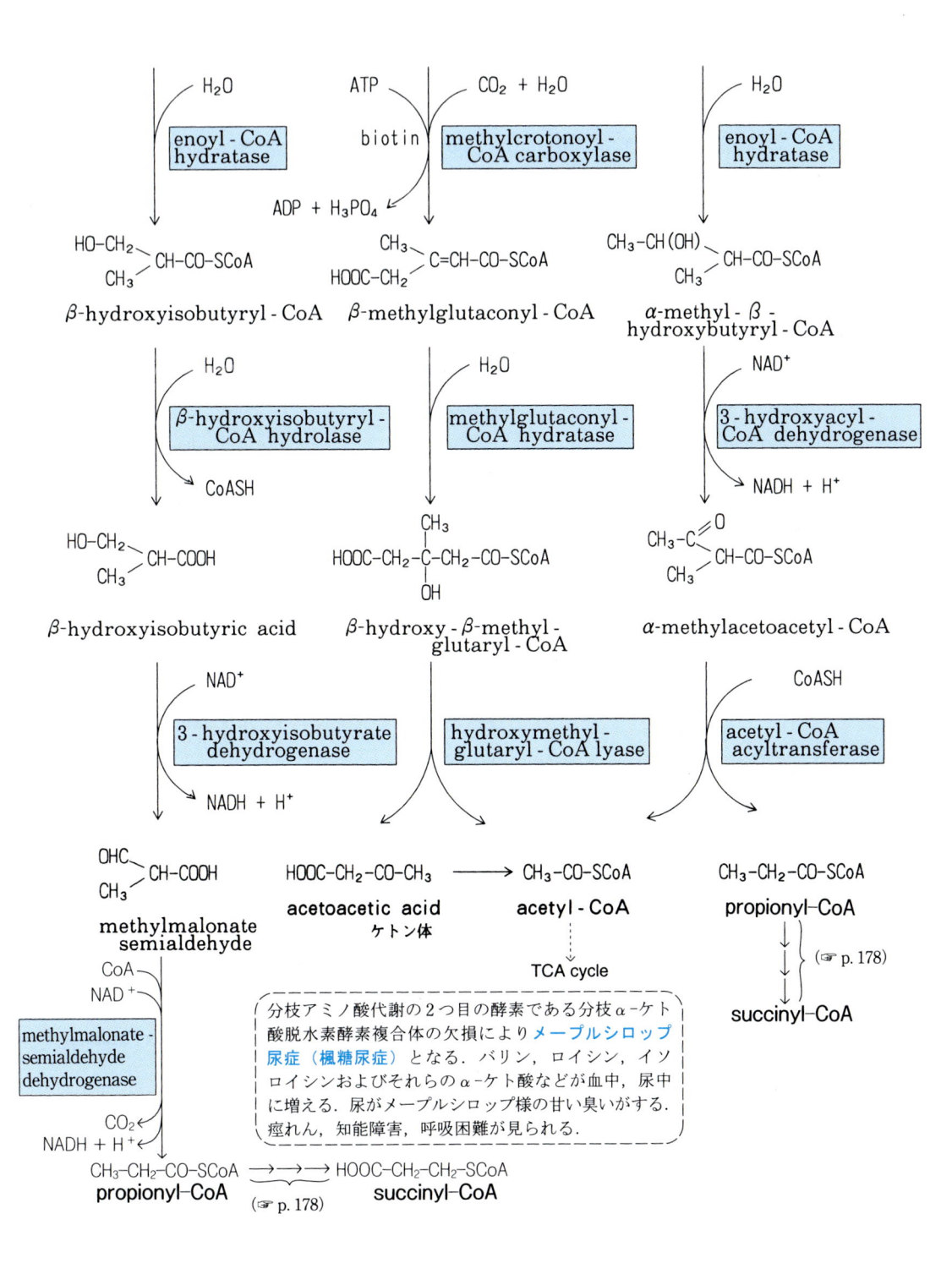

79 7. Threonine の代謝

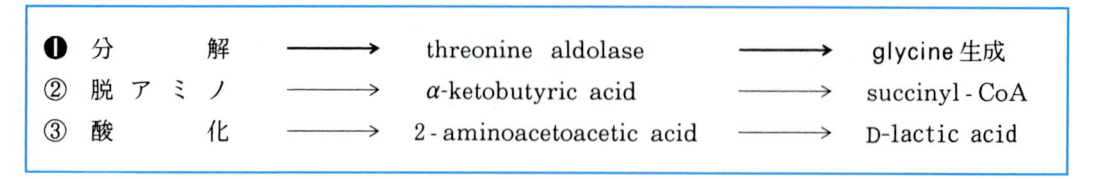

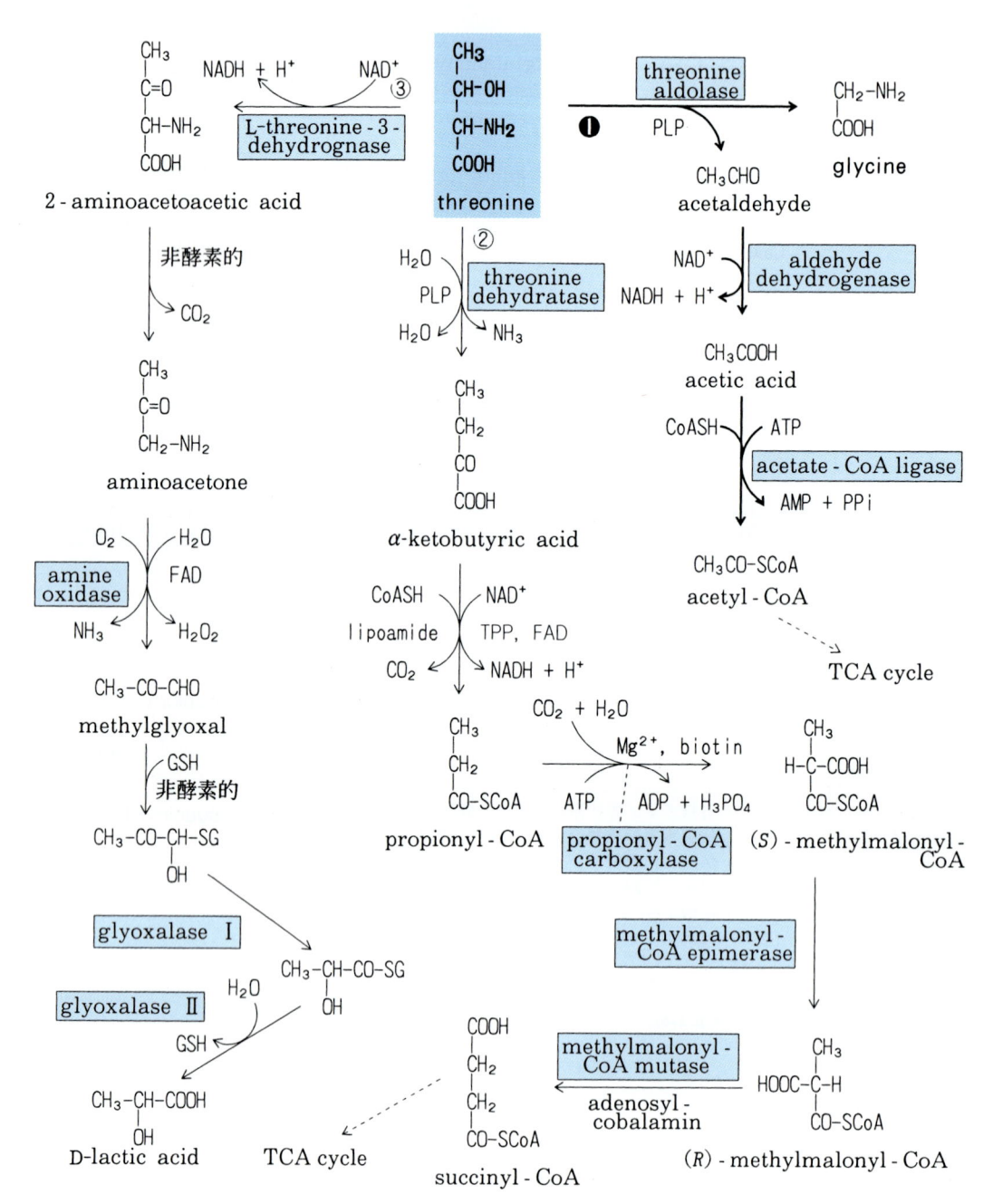

❶ 分　　解	→	threonine aldolase	→	glycine 生成
② 脱アミノ	→	α-ketobutyric acid	→	succinyl-CoA
③ 酸　　化	→	2-aminoacetoacetic acid	→	D-lactic acid

threonine から派生する代謝経路図：

- threonine (CH$_3$-CH(OH)-CH(NH$_2$)-COOH)

❶ threonine aldolase (PLP) により glycine + CH$_3$CHO (acetaldehyde) へ
  - acetaldehyde → aldehyde dehydrogenase (NAD$^+$ → NADH + H$^+$) → CH$_3$COOH (acetic acid)
  - acetic acid → acetate-CoA ligase (CoASH, ATP → AMP + PPi) → CH$_3$CO-SCoA (acetyl-CoA) → TCA cycle

② threonine dehydratase (PLP, H$_2$O → H$_2$O + NH$_3$) → α-ketobutyric acid
  - α-ketobutyric acid → (CoASH, lipoamide, NAD$^+$, TPP, FAD → CO$_2$, NADH + H$^+$) → propionyl-CoA
  - propionyl-CoA → propionyl-CoA carboxylase (CO$_2$ + H$_2$O, ATP, Mg^{2+}, biotin → ADP + H$_3$PO$_4$) → (S)-methylmalonyl-CoA
  - → methylmalonyl-CoA epimerase → (R)-methylmalonyl-CoA
  - → methylmalonyl-CoA mutase (adenosyl-cobalamin) → succinyl-CoA → TCA cycle

③ L-threonine-3-dehydrogenase (NAD$^+$ → NADH + H$^+$) → 2-aminoacetoacetic acid (CH$_3$-CO-CH(NH$_2$)-COOH)
  - 2-aminoacetoacetic acid → 非酵素的 (CO$_2$) → aminoacetone (CH$_3$-CO-CH$_2$-NH$_2$)
  - aminoacetone → amine oxidase (O$_2$, H$_2$O, FAD → NH$_3$, H$_2$O$_2$) → CH$_3$-CO-CHO (methylglyoxal)
  - methylglyoxal → (GSH, 非酵素的) → CH$_3$-CO-CH(SG)-OH
  - → glyoxalase I → CH$_3$-CH(OH)-CO-SG
  - → glyoxalase II (H$_2$O, GSH) → CH$_3$-CH(OH)-COOH (D-lactic acid)

80　8. Aspartic acid,　9. Asparagine の代謝

- ❶ アミノ基転移 ⟶ oxaloacetic acid
- ❷ 相互変化 ⟵⟶ (aspartic acid ⟵⟶ asparagine)
- ❸ 尿素サイクルへの関与 ⟶ argininosuccinic acid ⟶ 尿素生成
- ❹ ピリミジン生合成への関与 ⟶ carbamoylaspartic acid ⟶ pyrimidine 生成

糖代謝経路

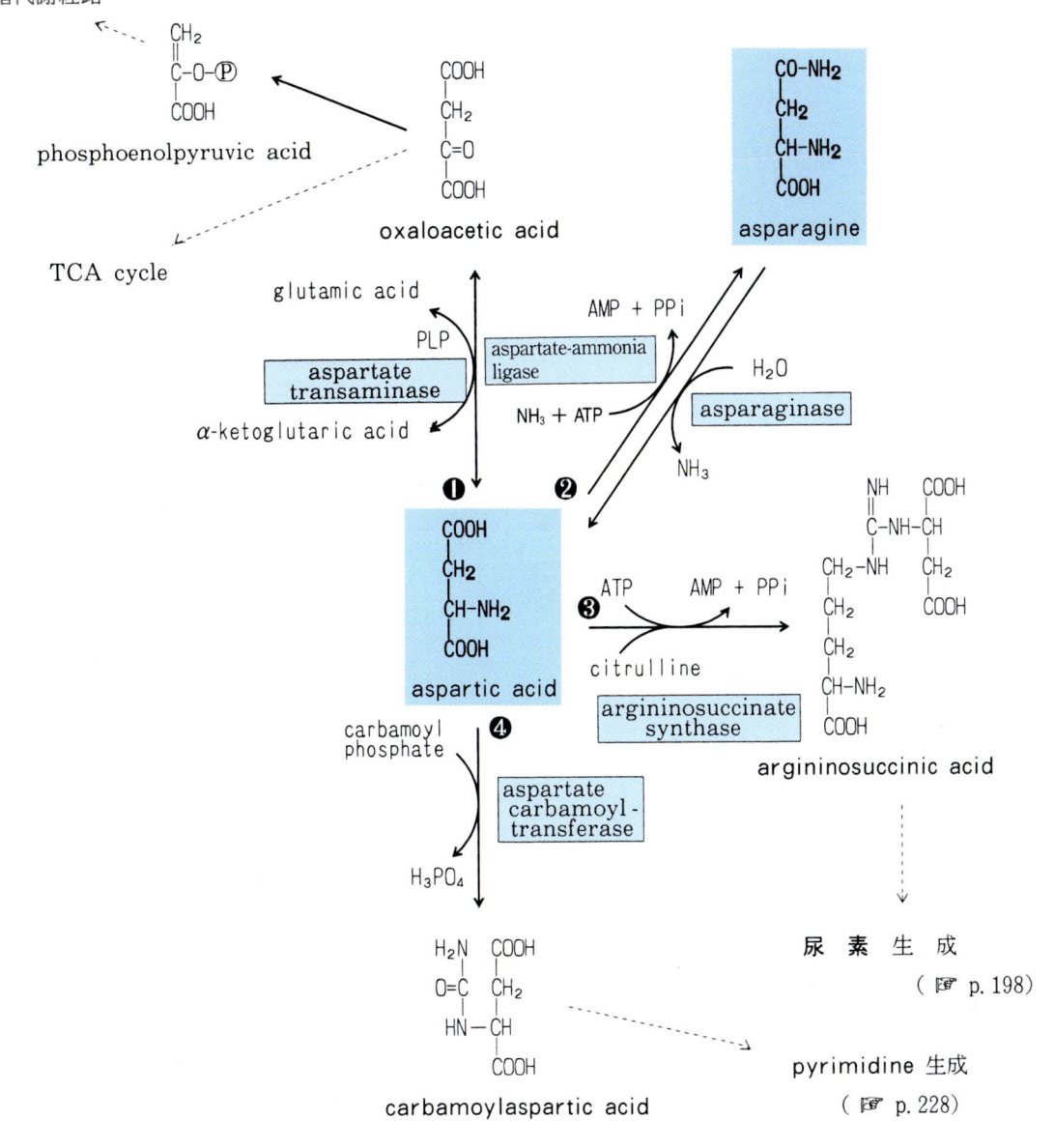

phosphoenolpyruvic acid

TCA cycle

oxaloacetic acid

asparagine

glutamic acid

aspartate transaminase

PLP

α-ketoglutaric acid

aspartate-ammonia ligase

AMP + PPi

NH_3 + ATP

H_2O

asparaginase

NH_3

❶

aspartic acid

❷

❸ ATP　AMP + PPi

citrulline

argininosuccinate synthase

argininosuccinic acid

carbamoyl phosphate

❹

aspartate carbamoyl-transferase

H_3PO_4

carbamoylaspartic acid

尿素生成
（☞ p. 198）

pyrimidine 生成
（☞ p. 228）

81　10. Glutamic acid, 11. Glutamine の代謝

❶ アミノ基転移 ⟶ α-ketoglutaric acid
❷ 酸化的脱アミノ ⟶ α-ketoglutaric acid
❸ 相互変化 ⟷ (glutamic acid と glutamine の)
④ 脱炭酸 ⟶ γ-aminobutyric acid ⟶ carnitine, succinic acid
⑤ glutathione の生成

-NH₂ 供与
purine 生成 (☞ p. 226)
glucosamine 生成 (☞ p. 168)

尿素サイクル

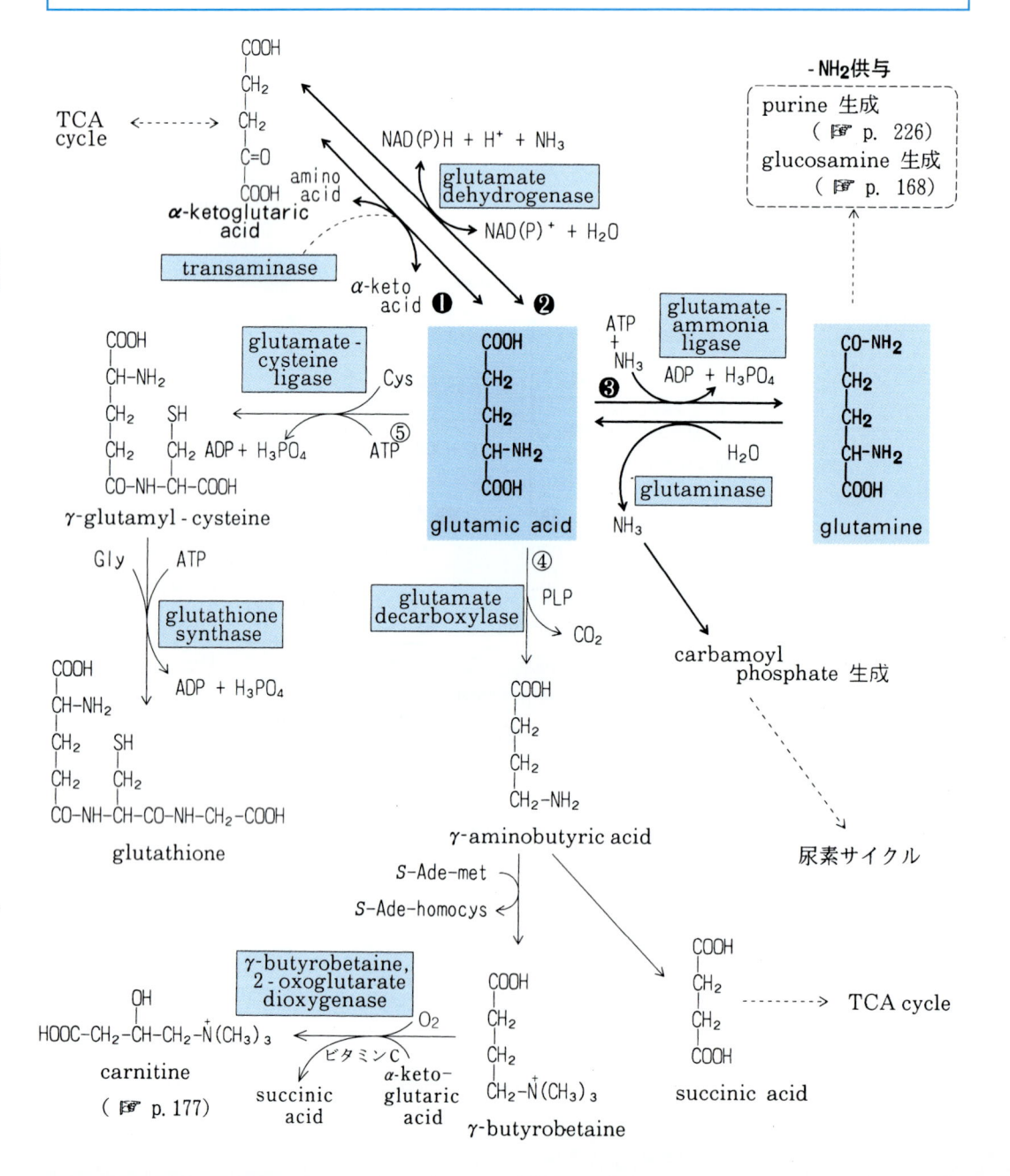

carnitine (☞ p. 177)

82 12. Arginineの代謝

❶ 尿素サイクルおよびTCAサイクルに関与
❷ クレアチンの生成 ⟶ guanidinoacetic acid ⟶ creatine
❸ ポリアミンの生成 ⟶ putrescine, spermidine, spermine の生成
❹ NOの生成

arginine

❶ arginase: H_2O → urea ($H_2N-C(=O)-NH_2$)

❷ glycine amidinotransferase: glycine → guanidinoacetic acid
 ($HN=C(NH_2)-NH-CH_2-COOH$)

guanidinoacetate methyltransferase (☞ p.199): S-adenosylmethionine → S-adenosylhomocysteine
→ creatine ($HN=C(NH_2)-N(CH_3)-CH_2-COOH$)

❹ nitric-oxide synthase (☞ p.287): NADPH, O_2 → $NADP^+$, citrulline
→ NO (nitric oxide)

ornithine ($CH_2-NH_2-CH_2-CH_2-CH-NH_2-COOH$)
→ 尿素サイクル (☞ p.198)

ornithine-oxo-acid transaminase: α-KG → Glu
→ glutamate γ-semialdehyde (CHO-CH_2-CH_2-CH-NH_2-COOH)

aldehyde dehydrogenase: NAD^+, H_2O → NADH + H^+
→ glutamic acid → α-ketoglutaric acid → TCA cycle

❸ ornithine decarboxylase: PLP → CO_2
→ putrescine ($CH_2-NH_2-CH_2-CH_2-CH_2-NH_2$)

S-adenosylmethionine ($H_2N-CH_2-CH_2-CH_2-S^+-CH_3$ — adenine, OH OH)
→ decarboxylated S-adenosylmethionine (CO_2)

spermidine synthase: → methylthioadenosine
→ spermidine $H_2N-(CH_2)_3-NH-(CH_2)_4-NH_2$

spermine synthase: → methylthioadenosine
→ spermine $H_2N-(CH_2)_3-NH-(CH_2)_4-NH-(CH_2)_3-NH_2$

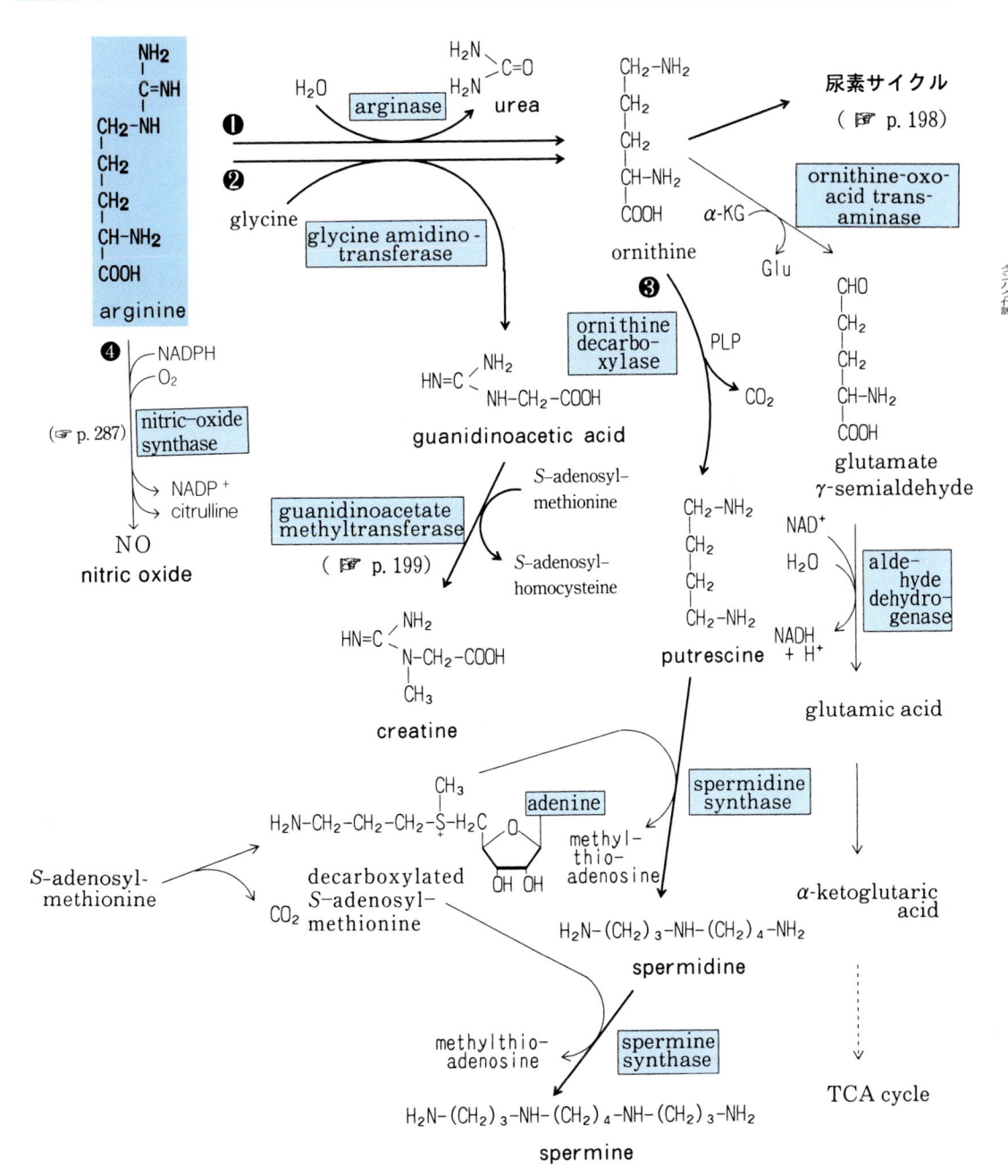

83　　13. Proline の代謝

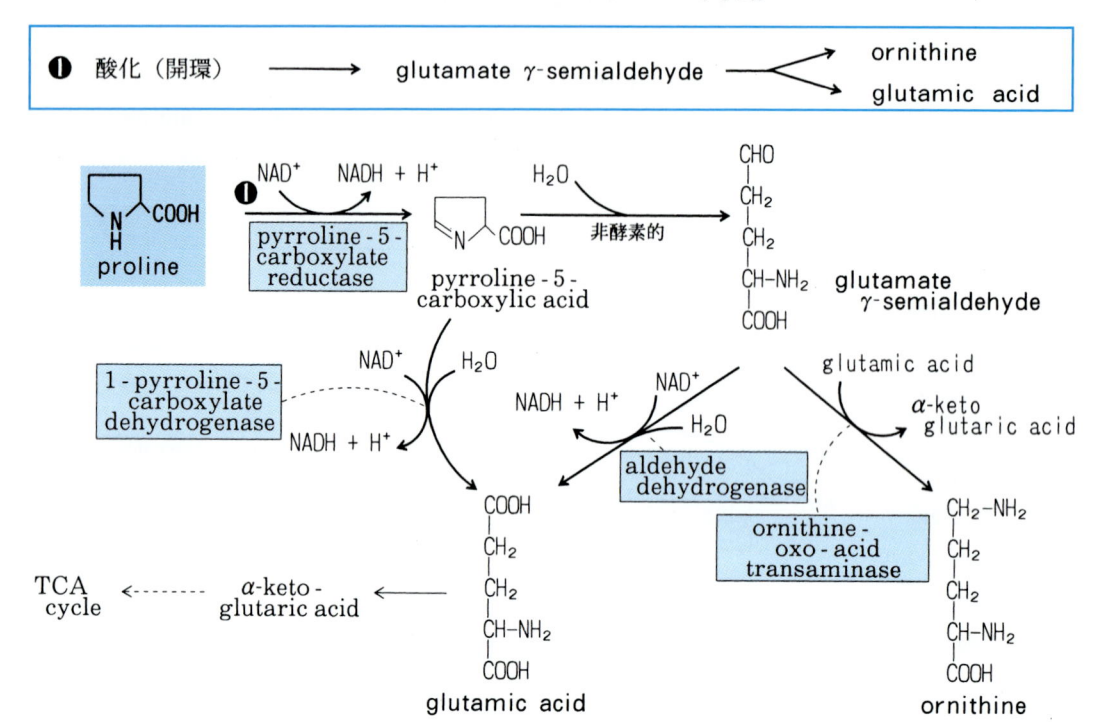

❶ 酸化（開環） ⟶ glutamate γ-semialdehyde ⟶ ornithine / glutamic acid

proline —(pyrroline-5-carboxylate reductase; NAD⁺ → NADH + H⁺)→ pyrroline-5-carboxylic acid —(H₂O, 非酵素的)→ glutamate γ-semialdehyde

1-pyrroline-5-carboxylate dehydrogenase (NAD⁺, H₂O → NADH + H⁺)
aldehyde dehydrogenase (NAD⁺, H₂O → NADH + H⁺)
ornithine-oxo-acid transaminase (glutamic acid → α-ketoglutaric acid)

glutamic acid → α-ketoglutaric acid → TCA cycle
ornithine

84　　Hydroxyproline の代謝

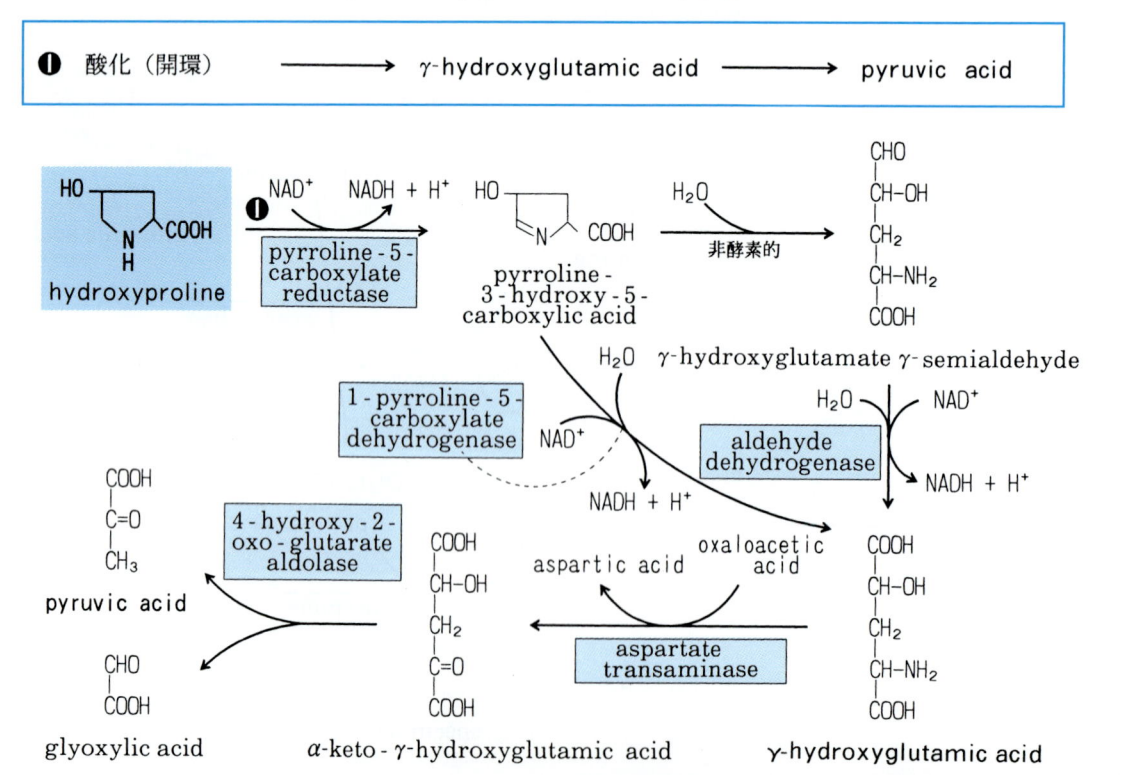

❶ 酸化（開環） ⟶ γ-hydroxyglutamic acid ⟶ pyruvic acid

hydroxyproline —(pyrroline-5-carboxylate reductase; NAD⁺ → NADH + H⁺)→ pyrroline-3-hydroxy-5-carboxylic acid —(H₂O, 非酵素的)→ γ-hydroxyglutamate γ-semialdehyde

1-pyrroline-5-carboxylate dehydrogenase (NAD⁺, H₂O → NADH + H⁺)
aldehyde dehydrogenase (H₂O, NAD⁺ → NADH + H⁺)
aspartate transaminase (aspartic acid ⇄ oxaloacetic acid)
4-hydroxy-2-oxo-glutarate aldolase

pyruvic acid + glyoxylic acid ← α-keto-γ-hydroxyglutamic acid ← γ-hydroxyglutamic acid

85   14. Phenylalanine の代謝

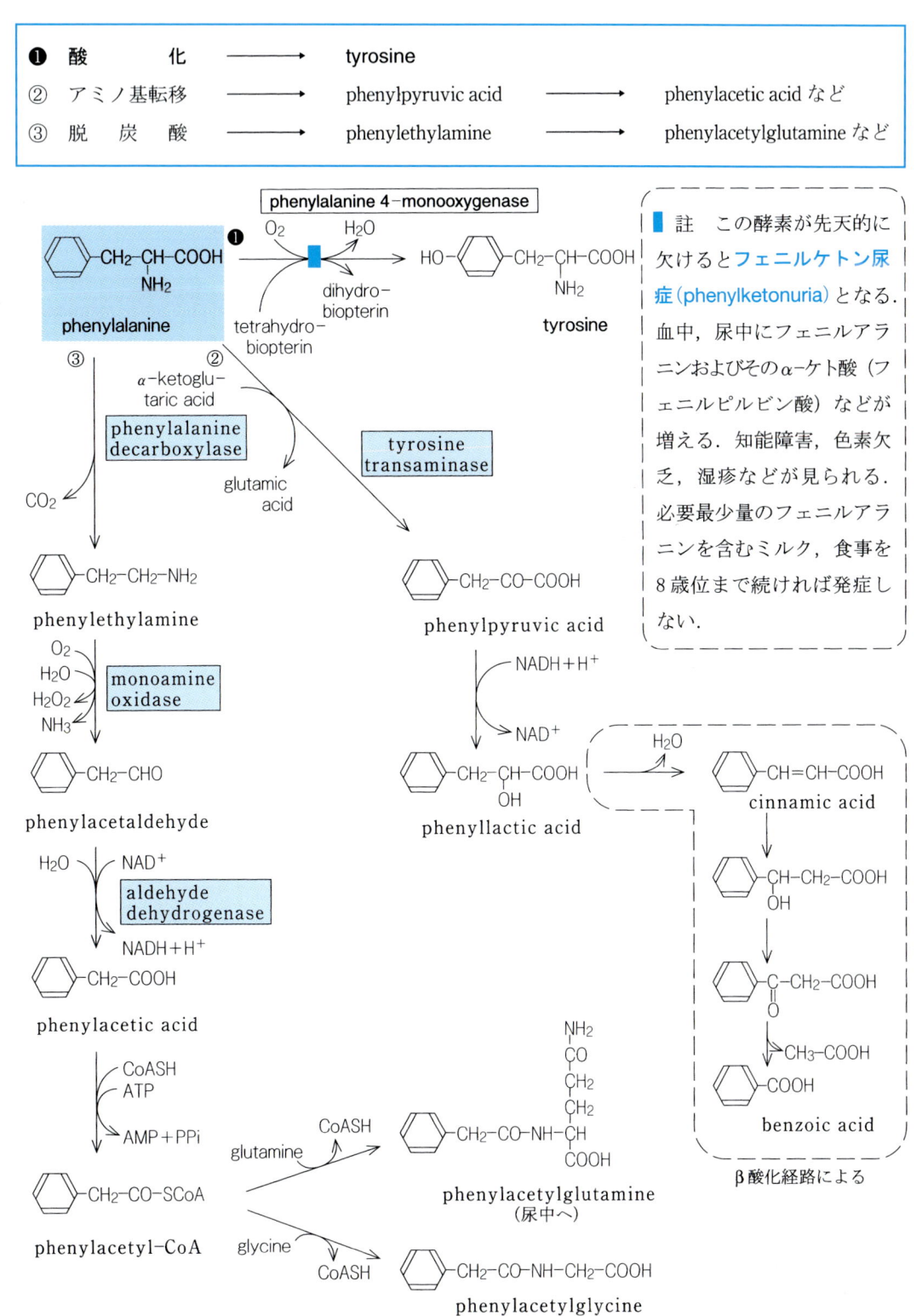

❶ 酸　　化	→	tyrosine	
② アミノ基転移	→	phenylpyruvic acid	→ phenylacetic acid など
③ 脱　炭　酸	→	phenylethylamine	→ phenylacetylglutamine など

註 この酵素が先天的に欠けると**フェニルケトン尿症（phenylketonuria）**となる．血中，尿中にフェニルアラニンおよびそのα-ケト酸（フェニルピルビン酸）などが増える．知能障害，色素欠乏，湿疹などが見られる．必要最少量のフェニルアラニンを含むミルク，食事を8歳位まで続ければ発症しない．

(主要経路の図：phenylalanine から phenylalanine 4-monooxygenase により tyrosine へ；tyrosine transaminase により phenylpyruvic acid を経て phenyllactic acid、さらに β酸化経路により cinnamic acid → benzoic acid へ；phenylalanine decarboxylase により phenylethylamine → monoamine oxidase → phenylacetaldehyde → aldehyde dehydrogenase → phenylacetic acid → phenylacetyl-CoA → phenylacetylglutamine（尿中へ）、phenylacetylglycine（尿中へ）)

β酸化経路による

15. Tyrosineの代謝

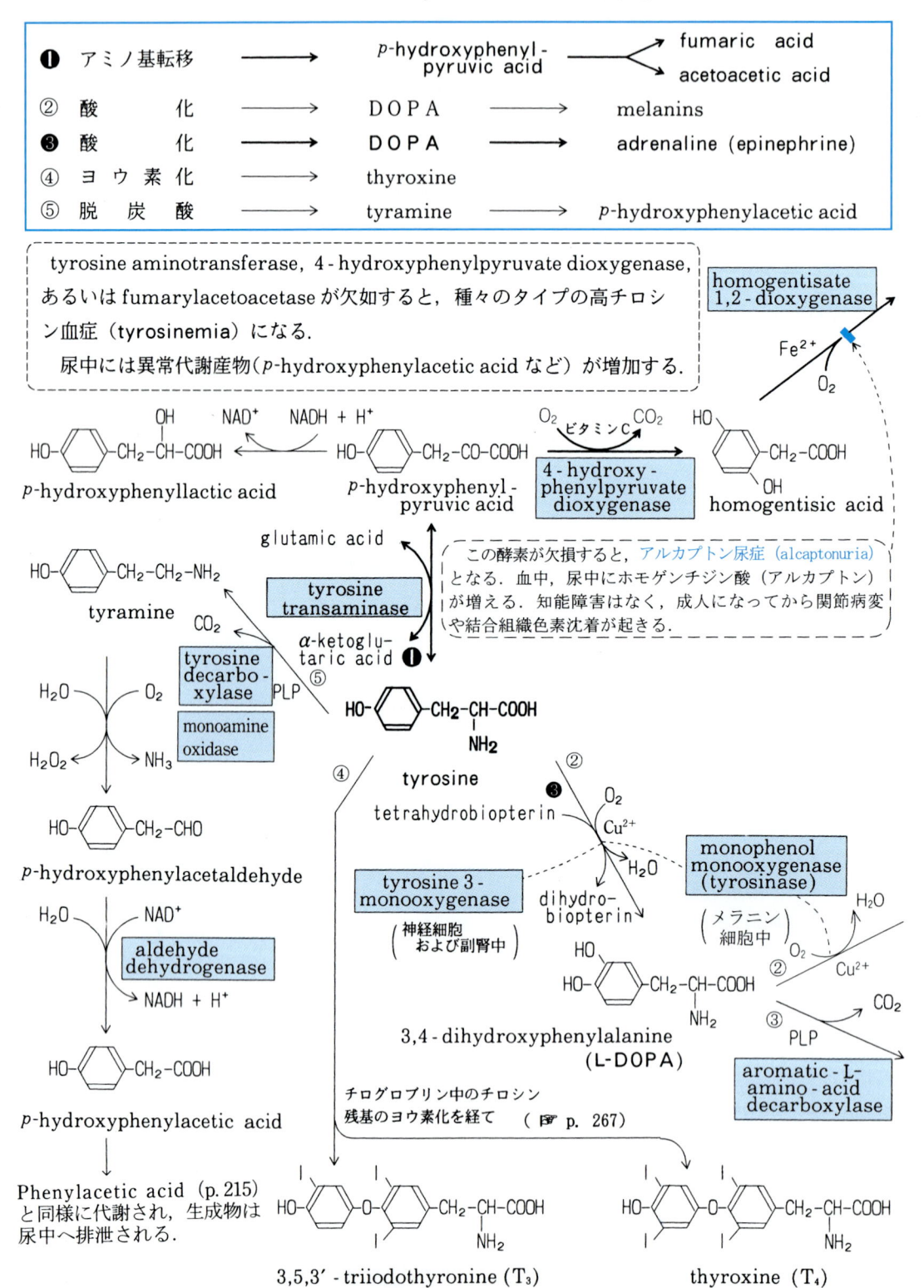

❶ アミノ基転移	→	p-hydroxyphenyl-pyruvic acid	→ fumaric acid / acetoacetic acid
② 酸化	→	DOPA	→ melanins
❸ 酸化	→	DOPA	→ adrenaline (epinephrine)
④ ヨウ素化	→	thyroxine	
⑤ 脱炭酸	→	tyramine	→ p-hydroxyphenylacetic acid

tyrosine aminotransferase, 4-hydroxyphenylpyruvate dioxygenase, あるいは fumarylacetoacetase が欠如すると、種々のタイプの高チロシン血症（tyrosinemia）になる。
尿中には異常代謝産物（p-hydroxyphenylacetic acid など）が増加する。

homogentisate 1,2-dioxygenase
Fe^{2+}　O_2

p-hydroxyphenyllactic acid ← (NAD^+ / $NADH + H^+$) ← p-hydroxyphenyl-pyruvic acid →（O_2, ビタミンC, CO_2）[4-hydroxy-phenylpyruvate dioxygenase]→ homogentisic acid

この酵素が欠損すると、アルカプトン尿症（alcaptonuria）となる。血中、尿中にホモゲンチジン酸（アルカプトン）が増える。知能障害はなく、成人になってから関節病変や結合組織色素沈着が起きる。

glutamic acid / α-ketoglutaric acid
[tyrosine transaminase] ❶

tyramine ← [tyrosine decarboxylase / PLP] ⑤ ← tyrosine

[monoamine oxidase] (H_2O, O_2 / H_2O_2, NH_3)

↓
p-hydroxyphenylacetaldehyde
↓ (H_2O, NAD^+ / $NADH + H^+$) [aldehyde dehydrogenase]
p-hydroxyphenylacetic acid
↓
Phenylacetic acid (p.215) と同様に代謝され、生成物は尿中へ排泄される。

tyrosine → ② tetrahydrobiopterin, O_2, Cu^{2+} → dihydrobiopterin, H_2O
[tyrosine 3-monooxygenase]（神経細胞および副腎中）

→ 3,4-dihydroxyphenylalanine (L-DOPA)

[monophenol monooxygenase (tyrosinase)]（メラニン細胞中）② O_2, Cu^{2+} / H_2O, Cu^{2+}

③ PLP / CO_2 [aromatic-L-amino-acid decarboxylase]

④ チログロブリン中のチロシン残基のヨウ素化を経て（☞ p.267）

3,5,3'-triiodothyronine (T_3)　　thyroxine (T_4)

タンパク質の代謝　217

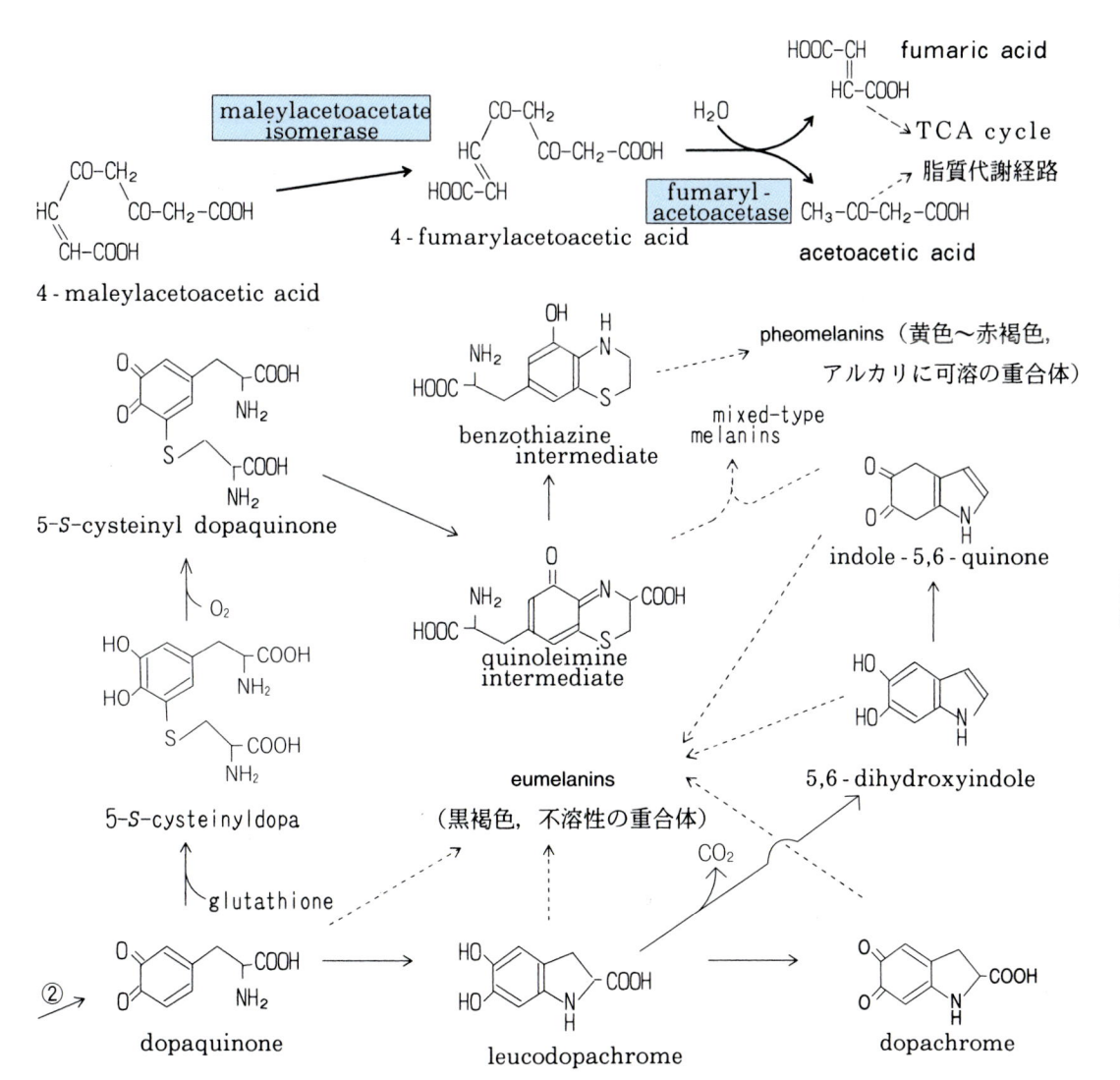

87　　　16. Tryptophanの代謝

- ❶ pyrrole 環開裂　→　kynurenine　→　Ⓐ acetoacetyl-CoA
- 　　　　　　　　　　　　　　　　　→　Ⓑ nicotinic acid
- ❷ 酸　　化　　　　→　serotonin　　→　Ⓒ anthranilic acid
- ③ アミノ基転移　　→　indolepyruvic acid
- ④ 脱　炭　酸　　　→　tryptamine　　→　indoleacetic acid

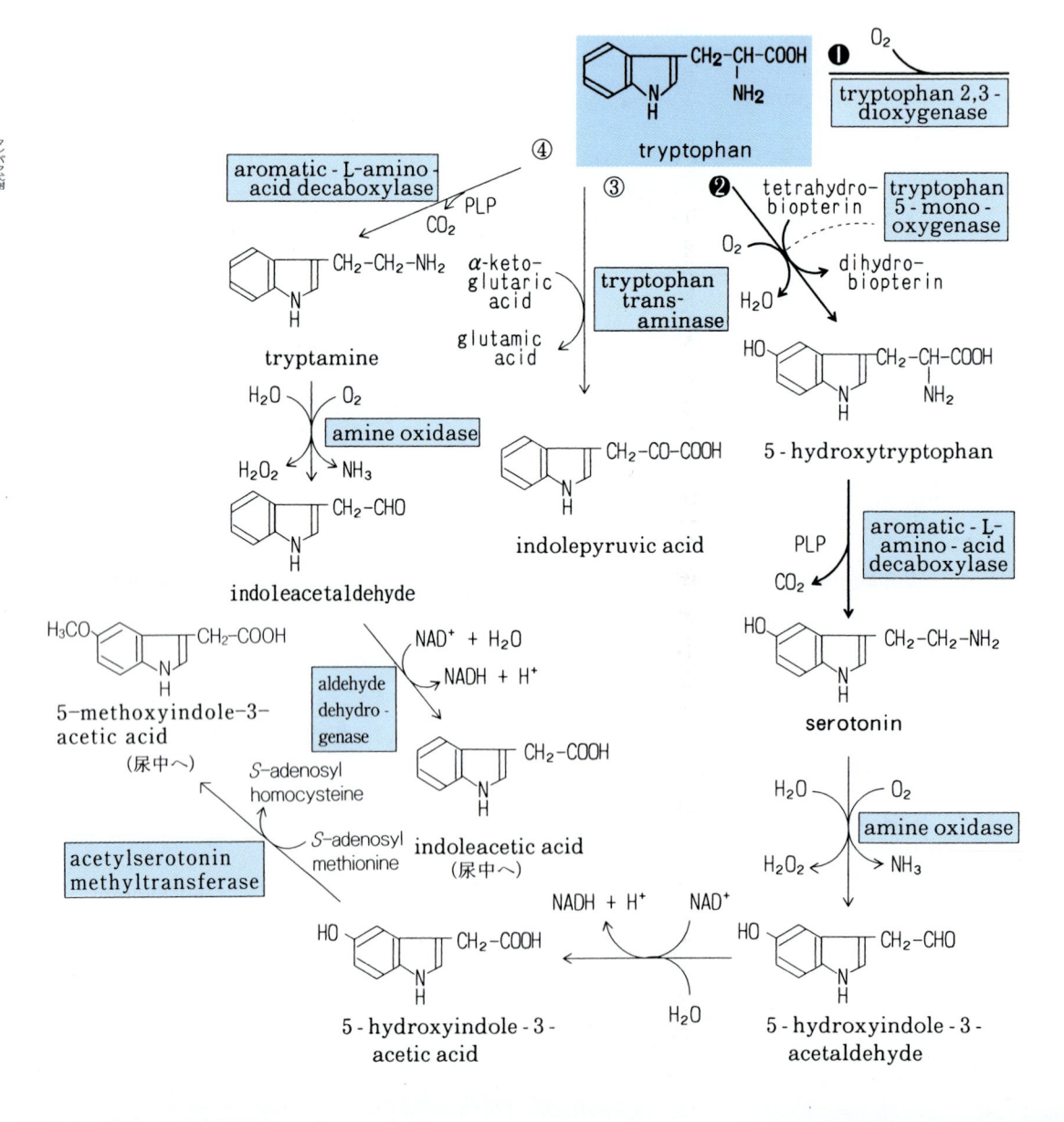

tryptophan　❶　O₂　tryptophan 2,3-dioxygenase

④ aromatic-L-amino acid decaboxylase　PLP　CO₂　→ tryptamine

❷ tetrahydro-biopterin　tryptophan 5-mono-oxygenase　O₂　H₂O　dihydro-biopterin　→ 5-hydroxytryptophan

③ α-ketoglutaric acid　tryptophan transaminase　glutamic acid　→ indolepyruvic acid

tryptamine　H₂O, O₂　amine oxidase　H₂O₂, NH₃　→ indoleacetaldehyde (CH₂-CHO)

5-hydroxytryptophan　PLP　aromatic-L-amino-acid decaboxylase　CO₂　→ serotonin

5-methoxyindole-3-acetic acid（尿中へ）　acetylserotonin methyltransferase　S-adenosyl homocysteine　S-adenosyl methionine

aldehyde dehydrogenase　NAD⁺ + H₂O　NADH + H⁺　→ indoleacetic acid（尿中へ）

serotonin　H₂O, O₂　amine oxidase　H₂O₂, NH₃　→ 5-hydroxyindole-3-acetaldehyde

5-hydroxyindole-3-acetaldehyde　NADH + H⁺　NAD⁺　H₂O　→ 5-hydroxyindole-3-acetic acid

タンパク質の代謝　219

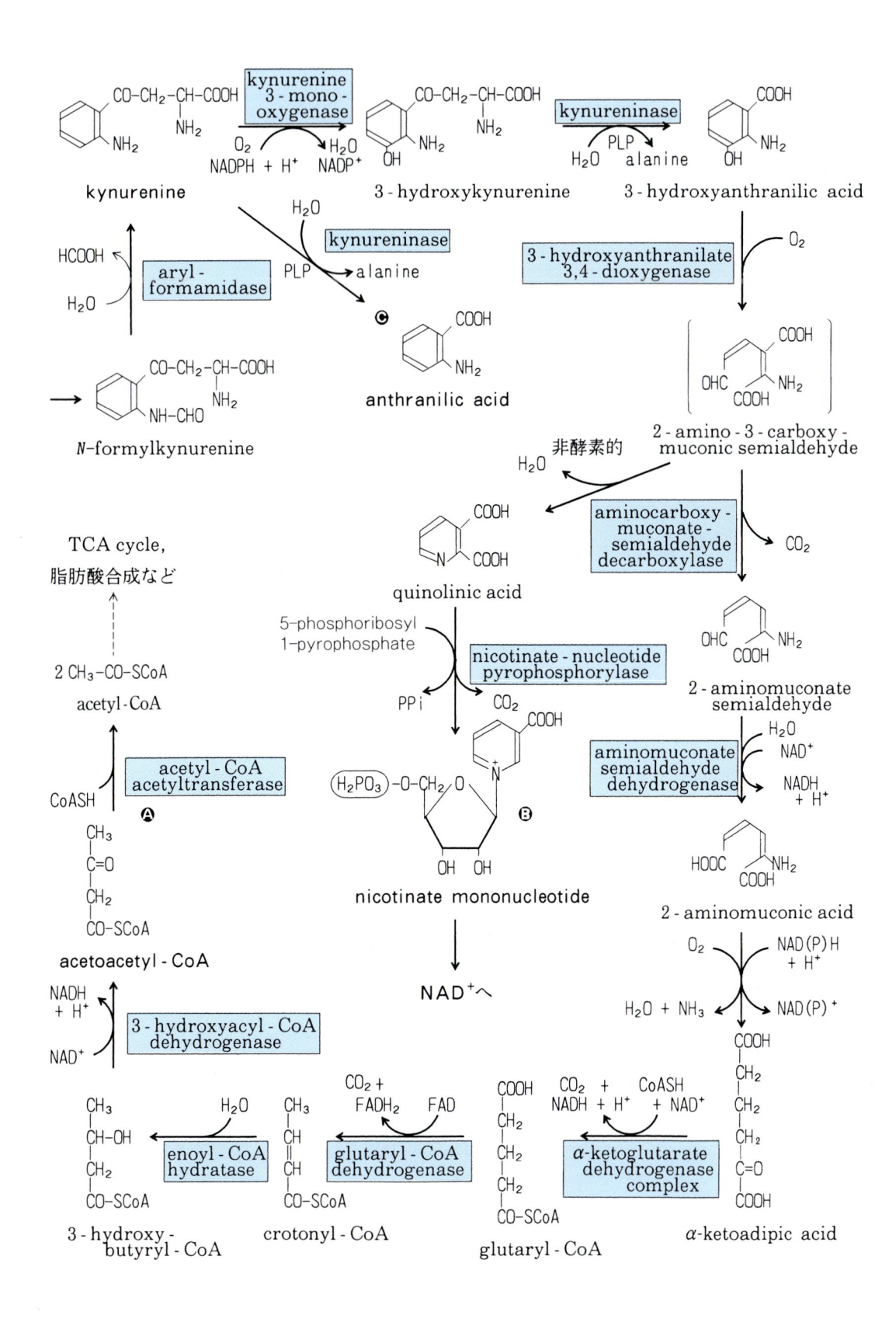

88　　　17. Histidineの代謝

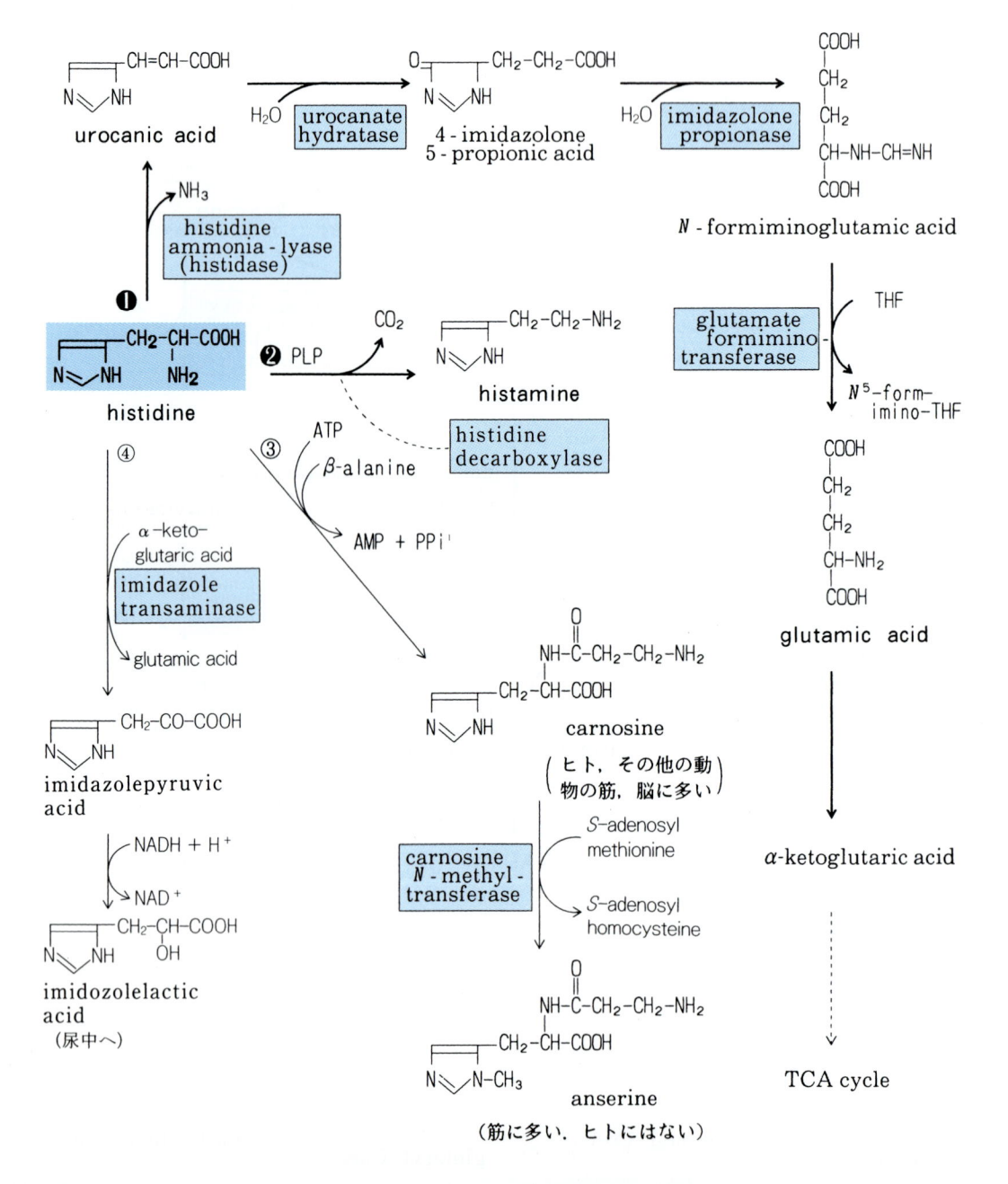

❶ 脱アミノ　　──→　urocanic acid　　──→　glutamic acid
❷ 脱炭酸　　　──→　histamine
③ carnosine, anserine の生成
④ imidazolelactic acid になり尿中排泄

histidine → (histidine ammonia-lyase (histidase), -NH₃) → urocanic acid → (urocanate hydratase, +H₂O) → 4-imidazolone 5-propionic acid → (imidazolone propionase, +H₂O) → N-formiminoglutamic acid → (glutamate formimino-transferase, +THF) → N^5-formimino-THF + glutamic acid → α-ketoglutaric acid → TCA cycle

histidine → ❷ (PLP, histidine decarboxylase, -CO₂) → histamine

histidine → ③ (ATP, β-alanine, AMP + PPi) → carnosine (ヒト、その他の動物の筋、脳に多い) → (carnosine N-methyl-transferase, S-adenosyl methionine → S-adenosyl homocysteine) → anserine (筋に多い、ヒトにはない)

histidine → ④ (imidazole transaminase, α-ketoglutaric acid → glutamic acid) → imidazolepyruvic acid → (NADH + H⁺ → NAD⁺) → imidozolelactic acid (尿中へ)

89   18. Lysineの代謝

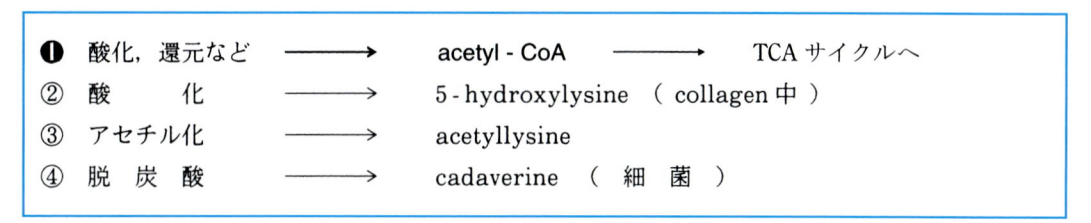

❶ 酸化, 還元など	→	acetyl-CoA	→ TCAサイクルへ
② 酸化	→	5-hydroxylysine（collagen中）	
③ アセチル化	→	acetyllysine	
④ 脱炭酸	→	cadaverine（細菌）	

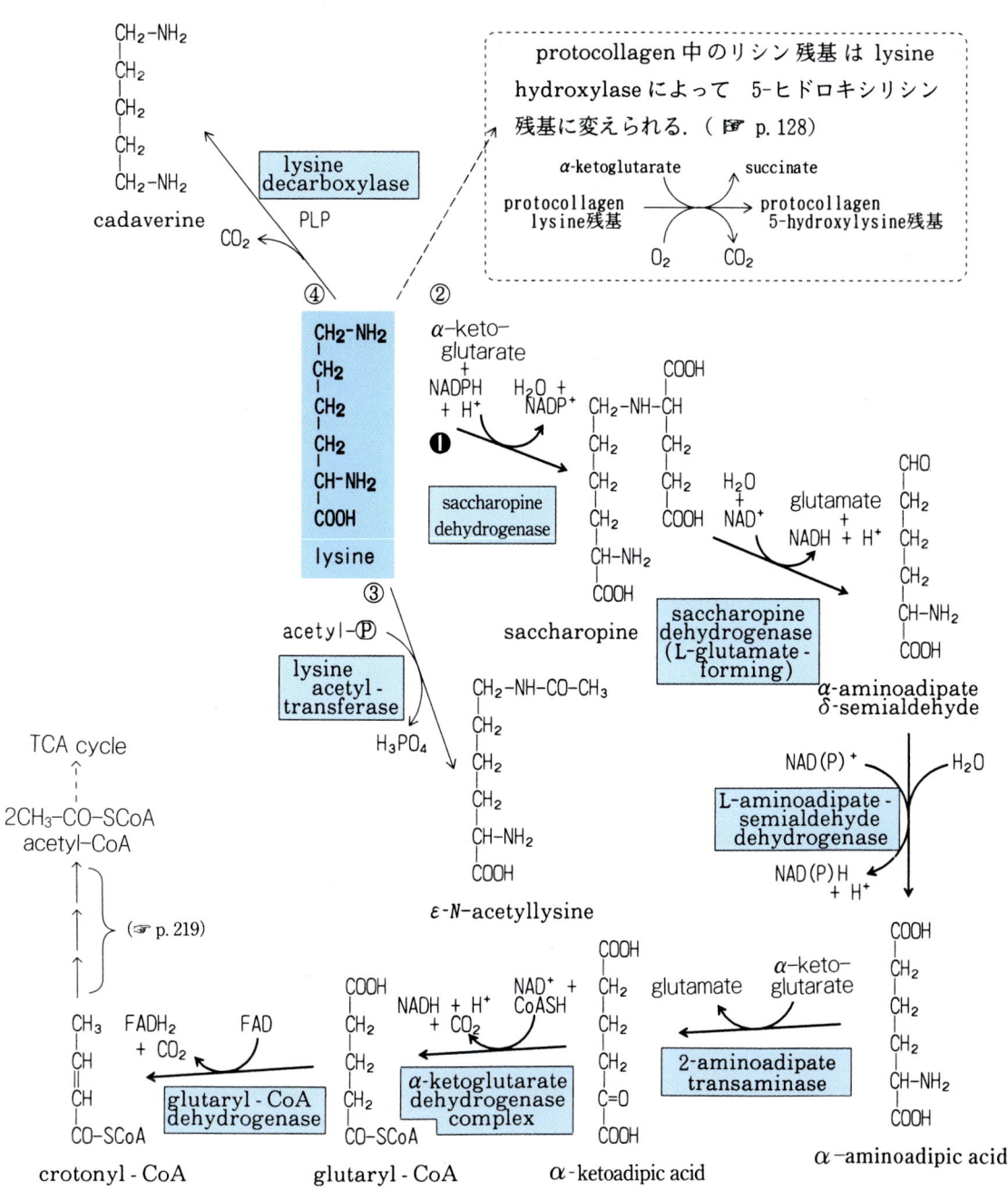

protocollagen 中のリシン残基は lysine hydroxylase によって 5-ヒドロキシリシン残基に変えられる. (☞ p.128)

protocollagen lysine残基 + α-ketoglutarate + O_2 → protocollagen 5-hydroxylysine残基 + succinate + CO_2

lysine → (④ lysine decarboxylase, PLP, $-CO_2$) → **cadaverine**

lysine → (② α-ketoglutarate + NADPH + H^+ → H_2O + $NADP^+$, saccharopine dehydrogenase, ❶) → **saccharopine** → (H_2O + NAD^+ → glutamate + NADH + H^+, saccharopine dehydrogenase (L-glutamate-forming)) → **α-aminoadipate δ-semialdehyde**

→ ($NAD(P)^+$ + H_2O → $NAD(P)H$ + H^+, L-aminoadipate-semialdehyde dehydrogenase) → **α-aminoadipic acid**

→ (glutamate → α-ketoglutarate, 2-aminoadipate transaminase) → **α-ketoadipic acid**

→ (NAD^+ + CoASH → NADH + H^+ + CO_2, α-ketoglutarate dehydrogenase complex) → **glutaryl-CoA**

→ (FAD → $FADH_2$ + CO_2, glutaryl-CoA dehydrogenase) → **crotonyl-CoA**

→ (☞ p.219) → 2CH_3-CO-SCoA acetyl-CoA → TCA cycle

lysine → (③ acetyl-Ⓟ → H_3PO_4, lysine acetyltransferase) → **ε-N-acetyllysine**

19. Cysteineの代謝

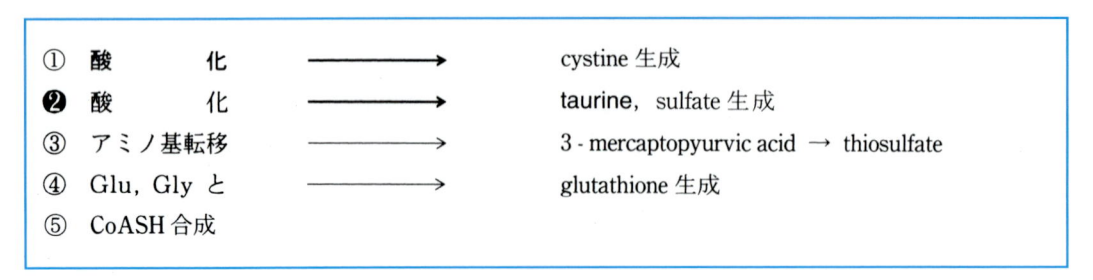

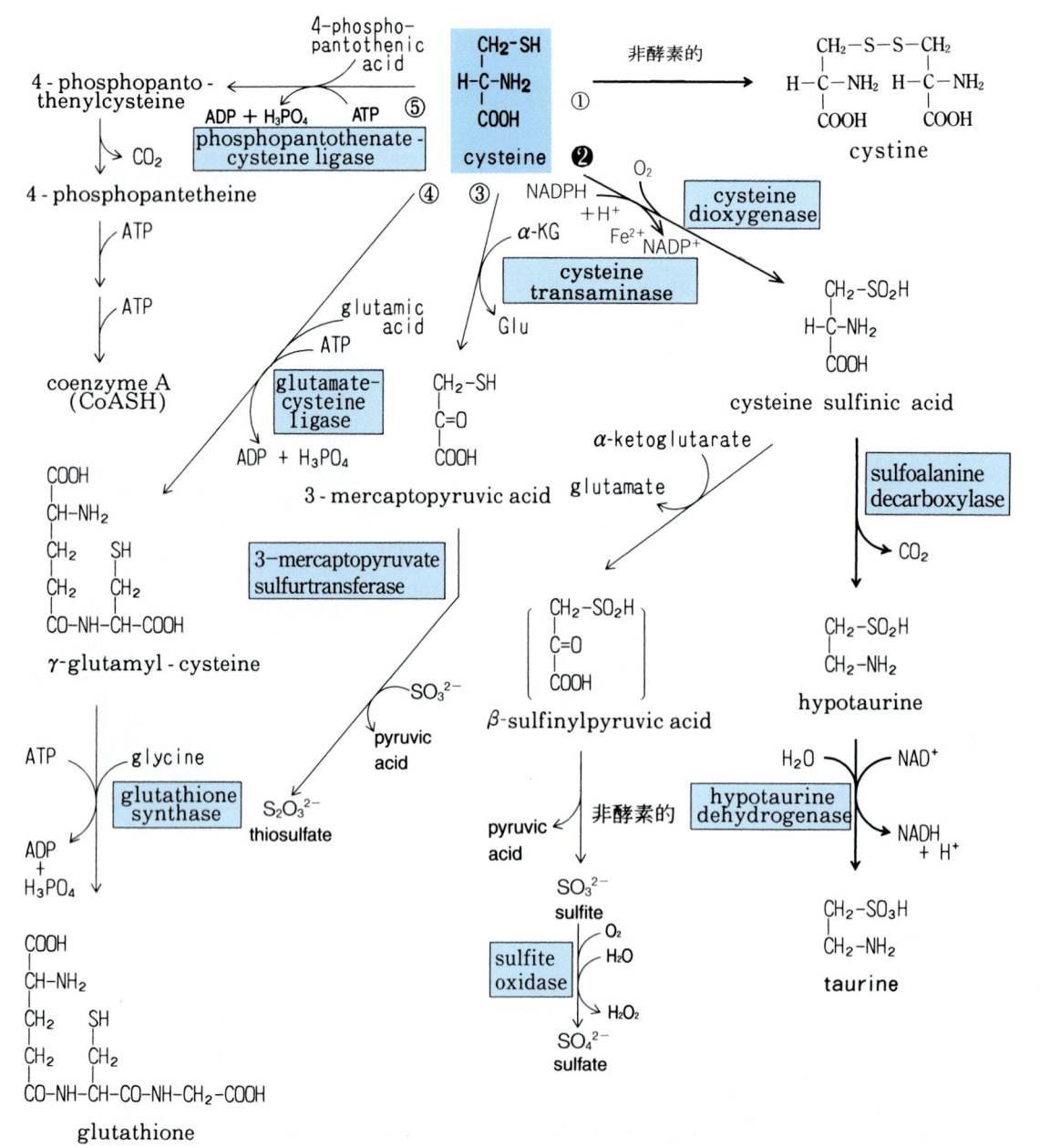

① 酸化	→	cystine 生成
❷ 酸化	→	taurine, sulfate 生成
③ アミノ基転移	→	3-mercaptopyurvic acid → thiosulfate
④ Glu, Gly と	→	glutathione 生成
⑤ CoASH 合成		

91 20. Methionineの代謝

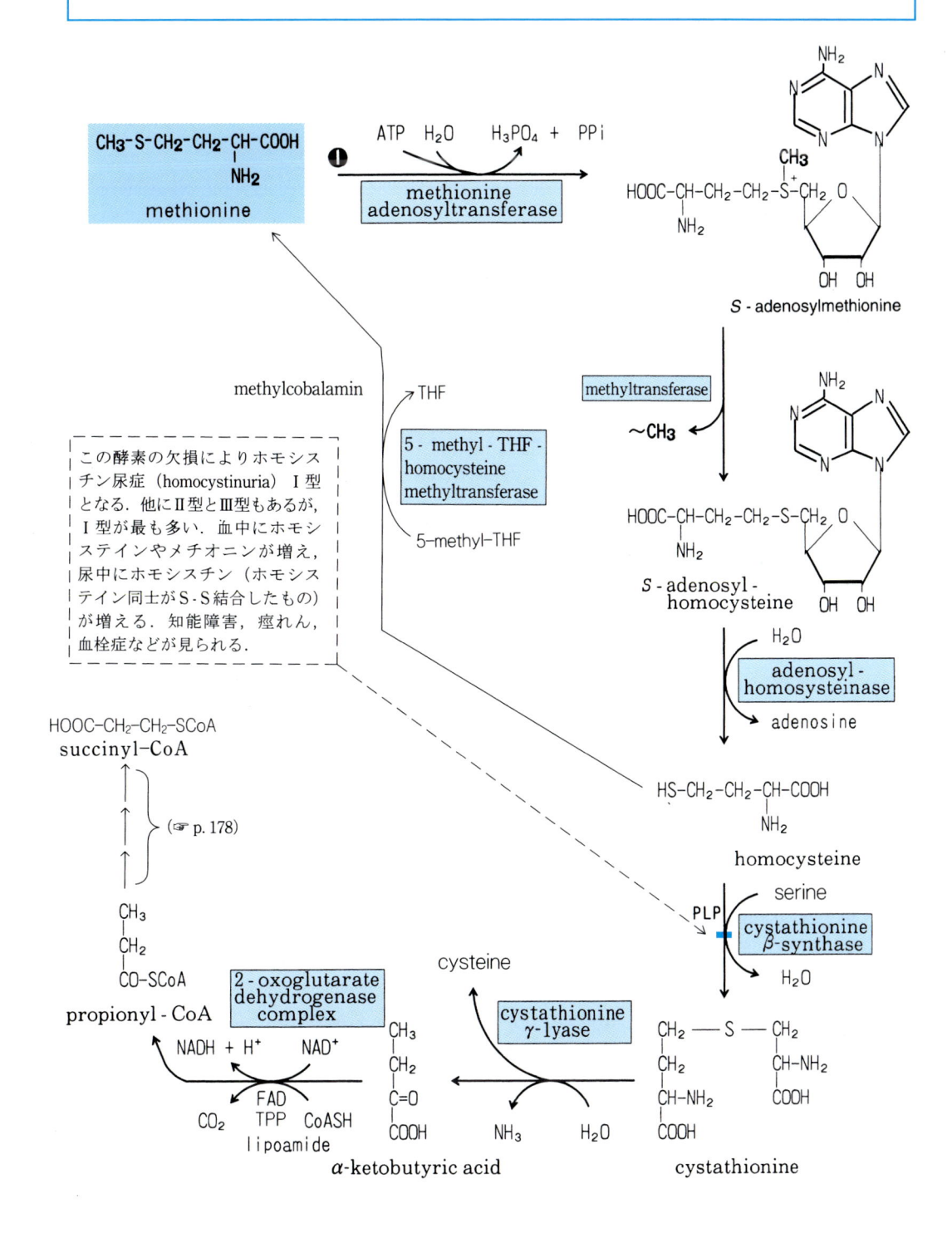

> ❶ メチル基の活性化 ⟶ S-adenosylmethionine 生成

methionine

❶ methionine adenosyltransferase
ATP H₂O → H₃PO₄ + PPi

S-adenosylmethionine

methyltransferase
~CH₃

S-adenosyl-homocysteine

adenosyl-homosysteinase
H₂O → adenosine

homocysteine

methylcobalamin
5-methyl-THF-homocysteine methyltransferase
THF ← 5-methyl-THF

この酵素の欠損によりホモシスチン尿症（homocystinuria）I型となる．他にII型とIII型もあるが，I型が最も多い．血中にホモシステインやメチオニンが増え，尿中にホモシスチン（ホモシステイン同士がS・S結合したもの）が増える．知能障害，痙れん，血栓症などが見られる．

cystathionine β-synthase
PLP, serine → H₂O

cystathionine

cystathionine γ-lyase
cysteine ← NH₃ H₂O

α-ketobutyric acid

2-oxoglutarate dehydrogenase complex
NADH + H⁺ ← NAD⁺
CO₂ FAD TPP CoASH lipoamide

propionyl-CoA

(☞ p.178)

succinyl-CoA

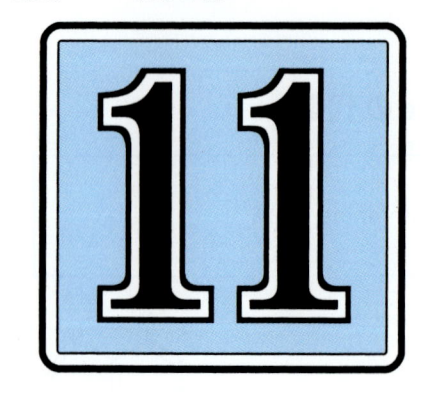

11 Metabolism of Nucleic Acids （核酸の代謝）

92 核酸代謝の概説

概略		核酸は塩基（プリン塩基とピリミジン塩基）とペントース（リボースまたは 2-デオキシリボース）と リン酸，各1個ずつからなるヌクレオチドを基本の構成単位とする．細胞内での分解により，塩基，リン酸，ペントース 1-リン酸を生成する． 　核酸の代謝は，塩基の分解と生合成が中心となる．
		リボースやデオキシリボースは，食物由来のものは体内でリン酸化されないため利用できず，ペントースリン酸経路で生合成されたものが用いられる．核酸の分解の際に細胞で生じたペントース 1-リン酸は再利用される．
		リン酸は生体内に広く分布しており，細胞内液の陰イオンの半分を越えているほどである．
分解	プリン塩基	ヒトでは肝臓でプリン塩基 ⟶ （ヒポキサンチン）⟶ キサンチン ⟶ 尿酸と変化して，**尿酸**の形で尿中へ排泄される． 　尿酸の排泄量は，1日当たり 0.5 g 程度である．
	ピリミジン塩基	ピリミジン塩基は開環して分解される．
生合成	概説	細胞内で利用される塩基には，他の物質から新しく合成される〈*de novo* synthesis pathway：新生経路〉もののほかに，ヌクレオチドの分解途中から再利用される〈salvage pathway：再利用経路〉ものがある．
	プリン塩基	原料として，(1) リボース 5-リン酸，(2) グルタミン，(3) グリシン，(4) アスパラギン酸，(5) 二酸化炭素，(6) C_1 基，(7) ATP，(8) GTP が必要．
	ピリミジン塩基	原料として，(1) アンモニア，(2) 二酸化炭素，(3) グルタミン，(4) アスパラギン酸，(5) C_1 基，(6) ホスホリボシルピロリン酸，(7) ADP，(8) ATP が必要．

核酸の分解

細胞中での核酸は，つぎの過程をたどり塩基にまで分解される．なお，DNAは細胞が死滅する際に分解され，またRNAの中ではmRNAの代謝回転が速い．

```
┌─────────────────┐
│ 核 酸（DNA, RNA）│
└─────────────────┘
        │  deoxyribonuclease … DNAをエンド的に水解し 5′-P 末端
        │      をもつオリゴヌクレオチドを生じる．
        │  (endo) ribonuclease … RNAをエンド的に水解する．
        │      3′-P 末端をもつオリゴヌクレオチドを生じるものと，
        │      3′-OH 末端をもつオリゴヌクレオチドを生じるものがある．
        ▼
┌─────────────────┐
│ オリゴヌクレオチド │
└─────────────────┘
        │  phosphodiesterase I (5′-exonuclease) ……
        │      オリゴヌクレオチドの 3′-OH 末端から順次 5′-モノヌクレオ
        │      チドを切り離していく．
        │  phosphodiesterase II (3′-exonuclease) ……
        │      オリゴヌクレオチドの 5′-OH 末端から順次 3′-モノヌクレオ
        │      チドを切り離していく．
        ▼
┌─────────────────┐
│ (モノ) ヌクレオチド │
└─────────────────┘
        │  5′-nucleotidase … 5′-モノヌクレオチドのリン酸を遊離させる．
        │  alkaline phosphatase, acid phosphatase … 3′-および 5′-モノ
        │      ヌクレオチドのいずれにも働き，リン酸を遊離させる．
        ▼         ▼
  ┌───────┐  ┌───────┐
  │ リン酸 │  │ヌクレオシド│
  └───────┘  └───────┘
                │  purine-nucleoside phosphorylase ……
                │      プリンヌクレオシドを加リン酸分解する．
                │  pyrimidine-nucleoside phosphorylase ……
                │      ピリミジンヌクレオシドを加リン酸分解する．
                ▼         ▼
           ┌───────┐  ┌──────────────────┐
           │ 塩 基 │  │ リボース 1-リン酸    │
           └───────┘  │ デオキシリボース 1-リン酸│
                      └──────────────────┘
```

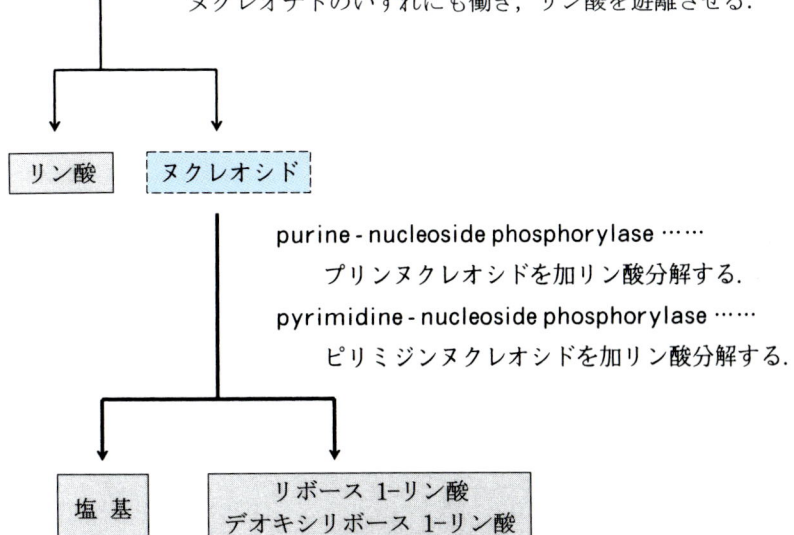

93 プリンヌクレオチド

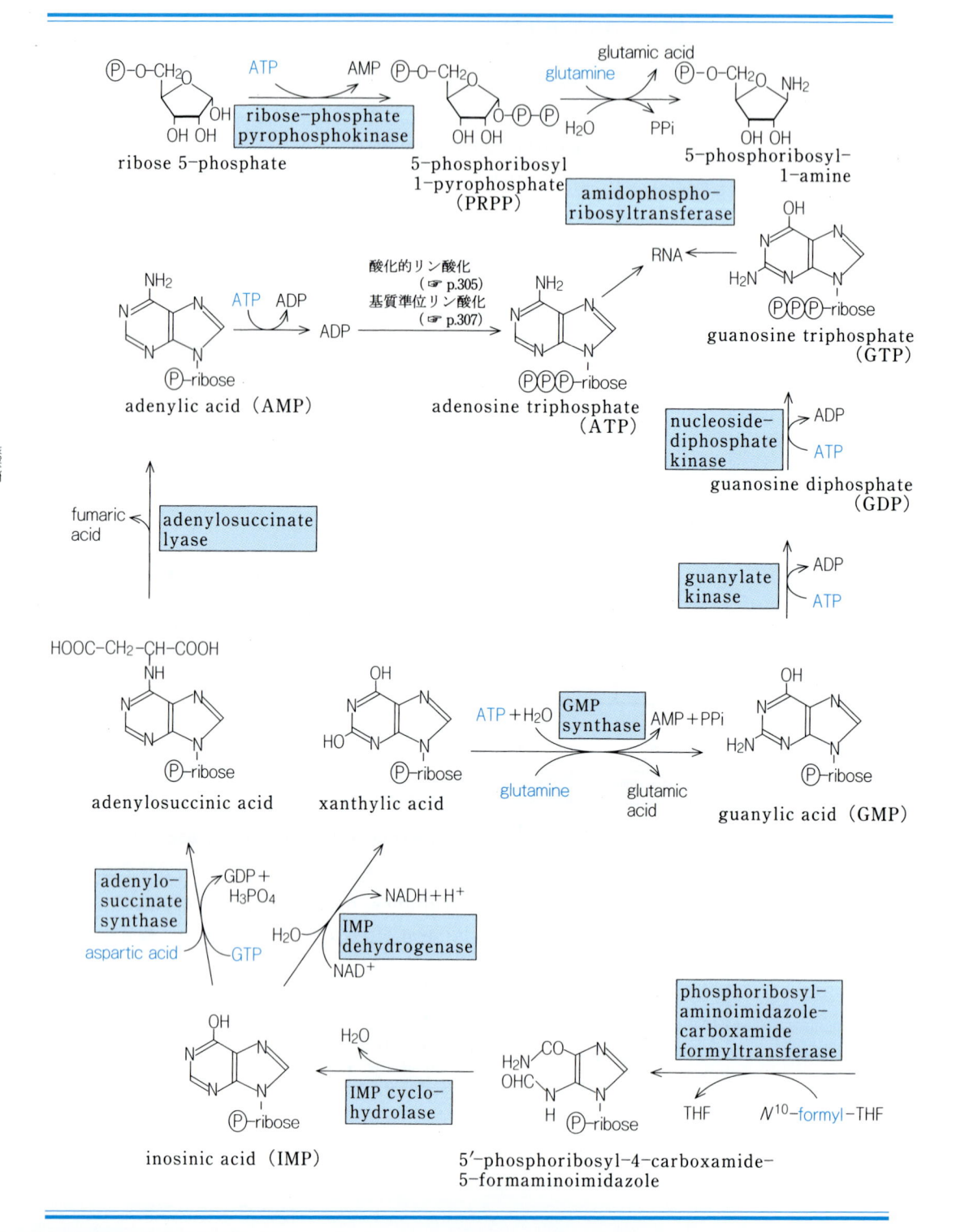

- ribose 5-phosphate
- ribose-phosphate pyrophosphokinase
- 5-phosphoribosyl 1-pyrophosphate (PRPP)
- amidophosphoribosyltransferase
- 5-phosphoribosyl-1-amine
- adenylic acid (AMP)
- adenosine triphosphate (ATP)
- 酸化的リン酸化 (☞ p.305)
- 基質準位リン酸化 (☞ p.307)
- guanosine triphosphate (GTP)
- nucleoside-diphosphate kinase
- guanosine diphosphate (GDP)
- guanylate kinase
- adenylosuccinate lyase
- adenylosuccinic acid
- xanthylic acid
- GMP synthase
- guanylic acid (GMP)
- adenylosuccinate synthase
- IMP dehydrogenase
- phosphoribosyl-aminoimidazole-carboxamide formyltransferase
- IMP cyclohydrolase
- inosinic acid (IMP)
- 5'-phosphoribosyl-4-carboxamide-5-formaminoimidazole

の生合成

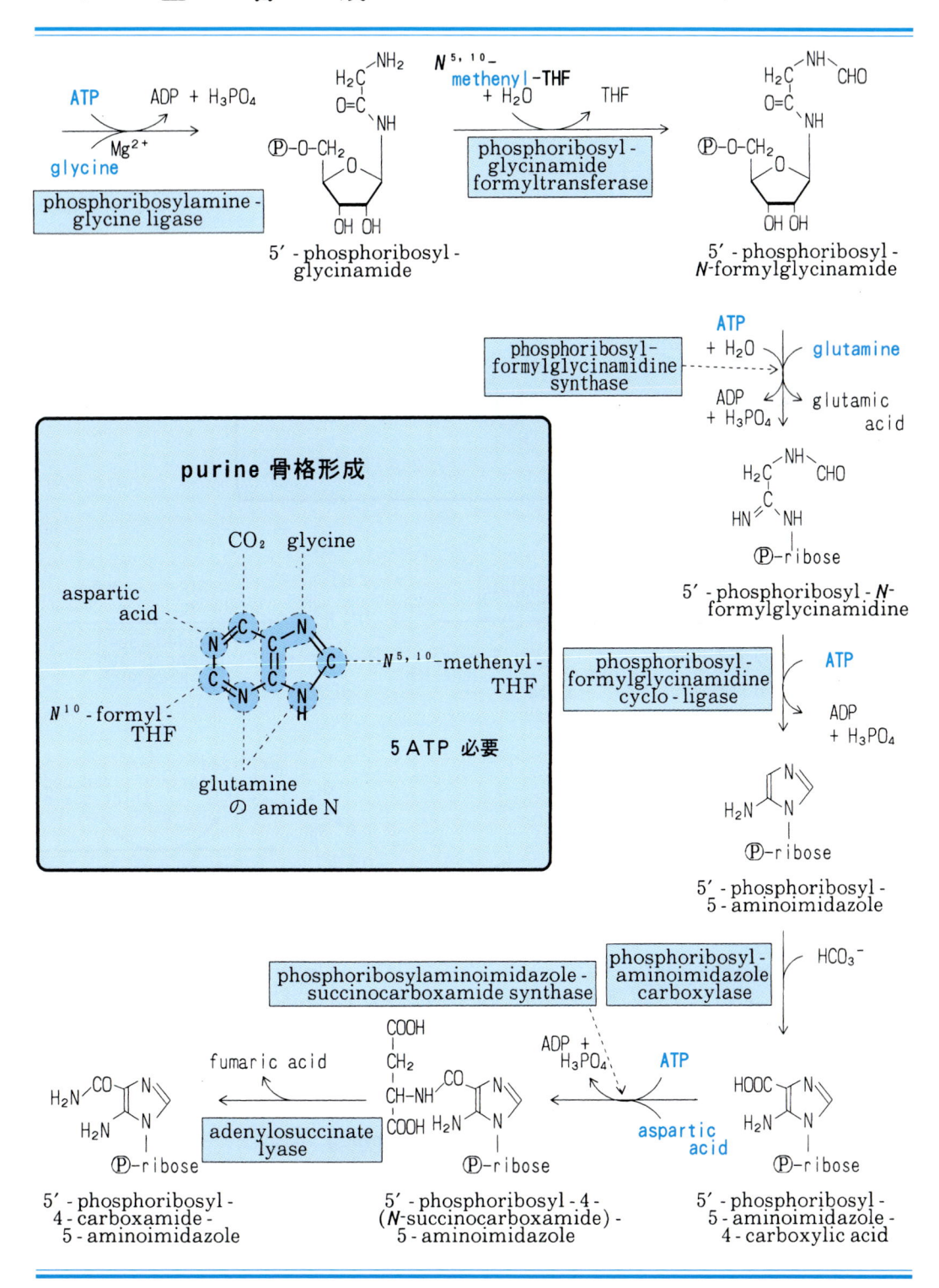

purine 骨格形成

- CO₂
- glycine
- aspartic acid
- $N^{5,10}$-methenyl-THF
- N^{10}-formyl-THF
- glutamine の amide N

5 ATP 必要

phosphoribosylamine-glycine ligase: ATP → ADP + H₃PO₄, Mg²⁺, glycine → 5′-phosphoribosyl-glycinamide

phosphoribosyl-glycinamide formyltransferase: $N^{5,10}$-methenyl-THF + H₂O → THF → 5′-phosphoribosyl-N-formylglycinamide

phosphoribosyl-formylglycinamidine synthase: ATP + H₂O, glutamine → ADP + H₃PO₄, glutamic acid → 5′-phosphoribosyl-N-formylglycinamidine

phosphoribosyl-formylglycinamidine cyclo-ligase: ATP → ADP + H₃PO₄ → 5′-phosphoribosyl-5-aminoimidazole

phosphoribosyl-aminoimidazole carboxylase: HCO₃⁻ → 5′-phosphoribosyl-5-aminoimidazole-4-carboxylic acid

phosphoribosylaminoimidazole-succinocarboxamide synthase: ATP, aspartic acid → ADP + H₃PO₄ → 5′-phosphoribosyl-4-(N-succinocarboxamide)-5-aminoimidazole

adenylosuccinate lyase: → fumaric acid → 5′-phosphoribosyl-4-carboxamide-5-aminoimidazole

94 ピリミジン

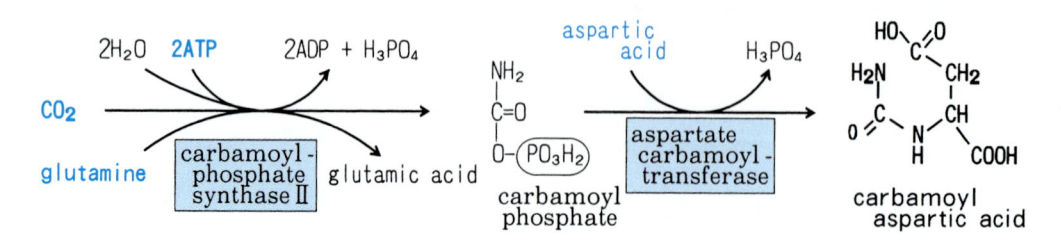

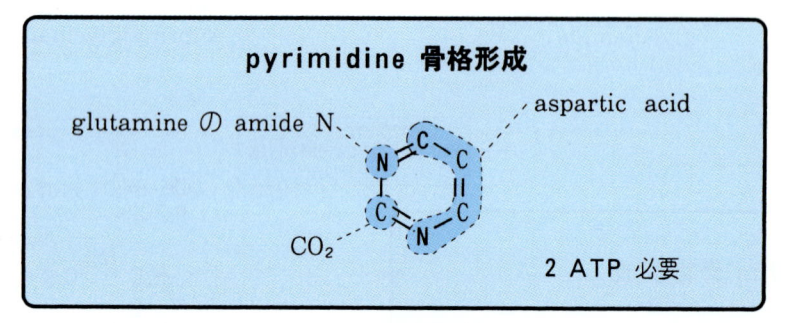

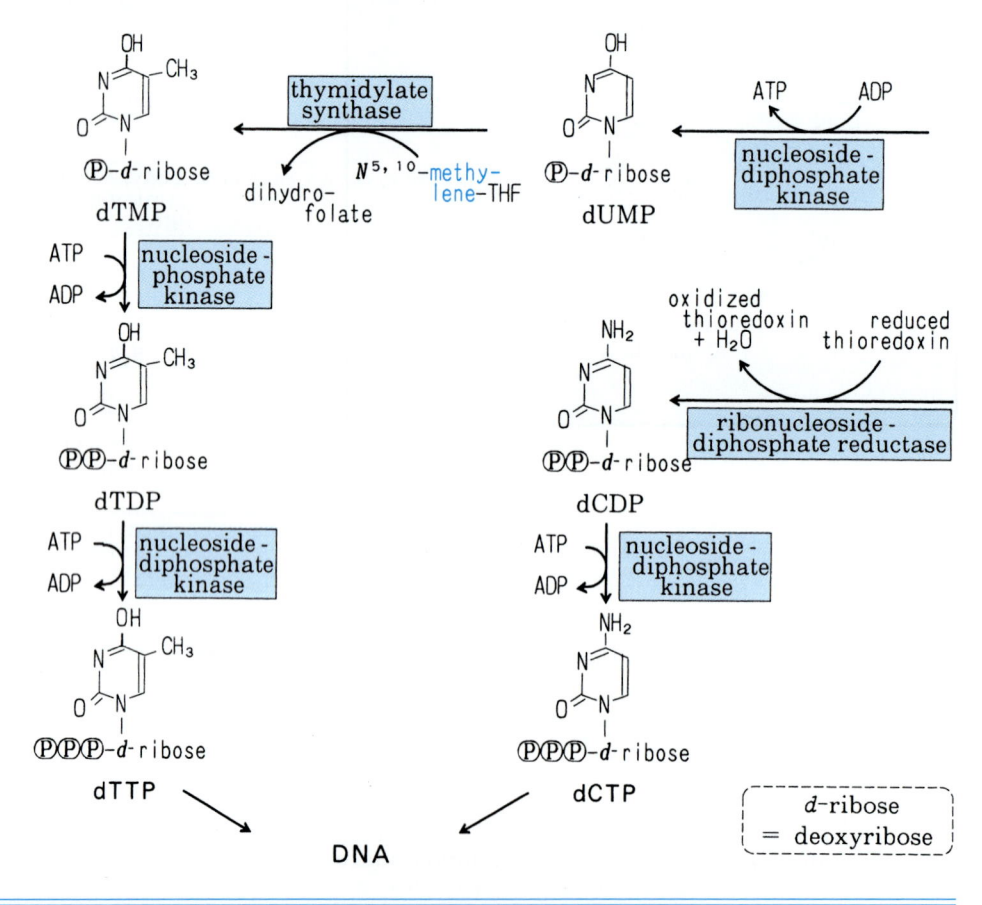

pyrimidine 骨格形成

- glutamine の amide N
- aspartic acid
- CO_2
- 2 ATP 必要

d-ribose = deoxyribose

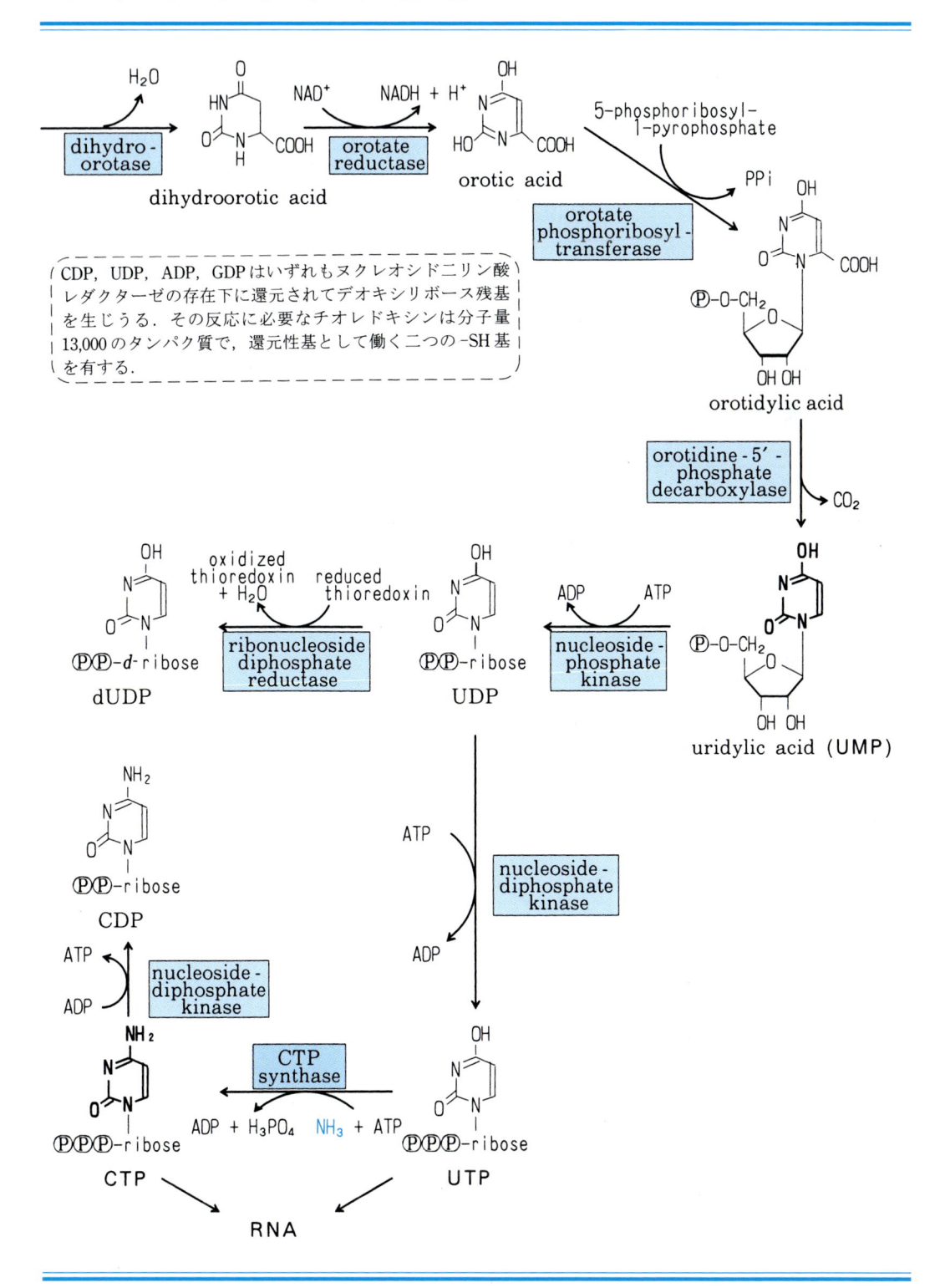

ヌクレオチドの生合成

CDP, UDP, ADP, GDP はいずれもヌクレオシド二リン酸レダクターゼの存在下に還元されてデオキシリボース残基を生じうる．その反応に必要なチオレドキシンは分子量 13,000 のタンパク質で，還元性基として働く二つの -SH 基を有する．

95 プリンヌクレオチドの分解

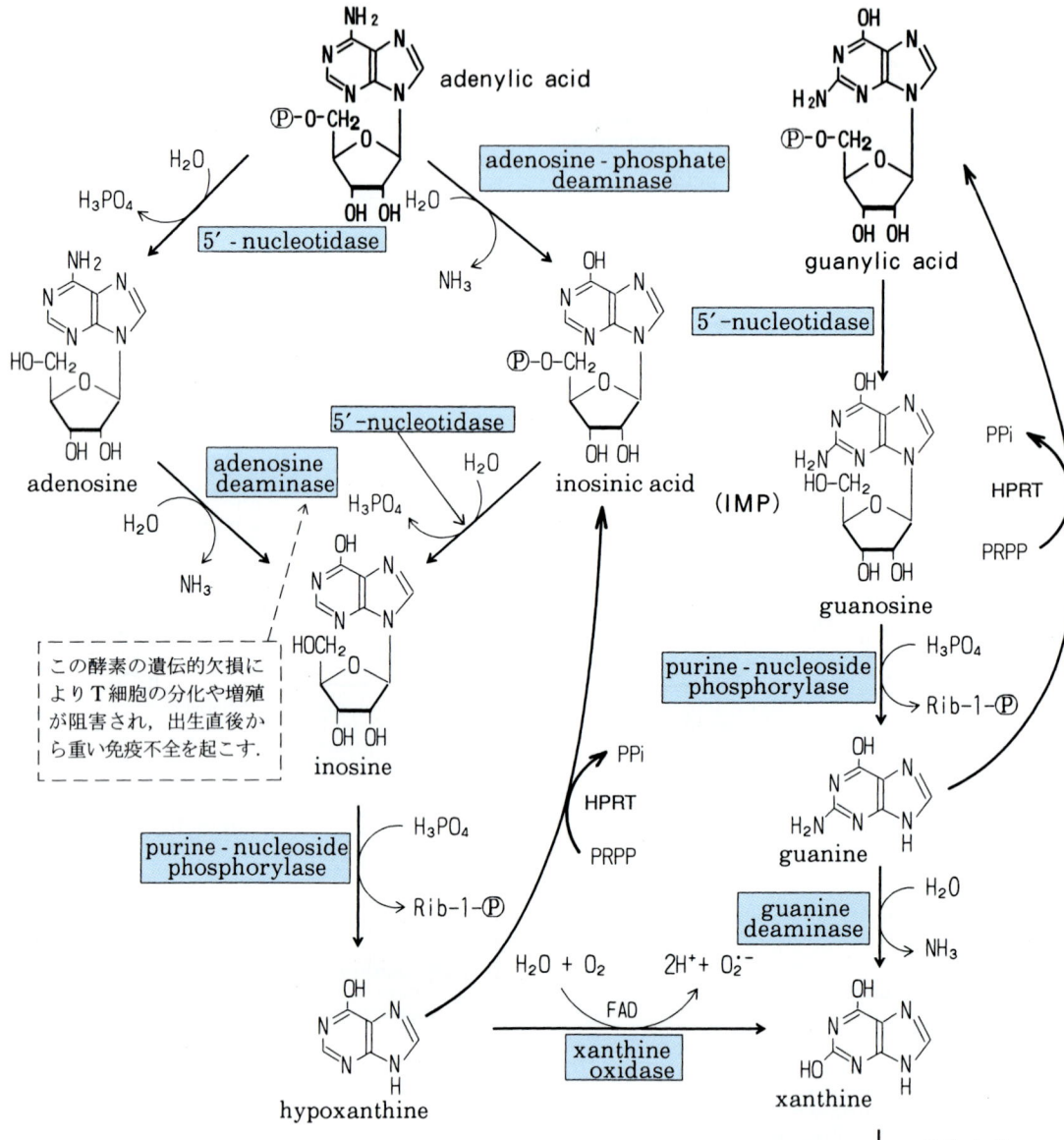

この酵素の遺伝的欠損によりT細胞の分化や増殖が阻害され，出生直後から重い免疫不全を起こす．

　ほとんどすべての細胞（大脳基底核に最も多い）にはHPRT（hypoxanthine phosphoribosyltransferase）があり，ヒポキサンチンとグアニンの一部がPRPP（5-phosphoribosyl-1-pyrophosphate）と反応してそれぞれのヌクレオチドに戻る．これを**プリンの再利用経路**という．本酵素の欠損で **Lesch-Nyhan症候群**が起きる．

　また，組織中の余剰のプリンは，肝臓で尿酸となり尿中へ排泄されるが尿酸の過剰生成などで血中濃度が高くなると**痛風**になる．

96 ピリミジンヌクレオチドの分解

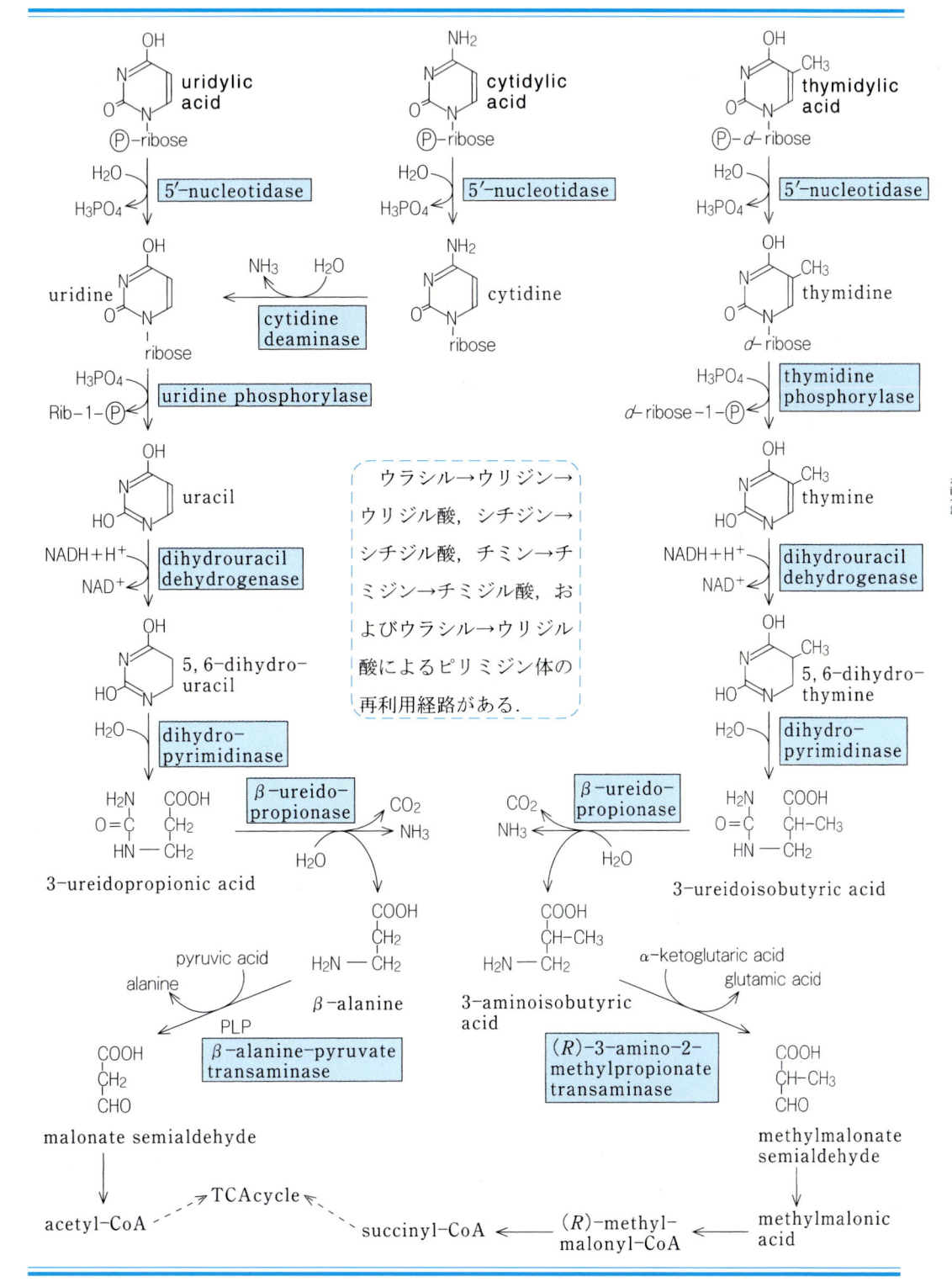

(図)

uridylic acid, cytidylic acid, thymidylic acid からの分解経路：

- uridylic acid → (5'-nucleotidase, H_2O, H_3PO_4) → uridine → (uridine phosphorylase, H_3PO_4, Rib-1-℗) → uracil → (dihydrouracil dehydrogenase, $NADH+H^+$, NAD^+) → 5,6-dihydrouracil → (dihydropyrimidinase, H_2O) → 3-ureidopropionic acid → (β-ureidopropionase, H_2O, CO_2, NH_3) → β-alanine → (β-alanine-pyruvate transaminase, PLP, pyruvic acid, alanine) → malonate semialdehyde → acetyl-CoA → TCA cycle

- cytidylic acid → (5'-nucleotidase, H_2O, H_3PO_4) → cytidine → (cytidine deaminase, H_2O, NH_3) → uridine

- thymidylic acid → (5'-nucleotidase, H_2O, H_3PO_4) → thymidine → (thymidine phosphorylase, H_3PO_4, d-ribose-1-℗) → thymine → (dihydrouracil dehydrogenase, $NADH+H^+$, NAD^+) → 5,6-dihydrothymine → (dihydropyrimidinase, H_2O) → 3-ureidoisobutyric acid → (β-ureidopropionase, H_2O, CO_2, NH_3) → 3-aminoisobutyric acid → ((R)-3-amino-2-methylpropionate transaminase, α-ketoglutaric acid, glutamic acid) → methylmalonate semialdehyde → methylmalonic acid → (R)-methyl-malonyl-CoA → succinyl-CoA → TCA cycle

ウラシル→ウリジン→ウリジル酸，シチジン→シチジル酸，チミン→チミジン→チミジル酸，およびウラシル→ウリジル酸によるピリミジン体の再利用経路がある．

97　ヌクレオチドの生合成の調節

プリンヌクレオチドの生合成の調節

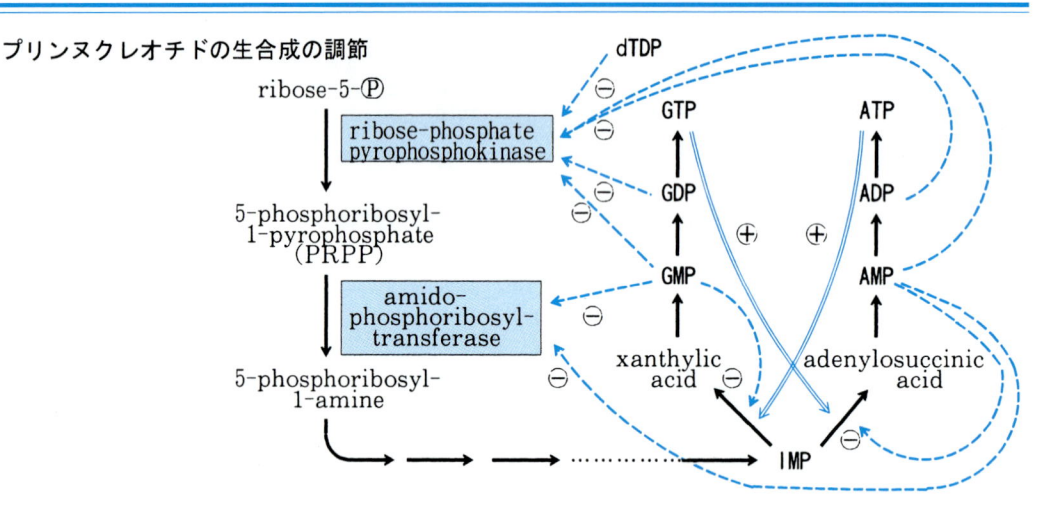

プリンヌクレオチド生合成のもっとも重要な調節機序はPRPP濃度の調節にある．dTDPおよび種々のプリンヌクレオチドが，PRPPを生成する酵素のアロステリック阻害剤として働く．また，PRPPから5-ホスホリボシル-1-アミンを生成する酵素もアロステリック酵素であり，AMP，GMPにより阻害される．さらに，IMPからの変化を触媒する酵素の活性も調節される．

ピリミジンヌクレオチドの生合成の調節

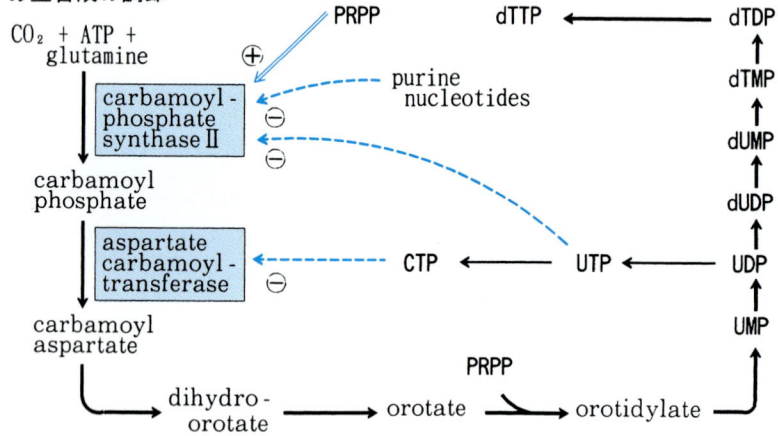

carbamoylphosphate synthaseおよびaspartate carbamoyltransferaseのアロステリック制御により調節される．プリンおよびピリミジンヌクレオチド生合成の調節は相互に関連しており，一方が速くなれば，他方も速くなるようになっている．すなわち，両生合成系の初段階酵素はプリンおよびピリミジンヌクレオチドのいずれによっても阻害されるし，また，PRPPが増えればプリンヌクレオチドのみでなく，ピリミジンヌクレオチドの生合成も促進される．

Genetic Information

（遺 伝 情 報）

98　遺 伝 情 報 概 説

複製，転写，翻訳

遺伝情報とは，生物の構造や機能を規定するタンパク質やペプチドのアミノ酸配列の情報をいい，さらに，その発現の制御に関する情報などをも含んでいる．

真核細胞および原核細胞では，すべての遺伝情報はDNAの塩基配列として伝えられる．

ヒトの場合，体細胞1個（2組のゲノム）当たり約5 pgのDNAが含まれ，それは6×10^9 bp（base pair：塩基対）に相当する．このDNAを直線にすると2mにも達するが，それが直径3〜10μm程度の細胞核の中に折りたたまれている．大腸菌の場合は，細胞1個当たり0.0047 pgのDNA（5×10^6 bp）を含み，1個の環状二本鎖DNAを形成している．

細胞分裂に際して，親細胞のもつDNAの二本鎖のそれぞれに相補的なDNA鎖が作られる．なお，複製，転写，翻訳はつぎのように定義される．

複　製（replication）：親細胞のDNAとまったく同じ二本鎖DNAが二つできること．
転　写（transcription）：DNAの情報がRNAに写しとられること．
翻　訳（translation）：mRNAの情報に従ってタンパク質が生合成されること．

クロマチンの構造

真核細胞のDNAは，ヒストン，種々のタンパク質，少量のRNAと結合して，**クロマチン**となり存在する．

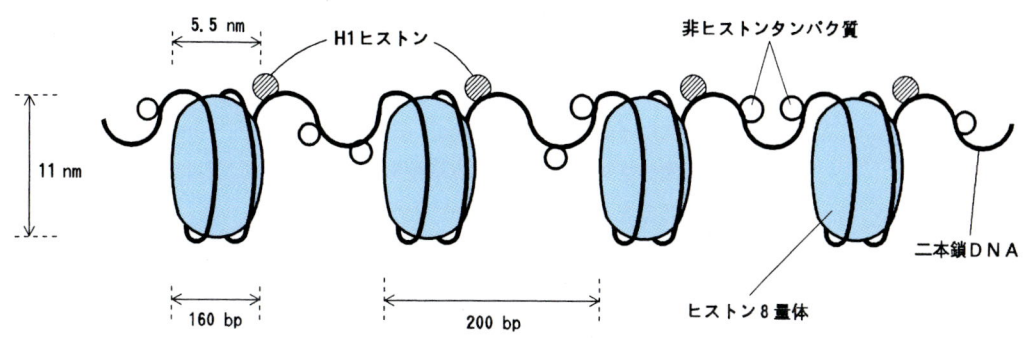

クロマチンの構造

真核細胞 DNA の特徴

	真核細胞の DNA は以下のような特徴をもつ．
ヌクレオソーム	1．**DNA はヒストン**（histone）**をはじめとする種々のタンパク質，および少量の RNA と結合し，クロマチン**（chromatin，染色質）**として存在する．** 　二本鎖 DNA がヒストン（塩基性タンパク質）8 量体に巻きついて構成されている粒子を**ヌクレオソーム**（nucleosome）という．このヌクレオソームがじゅず状に連なり，これに多種類の非ヒストンタンパク質や少量の RNA の結合したものがクロマチンである．（前ページの図参照） 　ヒストン 8 量体は H 2 A，H 2 B，H 3，H 4 の 4 種のヒストン（いずれも分子量は 10,000 〜 20,000）2 分子ずつから構成された粒子で，その外側に DNA 鎖が 1 巻き 80 bp の割で 2 巻きしたものがヌクレオソームである．
超らせん構造	真核細胞では，ヌクレオソームを形成したまま DNA の複製が起こる．なお，細胞内ではヌクレオソームの連鎖は圧縮され，直径約 30 nm のコイル状の高次構造（**超らせん構造**ともいう）を形成しているが，その形成に H 1 ヒストンが関与する． 　細胞分裂時の**染色体**（chromosome）形成に際しては，超らせん構造クロマチンがさらに密に（100 倍ほど）圧縮される．
反復配列	2．**同じ塩基配列が反復して含まれることがある．** 　例えば，ヒトでは DNA 鎖の約 10% は 6 〜 7 万回も反復されるある配列で占められ，別の約 10% は 20 万回もの**反復配列**からなる．反復のない配列部分，すなわち，**単一コピー部分**は約 70% であり，たいていのタンパク質はこの部分でコードされる．反復配列の役割は不明である．
遺伝子	3．**二本鎖 DNA の中には多数の遺伝子**（gene）**がある．** 　ヒトの体細胞は 46 個の染色体をもち，それぞれに一つの二本鎖 DNA が存在する．DNA の中の，タンパク質のアミノ配列を規定する塩基配列部分を遺伝子という．DNA の二本鎖のどちらかに遺伝子がある．ヒト体細胞には遺伝子が約 2 万数千あり，大腸菌には 4,100 ある．
イントロンとエキソン	4．遺伝子内には**イントロン**（intron）あるいは介在配列（intervening sequence）とよばれる遺伝情報をもたない塩基配列部分がある．これに対し遺伝情報をもつ塩基配列部分を**エキソン**（exon）という．

99 複製　replication

DNAの複製（replication）の仕組みは，真核細胞と原核細胞の間で共通な部分も多いが，それぞれに特徴的な部分がある．

レプリコン	自律複製の機能をもつDNAの最小単位を**レプリコン**（replicon）という．真核生物のDNAは多数のレプリコンが連結してでき上がっている．大腸菌では一つの細胞内の環状二本鎖DNAが，全体で一つのレプリコンである．
複製開始　　　　　　　　DNA鎖の伸長　　　　　　　　　　　　　　　　　　　　　　　　　　　　　　　リーディング鎖とラギング鎖	DNA複製の開始は，① 複製起点を認識する開始タンパク質，② プライマーRNA（primer RNA）を合成するRNAポリメラーゼ，および ③ その他のタンパク質がDNAと結合して，**開始複合体**を形成することにより起こる． 　複製が開始されると，複製起点から両方向に二本鎖がほどけていき，生じたそれぞれの一本鎖が鋳型（template）となり，それに相補的なヌクレオチド配列をもつ新しいDNA鎖がつくられていく．新しいDNA鎖の合成は$5'→3'$方向にのみ起こる． 　DNAは二重らせん構造をとっている．DNAがほどけていくには，二重らせんのねじれをとるように回転させる必要がある．これを**巻き戻し**（unwinding）といい，**ヘリカーゼ**（helicase）という酵素が，ATPの加水分解のエネルギーを利用して二本鎖を分離し，これに複数の**SSB**（一本鎖DNA結合タンパク質のことで，鎖を安定化させる）が結合し，さらに二本鎖DNAの鎖を両端で切断・再結合する**トポイソメラーゼⅡ**（topoisomeraseⅡ）が，ヘリカーゼにより生じた無理なねじれを除去することにより行われる． 　DNAの二本鎖がほどけつつある点を**複製フォーク**（replication fork）といい，その移動の方向と同じ向きに合成が進行する**リーディング鎖**（先行鎖，leading strand）では，複製は連続的に進行する．それに対し，**ラギング鎖**（遅行鎖，lagging strand）では複製フォークの移動方向と逆向きに合成が進行し（DNA鎖の合成は$5'→3'$方向にしか進まないため），DNA断片の不連続的な合成が起こる．すなわち，ある距離（後述する岡崎フラグメントひとつ分の距離）だけ先の方から引き返すことを繰り返す．なお，真核細胞では各レプリコンごとに以上のような伸長反応が起こり，最後にとなり合うレプリコン同士が連結してDNA全体の複製が行われる．

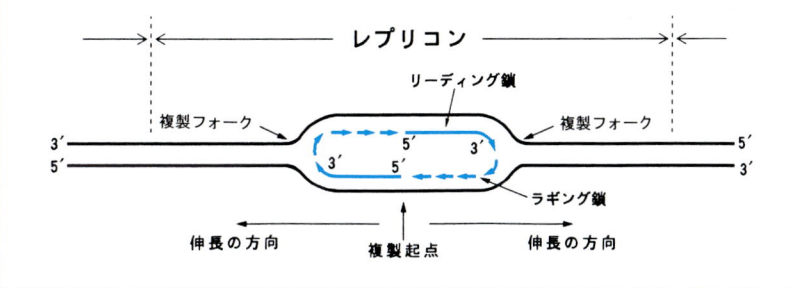

岡崎 フラグメント	ラギング鎖では，まず，**プライマーRNA**とそれに続くDNA鎖からなる**岡崎フラグメント**（Okazaki fragment）がいくつか合成される．リーディング鎖においてもプライマーRNAに続いてDNA鎖が作られる．ついで，両鎖のプライマーRNAが除去され，その部分のDNA鎖がつくられ，最後に**DNAリガーゼ**（DNA ligase）によりとなり合うラギング鎖同士およびリーディング鎖とラギング鎖が連結される．プライマーRNAは約10ヌクレオチドであり，岡崎フラグメントの長さは原核細胞では1,000〜2,000ヌクレオチド，真核細胞では100〜200ヌクレオチドである．
複製に関与する 酵素	大腸菌においては，プライマーRNAの合成はプライマーゼ（RNAポリメラーゼの一種），DNA鎖の伸長はDNAポリメラーゼⅢホロ酵素（7種のサブユニットからなる），プライマーRNAの除去はDNAポリメラーゼⅠ，またDNA鎖の連結はDNAリガーゼにより行われる． 一方，真核細胞にはDNAポリメラーゼα〜εがあり，それぞれの主な役割は次のようである．その他に，鋳型DNAに損傷があってもそれらを乗り越えて複製（あるいは修復合成）を行ういくつかのDNAポリメラーゼなども見つかっている． 　α　……　ポリメラーゼ活性（DNA鎖合成活性）およびプライマーゼ活性（プライマーRNA合成活性） 　β　……　DNA修復活性（DNA鎖に生じた異常塩基部分の切除・再合成による修復の際のDNA鎖合成） 　γ　……　ミトコンドリアDNA鎖合成活性 　δ　……　ポリメラーゼ活性および$3'\to 5'$エキソヌクレアーゼ活性（誤って取込まれたヌクレオチドを除去する活性） 　ε　……　δと同じ
DNA鎖の 伸長反応	DNA鎖の伸長は，ヌクレオシド三リン酸からピロリン酸がはずれてヌクレオシド一リン酸がDNA鎖の$3'$末端に結合する反応の繰り返しである．

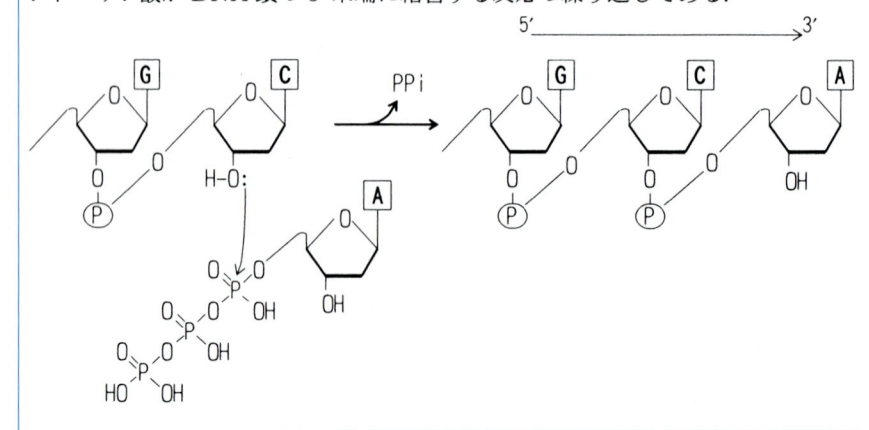

100 　　　転　　写　　　transcription

転　写

転写（transcription）とは DNA を鋳型とする RNA の合成のことをいう．真核細胞ではほとんどの場合，転写産物はプロセシング（processing）を受けるなど，原核細胞とは異なる点はあるが，RNA 合成過程そのものは両者に共通の部分が多い．

RNAポリメラーゼ

mRNA, tRNA, rRNA はいずれも DNA を鋳型として **RNA ポリメラーゼ** により合成される．原核細胞の RNA ポリメラーゼは 1 種類で，すべての RNA（プライマー RNA を除く）を合成する．真核細胞の RNA ポリメラーゼには 3 種類（Ⅰ，Ⅱ，Ⅲ）あり，Ⅰは核小体に，ⅡとⅢは核質に局在する．

Ⅰは rRNA（28 S，18 S，および 5.8 S rRNA の前駆体となる 45 S rRNA），Ⅱは mRNA，Ⅲは tRNA と 5 S rRNA の合成を行う．Ⅰ，Ⅱ，Ⅲとも分子量は約 50 万であり，いずれも約 10 個のサブユニットから構成されている．

なお，原核細胞 RNA ポリメラーゼは $\alpha_2\beta\beta'$ という 3 種，4 個のサブユニットからなる**コア酵素**（core enzyme）に σ サブユニット（あるいは σ 因子）が結合して $\alpha_2\beta\beta'\sigma$ という型の分子量 約 50 万の**ホロ酵素**（holoenzyme）となる．

RNAの塩基配列

RNA ポリメラーゼは二本鎖 DNA の一方の鎖だけを鋳型として（どちらの鎖が鋳型となるかは一つの DNA の中でも遺伝子により異なる），それに相補的な塩基配列をした RNA をその 5′ → 3′ 方向に合成する．したがって，RNA はセンス鎖と同じ塩基配列となるが，T は U に置き換わる．

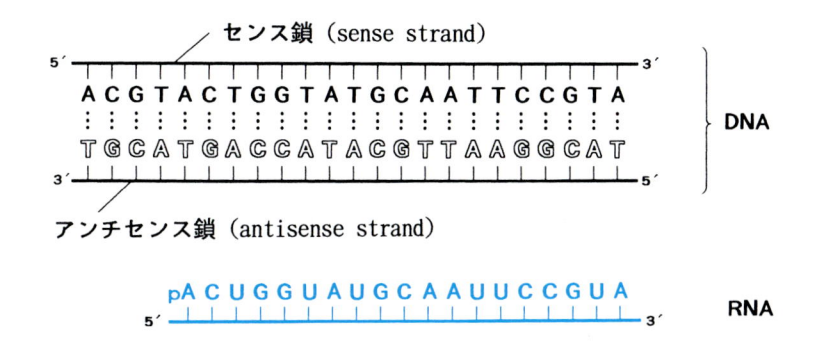

```
         センス鎖 (sense strand)
5′━━━━━━━━━━━━━━━━━━━━━━━━━━━━━━━3′
   A C G T A C T G G T A T G C A A T T C C G T A        ┐
   │ │ │ │ │ │ │ │ │ │ │ │ │ │ │ │ │ │ │ │ │ │ │        │ DNA
   T G C A T G A C C A T A C G T T A A G G C A T        ┘
3′━━━━━━━━━━━━━━━━━━━━━━━━━━━━━━━5′
         アンチセンス鎖 (antisense strand)

       pA C U G G U A U G C A A U U C C G U A           RNA
     5′━━━━━━━━━━━━━━━━━━━━━━━━━━━3′
```

プロモーター

各遺伝子の転写の開始に当たっては，実際の転写開始点より上流（5′ 方向）にある**プロモーター**（promoter）といわれる部分に RNA ポリメラーゼがまず結合する．RNA ポリメラーゼのサブユニットの一つ，σ 因子はその結合に必要である．

真核細胞のプロモーターには，多くの場合，転写開始点（プリン塩基にはさまれた T）から約 30 塩基上流（5′ 側）に (5′)TATA$\mathrm{A\atop T}$A$\mathrm{A\atop T}$A(3′) という配列（**TATAボックス**）があり，また 60～80 塩基上流には (5′)GG$\mathrm{C\atop T}$CAAT(3′) という配列

（CAAT ボックス）がある．また，グアニンとシトシンに富む配列（GC ボックス）をもつ場合もある．

多くのプロモーターに共通のこれらの塩基配列あるいは各プロモーターに特有の塩基配列を**シスエレメント**（cis element）という．異なる遺伝子あるいは異なる生物種の同じ機能のシスエレメントは，よく似た配列をもち，このような配列を**コンセンサス配列**（consensus sequence）という．

RNA ポリメラーゼは，シスエレメントに結合するタンパク質を介して DNA に結合する．シスエレメントに結合するこのようなタンパク質を**トランス因子**（trans factor）または**転写因子**（transcripton factor）という．転写因子には，TATA ボックスのような一般的なシスエレメントに結合する基本転写因子と各プロモーターに特有なシスエレメントに結合する転写調節因子がある．

転写過程

転写はつぎのような過程を経て進行する．（下図参照）
(1) プロモーターへの RNA ポリメラーゼの結合．
(2) ヌクレオシド三リン酸を基質とする RNA 合成の開始．
(3) RNA 鎖の伸長（それにつれて DNA 二本鎖の巻き戻し部分が移動していく）．
(4) RNA ポリメラーゼの転写終結シグナルへの到達．
(5) 転写終結因子の RNA ポリメラーゼへの結合．
(6) RNA ポリメラーゼおよび転写終結因子の DNA からの離脱による RNA 合成の終結．

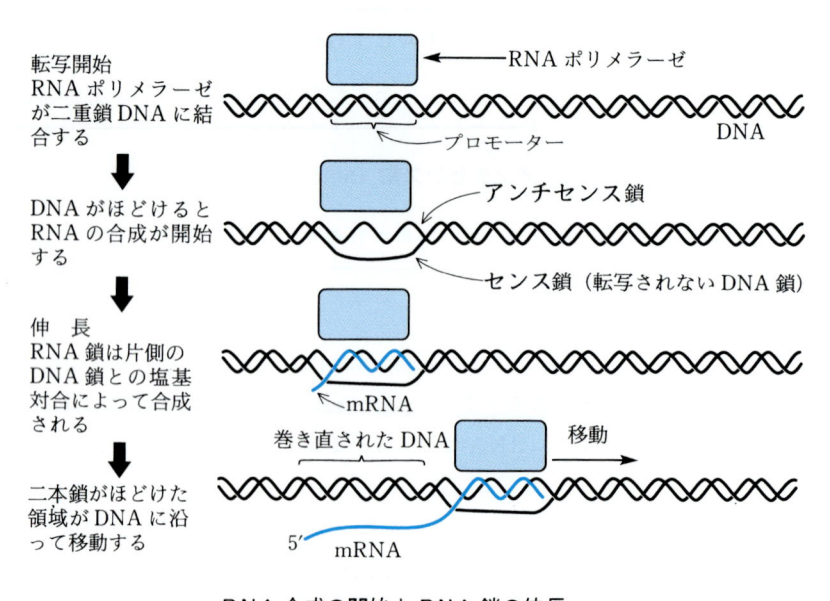

RNA 合成の開始と RNA 鎖の伸長

成熟 mRNA の合成

真核細胞の成熟 mRNA の合成は以下のように進行する．

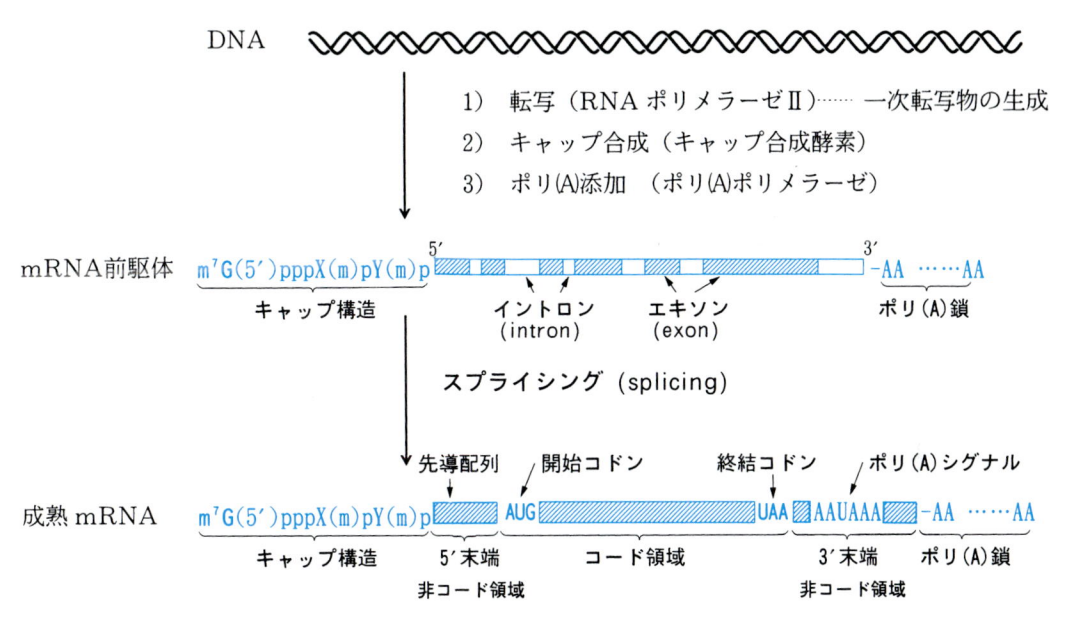

```
         1) 転写（RNA ポリメラーゼⅡ）…… 一次転写物の生成
DNA      2) キャップ合成（キャップ合成酵素）
         3) ポリ(A)添加　（ポリ(A)ポリメラーゼ）
```

mRNA前駆体: m⁷G(5′)pppX(m)pY(m)p — [キャップ構造] — イントロン(intron) — エキソン(exon) — ポリ(A)鎖 -AA……AA

スプライシング（splicing）

成熟 mRNA: m⁷G(5′)pppX(m)pY(m)p — 先導配列(5′末端 非コード領域) — AUG 開始コドン — コード領域 — UAA 終結コドン — AAUAAA ポリ(A)シグナル(3′末端 非コード領域) — ポリ(A)鎖 -AA……AA

すなわち，DNA の情報が転写されたのち，生じた RNA の5′末端に**キャップ構造**，3′末端に**ポリ(A)鎖**が付加され，mRNA 前駆体となる．つぎに，遺伝情報をもたない**イントロン**（intron；**介在配列**）部分が切り落され（**スプライシング** splicing），遺伝情報をもつ**エキソン**（exon；**構造配列**）部分がつなぎ合わさって成熟 mRNA となる．

キャップ構造

キャップ構造はmRNAがリボソームの40S サブユニットと結合して開始複合体を形成する際に重要な役割を果し，またエキソヌクレアーゼによる分解を受けにくくする．ポリ(A)鎖はエキソヌクレアーゼによる分解からmRNAを保護する．

プロセシング

真核細胞では，転写により合成されたRNAのほとんどは，いろいろな変化を受けて成熟RNAとなる．この過程を**プロセシング**（processing）という．

原核細胞では成熟tRNAの生成に際してのみプロセシングを必要とする．ここでは，真核細胞のプロセシングについて説明する．

mRNA

(1) まず，核内で 5′ 末端に**キャップ構造**（7-メチルグアノシン三リン酸構造，☞ p.239）が付加する．これはmRNAの翻訳開始に重要な役割を果たす．

(2) 大部分の転写産物の 3′ 末端に 50〜250 のアデニンヌクレオチドのつながった**ポリ(A)鎖**が付加する．この反応は核またはサイトゾルで起こる．ポリ(A)鎖は mRNA の安定性（寿命）などに関係する．

(3) mRNA 前駆体中の**遺伝情報のない部分（イントロン，介在配列）**が切り取られ，情報のある部分（**エキソン**）のみがつなぎ合わされ，成熟 mRNA となる．核内で起こるこの過程を **スプライシング**（splicing）という．

tRNA

(1) 特異的エンドリボヌクレアーゼにより 5′ 末端および 3′ 末端の余分なオリゴヌクレオチドが切断される．

(2) アンチコドン近傍に約 14 ヌクレオチドからなるイントロンがあり，その部分のスプライシングが起こる．

(3) アミノ酸結合部位となる 3′ 末端に CCA (3′) 構造が付加される．この反応はサイトゾルで起こる．

(4) 微量塩基生成のための諸反応（メチル化，還元，グリコシド結合の配置替えなど）が起こる．

rRNA

(1) 5S rRNA を除く他の rRNA を含む 45S 前駆体のリボース および塩基部分へのメチル化が核小体内で起こる．

(2) メチル化された 45S 前駆体から 3 種の rRNA がリボヌクレアーゼにより切り出される．なお，このプロセシング（核小体内で起こる）の間にもメチル化が進行する．

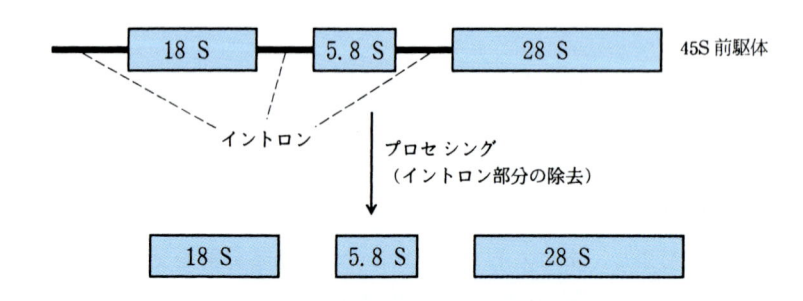

101 翻訳（タンパク質の合成） translation

核で作られた mRNA はサイトゾルに出て，リボソームと結合する．そこへアミノ酸を結合した tRNA（**アミノアシル-tRNA**）が運び込まれ，タンパク質合成（**翻訳 translation**）が行われる．

(1) リボソーム

リボソーム(ribosome)は rRNA とタンパク質からなる大小二つのサブユニットから構成される．

リボソームはサイトゾルおよびミトコンドリア中に存在する．真核細胞では多くが小胞体に結合しているが，原核細胞ではサイトゾル中に遊離している．タンパク質合成が行われるときには，数個〜数10個のリボソームが1本の mRNA に結合した状態（**ポリソーム**，polysome）となる．

リボソームは rRNA 約60％とタンパク質 約40％から構成されている．

	原核細胞リボソーム	真核細胞リボソーム
リボソーム全体	70 S（MW 250万）	80 S（MW 420万）
大サブユニット	50 S（MW 160万） rRNA { 23 S（3,200） / 5 S（120） } タンパク質 34種	60 S（MW 280万） rRNA { 28 S（4,700） / 5.8 S（160） / 5 S（120） } タンパク質 49種
小サブユニット	30 S（MW 90万） rRNA 16 S（1,540） タンパク質 21種	40 S（MW 140万） rRNA 18 S（1,900） タンパク質 33種

（各 rRNA のカッコ内の数値はヌクレオチド数をしめす．）

(2) 活性アミノ酸の生成

個々のアミノ酸はそれぞれに特異的な酵素（amino acid-tRNA ligase）によって，特異的な tRNA と結合し，リボソーム上の mRNA の対応する codon の位置に運ばれる．

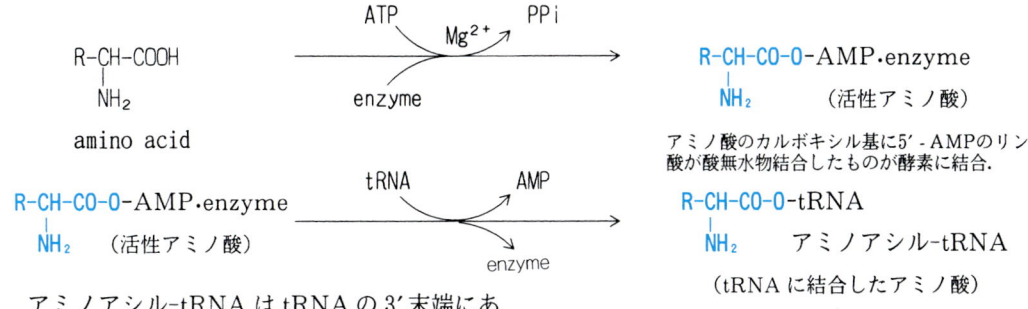

$$\text{R-CH(NH}_2\text{)-COOH} \xrightarrow[\text{enzyme}]{\text{ATP, Mg}^{2+} \rightarrow \text{PPi}} \text{R-CH(NH}_2\text{)-CO-O-AMP·enzyme （活性アミノ酸）}$$

amino acid

アミノ酸のカルボキシル基に5'-AMPのリン酸が酸無水物結合したものが酵素に結合．

$$\text{R-CH(NH}_2\text{)-CO-O-AMP·enzyme （活性アミノ酸）} \xrightarrow[\text{enzyme}]{\text{tRNA} \rightarrow \text{AMP}} \text{R-CH(NH}_2\text{)-CO-O-tRNA アミノアシル-tRNA}$$

（tRNA に結合したアミノ酸）

アミノアシル-tRNA は tRNA の 3' 末端にあるアデニンヌクレオチドのリボースの 2'-OH または 3'-OH にアミノ酸がエステル結合したものである．アミノ酸は 2'-OH と 3'-OH の間で転移し，平衡状態で存在する．

各アミノ酸にはそれぞれに対応する tRNA が1種以上存在する．（tRNA の構造 ☞ p.83）

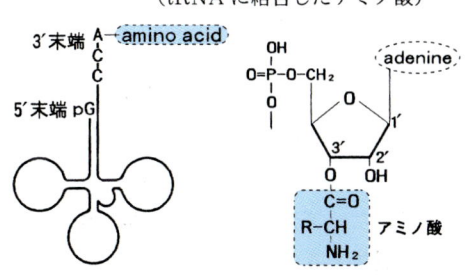

(3) 翻訳（タンパク質合成）の開始

原核細胞におけるタンパク質合成の開始には，*N*-formylmethionyl-tRNA（fMet-tRNA^{fMet}），GTP，および3種類の**開始因子**（initiation factor：IF-1，IF-2，IF-3，いずれもタンパク質）が必要である．

(1) リボソームの 30S サブユニットに IF-3 が結合し，30S と 50S のサブユニットが解離する．

(2) IF-3 の結合した 30S サブユニットに mRNA が結合する．

(3) fMet-tRNA^{fMet} と IF-2 と GTP からなる複合体が 30S サブユニット・IF-3・mRNA 複合体に結合し，30S 開始複合体（30S initiation complex）ができる．IF-2 は GTP の存在下に mRNA の開始コドン（AUG）に fMet-tRNA^{fMet} を結合させる．IF-1 は IF-2 の機能を促進する．IF-3 は mRNA と 30S サブユニットの結合を促進する働きもする．

(4) 50S サブユットが 30S 開始複合体に結合し，IF-3 が解離する．

(5) GTP が加水分解され，IF-1 と IF-2 が解離し，70S 開始複合体が完成して**翻訳**が開始される．

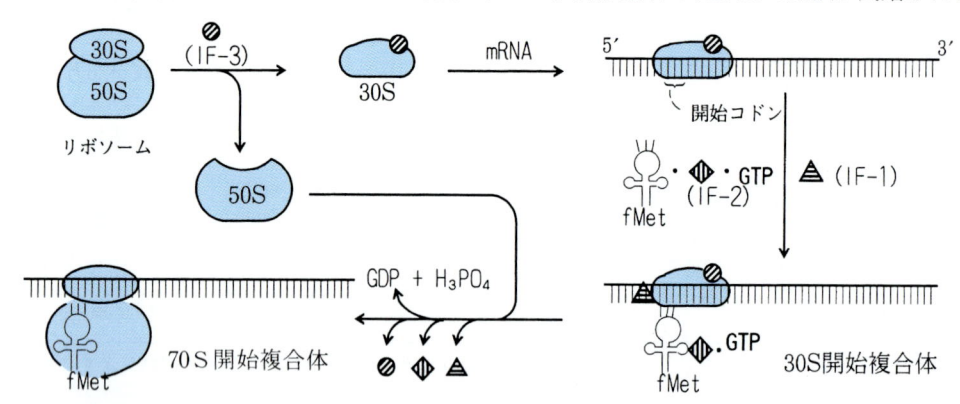

なお，真核細胞の場合の生合成の開始はさらに複雑である．たとえば，開始因子は9種類もあり，いくつかの点で原核細胞とは異なっているが，基本的にはよく似ている．

(4) ポリペプチド鎖の延長

延長反応には3種のタンパク質（**延長因子**，elongation factor：EF-Tu，EF-Ts，EF-G）と 2 GTP（アミノ酸を一つ延長するごとに）が必要である．真核細胞でも3種の延長因子（eEF-1α，eEF-1βγ，eEF-2）を必要とし，延長の機構は原核細胞の場合とほぼ同様である．

(1) アミノアシル-tRNA（次図では threonyl-tRNA^{Thr}）が EF-Tu および GTP と三重複合体を形成し，リボソームの **A 部位**（A site，**アミノアシル-tRNA 結合部位**）に結合する．

(2) GTP が GDP とリン酸に加水分解され，EF-Tu・GDP 複合体がリボソームから遊離する．EF-Tu・GDP は EF-Ts の作用により，ふたたび EF-Tu・GTP となり利用される．

(3) リボソームの 50S サブユニット中に存在する 23S rRNA（ribozyme として働く）の触媒作用により，**P 部位**（P site，**ペプチジル-tRNA 結合部位**）に結合したペプチド部分（最初の反応では *N*-ホルミルメチオニン部分）が，A 部位のアミノアシル-tRNA のアミノ基に移される．

(4) EF-G（translocase ともいう）および GTP が作用して，リボソームが mRNA に沿って 3′ 方向へ1コドン分だけ移動するに伴い，P 部位に結合していた tRNA が遊離し，A 部位に結合していたペプチジル-tRNA は P 部位へ移動する．GTP は加水分解され，EF-G はリボソームから遊離する．

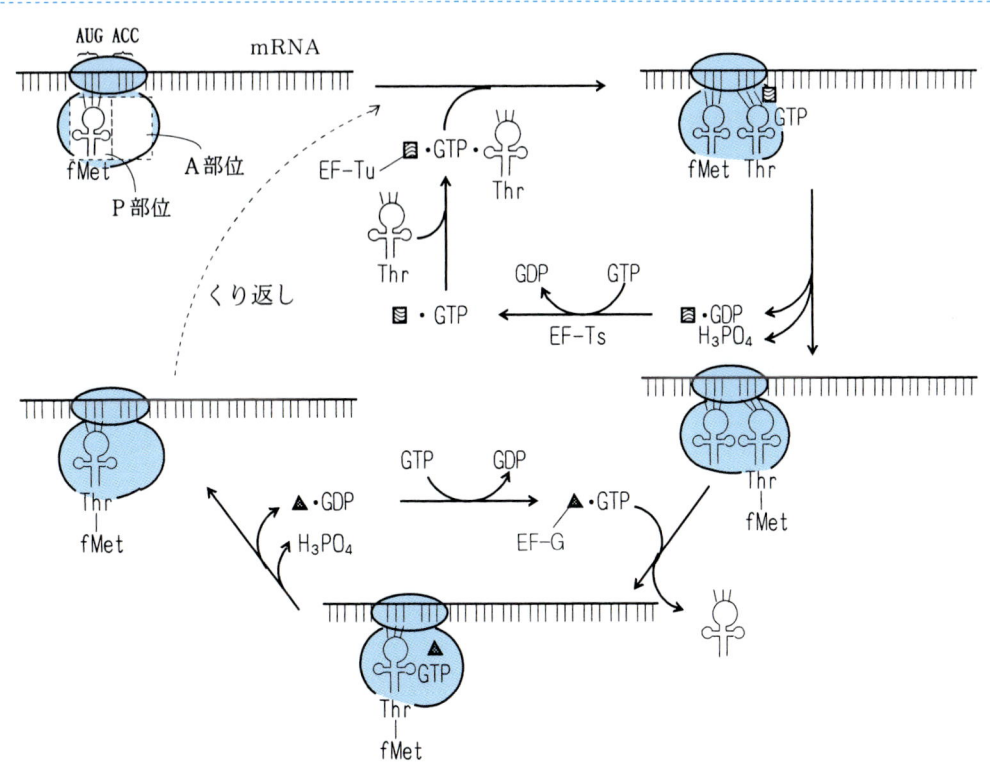

mRNAの遺伝暗号　(genetic code)

mRNAの連続する三つのヌクレオチドが1組となって，一つのアミノ酸に対する情報となる．この三塩基連鎖（トリプレット triplet）をコドン（codon）という．mRNA（およびDNA）は4種の塩基からなるので，コドンの種類は$4^3 = 64$個ある．（下表）

I	II				III
	U	C	A	G	
U	UUU Phe UUC Phe UUA Leu UUG Leu	UCU Ser UCC Ser UCA Ser UCG Ser	UAU Tyr UAC Tyr UAA stop UAG stop	UGU Cys UGC Cys UGA stop UGG Trp	U C A G
C	CUU Leu CUC Leu CUA Leu CUG Leu	CCU Pro CCC Pro CCA Pro CCG Pro	CAU His CAC His CAA Gln CAG Gln	CGU Arg CGC Arg CGA Arg CGG Arg	U C A G
A	AUU Ile AUC Ile AUA Ile AUG Met, start	ACU Thr ACC Thr ACA Thr ACG Thr	AAU Asn AAC Asn AAA Lys AAG Lys	AGU Ser AGC Ser AGA Arg AGG Arg	U C A G
G	GUU Val GUC Val GUA Val GUG Val	GCU Ala GCC Ala GCA Ala GCG Ala	GAU Asp GAC Asp GAA Glu GAG Glu	GGU Gly GGC Gly GGA Gly GGG Gly	U C A G

表中のI，II，IIIは三塩基連鎖中の三つの塩基の順序を示す．遺伝暗号の読み取りは**開始コドン**（AUG，原核細胞ではN-ホルミルメチオニン，真核細胞ではメチオニンに対するコドンでもある）から始まり，**終止コドン**（UGA，UAA，あるいはUAG．終結コドン、ナンセンスコドンともいう）で終る．

(5) 翻訳の終了

ポリペプチド鎖のC末端まで翻訳が進むと，つぎに**終止コドン**があり，タンパク質合成は完了する．そこに3種のタンパク質（**終結因子**あるいは**遊離因子**，release factor：RF-1，RF-2，RF-3）が作用して，タンパク質が遊離する．真核細胞には1種の終結因子（eRF）のみが存在する．RF-1は3種の終結コドンのうちUAAとUAGを，RF-2はUAAとUGAを認識してタンパク質を遊離させ，RF-3はRF-1とRF-2のリボソームへの結合を促進する．

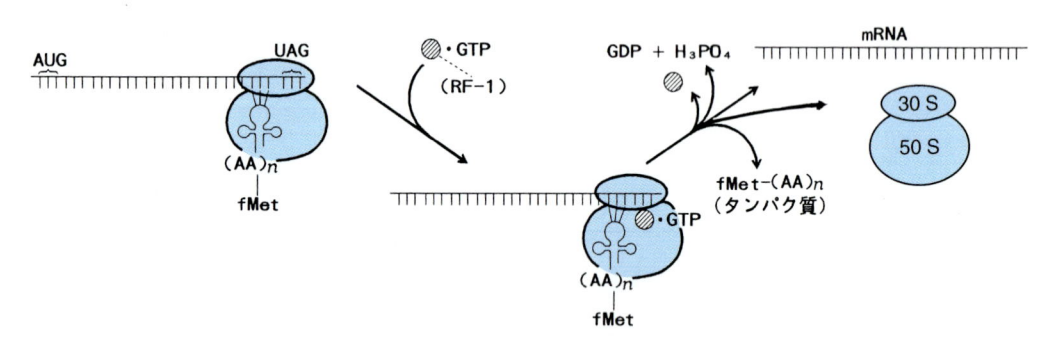

(6) 生合成後のポリペプチド（真核細胞の場合）

細胞質中にある遊離のポリソームでは，細胞内機能に必要なタンパク質の合成を行っている．

一方，小胞体膜面に付着したポリソームでは，合成したタンパク質を粗面小胞体の内側へ送り出す．それらのタンパク質は，リソソーム成分となったり，細胞膜へ移行したり，分泌経路に入り（ゴルジ装置を経由するばあいもある）分泌されたりする（例：☞p. 266）．

a) 小胞体に結合したポリソーム上で合成されたタンパク質が，小胞体に入る過程を以下に示す．

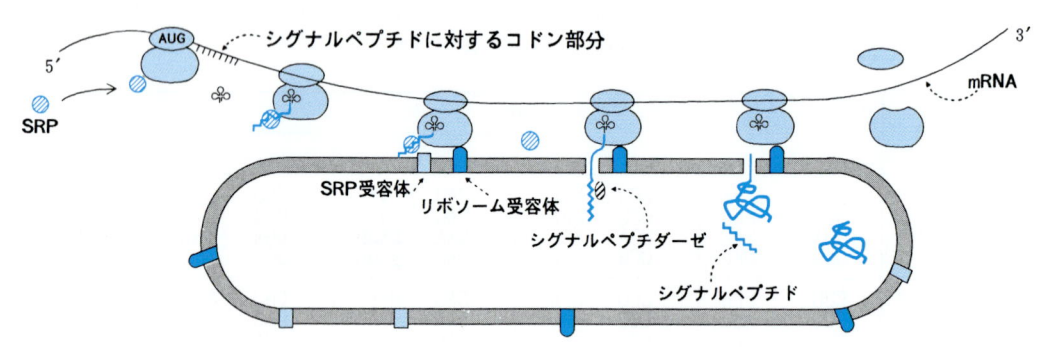

① 小胞体内腔へ移行するタンパク質の mRNA には，**シグナルペプチド**（13〜36残基からなり，10〜15残基の疎水性アミノ酸配列がある）に対するコドン部分が存在し，まず シグナルペプチドの合成が行なわれる．

② シグナルペプチドが SRP（signal recognition particle，**シグナル認識粒子**，7S RNA と6種のタンパク質からなる）に認識され，ペプチド合成が一旦停止する．

③ SRP と SRP 受容体（小胞体膜中）との結合，およびリボソームと**リボソーム受容体**（小胞体膜中）との結合により膜結合リボソームが形成され，ペプチド合成が再開される．

④ SRP がリボソームから脱離し，シグナルペプチドが膜を通過したのち，**シグナルペプチダーゼ**によりシグナルペプチドが切り離される．

⑤ タンパク質が小胞体内腔へ放出される．

b) さらに，サイトゾルにある遊離のポリソームでつくられたタンパク質の一部はミトコンドリアの構成成分となる．すなわち，ミトコンドリアを構成するタンパク質の大部分はサイトゾルでつくられ，ミトコンドリアの各部（外膜，内膜，膜間腔，マトリックス）へ運ばれたものである．

サイトゾルでつくられたタンパク質がミトコンドリアの所定の場所へ局在化する機構は以下のようである．

① 多くのミトコンドリアタンパク質はアミノ末端に両親媒性のα-ヘリックス構造（疎水性アミノ酸，塩基性アミノ酸，オキシアミノ酸が多い）の**通過配列**をもつ**前駆体**として合成される．

② タンパク質前駆体は**HSP70**（heat shock protein 70, 70kDa 熱ショックタンパク質）と結合することにより立体構造が解きほぐされる．ついで，通過配列部分が，それを認識する**受容体**（外膜にある）と結合したのち，内膜と外膜が融合した**接触部位**を通り，ミトコンドリア内へ入る．**接触部位**は GIP（general insertion protein）とチャンネル形成タンパク質からなる．また，通過に際しては内膜の膜電位が必要である．

③ 通過にはさらにミトコンドリア内 HSP70（mHSP70）も関与し，タンパク質前駆体を内側にひっぱり込む役目をする．マトリックス内に入ったタンパク質前駆体は MPP（matrix processing peptidase）により，通過配列部分が切除され，成熟タンパク質となる．

④ 成熟タンパク質は HSP60（60kDa 熱ショックタンパク質：14分子が集合して筒状構造を形成している）の助けをかりて折りたたまれ，各タンパク質に固有の立体構造が形成される．生成したタンパク質はマトリックスにとどまったり，あるいは内膜，膜間腔へ移行したりする．

⑤ 図に示すように，HSP の関与する反応には ATP の加水分解によるエネルギーの供給が伴う．

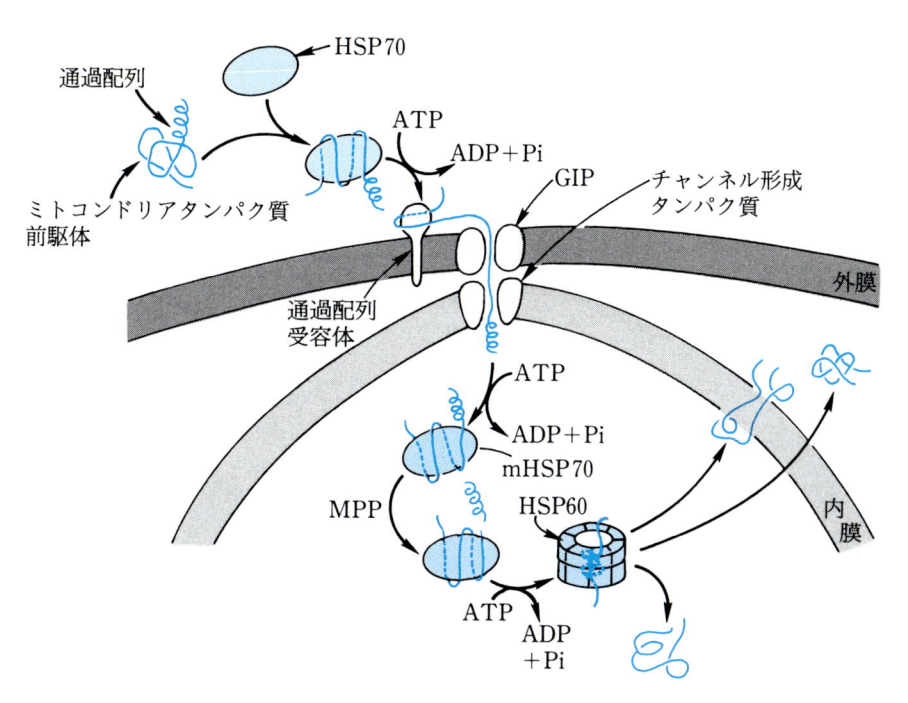

ミトコンドリアへのタンパク質の移入と局在化

⑥ 内膜にあるタンパク質には ATP - ADP carrier（ATP - ADP交換輸送体）のように，通常とは異なる受容体を介して，接触部位を経て（マトリックスを経ずに）直接内膜へ移行するものもある．

⑦ また，アポシトクロムc（ヘム未結合シトクロムc）のように，外膜を直接通過して膜間腔へ入るものもある．アポシトクロムcは膜間腔でヘムが結合してシトクロムcになる．

⑧ 多くの外膜タンパク質は，受容体に結合後，接触部位に移行してから外膜に組込まれていく．

 注： HSP 60 や HSP 70 のようにタンパク質の立体構造を解きほぐしたり，立体構造の形成を助けたりするタンパク質を**シャペロン**（chaperone）という．シャペロンはまたタンパク質を安定化したり，生体膜の形成・修復に関与したりもする．

c) ある種のタンパク質は，脂肪酸，プレニル基（ファルネシル基，ゲラニルゲラニル基など），あるいはイノシトールリン脂質などと共有結合することにより，生体膜に結合できるようになる．それらの共有結合的修飾部分の構造と，そのような構造を有するタンパク質の具体例を下に示す．なお，パルミトイル化されるタンパク質の多くは，膜貫通領域をもっており，この部分だけでも膜に結合しうるので，パルミチン酸部分のタンパク質膜結合への関与は明らかではない．

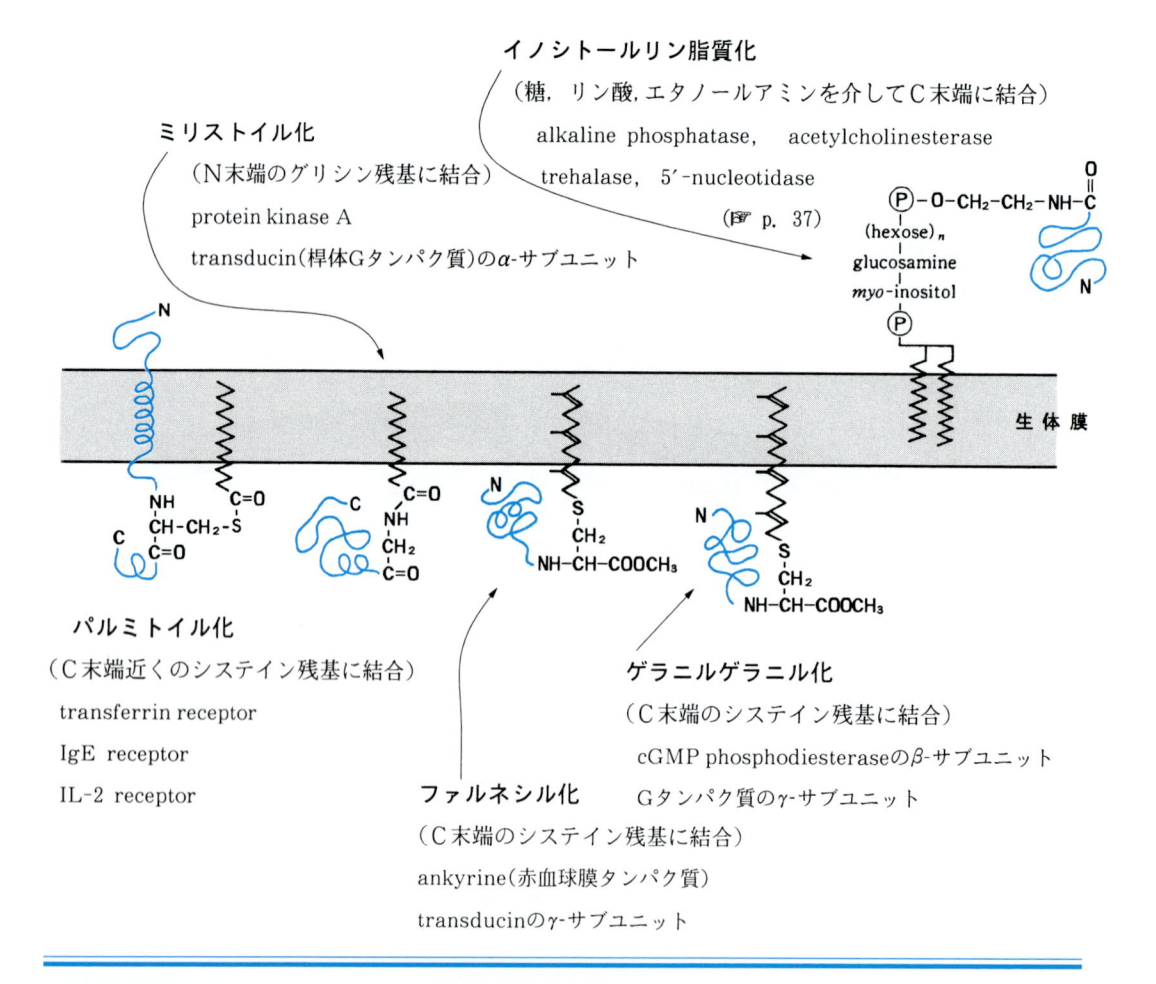

イノシトールリン脂質化
（糖，リン酸，エタノールアミンを介してC末端に結合）
alkaline phosphatase, acetylcholinesterase
trehalase, 5′-nucleotidase
（☞ p. 37）

ミリストイル化
（N末端のグリシン残基に結合）
protein kinase A
transducin（桿体Gタンパク質）のα-サブユニット

パルミトイル化
（C末端近くのシステイン残基に結合）
transferrin receptor
IgE receptor
IL-2 receptor

ファルネシル化
（C末端のシステイン残基に結合）
ankyrine（赤血球膜タンパク質）
transducinのγ-サブユニット

ゲラニルゲラニル化
（C末端のシステイン残基に結合）
cGMP phosphodiesteraseのβ-サブユニット
Gタンパク質のγ-サブユニット

102 遺伝子発現調節

遺伝子発現調節　　はじめに，原核細胞での**遺伝子発現**(gene expression)の調節の例として，大腸菌による乳糖利用の場合の調節機構について述べ，真核細胞についてはあとで述べる．

乳糖を含む培地(ただしグルコースを含まない)の中で大腸菌を培養すると，乳糖の代謝に関与する β-ガラクトシダーゼ(β-galactosidase)および β-ガラクトシドパーミアーゼ(β-galactoside paemease)の生合成が増大する．前者は乳糖をグルコースとガラクトースに加水分解する酵素であり，後者は乳糖を細胞内へ輸送するタンパク質である．なお，ガラクトシドアセチルトランスフェラーゼ(galactoside acetyltransferase)の生合成も増加するが，その役割は不明である．

これら三つのタンパク質の遺伝子(Z, Y, A)はその発現調節に関与する**オペレーター**(operator, O)および**プロモーター**(promoter, P)とともに一つのDNA鎖に並んで存在する．このような一つの機能単位を**オペロン**(operon)とよぶ．

オペロン　　またタンパク質の一次構造を規定する遺伝子を**構造遺伝子**(structural gene)とよび，構造遺伝子の発現を調節する遺伝子を**調節遺伝子**(regulatory gene)とよぶ．Z, Y, A はいずれも構造遺伝子である．ラクトースオペロンの上流に調節遺伝子 I がある．

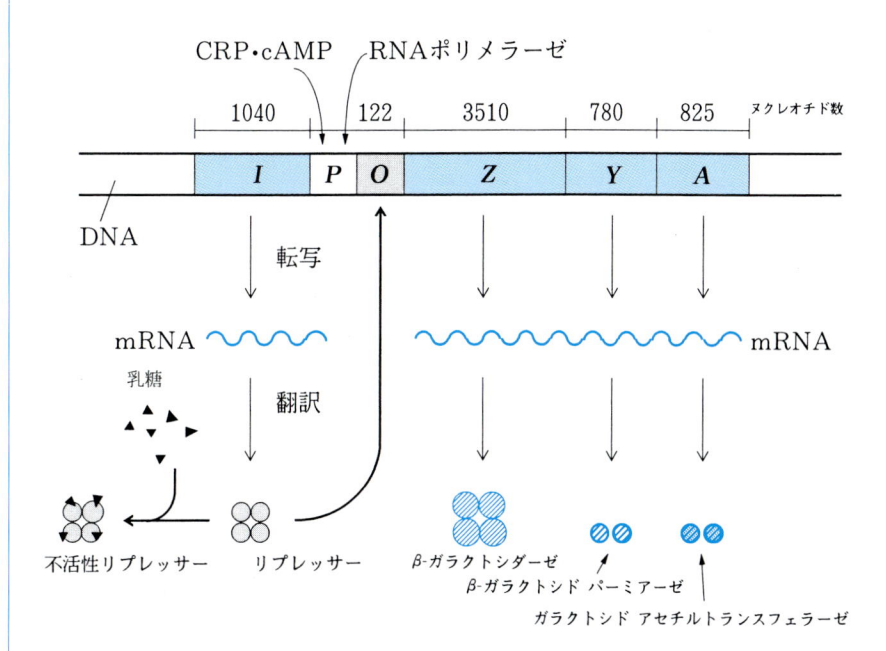

リプレッサー	通常，Iはいつも発現しており，一定速度でリプレッサー（repressor，抑制物質：分子量 154,000，4個の同じサブユニットからなるタンパク質）が産生されている．そのリプレッサーがOに結合することによりプロモーターへの RNA ポリメラーゼの結合が妨げられ，Z, Y, Aの転写が抑制されている．
誘導物質	そこへ乳糖などの β-ガラクトシドが添加されると，それがリプレッサーに結合してリプレッサーを不活性化し，リプレッサーがOに結合できなくなる．そこで抑制が解除され，Z, Y, Aの転写が開始され3種のタンパク質が産生されるようになる．このように遺伝子発現がひき起こされることを**誘導**（induction）という．この場合の β-ガラクトシドのような働きをもつ物質を**誘導物質**（inducer）という．
	このようにリプレッサーは負の調節を行っているが，それに対し**サイクリック AMP 受容タンパク質**（cyclic AMP receptor protein，CRP）あるいは**カタボライト遺伝子活性化タンパク質**（catabolite gene activator protein，CAP）とよぶタンパク質（分子量 44,600 で2個の同一サブユニットからなる）による正の調節機構がある．
	すなわち，リプレッサーがOに結合していない状態では，CRP（CAP）とcAMP との複合体がプロモーター領域内の上流部分に結合し，Pへの RNA ポリメーラーゼの結合が促進され，Z, Y, Aの転写が亢進する．ところが，培地にグルコースを添加するとcAMP濃度が低下し，CRP・cAMP複合体の解離，CRP のPからの離脱が起こり，CRP の促進効果はなくなる．すなわち，ラクトースとともにグルコースがあれば，ラクトースの利用は不用であり，その利用酵素の発現は低下する．この現象はグルコース効果といわれる．
	大腸菌では，ガラクトースやアラビノースの利用，あるいはヒスチジンやトリプトファンの合成などの系でもオペロンが形成されており，またグルコース効果はラクトースオペロンだけでなく，他の多くのオペロンでもみられる．
真核細胞	真核細胞の遺伝形質発現の調節機構には未解明の部分が多いが，これまでにわかっていることの一部を述べる．
	(1) **遺伝子増幅**（gene amplification） ある特定の遺伝子の数が増える現象である．例えば，抗癌剤であるメトトレキサート（methotrexate，☞ p.134）を投与すると，その薬剤の標的酵素である dihydrofolate reductase の癌細胞内遺伝子数が増加し，癌細胞が薬剤耐性を獲得することがある．
	(2) **遺伝子再編成**（gene rearrangement） 種々の抗原に対し特異的な抗体分子が存在し，また同じ抗原に対して異なった分子種（IgM，IgA，IgG など）が存在する．これは以下に述べるような免疫グロブリン遺伝子の再編成によって説明できる．

免疫グロブリンはH鎖とL鎖からなり，それぞれは可変部（V_H, V_L）と不変部（C_H, C_L）から構成される（☞ p.329）．

L鎖はV_L, C_LおよびJ_L（可変部と不変部の間の短い結合部）に対する遺伝子によりコードされる．

哺乳類は一倍体（haploid）あたりV_L, J_LおよびC_Lの各遺伝子をそれぞれ約500，5～6，および10～20個ずつ含んでいる．そしてBリンパ球から免疫グロブリン産生細胞への分化の際に，遺伝子の組換えによりV_L, J_LおよびC_Lに対する各遺伝子が1種類ずつ組み合わさってL鎖の遺伝子が構成される．したがって，L鎖の種類は膨大なものとなる．

この遺伝子再編成により，L鎖の三つの構造遺伝子が1本のmRNA前駆体として転写されることになり，ついでスプライシングなどのプロセシングを受けて成熟mRNAが生成する．

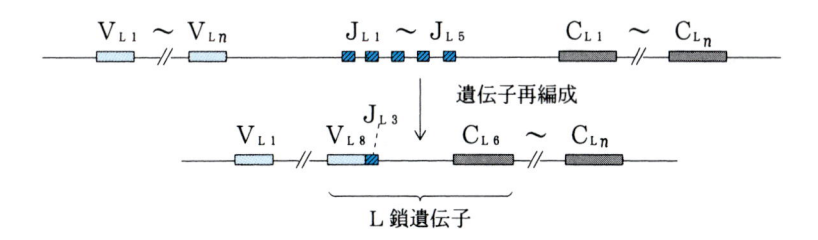

H鎖はV_H, D（diversity, 超可変部領域），J_H（可変部と不変部の間の結合部），およびC_Hに対する遺伝子によりコードされる．

V_H, D, J_Hに対する遺伝子は前述のような再編成により互いに接近する．これを**V-D-J組換え**ともいう．

クラススイッチ組換え

V_H-D-J_H遺伝子がつぎにC_H遺伝子と結合するが，C_H遺伝子には8種類あり，免疫グロブリンのクラスおよびサブクラスを決定する．すなわち，ある抗原が体内に入ると，それに特異性を有するIgM，IgA，IgGなどが体内で産生される．これらの免疫グロブリンはL鎖とV_H-D-J_H鎖部分は同じでC_H部分が異なる．これらのH鎖に対する遺伝子はV_H-D-J_H遺伝子とC_H遺伝子の間の再編成で形成される．この現象を**クラススイッチ組換え**（class switch recombination）という．

103　遺伝子操作

遺伝子操作　**遺伝子操作** (gene manipulation) とは，起源の異なる DNA を細胞から取り出し，酵素などを用いて試験管内で組み換え (genetic recombination) 新しい DNA をつくり出すことを指す．この技術は遺伝子の解析，品種改良，有用タンパク質（ペプチドホルモン，インターフェロンなど）の量産，あるいは遺伝性疾患の治療などへの応用が可能である．

制限酵素　遺伝子操作は二本鎖 DNA 分子内の特定の塩基配列を認識して切断する**制限酵素** (restriction enzyme) の発見により可能になった．制限酵素は各種細菌から得られる菌株特異的なエンドヌクレアーゼ (endonuclease) であり，菌体内では外来 DNA（バクテリオファージ DNA など）を破壊して自己を防御する役目を果たしている．

なお，自己の DNA は認識される塩基配列のうちのアデニンあるいはシトシンがメチル化される（N-メチルアデニン および 5-メチルシトシンになる）ことにより切断を受けなくなる仕組みになっている．

制限酵素の命名　制限酵素の命名は，属名の最初の1文字，種名の最初の2文字をイタリックで記し，株名を付記し，さらに同じ株から2種以上の酵素が得られた場合はその順番をローマ数字で表すことにより行われる．例えば，*Escherichia coli* R からの酵素で最初に発見されたものは *Eco*R I となる．

制限酵素は四つのクラス（I，II，III，IV）に分けられる．

そのうち，I 型の制限酵素は特定の塩基配列を認識するが，切断部位が一定ではない．染色体あるいは**プラスミド** (plasmid，染色体とは独立して自律複製する小型の環状二本鎖 DNA) の遺伝子でコードされる．それに対し，II 型の制限酵素は特定の塩基配列を認識し，特定の部位を切断するので，遺伝子操作に利用できる．II 型制限酵素の遺伝子はプラスミド上にある．次に示す切断箇所のいくつかの例からわかるように，II 型制限酵素はいずれも2回転対称構造を認識して二本鎖 DNA を切断する．

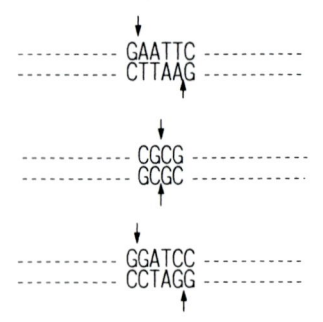

```
          ↓
-------- GAATTC --------
-------- CTTAAG --------
                ↑

          ↓
-------- CGCG --------
-------- GCGC --------
            ↑

          ↓
-------- GGATCC --------
-------- CCTAGG --------
                ↑
```

これまでに見出された II 型制限酵素により切断される特異的塩基配列は 60 種以上はある．

遺伝子操作による特定タンパク質の量産

遺伝子操作の応用例の一つとして特定タンパク質の量産について説明する．

目的のタンパク質に対する遺伝子を含むDNAを制限酵素で切断し，付着端（例えば EcoR I で切断した場合は AATTC）を有するDNA断片を単離する．

一方，適当な細菌から得たプラスミドについても同じ制限酵素を作用させて，同じ付着端をもつ断片をつくる．

これら2種のDNA断片を混合すると，付着端は互いに相補的な塩基配列であるため，付着端同士が水素結合を形成して二本鎖状となる（これを**アニーリング**，annealingという）．付着端の末端同士をDNAリガーゼで連結させると**組換えDNA**ができる．これを宿主細菌に移入して，その細菌を培養，増殖させることにより目的タンパク質を量産することができる．

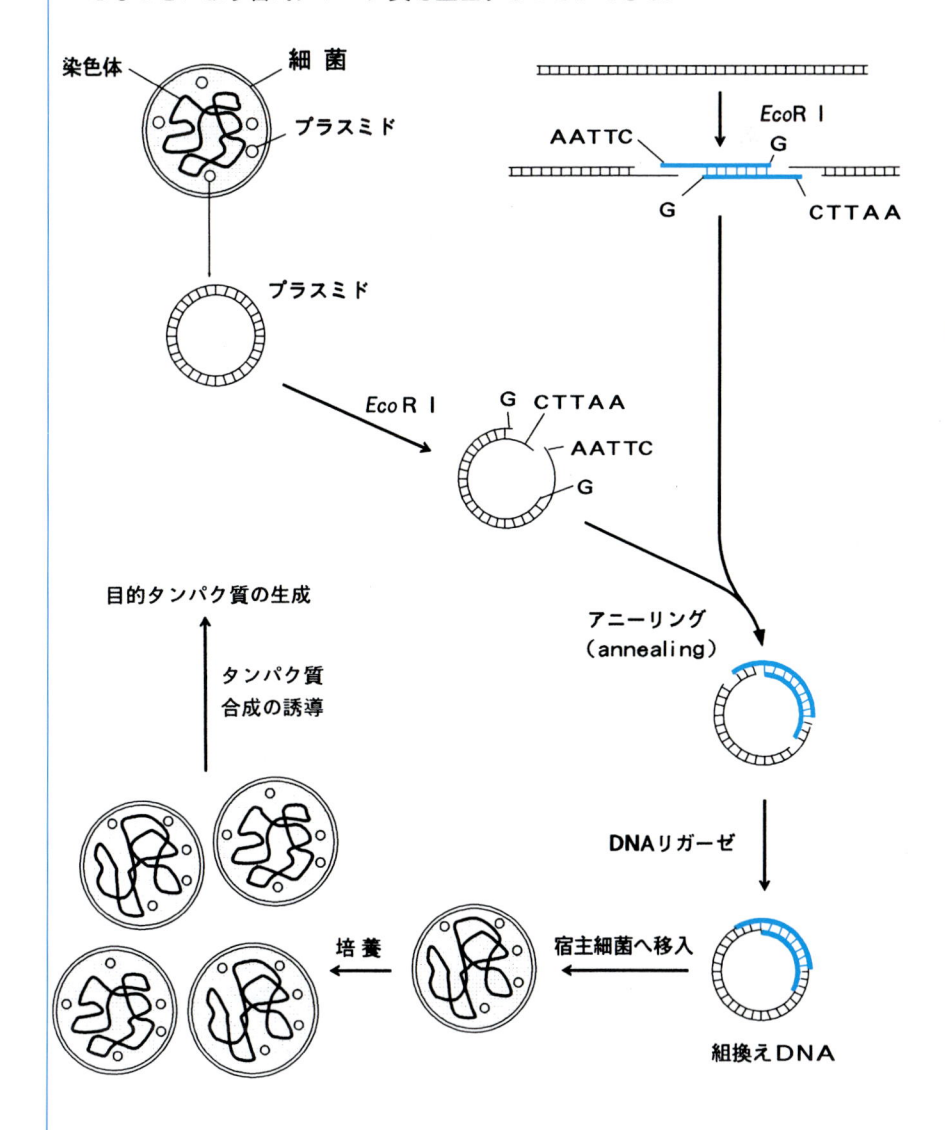

細胞融合　cell fusion

細胞融合	細胞融合とは，自然界では交配不可能な種間や属間の雑種細胞を人為的に作り出す技術である． 　一般に動物を免疫すると，1種類の抗原物質であっても，同一分子上に抗原性を示す部分（**抗原決定部位**）が多数あるために，それぞれの抗原決定部位に対する抗体の混合物（**ポリクローナル抗体** polyclonal antibody）が作られる（しかし，1個のリンパ球は1種類の抗体しか作らない）． 　抗体を作っている一個だけのリンパ球を増殖できれば，ただ一つの特異性をもった抗体（モノクローナル抗体）がえられる．しかし，正常リンパ球はガン細胞と違って寿命があり，簡単にはふやすことができない． 　無限に増殖できるガン細胞（白血病細胞や骨髄腫細胞）と抗体産生リンパ球とを融合させると，抗体産生能を維持しながら無限増殖する融合雑種細胞（**ハイブリドーマ，hybridoma**）が得られる．細胞の融合には，通常，ポリエチレングリコールが用いられる．
ハイブリドーマ	
モノクローナル抗体	細胞融合を利用してつくられる**モノクローナル抗体**（monoclonal antibody）は，抗原との高い結合特異性によって，タンパク質の精製とか微量物質の分析のために広く利用される．

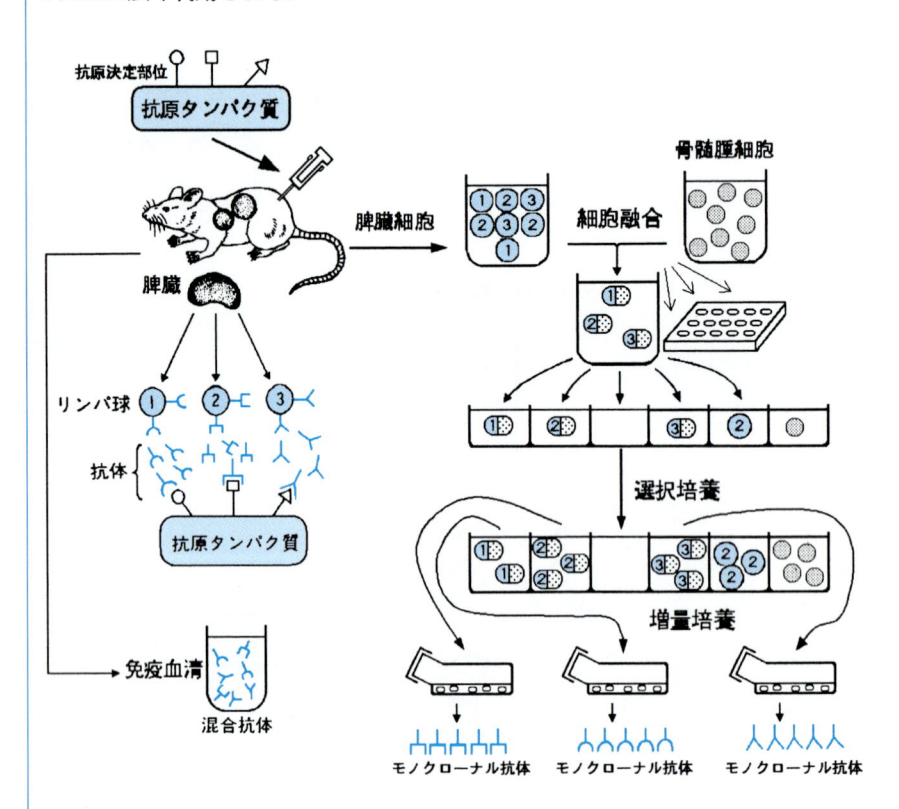

細胞融合によるモノクローナル抗体の製造

Mineral （無機質）

104　無機質概説

人体構成元素

ヒトの体を構成する元素は，つぎの3種に分けることができる．

- 主な有機体構成元素 ………… C, H, O, N, S, P.
  糖質，脂質，タンパク質，核酸などの構成元素．
- 主なイオン態元素 ………… Ca, Mg, Na, K, Cl.
  体液や骨格などを構成する主要な元素．
- 微量元素 ………… 上記以外の人体にわずかしか含まれない元素．

必要度からさらに二つに分ける．

  (a) 必要な元素 ………… Fe, I, Cu, Zn, Mn, Co, Mo, Se, Cr, B, V, Ni, Si, F.
  (b) おそらく必要な元素 ………… Sn, As, Br, Cd, Rb, Pb.

1a	2a	3b	4b	5b	6b	7b	8	8	8	1b	2b	3a	4a	5a	6a	7a	0
H																	He
Li	Be											B	C	N	O	F	Ne
Na	Mg											Al	Si	P	S	Cl	Ar
K	Ca	Sc	Ti	V	Cr	Mn	Fe	Co	Ni	Cu	Zn	Ga	Ge	As	Se	Br	Kr
Rb	Sr	Y	Zr	Nb	Mo	Tc	Ru	Rh	Pd	Ag	Cd	In	Sn	Sb	Te	I	Xe
Cs	Ba	†	Hf	Ta	W	Re	Os	Ir	Pt	Au	Hg	Tl	Pb	Bi	Po	At	Rn
Fr	Ra	‡	Rf	Ha													

□：生体に多い元素
■：生体に必要な微量元素
▨：おそらく生体に必要な微量元素

†：ランタノイド元素（原子番号 57〜71）
‡：アクチノイド元素（原子番号 89〜103）

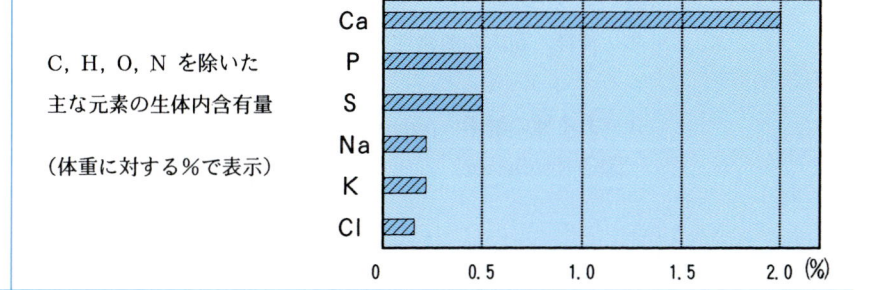

C, H, O, N を除いた主な元素の生体内含有量（体重に対する%で表示）

元素	含有量
Ca	約2.0%
P	約1.0%
S	約0.5%
Na	約0.2%
K	約0.2%
Cl	約0.2%

105　無機質の生

名　称	生　理　作　用	体　内　分　布
Ca カルシウム calcium	1　骨・歯の主要な成分（リン酸カルシウムとして） 2　神経・筋肉の興奮性の維持 3　血液凝固　（☞ p.324） 4　筋肉の収縮 5　血球の活性化－白血球（貪食），血小板（変形，分泌），リンパ球（幼若化） 6　細胞からの分泌現象 7　ある種ホルモンに対する細胞応答　（☞ p.264） 8　酵素の補助因子（cofactor）	体内に最も多い無機元素 体重 60 kgのヒトで 　　　　　約 1,200 g リン酸塩，炭酸塩として 　99 %は骨，歯中に存在 血漿中には 4.5 ～ 5.5 　　　　　　　mEq/l
Na ナトリウム sodium	1　細胞外液（血漿，組織間液）の主要な陽イオン 　　　　　　　　　　　　　　（NaClとして） 　　⎰細胞外液の浸透圧の維持 　　⎱水分平衡の調節 　　　細胞外液の酸塩基平衡（pH）の調節 2　神経，筋肉の興奮性の維持	成人男子では 　　Naとして約 100 g 大部分は細胞外液の 　　陽イオンとして存在 血漿中には 　　135 ～ 147 mEq/l 赤血球中には 　　16 mEq/l cells
K カリウム potassium	1　細胞内液の主要な陽イオン 　　　　　　（K$_2$HPO$_4$，K-proteinとして） 　　⎰細胞内液の浸透圧の維持 　　⎱細胞内液の酸塩基平衡（pH）の調節 2　神経，筋肉の興奮性の維持 3　ある種の酵素（pyruvate kinaseなど）の補助因子（cofactor）	成人男子では 　　Kとして 200 g 程度 全血液中には 50mEq/l 赤血球中には 　　95 mEq/l cells 血漿中には 　　3.3 ～ 4.8mEq/l

理　作　用　と　代　謝

吸　収・排　泄・調　節	欠乏症・所要量・含有食品・その他
【吸収】腸管から．活性型ビタミンDによって生じるCa結合タンパク質の働きで吸収増加．Ca：Pの比が1〜2：1のときが良好． 【排泄】血漿中濃度が6.5 mEq/l を越えると尿中へ排泄． 【調節】 　パラトルモン（副甲状腺）：血漿Ca濃度増加． 　カルシトニン（甲状腺）：骨からのCaの放出を抑制（血漿Ca濃度減少）．	【欠乏症】骨および歯の石灰化遅延，骨の脆弱化 　　〔乳幼児〕くる病 　　〔成　人〕骨粗鬆症（骨多孔症） 　　ビタミンD欠乏，副甲状腺機能低下，腎機能不全などによりおこる． 【過剰症】ビタミンD過剰による異常石灰化． 【所要量】成人男子　700mg/day 　　　　　成人女子　600mg/day 【多く含む食品】　牛乳・乳製品，小魚類など．
【吸収】腸管から．非常に良好． 　　（ただし，硫酸塩は吸収されない．） 【排泄】摂取量に応じて排泄．主として腎臓より尿中へ．汗にも少々（5〜90 mEq/l）． 【膜透過】高等動物細胞膜にはNa^+とK^+の交換的能動輸送を行うNa^+, K^+-ATPaseが存在する． 【調節】アルドステロン（副腎皮質） 　　：尿細管でのNa^+再吸収の促進．	【欠乏症】塩分欠乏症（salt depletion），低張性脱水症：食塩の欠乏により起こり，嘔吐，痙攣，下痢などがあり尿が薄くなる． 【過剰症】高血圧症 【所要量】摂取過剰になりやすいので，食塩として男性は8g未満，女性は7g未満が望ましい． 【多く含む食品】　醬油，味噌，ソースなど食塩を添加した調味料．
【吸収】腸管から．Naについで良好． 　　（ただし，硫酸塩は吸収されない．） 【排泄】摂取量に応じて排泄． 　尿細管で90％は再吸収されるが，結局は主として腎臓より尿中へ． 　汗にも少々（5〜15 mEq/l）． 【調節】アルドステロン（副腎皮質） 　　：尿細管でのK^+排泄の増加．	【欠乏症】通常は欠乏することはない． 　下痢，嘔吐，利尿剤などにより二次的に欠乏することがある．筋力の低下，筋肉の痙攣など． 【過剰症】腎不全，ショック，Addison病などでみられ，心臓や中枢神経系の機能低下が起こる． 【所要量】成人　2000mg/day 【多く含む食品】　野菜，果物など．

名称	生理作用	体内分布
Mg マグネシウム magnesium	1 神経，筋肉の興奮性の維持 2 骨・歯の形成（リン酸マグネシウムや炭酸マグネシウムとして） 3 酵素の補助因子 (cofactor) および賦活剤 （キナーゼ類，ムターゼ類，ホスファターゼ類）	成人男子 約30 g 　骨格に 70 % 筋肉には Ca より多い． 細胞外液より内液に多い． 赤血球には 　　　4 mEq/l cells 血漿中には 　　　1.4 〜 2.1 mEq/l
P リン phosphorus	1 骨・歯の主要な成分．（Ca, Mg とともに） 2 ATP，クレアチンリン酸などの高エネルギーリン酸化合物として 3 代謝中間体を形成 4 核酸，補酵素の構成成分 5 リン脂質，リンタンパク質の構成成分 6 浸透圧，酸塩基平衡の維持（リン酸塩として）	成人男子で 500 g 程度 　骨，歯 ……… 80% 　リン脂質，核酸， 　　　リンタンパク質 　　　　……… 10% 　代謝中間体，その他 　　　　……… 10% 血清無機リンは 　　　2.5 〜 4.5 mg/dl
S 硫黄 sulfur	1 -SH 化合物を形成し，種々の生理作用を発揮 　酸化還元作用：システイン，グルタチオンなど 　補酵素：CoASH，リポ酸など 　酵素の活性原子団：-SH 酵素など 2 含硫アミノ酸を形成 (Cys, Cys-Cys, Met) 3 硫脂質，コンドロイチン硫酸などの構成成分 4 PAPSとして糖類硫酸化，硫酸抱合に関与(p.79)	成人男子で 300 g 程度 ケラチン（毛髪，爪）中にシステインとして多く含まれる．
Cl 塩素 chlorine	1 浸透圧，水分平衡，酸塩基平衡の維持 　　　　　　　（NaCl として） 2 胃液の成分（HCl）	成人男子で 150 g 程度 血漿中には 　　　98 〜 108 mEq/l
Fe 鉄 iron	1 ヘモグロビン，ミオグロビンの構成成分 　　（ヘム化合物を構成．酸素の運搬や貯留） 2 シトクロム，カタラーゼ，ペルオキシダーゼなどの構成成分（ヘム化合物を構成．酸化還元作用） 3 酵素の補助因子(cofactor)および賦活剤	成人男子で 4 g 程度 　ヘモグロビン　60 % 　ミオグロビン　 5 % 　フェリチン　　30 % 血漿中には（成年男子） 　　　60 〜 190 μg/dl

吸収・排泄・調節	欠乏症・所要量・含有食品・その他
【吸収】腸管から．低マグネシウム食では 75 % 以上が吸収されるが，高マグネシウム食では 25 % ぐらいしか吸収されない． 【排泄】 2/3 は糞便へ，1/3 は尿へ．	【欠乏症】下痢，嘔吐，利尿剤などにより二次的に欠乏することがある． 【過剰症】石灰化を阻害する． 【所要量】成人男子　310mg/day 　　　　　成人女子　250mg/day 【多く含む食品】　海藻，豆類，ナッツ，野菜類．
【吸収】無機リン酸として腸管から吸収．活性型ビタミンDの働きによって吸収促進． 【排泄】主に第一リン酸塩として尿へ． 【調節】吸収の調節は活性型ビタミンDによる． 　┌ パラトルモン（副甲状腺）：尿細管でのリン酸の再吸収を阻害し，血漿P濃度低下． 　└ カルシトニン（甲状腺）：骨からのPの放出を抑制，腎からの排泄促進（血漿P濃度減少）．	【欠乏症】リン酸は食物中の含有量が多いため，欠乏症は起こらない． 【所要量】　成人　700mg/day 【多く含む食品】　　乳製品，肉類，穀物など．
【吸収】アミノ酸（システイン，メチオニン）として摂取し，吸収される． 　　　　無機の硫黄は利用されない． 【排泄】肝臓で酸化され，硫酸塩や硫酸エステルになり，尿中へ排泄される．	【所要量】メチオニン ＋ シスチンとして 　　　　成人男性 800 mg/day 　　　　　　┌ 成人 13 mg/kg/day 　　　　　　┤ 幼児 58 mg/kg/day 　　　　　　└ 学童 27 mg/kg/day 【多く含む食品】　卵，乳製品，肉類，大豆など．
【吸収】腸管から．非常に良好． 【排泄】主として腎臓から尿中へ． 【調節】アルドステロン（副腎皮質）により Na^+ と同様に調節される．	【欠乏症】下痢，嘔吐などにより二次的に． 【所要量】摂取過剰なので，食塩として男性は 8 g 未満，女性は 7 g 未満が望ましい． 【多く含む食品】　食塩を添加した調味料．
【吸収】腸管から吸収（摂取量の約10%）． 【排泄】尿および胆汁を介して． 【調節】吸収量を調節して体内量を一定に保つ．吸収された Fe が，腸粘膜でフェリチンを形成し，過剰の鉄の吸収を妨げる．	【欠乏症】鉄欠乏性貧血． 【移動型】Fe^{3+} になりトランスフェリンに結合． 【貯蔵型】フェリチン，ヘモジデリン（鉄タンパク） 【所要量】男子 10mg/day，女子 12mg/day 【多く含む食品】　肝，肉，卵黄，緑葉野菜．

名　称	生　理　作　用	体　内　分　布
Cu 銅 copper	1　ceruloplasmin の ferroxidase 活性（血清中の Fe^{2+} を Fe^{3+} にする）の補助因子として必要 2　その他の酵素の補助因子(cofactor)および賦活剤 　（銅が欠乏するとヘム合成に関与する 2 つの銅酵素の活性が低下して貧血になる．） 3　軟体動物の血色素ヘモシアニンの構成成分	成人男子で 100～150 mg 血漿中には 　　　　70～180 μg/dl 肝臓，脳，脾臓，腎臓，心臓に多い．
Co コバルト cobalt	1　ビタミン B_{12} の構成成分 2　酵素の補助因子(cofactor)および賦活剤	成人男子で 1.1 mg 程度
Zn 亜　鉛 zinc	1　酵素の補助因子 (cofactor) および賦活剤 2　膵臓ランゲルハンス島 B (β) 細胞の分泌顆粒中ではインスリン 6 分子が亜鉛 2 原子と錯塩を形成して存在	成人男子で 2 g 程度 皮膚，骨，血液，肝臓，膵臓，腎臓に多い．
Mn マンガン manganese	1　酵素の補助因子(cofactor)および賦活剤 2　正常な骨形成，生殖の維持に必要	成人男子で 12～20 mg ミトコンドリア中に多い． 血中には 4～20 μg/dl
I ヨウ素 iodine	1　甲状腺ホルモン(thyroxine, triiodothyronine)の構成成分	成人男子で 25 mg 程度 甲状腺中でチログロブリンと結合して存在．
F フッ素 fluorine	1　歯や骨の硬度を増加（むし歯予防）	骨および歯
Mo　モリブデン molybdenum	1　酵素の補助因子(cofactor)および賦活剤	成人男子で 9 mg 肝臓，腎臓
Se セレン selenium	1　glutathione peroxidase 中にセレノシステインとして含まれる	腎皮質，膵臓，下垂体，肝臓
Cr クロム chromium	生理作用は不明	成人男子で　6 mg
B　ホウ素 boron		

吸　収・排　泄・調　節	欠乏症・所要量・含有食品・その他
【吸収】腸管から. 【排泄】胆汁を介して腸管へ.	【欠乏症】 貧血. 【過剰症】 Wilson 病では脳，肝臓などに銅が蓄積し，痴呆および肝不全が起こる. 【移動型】セルロプラスミン（80〜95％）およびアルブミン（5〜20％）と結合して移動. 【所要量】男子 1.8mg/day，女子 1.6mg/day 【多く含む食品】 肉，貝，ナッツ，マメ，肝.
【吸収】腸管から. 【排泄】尿中へ.	腸内細菌によるビタミンB_{12}の合成に利用. 【多く含む食品】 肝.
【吸収】膵臓から分泌される亜鉛結合因子により腸管からの吸収促進. 【排泄】糞便中へ.	【欠乏症】生殖機能障害，成長停止. 【所要量】男子 11mg/day，女子 9mg/day 【多く含む食品】 肉，肝，卵，カキ，牛乳.
【吸収】腸管から. 【排泄】胆汁を介して腸管へ.	【欠乏症】不　明. 【所要量】男子 4 mg/day，女子 3 mg/day 【多く含む食品】 　　堅果，穀類（無精白），茶，野菜類.
【吸収】腸管から. 【排泄】尿中へ.	【欠乏症】甲状腺腫. 【所要量】成人 150 μg/day 【多く含む食品】 海草類.
【吸収】腸管から. 【排泄】尿および糞便中へ.	【過剰症】斑状歯（10 ppm 以上の飲料水）. 【所要量】成人 1.5〜4 mg/day 【多く含む食品】 飲料水 0.3〜1 ppm
	【所要量】男子 30 μg/day，女子 25 μg/day
	【所要量】男子 60 μg/day，女子 45 μg/day
【吸収】腸管から. 　　　Cr^{3+}を利用，Cr^{6+}は毒性が強い.	【所要量】男子 35 μg/day，女子 30 μg/day
【吸収】腸管から. 【排泄】尿中へ.	植物では必須成分.

106 　無機質関連タンパク質の機能と性質

トランスフェリン transferrin （シデロフィリン siderophilin）	肝で合成され，血漿中に放出され，鉄の運搬を行う． 　β-グロブリン分画に属する 分子量 78,000 の糖タンパク質である． 　1 分子あたり 2 原子の 鉄（Fe^{3+}）と結合する．血清中のすべての鉄はトランスフェリンと結合している．全トランスフェリンの約 10 % には 2 個の鉄が結合し，約 45 % には 1 個の鉄が結合し，残り（約 45 %）には結合していない．Fe^{3+} の結合したトランスフェリンは細胞膜にあるレセプターと結合し，結合したまま細胞内に取り込まれる．
フェリチン ferritin	肝，脾，骨髄，筋肉に多く存在し，鉄（Fe^{3+}）の貯蔵を行う． 　分子量 18,500 のサブユニット 24 個が集まって 分子量 440,000 のアポフェリチン（apoferritin）を形成し，これに鉄が通常 2,000〜3,000 原子結合して（最高 4,500 原子結合しうる）フェリチンとなる． 　フェリチンの貯蔵能力以上に鉄があると，そのまわりに鉄が沈着して **ヘモジデリン**（hemosiderin）となる． 　アポフェリチンは ferroxidase 作用を持ち，アポフェリチンに結合した Fe^{2+} を Fe^{3+} に変えて貯蔵する．
セルロプラスミン ceruloplasmin	**フェロキシダーゼ**（ferroxidase，血漿中 Fe^{2+} を Fe^{3+} に酸化する）と同一物質である． 　α_2-グロブリン分画に属する血漿タンパク質（濃度は 16〜35 mg/dl）で，銅の貯蔵，運搬を行う． 　分子量 130,000〜160,000 の糖タンパク質（糖含量約 8 %）である． 　1 分子あたり 6〜8 原子の銅（半分は Cu^+，半分は Cu^{2+}）と結合する． 　脳レンズ核や肝臓などに銅が蓄積する Wilson 病ではセルロプラスミンの血中濃度は著しく減少している．
メタロチオネイン metallothionein	肝，腎，小腸に多く存在し（サイトゾルに局在），金属の貯蔵，体内移行，解毒に関与する．Cd, Zn, Hg, Cu などにより生合成が誘導される． 　メタロチオネインのアポタンパク質である**チオネイン**（thionein）は，アミノ酸 61 個からなり（分子量 6,000），そのうち 20 個がシステインである．その -SH 基 3 個あたり 1 原子の金属が結合してメタロチオネインとなる．チオネインには芳香族アミノ酸は含まれていない．
アルブミン albumin	分子量 66,000 の血漿タンパク質で Cu^{2+}，Zn^{2+} などの貯蔵，運搬を行う．

107　金　属　と　酵　素

金属酵素と金属要求酵素	酵素の中には金属イオンが強固に結合（精製，透析などにより離れない）しているか，活性発現に金属イオンの共存を必要とするものがあり，これらを**金属酵素** (metalloenzyme) という．このうち前者を狭義の金属酵素，後者を**金属要求酵素** (metal‐requiring enzyme) あるいは **金属活性化酵素** (metal‐activated enzyme) ということもある．
金属イオンの役割	(1) 加水分解反応において Lewis 酸（電子対受容体）として働いたり，酸化還元反応において電子の授受を行なったりして酵素反応に直接関与する． (2) 酵素と結合して活性発現や安定性に必要な立体構造を形成する． (3) キナーゼ反応における ATP‐Mg 複合体のように 基質と金属の複合体が真の基質となる．

【例】	金　属　名	酵　素　名
	Fe　鉄	succinate dehydrogenase phenylalanine 4‐monooxygenase xanthine oxidase　（Mo も含む） NADH dehydrogenase aldehyde oxidase　（Mo も含む）
	Mg　マグネシウム	hexokinase, 6‐phosphofructokinase phosphoglucomutase
	Mn　マンガン	arginase, pyruvate carboxylase phosphoenolpyruvate carboxykinase superoxide dismutase（高等動物ミトコンドリア）
	Cu　銅	ascorbate oxidase, cytochrome‐c oxidase amine oxidase, urate oxidase, ferroxidase superoxide dismutase（高等動物細胞質. Zn も含む）
	Zn　亜鉛	alcohol dehydrogenase, alkaline phosphatase carboxypeptidase A, carbonate dehydratase
	Mo　モリブデン	aldehyde oxidase（Fe も含む）, sulfite oxidase
	Co　コバルト	methylmalonyl‐CoA carboxyltransferase
	K　カリウム	pyruvate kinase, Ca^{2+}‐transporting ATPase aldehyde dehydrogenase
	Ca　カルシウム	α‐amylase, calpain
	Ni　ニッケル	urease

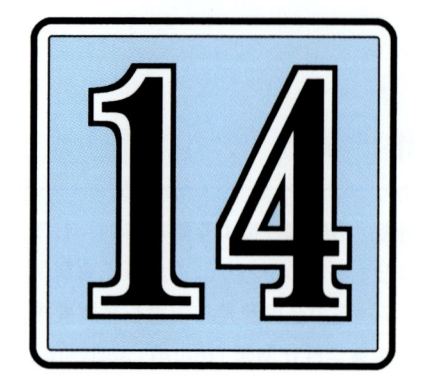

Hormone （ホルモン）

108　ホルモン概説

ホルモンの定義	内分泌系は神経系と並んで，ヒトの生命活動を調節・統合する重要な系である．両系とも，情報はある種の化学物質によって伝えられている．その化学物質を，内分泌系の場合は**ホルモン**といい，神経系の場合は**神経伝達物質**と呼んでいる． 　ホルモンは，（例外もあるが，）つぎの5つの点を備えた物質である． 　(1)　特定の臓器または組織の細胞で産生される． 　(2)　血液中に分泌され，血液によって作用部位に運ばれる． 　(3)　特定の臓器または組織の細胞に作用して，その生理作用を発揮する． 　(4)　主として，代謝の調節を行う． 　(5)　分泌される量はきわめて微量である．

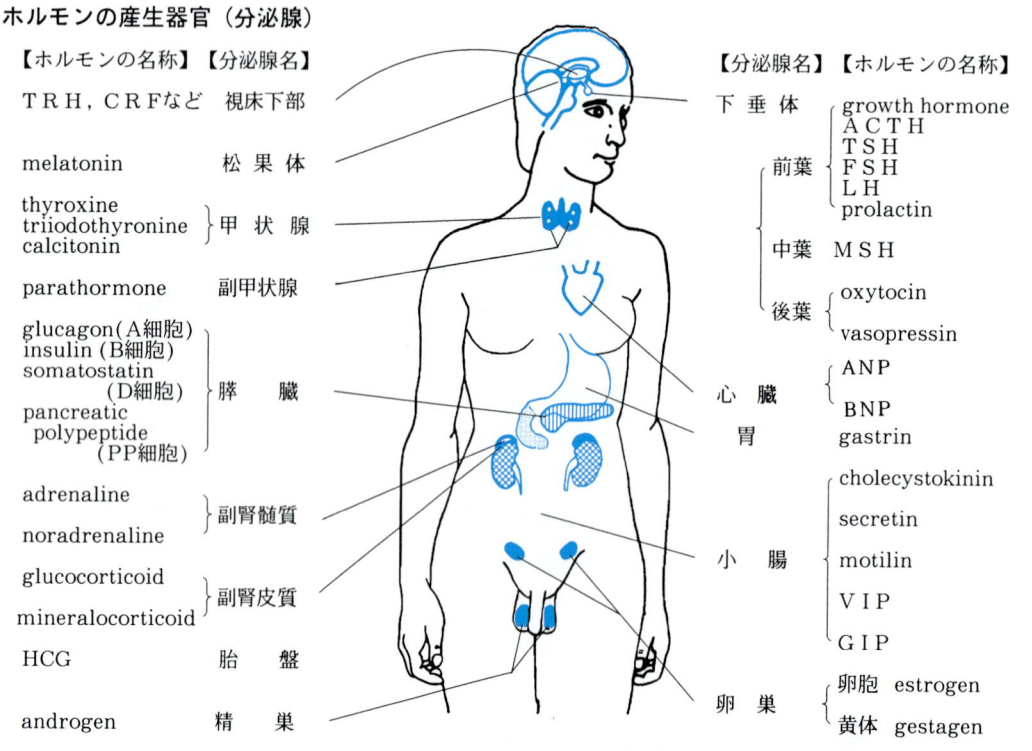

ホルモンの産生器官（分泌腺）

【ホルモンの名称】【分泌腺名】
- TRH, CRFなど　視床下部
- melatonin　松果体
- thyroxine / triiodothyronine / calcitonin　甲状腺
- parathormone　副甲状腺
- glucagon(A細胞) / insulin(B細胞) / somatostatin(D細胞) / pancreatic polypeptide(PP細胞)　膵臓
- adrenaline / noradrenaline　副腎髄質
- glucocorticoid / mineralocorticoid　副腎皮質
- HCG　胎盤
- androgen　精巣

【分泌腺名】【ホルモンの名称】
- 下垂体
  - 前葉：growth hormone, ACTH, TSH, FSH, LH, prolactin
  - 中葉：MSH
  - 後葉：oxytocin, vasopressin
- 心臓：ANP, BNP
- 胃：gastrin
- 小腸：cholecystokinin, secretin, motilin, VIP, GIP
- 卵巣：卵胞 estrogen, 黄体 gestagen

109　ホルモンの作用機構

ホルモンの作用機構は，酵素活性を変化させるタイプと酵素量を変化させるタイプの2種に大別することができる．

1. **酵素活性を変化させるタイプ**……ペプチドやアミン系のホルモン
   (1) ホルモンは細胞膜に存在する**レセプター**（receptor）と結合する．
   (2) cAMP その他の**セカンドメッセンジャー**（second messenger）の量を変化させる．
   (3) cAMP その他の量的変化により種々の**酵素活性**が変化し，ホルモンの作用が発現する．

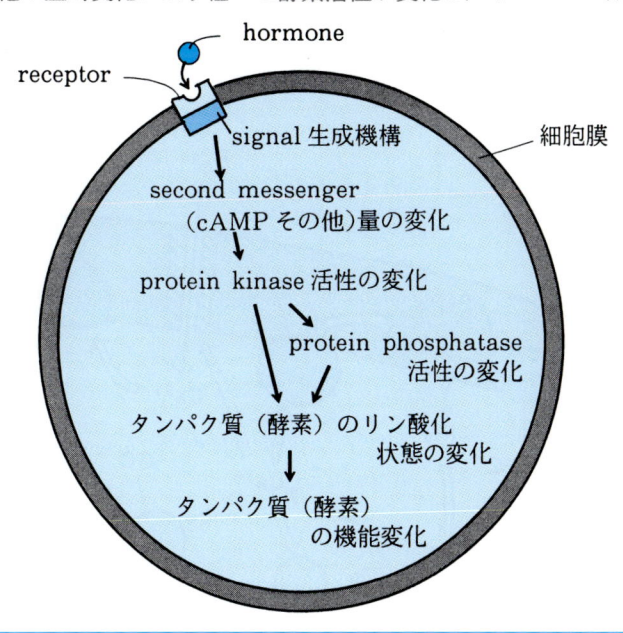

```
                    hormone
       receptor ──┐ ●
                   └──┐
                   signal 生成機構            細胞膜
                        ↓
                  second messenger
                  （cAMP その他）量の変化
                        ↓
                  protein kinase 活性の変化
                        ↓    ↘
                              protein phosphatase
                              活性の変化
                        ↓    ↙
                  タンパク質（酵素）のリン酸化
                              状態の変化
                        ↓
                  タンパク質（酵素）
                        の機能変化
```

a. cAMP をセカンドメッセンジャーとする場合

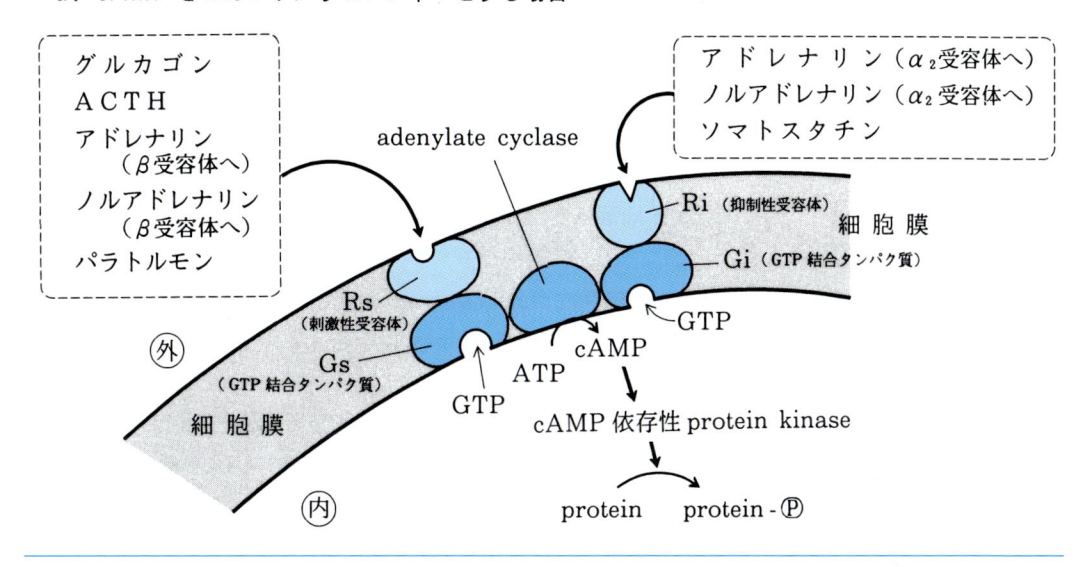

```
┌─────────────────┐                          ┌─────────────────┐
│ グルカゴン       │                          │ アドレナリン（α₂受容体へ）│
│ ACTH            │                          │ ノルアドレナリン（α₂受容体へ）│
│ アドレナリン     │      adenylate cyclase   │ ソマトスタチン   │
│ （β受容体へ）    │                          └─────────────────┘
│ ノルアドレナリン │                            ↓
│ （β受容体へ）    │                          Ri（抑制性受容体）
│ パラトルモン     │                          Gi（GTP 結合タンパク質）
└─────────────────┘                            GTP
              ↓
      Rs（刺激性受容体）
   （外）
            Gs                cAMP
         （GTP 結合タンパク質）
       細胞膜       GTP   ATP
                              ↓
                     cAMP 依存性 protein kinase
   （内）
                          protein → protein-Ⓟ
```

ホルモン（あるいは神経伝達物質など）が Rs（刺激性受容体）に結合すると，GTP が Gs（GTP 結合タンパク質）に結合できるようになる．Gs（α，β，γ の 3 つのサブユニットからなる）の α サブユニットに GTP が結合すると Gs が GTP 結合 α と $\beta\gamma$ に解離し，GTP 結合 α が adenylate cyclase に結合し活性化する．一方，ホルモンが Ri（抑制性受容体）に結合した場合は，同様な過程を経て adenylate cyclase を抑制する．adenylate cyclase により生成する cAMP の量により cAMP 依存性 protein kinase の活性が変化する．なお，Gs あるいは Gi 上で GTP が加水分解されると，adenylate cyclase の活性化あるいは抑制が解除される．

b. inositol 1,4,5-trisphosphate (IP$_3$) や diacylglycerol (DG) をセカンドメッセンジャーとする場合

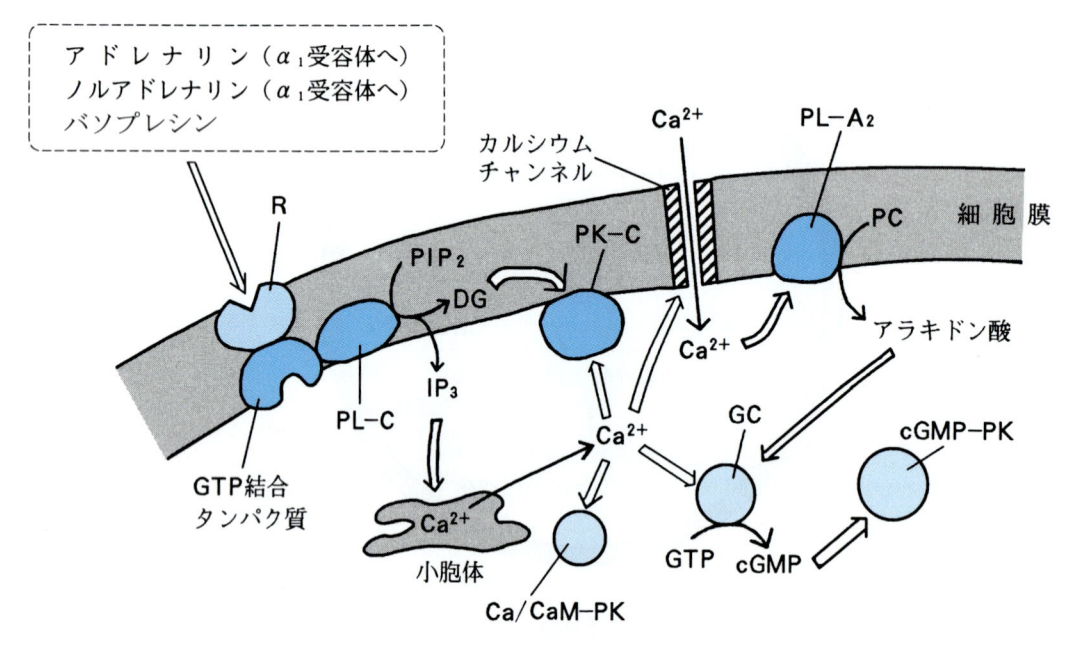

ホルモン（あるいは神経伝達物質など）が R（受容体）に結合すると，PL-C (phospholipase C) が活性化され，膜脂質の一種である PIP$_2$（ホスファチジルイノシトール 4,5-ビスリン酸，☞ p.37）が加水分解され，DG（ジアシルグリセロール）と IP$_3$（イノシトール 1,4,5-トリスリン酸）を生成する．

DG は膜中にとどまり，PK-C (protein kinase C) を活性化する．一方，IP$_3$ はサイトゾル内へ放出され，細胞内の貯蔵 Ca^{2+}（主に小胞体中）を遊離させる．IP$_3$ の作用により増加したサイトゾル Ca^{2+} は Ca／CaM-PK（Ca^{2+}-calmodulin 依存性 protein kinase）や PK-C を活性化し，またカルシウムチャンネルを開口させる．流入した Ca^{2+} は PL-A$_2$ (phospholipase A$_2$) を活性化し，PC（ホスファチジルコリン）などから**アラキドン酸**を遊離させる．それは Ca^{2+} とともに GC (guanylate cyclase) を活性化し，生じた cGMP が cGMP-PK（cGMP 依存性 protein kinase）を活性化する．

このようにして活性化された各種の protein kinase が，**タンパク質（酵素）のリン酸化**を行うことによりホルモン作用が発現されていく．

2. **酵素量を変化させるタイプ**……ステロイドホルモンや甲状腺ホルモン
   (1) ステロイドホルモンや甲状腺ホルモンは細胞核に存在する**レセプター**と結合する．
   (2) ホルモン-レセプター複合体は特定の染色質のタンパク質部分に結合し，特定の遺伝子の転写（mRNA の合成）を調節する．
   (3) 特定のタンパク質（酵素）の生合成が変化することによりホルモンの効果が発現する．

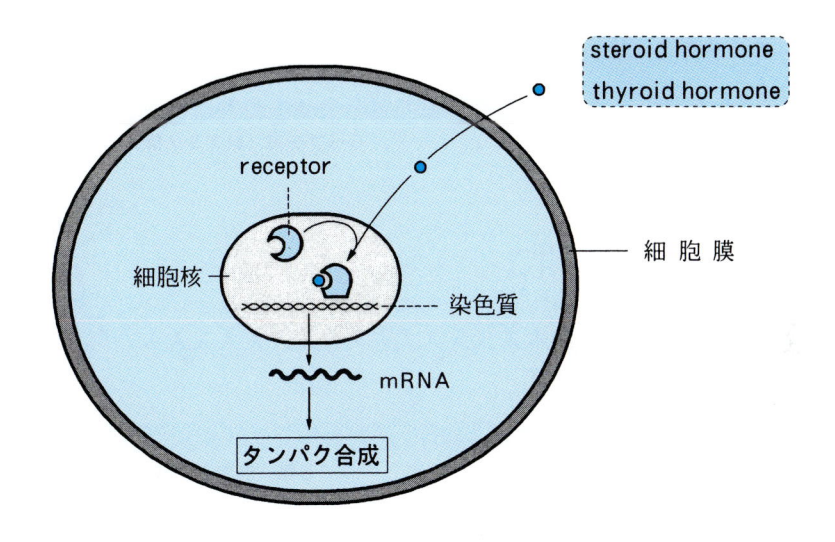

ホルモン作用発現の具体例

グルカゴンやアドレナリンの場合 ………肝細胞において，グリコーゲン分解が促進されるとともにグリコーゲン合成が抑制される（☞ p. 150）．

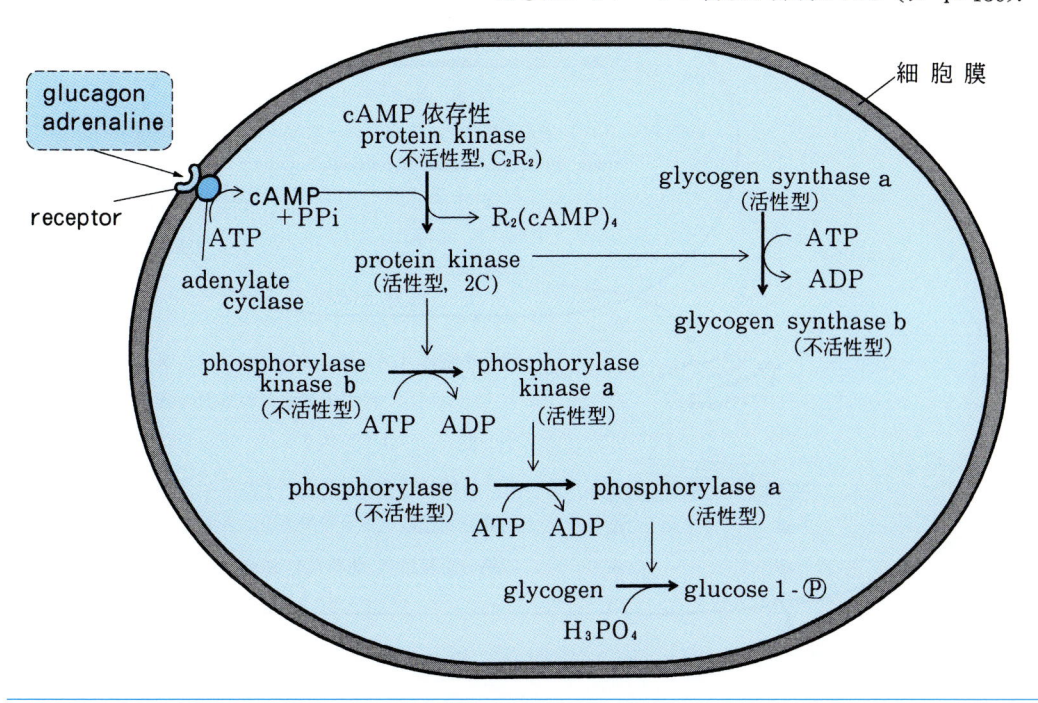

110　ホルモンの生合成と分泌

1. インスリン（ヒト）の生合成と分泌

　膵臓のランゲルハンス島のB細胞（β細胞）において，まず**プレプロインスリン**（preproinsulin, 分子量 約 11,500，アミノ酸 110個）として合成され，そのうちN末端24アミノ酸からなる**シグナルペプチド**（☞ p. 244）が切断され，**プロインスリン**（proinsulin, 分子量約 9,000，アミノ酸 86個）となる．

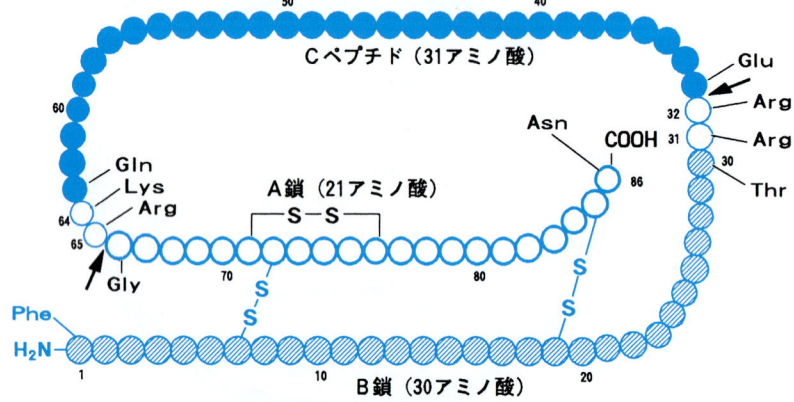

　プロインスリンは小胞体，ゴルジ体，分泌顆粒と移行する間に，まずトリプシン様酵素で矢印の個所で切断され，さらにカルボキシペプチダーゼB様酵素で 31, 32 位および 64, 65 位のアミノ酸が取り除かれて**インスリン**（A鎖とB鎖からなり，分子量 5,807，アミノ酸 51 個）と**Cペプチド**になる．

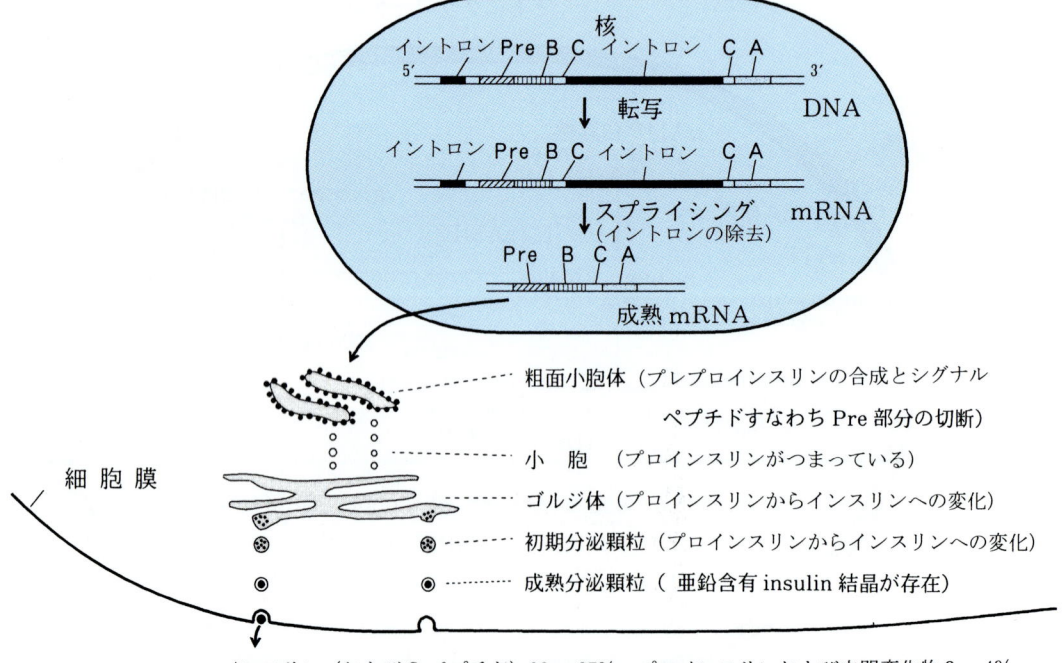

- 粗面小胞体（プレプロインスリンの合成とシグナルペプチドすなわち Pre 部分の切断）
- 小胞（プロインスリンがつまっている）
- ゴルジ体（プロインスリンからインスリンへの変化）
- 初期分泌顆粒（プロインスリンからインスリンへの変化）
- 成熟分泌顆粒（亜鉛含有 insulin 結晶が存在）

インスリン（および C-ペプチド）96〜97%，プロインスリンおよび中間変化物 3〜4%

2. チロキシン（またはサイロキシン）（T_4）およびトリヨードチロニン（T_3）の生合成と分泌

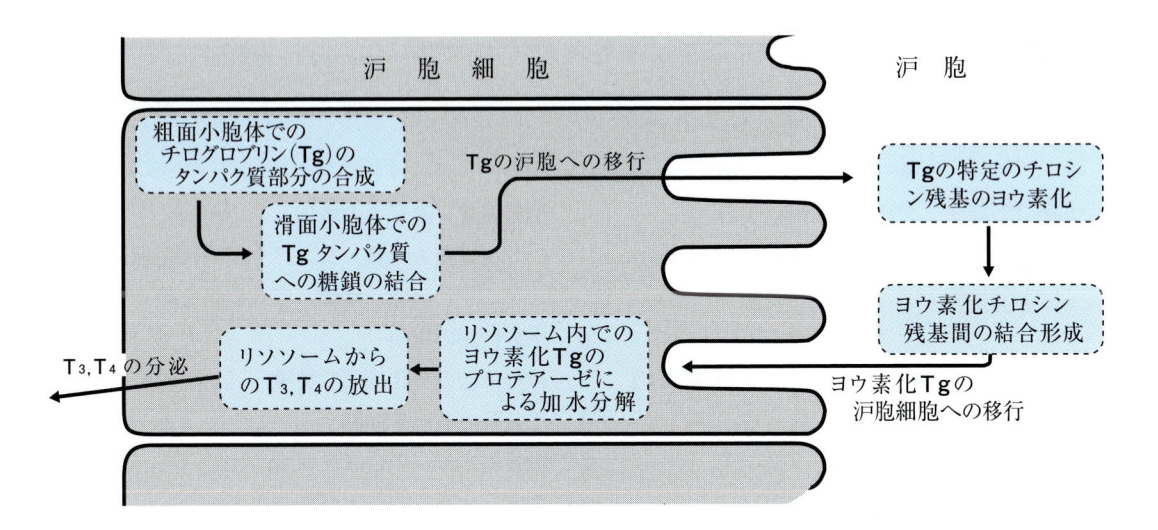

濾胞細胞 ／ 濾胞

- 粗面小胞体でのチログロブリン（Tg）のタンパク質部分の合成
- 滑面小胞体でのTgタンパク質への糖鎖の結合
- Tgの濾胞への移行
- Tgの特定のチロシン残基のヨウ素化
- ヨウ素化チロシン残基間の結合形成
- ヨウ素化Tgの濾胞細胞への移行
- リソソーム内でのヨウ素化Tgのプロテアーゼによる加水分解
- リソソームからのT_3, T_4の放出
- T_3, T_4の分泌

チログロブリン分子中の**ヨウ素化チロシン残基**間の結合の様子を下図に示す．

acceptor — ジヨードチロシン（DIT）残基

donor — モノヨードチロシン（MIT）残基 あるいは DIT 残基

111 ホルモンの

器官名（分泌腺名） [分泌細胞]	ホルモン名 【化学構造上の分類】	生理作用
甲状腺 thyroid [濾胞細胞]	thyroxine (T_4) triiodothyronine (T_3) 【ヨウ素含有 　　アミノ酸誘導体】	1　酸素消費・熱産生の増加 　　　（糖質・脂質・タンパク質の代謝促進） 　　　　《肺，性腺，成人の脳を除く全組織》 2　水分代謝の維持　　　　　　《全組織》 3　神経細胞の分化成熟を誘導　《幼時の中枢神経》 4　TSHの放出を抑制　　　　《下垂体》 5　成長ホルモンの合成を促進　《下垂体》 6　アドレナリンの作用を増強 　　　　　　　　《肝臓，心臓，脂肪組織》 〔TSHにより分泌促進〕
[傍濾胞細胞 （C細胞）]	calcitonin (CT) 【ペプチド 32アミノ酸, MW = 3,500】	1　骨からのリン酸カルシウムの放出（骨吸収）を抑制し，血漿のカルシウムとリン酸の濃度を低下 2　腎からのカルシウムとリン酸の排泄を増加
副甲状腺 parathyroid	parathormone (parathyroid hormone) (PTH) 【タンパク質 84アミノ酸, MW = 9,500】	1　骨からのリン酸カルシウムの放出（骨吸収）を促進 2　腎からのカルシウムの排泄を抑制し，リン酸の排泄を増加 3　腎でのビタミンD活性化（25-ヒドロキシビタミンDの 1-ヒドロキシル化）反応を促進
松果体 pineal body	melatonin 【アミノ酸誘導体】	1　性腺の機能，発育を抑制 2　催眠作用 3　体温を低下 4　両生類では，皮膚の淡色化作用

生理作用と性質

分泌調節・化学構造・その他

【重　量】甲状腺は成人で 25 ～30 g

【分泌低下】甲状腺機能低下症 (hypothyroidism) { 幼小児……クレチン病：発育・知能の障害
成　人……粘液水腫：動作遅鈍，皮膚乾燥など

地域性甲状腺腫 (endemic goiter)：ヨウ素の摂取不足による．（甲状腺機能は正常）

【分泌過剰】甲状腺機能亢進症(hyperthyroidism)……グレイブス病(Graves' disease)＝Basedow病
：甲状腺腫，眼球突出，体重減少，筋力低下．

【構　造】

thyroxine (T_4)　　　　　3,3',5-triiodothyronine (T_3)

甲状腺上皮細胞中のチログロブリンと呼ばれる分子量 67 万の糖タンパク質のチロシン残基がヨウ素化され，プロテアーゼによる加水分解などを経て T_3，T_4 が生成する．(☞ p.267)

T_4 は T_3 へと変化し，T_3 が生理作用を発揮する．

【血中濃度】T_3 が 0.06～0.2 μg/dl，T_4 が 4.5～13 μg/dl で，それらのほとんど (99.97%) がチロキシン結合タンパク質と結合しており，遊離型が生理作用を示す．

【分泌調節】血中 Ca^{2+} の上昇により促進．

parathormone の作用と拮抗する．
高カルシウム血症，骨粗鬆症，骨量減少などの治療薬として用いられる．

H-Cys-Gly-Asn-Leu-Ser-Thr-Cys-Met-Leu-Gly-
Thr-Tyr-Thr-Gln-Asp-Phe-Asn-Lys-Phe-His-
Thr-Phe-Pro-Gln-Thr-Ala-Ile-Gly-Ala-Gly-Ala-Pro-NH_2

副甲状腺は上皮小体とも呼ばれる．
甲状腺の背面に付着した楕円盤状（3×6×2mm）の器官で，上下に4個ある．

【分泌低下】副甲状腺機能低下症　：　テタニー，低 Ca-高リン酸血症．
【分泌過剰】副甲状腺機能亢進症　：　高 Ca-低リン酸血症，尿路結石，線維性骨炎
【分泌調節】血中 Ca^{2+} 低下により，生合成および分泌が促進．

第三脳室の上壁の最後部に位置する 0.1～0.2 g の器官．

【合成経路】　トリプトファン ⟶ 5-ヒドロキシトリプトファン ⟶ セロトニン ⟶
N-アセチルセロトニン ⟶ メラトニン　という経路で合成される．
メラトニンの合成は，明暗サイクルに平行する日内サイクルを示す．

【構　造】

melatonin

器官名（分泌腺名）分泌細胞	ホルモン名【化学構造上の分類】	生理作用
膵臓 pancreas Langerhans島 B(β)細胞	insulin 【ペプチド 51 アミノ酸, MW = 5,807】	1　肝, 筋肉などでのグリコーゲンの合成を促進 2　筋肉, 脂肪組織へのグルコースの取り込みを促進 3　タンパク質合成を促進 4　脂肪の合成を促進, 分解を抑制 5　肝での糖新生を抑制 6　肝での解糖を促進 　　（以上の諸作用の結果, 血糖を低下させる）
Langerhans島 A(α)細胞	glucagon 【ペプチド 29 アミノ酸, MW = 3,485】	1　肝でのグリコーゲンの分解を促進 2　肝での糖新生を促進 3　脂肪・タンパク質の分解を促進
Langerhans島 D(δ)細胞	somatostatin 【ペプチド 14 アミノ酸, MW = 1,638】	1　growth hormone, insulin, glucagon, gastrin, secretin の分泌を抑制
Langerhans島 PP細胞	pancreatic polypeptide 【ペプチド 36 アミノ酸, MW = 4,300】	1　胃酸分泌を抑制
副腎髄質 adrenal medulla	adrenaline 　（epinephrine） noradrenaline 　（norepinephrine） 【カテコールアミン】	1　血糖上昇 …… グリコーゲン分解を促進〔肝臓〕 2　O_2 消費増加, 発熱量増大 3　脂肪分解を促進〔脂肪組織〕 4　心臓血管系に作用 …… 強心作用・血圧上昇 　　（心拍数増加, 心拍出量増加, 末梢血管収縮） 5　他の内分泌腺に影響 …… インスリンの分泌を抑制 　　　　　　　　　　　グルカゴン, チロキシンなどの分泌を促進
副腎皮質 adrenal cortex ［束状層］	corticoid （総称）glucocorticoid 　　　　糖質コルチコイド cortisol 　（hydrocortisone） cortisone corticosterone 【ステロイド】	1　肝での糖新生を促進, 末梢の糖利用を抑制 　　　　　　　　　　　　　…… 血糖上昇 2　肝でのグリコーゲン, タンパク質の合成を促進 3　組織タンパク質の異化を促進 4　四肢の脂肪分解促進, 顔, 胴部の脂肪合成促進 5　炎症反応を抑制, 免疫応答性も抑制 6　ストレス抵抗性を増大

分泌調節・化学構造・その他

【重　量】約 100 g. Langerhans 島は直径 0.05～0.3 mm, 総数約 25 万個, 膵臓重量の 1～2 %.
【分泌低下】糖尿病（diabetes mellitus）：糖尿, 高血糖, 糖認容力低下, ケトン体生成.
　　　　　糖尿病の発症にはインスリン分泌の低下のほかに, インスリン作用の不足も関与する.
【実験的糖尿病】alloxan, streptozocin を投与すると選択的に B 細胞を破壊し, 糖尿病を引き起こすことができる.
【構　造】（☞ p. 57）
【標的器官】筋肉, 肝臓, 脂肪組織など.
【血中濃度】5～20 μU／ml　　【血中半減期】5～10 分

【標的器官】主として肝臓
【血中濃度】70～120 pg／ml
【血中半減期】10 分以内

H-His-Ser-Gln-Gly-Thr-Phe-Thr-Ser-Asp-Tyr-
Ser-Lys-Tyr-Leu-Asp-Ser-Arg-Arg-Ala-Gln-
Asp-Phe-Val-Gln-Trp-Leu-Met-Asn-Thr-OH

ヒト, ブタ, ウシ, ネズミ, ウサギなどでは同一構造である.

【構　造】（☞ p. 279）
視床下部, その他の中枢神経系, 消化管などにも存在する.

【構　造】
　ヒト PP

H-Ala-Pro-Leu-Glu-Pro-Val-Tyr-Pro-Gly-Asp-Asp-Ala-Thr-Pro-Glu-Gln-Met-Ala-
Gln-Tyr-Ala-Ala-Asp-Leu-Arg-Arg-Tyr-Ile-Asn-Met-Leu-Thr-Arg-Pro-Arg-Tyr-NH$_2$

【重　量】副腎 1 個 6～8 g.　【起　源】髄質は神経性外胚葉, 皮質は後腹膜中胚葉から発生する.
【生合成】（☞ p. 216）　tyrosine ⟶ ⟶ noradrenaline ⟶ adrenaline

【作用機構】adrenaline と noradrenaline は 2 組（5 種：$\alpha_1, \alpha_2, \beta_1, \beta_2, \beta_3$）のレセプターに作用する. その程度に差があるために, 発現する生理作用がやや異なる. adrenaline は心拍数, 心拍出量を増加させることにより（末梢血管抵抗はむしろ低下させる）, noradrenaline は細動脈を収縮させることにより血圧を上昇させる.（心拍出量はむしろ減少する.）

副腎皮質は corticoid のほかに, 性ホルモン（androgen, estrogen, gestagen）を分泌する.
ヒトでは corticosterone の活性は弱く, 量も少ないので生理的役割は小さい.
【分　泌】｛糖質コルチコイド………束状層から分泌され, ACTH（下垂体前葉）により促進.
　　　　　 鉱質コルチコイド………顆粒層から分泌され, アンギオテンシン II により促進.
　　　　　　　　　　　　　　　　　　　　　　　　　　（ACTH の効果は弱い.）
【分泌低下】Addison 病………疲労, 低血糖, 低血圧, 食欲減退, 体重減少, 皮膚の色素沈着
【分泌過剰】1.　Cushing 症候群…特異な脂肪沈着, 高血圧, 高血糖, 易炎症性, 骨粗鬆症

器官名（分泌腺名）分泌細胞	ホルモン名【化学構造上の分類】	生 理 作 用
球状層	（総称） mineralocorticoid 鉱質コルチコイド aldosterone deoxycorticosterone 【ステロイド】	主として腎，その他には唾液腺，汗腺，腸管などに働き， 1　Na^+ や Cl^- の貯留（例えば腎では再吸収）を促進 2　K^+ や H^+ の排泄を促進
精巣 testicle (testis) (睾丸) 間質細胞 interstitial cell (Leydig 細胞)	（総称） androgen アンドロゲン 男性ホルモン testosterone androstenedione androsterone 【ステロイド】	1　男性の第二次性徴の発現と生殖器官の機能維持 2　精子形成の促進・維持 3　タンパク質の合成を促進………〔筋肉〕 4　胎児の成長時に，男性の形質を分化 5　LH, LH‐RH の分泌を抑制 　　　　（androgen 分泌のフィードバック阻害）
卵巣 ovary 卵胞 follicle	（総称） estrogen エストロゲン 卵胞ホルモン estradiol estrone estriol 【ステロイド】	1　女性の第二次性徴の発現と生殖機能の維持 2　性周期前半を維持………卵胞成熟，子宮内膜の増殖を促進 3　卵細胞の成熟………排卵促進 4　腟上皮細胞の増殖を促進 5　乳腺における乳管系の発達を促進 6　LH, FSH, LH‐RH, FSH‐RH の分泌を抑制 　　　　（estrogen 分泌のフィードバック阻害）
黄体 corpus luteum	（総称） gestagen ゲスターゲン 黄体ホルモン progesterone （実際に分泌されているのは，progesterone 1 種しかない．） 【ステロイド】	1　性周期後半を維持〔estrogen と協力して〕 　　卵の着床のために子宮内膜の粘液分泌を促進 2　妊娠を持続，乳腺を発育 3　排卵を強く抑制 4　基礎体温を上昇 5　乳汁タンパク質の合成を抑制 6　LH, LH‐RH の分泌を抑制 　　　　（gestagen 分泌のフィードバック阻害）

分 泌 調 節・化 学 構 造・そ の 他

2. 副腎性器症候群（先天的副腎過形成症）……副腎性 androgen の過剰による男性化，早熟

【構　造】cortisol, aldosterone （☞ p.288）
【輸　送】血漿中 corticoid の約 70％ はコルチコステロイド結合性グロブリン（CBG：transcortin）に，約 20％ はアルブミンに結合．約 10％ は非結合型．
【血中濃度】cortisol ……… 50 〜 150 ng／ml　　　aldosterone ……… 0.03 〜 0.2 ng／ml
【血中半減期】cortisol ……… 80 〜 100 分，　　　aldosterone ……… 30 分

生合成される androgen の 85％ は testosterone で，標的細胞内で 5α-dihydrotestosterone となって作用する．
【重　量】15 g 前後 × 2
【構　造】testosterone （☞ p.289）
【分泌調節】LH（下垂体前葉）の刺激により生合成および分泌が促進される．
【輸　送】性腺ステロイド結合グロブリン（SBG：sex steroid binding β-globulin）と結合．
【血中濃度】testosterone ……… 成人男子 3 〜 9 ng／ml，成人女子 0.2 〜 0.5 ng／ml．
【血中半減期】4 分

副腎や睾丸からも少量は分泌され，妊娠中は胎盤からも分泌される．
分泌されるのは estradiol であり，estrone と estriol はその代謝産物である．
【重　量】卵巣は左右合計で 10 g 程度．
【分泌調節】FSH（下垂体前葉）の刺激により生合成および分泌が促進される．
【構　造】estradiol （☞ p.289）
【輸　送】主にアルブミンと結合．性腺ステロイド結合グロブリン（SBG）とも結合．
【血中濃度】estradiol　卵胞期 20 〜 40 pg／ml，　排卵期 150 〜 400 pg／ml，
　　　　　　　　　　　黄体期 100 〜 300 pg／ml，　（男性）16 〜 20 pg／ml．

排卵後に卵胞に残った細胞は黄体細胞となり，卵胞は黄体となる．
progesterone は胎盤でも大量に産生される．
【分泌調節】LH（下垂体前葉）の刺激により生合成および分泌が促進される．
【構　造】progesterone （☞ p.290）
【輸　送】アルブミンと結合．
【血中濃度】progesterone ……… 卵胞期 0.1 〜 0.6 ng／ml，　妊娠中 40 〜 250 ng／ml．
　　　　　　　　　　　　　　　　黄体期 6 〜 21 ng／ml．
　　　　　　　　　　　　　　　　（男性）0 〜 0.5 ng／ml．

器官名（分泌腺名）分泌細胞	ホルモン名【化学構造上の分類】	生理作用
胎盤 placenta	human chorionic gonadotropin (HCG) 絨毛性性腺刺激ホルモン 【糖タンパク質 237 アミノ酸，MW =37,000】	1 妊娠持続作用…胎盤が十分な量の progesterone を産生できるようになるまでの期間，黄体を支援する．（LH と類似の作用，妊娠初期の 4〜8 週間） 2 胎児の睾丸からの androgen 分泌を刺激 ……性分化
下垂体 pituitary gland 前葉 anterior pituitary	ACTH (adrenocorticotropic hormone) 副腎皮質刺激ホルモン 【ペプチド 39 アミノ酸，MW = 4,541】	1 副腎皮質を刺激して corticoid を産生（cholesterol → pregnenolone の変化を促進） 2 脂肪組織からの脂肪酸の放出を促進 3 インスリンの分泌を増加（血糖低下） 《corticotropin》
	GH (growth hormone) 成長ホルモン 【タンパク質 191 アミノ酸，MW = 21,500】	1 成長促進作用　（以下の総合として） 　(1) 骨端軟骨の成長を促進………somatomedin 生成を介する 　(2) タンパク質合成を促進 　(3) 脂肪分解を促進 　(4) 血糖上昇………インスリン感受性低下による 2 Na，K，Ca，P の貯留 《somatotropin》
	PRL (prolactin) プロラクチン 【タンパク質 198 アミノ酸，MW = 22,000】	1 乳腺を刺激し，乳汁の分泌を促進 2 前立腺・精嚢腺の発育を促進（男性） （3 ラットやマウスでは黄体刺激作用がある．） 《黄体刺激ホルモン LTH : luteotropic hormone》 《乳腺刺激ホルモン MTH : mammotropic hormone》
	FSH (follicle-stimulating hormone) 卵胞刺激ホルモン 【糖タンパク質 207 アミノ酸，MW =35,000】	1 卵胞の発育と成熟を促進（女性） 　(1) LH の排卵誘発作用を受けやすくする 　(2) estrogen の分泌を促進 2 精細管の発育を促進，精子形成を促進（男性） 《follitropin》

分　泌　調　節　・　化　学　構　造　・　そ　の　他

　α，βのサブユニットからなる糖タンパク質（糖含量約 30 %）．
　αサブユニット……アミノ酸 92 個，　βサブユニット……アミノ酸 145 個．
　胎盤絨毛では，妊娠の初期（4～8 週）に HCG を分泌し，黄体を刺激し，妊娠を持続させる．
　胎盤が発育すると，胎盤が progesterone や estrogen を分泌し，妊娠を維持する．
【応　用】HCG は妊娠早期診断に用いる．HMG - HCG 療法は排卵誘発法として不妊の改善に応用．
　　　　　（HMG：human menopausal gonadotropin，ヒト閉経期尿性性腺刺激ホルモン）

【重　量】下垂体は，脳の基底部，視神経交差の上部の後側にある．重量は 0.5～0.8 g．
【分泌調節】視床下部の CRF（副腎皮質刺激ホルモン放出因子）により分泌促進．ストレスにより
　　　　　CRFを介して分泌促進．血中の corticoid によってフィードバック調節される．
【産生細胞】下垂体前葉の ACTH 産生細胞．　　【構　造】（☞ p. 57）（1～13のアミノ酸は
【分泌低下】Simmonds 病，（副腎腫瘍の場合の）Cushing 症候群．　　　　　　　　は α-MSH と同じ）
【分泌過剰】Cushing 病，Addison 病．
【血中濃度】朝は 100 pg／ml，夕にはその 1/2 以下．　【血中半減期】10～30 分

【産生細胞】下垂体前葉の好酸性細胞．円形分泌顆粒内に貯蔵．GH 量はヒト乾燥下垂体重量の10%．
【分泌調節】視床下部の成長ホルモン放出因子(GRF)により促進．somatostatin により抑制．
【分泌低下】成長期以前……下垂体性小人症
【分泌過剰】成長期……巨人症，　成長期以後……末端肥大症
【応　用】　下垂体性小人症の治療に応用．種特異性があるのでヒトまたはサルの GH のみ有効．
【血中濃度】5 ng／ml 以下．　　　【血中半減期】20 分
【somatomedin】GH の刺激により肝および腎で生成されるホルモン様ペプチド．
　　　　　　　　6 種類単離されている（MW = 5,000～10,000）．軟骨細胞増殖促進作用．

　ハトでは素嚢の発育を，海水魚では淡水への適応化を促進する．
【産生細胞】下垂体前葉の好酸性細胞．GH 酸性細胞とは異なる．
【分泌調節】視床下部のプロラクチン放出抑制因子(PIF)により抑制．
　　　　　乳房刺激，運動，睡眠などで促進．
【血中濃度】20 ng／ml 以下．　分娩時 110 ng／ml．

　α鎖とβ鎖の 2 つのサブユニットからなる糖タンパク質で，糖含量は約 20 %．
【産生細胞】下垂体前葉の好塩基性細胞．
【血中濃度】（女性）　卵胞期 7～35 mIU／ml，　排卵期 6～38 mIU／ml，
　　　　　　　　　　黄体期 4～30 mIU／ml，　閉経後 26～150 mIU／ml．
　　　　　（男性）　2～22 mIU／ml．

器官名（分泌腺名）分泌細胞	ホルモン名【化学構造上の分類】	生理作用《同義語》
下垂体前葉	**LH** (luteinizing hormone) 黄体化ホルモン 【糖タンパク質 215 アミノ酸， MW = 29,000 】	1　（女性）(1)　卵胞成熟と estrogen 生成を促進 　　　　　　(2)　排卵を促進 　　　　　　(3)　黄体形成と progesterone 産生を促進 2　（男性）睾丸間質細胞の androgen 産生を促進 《luteotropin》
	TSH (thyroid-stimulating hormone) 甲状腺刺激ホルモン 【糖タンパク質 198 アミノ酸， MW = 28,000 】	1　甲状腺の発育を促進 2　甲状腺ホルモンの産生と放出を促進 《thyrotropin》
下垂体 pituitary gland 中葉 intermediary pituitary	**MSH** (melanocyte-stimulating hormone) 色素細胞刺激ホルモン 【ペプチド】	1　色素細胞中のメラニン顆粒を拡散 　　　　　　　　　　　（両生類，爬虫類） 2　メラニン色素の形成を促進（哺乳類） 《melanotropin》
下垂体 pituitary gland 後葉 posterior pituitary	oxytocin，OT オキシトシン 【ペプチド　9 アミノ酸， MW = 1,007 】	1　子宮を収縮 2　乳汁を射出
	vasopressin，VP バソプレシン 【ペプチド　9 アミノ酸， MW = 1,084（AVP）】	1　抗利尿作用………腎集合管の上皮細胞に作用し， 　　　　　　　　水の再吸収を促進して尿を濃縮する． 《ADH：antidiuretic hormone（抗利尿ホルモン）》

分　泌　調　節　・　化　学　構　造　・　そ　の　他

α鎖とβ鎖の2つのサブユニットからなる糖タンパク質で，糖含量は約 20 %.
【産生細胞】下垂体前葉の好塩基性細胞.
【分泌調節】視床下部のLH放出ホルモン(LH‐RH)により促進.
　　　　　　性ステロイドホルモンのフィードバック制御により抑制.
【血中濃度】（女性）　卵胞期 8 〜 40 mIU／ml，　排卵期 45 〜 280 mIU／ml．
　　　　　　　　　　黄体期 3 〜 45 mIU／ml，　閉経後 20 〜 130 mIU／ml．
　　　　　　（男性）　　7 〜 35 mIU／ml．

【　別　名　】間質細胞刺激ホルモン（ICSH : interstitial cell‐stimulating hormone）

α，βの2つのサブユニットからなる糖タンパク質で，糖含量は約15%.
【産生細胞】下垂体前葉の好塩基性細胞.
【分泌調節】視床下部の甲状腺刺激ホルモン放出ホルモン(TRH)により促進.
　　　　　　甲状腺ホルモンのフィードバック制御により抑制.
【血中濃度】 1 〜 10 μU／ml．

α-MSH (13 アミノ酸，MW=1,624) と β-MSH (18 アミノ酸，MW=2,177) の2種ある．（構造式 ☞ p. 56）
ヒトの中葉は未発達で，恐らくMSHは存在していない．ヒトのβ-MSHは抽出操作中の分解生成物であると考えられている．

ACTHとβ-LPH (lipotropic hormone)（☞ p. 282）は分子量 31,000 の共通のタンパク質に組み込まれて合成されたのち，酵素により切断されて生じる．　さらに，ACTHからは α-MSH が，β-LPH からは γ-LPH，β-MSH，endorphins が生じる．

下垂体後葉ホルモンは後葉で作られるのでなく，視床下部の室旁核および視束上核の神経細胞で合成され，軸索を通り下垂体後葉に達し末端部に貯蔵され，放出される．便宜上後葉ホルモンと称している．

【　構　造　】ヒトOT　　　　　　　　　H-Cys-Tyr-Ile-Gln-Asn-Cys-Pro-**Leu**-**Gly**-NH$_2$
【血中半減期】3 〜 5 分　　　　　　　　　　　　（太字部分はVPと異なる部分）

【　構　造　】AVP (arginine‐vasopressin)　ヒト，ウシ
　　　　　　　MW = 1,084　　　　　　　　H-Cys-Tyr-**Phe**-Gln-Asn-Cys-Pro-**Arg**-Gly-NH$_2$
　　　　　　LVP (lysine‐vasopressin)　ブタ，カバ
　　　　　　　MW = 1,056　　　　　　　　H-Cys-Tyr-**Phe**-Gln-Asn-Cys-Pro-**Lys**-Gly-NH$_2$
【血中半減期】8 分
【欠　乏　症】尿崩症 ： 多尿 3 〜20 l／day.

器官名 [分泌細胞]	ホルモン名 【化学構造上の分類】	生理作用
視床下部 hypothalamus	【 視床下部ホルモンはすべて ペプチド 】	
	TRH (thyrotropin- releasing hormone)	甲状腺刺激ホルモン放出ホルモン 1　TSH の分泌を促進 2　prolactin の分泌を促進
	Gn-RH (gonadotropin- releasing hormone)	性腺刺激ホルモン放出ホルモン 1　LH の分泌を促進 2　FSH の分泌を促進
	somatostatin (SRIF : somatotropin release- inhibiting factor)	成長ホルモン放出抑制因子 1　GH の基礎分泌を抑制 2　各種刺激による GH 分泌増加を抑制 3　TSH や prolactin の分泌を抑制
	CRF (corticotropin- releasing factor)	副腎皮質刺激ホルモン放出因子 1　ACTH の分泌を促進
	MRF (melanocyte-stimulating hormone-releasing factor)	メラニン細胞刺激ホルモン放出因子 1　MSH の分泌を促進
	MIF (melanocyte-stimulating hormone -release-inhibiting factor)	メラニン細胞刺激ホルモン放出抑制因子 1　MSH の分泌を抑制
	PRF (prolactin-releasing factor)	プロラクチン放出因子 1　prolactin の分泌を促進
	PIF (prolactin release- inhibiting factor)	プロラクチン放出抑制因子 1　prolactin の分泌を抑制
	GRF (growth hormone- releasing factor)	成長ホルモン放出因子 1　GH の分泌を促進

同義語・化学構造・その他

《同義語》 thyroliberin, TRF
【構 造】 ヒト TRH <Glu-His-Pro-NH$_2$
【3 アミノ酸, MW = 362】
(<Glu はピログルタミン酸)

《同義語》 gonadoliberin, LH-RH, LH/FSH-RH, LRH, LRF, luliberin
【構 造】 ヒト Gn-RH <Glu-His-Trp-Ser-Tyr-Gly-Leu-Arg-Pro-Gly-NH$_2$
(<Glu はピログルタミン酸)　【10 アミノ酸, MW = 1,182】

《同義語》 GH-RIF (growth hormone-release-inhibiting factor)
【構 造】 ヒト somatostatin
H-Ala-Gly-Cys-Lys-Asn-Phe-Phe-Trp
　　　　　　　|　　　　　　　　　|
　　HO-Cys-Ser-Thr-Phe-Thr-Lys
【14 アミノ酸, MW = 1,638】

《同義語》 corticoliberin, CRH
【構 造】 ヒト CRF
H-Ser-Gln-Glu-Pro-Pro-Ile-Ser-Leu-Asp-Leu-
Thr-Phe-His-Leu-Leu-Arg-Glu-Val-Leu-Glu-
Met-Ala-Arg-Ala-Glu-Gln-Leu-Ala-Gln-Gln-
Ala-His-Ser-Asn-Arg-Lys-Leu-Met-Glu-Ile-Ile-NH$_2$
【41 アミノ酸, MW = 4,757】

《同義語》 melanoliberin, MRH
【構 造】 不 明

《同義語》 melanostatin, MIH
【構 造】 ヒト MIF H-Pro-Leu-Gly-NH$_2$ 【3 アミノ酸, MW = 284】

《同義語》 prolactoliberin, PRH

《同義語》 prolactostatin, PIH

《同義語》 somatoliberin, GRH, SRF
【構 造】 ヒト GRF
H-Tyr-Ala-Asp-Ala-Ile-Phe-Thr-Asn-Ser-Tyr-
Arg-Lys-Val-Leu-Gly-Gln-Leu-Ser-Ala-Arg-
Lys-Leu-Leu-Gln-Asp-Ile-Met-Ser-Arg-Gln-
Gln-Gly-Glu-Ser-Asn-Gln-Glu-Arg-Gly-Ala-Arg-Ala-Arg-Leu-NH$_2$
【44 アミノ酸, MW = 5,040】

器官名 / 分泌細胞	ホルモン名 【化学構造上の分類】	生理作用
胃 stomach / 前庭部G細胞	gastrin（G）ガストリン 【ペプチド，17 アミノ酸】	1　胃体部壁細胞からの胃酸の分泌を促進 $$\begin{pmatrix} <\text{Glu-Gly-Pro-Trp-Leu-Glu-Glu-Glu-Glu-Glu-} \\ \text{Ala-Tyr-Gly-Trp-Met-Asp-Phe-NH}_2 \\ \text{(SO}_3\text{H)} \quad \text{ヒト gastrin} \end{pmatrix}$$
十二指腸・空腸 / I細胞	cholecystokinin（CCK）コレシストキニン 【ペプチド 33 アミノ酸，MW = 3,919】	1　膵臓の酵素分泌を促進 2　胆嚢収縮を促進 （脳にも存在し，いわゆる脳・腸管ペプチドの1つ）
十二指腸・空腸 / S細胞	secretin（S）セクレチン 【ペプチド 27 アミノ酸，MW = 3,055】	1　膵臓の重炭酸塩分泌を促進 2　胃酸の分泌を抑制 3　ペプシノーゲンの分泌を促進
小腸・大腸 / K細胞	VIP（vasoactive intestinal polypeptide）【ペプチド 28 アミノ酸，MW = 3,381】	1　血管を拡張 2　小腸外分泌を促進
空腸 / K細胞	GIP（gastric inhibitory polypeptide）【ペプチド 42 アミノ酸，MW = 4,977】	1　胃酸分泌を抑制 2　グルコース存在下でのインスリン分泌を促進
十二指腸・空腸 / EC細胞	motilin　モチリン 【ペプチド 22 アミノ酸，MW = 2,700】	1　胃の空腹期収縮を促進 2　胃酸およびペプシノーゲンの分泌を促進 3　小腸平滑筋収縮を促進
心臓 heart / 心房筋線維細胞	ANP（atrial natriuretic peptide）心房性Na利尿ペプチド 【ペプチド】	1　腎血管拡張により利尿 2　アルドステロン合成の抑制により血圧，体液量を降下 3　血管平滑筋弛緩により血圧を降下
	BNP（brain natriuretic peptide）脳性Na利尿ペプチド 【ペプチド】	

分　泌　調　節　・　化　学　構　造　・　そ　の　他

【分泌調節】　胃内に食物が入ると放出促進．胃前庭部の pH が 2.5 以下になると放出停止．
⇦【構　造】　12 番目のチロシン残基がスルホン化されていないガストリン I（MW = 2,096）とスルホン化されたガストリン II（MW = 2,176）がある．
【血中濃度】　30 〜 40 pg/ml，　食後 30 〜 60 分で 70 〜 120 pg/ml．
【血中半減期】　2 〜 4 分

【分泌調節】　十二指腸，空腸内の脂肪，脂肪酸，タンパク質消化物により分泌．

《同義語》　pancreozymin（PZ）：PZ と CCK とは別々に発見されたが同一であることが判明．

【血中半減期】　3 分

【分泌調節】　上部腸管の酸性化により分泌．
【構　造】　ヒト secretin の 27 個のアミノ酸のうち 14 個の配列はグルカゴンと同じ．

H-$\overset{1}{\text{His}}$-Ser-Asp-Gly-Thr-Phe-Thr-Ser-Glu-$\overset{10}{\text{Leu}}$-
$\overset{11}{\text{Ser}}$-Arg-Leu-Arg-Asp-Ser-Ala-Arg-Leu-$\overset{20}{\text{Gln}}$-
$\overset{21}{\text{Arg}}$-Leu-Leu-Gln-Gly-Leu-$\overset{27}{\text{Val}}$-NH$_2$

【血中半減期】　3 分

脳，自律神経にも存在し，いわゆる脳・腸管ペプチドの 1 つ．
【分泌調節】　食物摂取により分泌．
【血中半減期】　2 分

【構　造】　ヒト VIP

H-$\overset{1}{\text{His}}$-Ser-Asp-Ala-Val-Phe-Thr-Asp-Asn-$\overset{10}{\text{Tyr}}$-
$\overset{11}{\text{Thr}}$-Arg-Leu-Arg-Lys-Gln-Met-Ala-Val-$\overset{20}{\text{Lys}}$-
$\overset{21}{\text{Lys}}$-Tyr-Leu-Asn-Ser-Ile-Leu-$\overset{28}{\text{Asn}}$-NH$_2$

【分泌調節】　食物中の糖・脂肪により分泌．
【血中濃度】　食後約 1 ng/ml

【構　造】　ブタ GIP

H-$\overset{1}{\text{Tyr}}$-Ala-Glu-Gly-Thr-Phe-Ile-Ser-Asp-$\overset{10}{\text{Tyr}}$-
$\overset{11}{\text{Ser}}$-Ile-Ala-Met-Asp-Lys-Ile-Arg-Gln-$\overset{20}{\text{Gln}}$-
$\overset{21}{\text{Asp}}$-Phe-Val-Asn-Trp-Leu-Leu-Ala-Gln-$\overset{30}{\text{Lys}}$-
$\overset{31}{\text{Gly}}$-Lys-Lys-Ser-Asp-Trp-Lys-His-Asn-Ile-Thr-$\overset{42}{\text{Gln}}$-OH

脳・腸管ペプチドの一つ．
【分泌調節】　摂食により抑制，空腹時に分泌．
【血中半減期】　4 〜 6 分

【構　造】　ブタ motilin

H-$\overset{1}{\text{Phe}}$-Val-Pro-Ile-Phe-Thr-Tyr-Gly-Glu-$\overset{10}{\text{Leu}}$-
$\overset{11}{\text{Gln}}$-Arg-Met-Gln-Glu-Lys-Glu-Arg-Asn-$\overset{20}{\text{Lys}}$-
$\overset{21}{\text{Gly}}$-Gln-OH

ヒトには α-ANP【28 アミノ酸，MW = 3,000】，β-ANP【α-ANP の逆平行二量体，MW = 6,000】γ-ANP（126 アミノ酸，MW = 13,000）の 3 種が存在する．α-ANP は γ-ANP の C 末端部分に相当．α-ANP が主に生理作用を発揮する．

【構　造】　ヒト α-ANP
【血中濃度】　70 〜 100 fmol/ml

H-$\overset{1}{\text{Ser}}$-Leu-Arg-Arg-Ser-Ser-Cys-Phe-Gly-$\overset{10}{\text{Gly}}$-Arg-Met-Asp-Arg
HO-$\overset{28}{\text{Tyr}}$-Arg-Phe-Ser-Asn-Cys-Gly-Leu-$\overset{20}{\text{Gly}}$-Ser-Gln-Ala-Gly-Ile

【構　造】　ヒト BNP
ブタ脳から発見されたがヒトでは心室から分泌．

H-$\overset{1}{\text{Ser}}$-Pro-Lys-Met-Val-Gln-Gly-Ser-Gly-$\overset{10}{\text{Cys}}$-Phe-Gly-Arg-Lys-Met-Asp
HO-$\overset{32}{\text{His}}$-Arg-$\overset{30}{\text{Arg}}$-Leu-Val-Lys-Cys-Gly-Leu-Gly-Ser-Ser-$\overset{20}{\text{Ser}}$-Ser-Ile-Arg

【MW = 3,465】

112　ホルモン様物質

器官名 [分泌細胞]	ホルモン様物質名 【化学構造上の分類】	生理作用
前駆体タンパク質であるキニノーゲンは主に肝臓でつくられる．	kallidin 　　カリジン bradykinin 　　ブラジキニン 【ペプチド】	1　血管を拡張 2　血管透過性を亢進 3　白血球遊走を亢進 4　ショック，炎症，アレルギーなどの発現に関与 　　ブラジキニンとカリジンは同様の生理作用を示す．
前駆体タンパク質であるアンギオテンシノーゲンは主に肝臓でつくられる．	angiotensin II 　　アンギオテンシンII 【ペプチド】	1　血圧を上昇……末梢血管平滑筋の収縮および血管運動中枢の刺激による． 2　副腎からのアドレナリン分泌を促進 3　アルドステロンの生合成および分泌を促進 4　細胞増殖を促進
[下垂体] [前葉・中葉]	LPH （lipotropic hormone）	脂肪分解促進作用，ステロイド産生促進作用などが知られているが，生理作用は不明． 《別名　lipotropin》
[胎盤絨毛]	placental lactogen (PL) 胎盤性ラクトゲン	1　弱い成長ホルモン様作用 2　プロラクチン作用 《別名　choriomammotropin》
[腎臓] kidney	renin　レニン 【糖タンパク質 　MW = 35,000〜40,000】	1　タンパク水解酵素の一種（EC 3.4.23.15）であり，血中のangiotensinogenに作用してangiotensin I（☞ p. 56）を生じる．
	erythropoietin エリスロポエチン 【糖タンパク質 　MW = 36,000】	1　骨髄中の赤芽球前駆細胞に作用して赤血球への分化を促進することにより赤血球産生を促進
[胸腺] thymus	thymosin　チモシン 【ペプチド】	1　Tリンパ球の免疫担当細胞への分化を促進 2　前胸腺細胞から胸腺細胞への分化を促進
	thymopoietin チモポエチン 【ペプチド，MW = 5,500】	1　Tリンパ球の分化を促進 2　前胸腺細胞から胸腺細胞への分化を促進

の生理作用と性質

分泌調節・化学構造・その他

膵臓，唾液腺，汗腺などにある腺性カリクレインが血漿中の低分子キニノーゲン（kininogen, MW = 48,000）に作用してカリジンを，血漿カリクレインが高分子キニノーゲン（MW = 76,000）に作用してブラジキニンを生成する．これらはキニナーゼ（kininase）により分解される．

【構　造】 H-Lys-Arg-Pro-Pro-Gly-Phe-Ser-Pro-Phe-Arg-OH
　　　　　　　　　1　　　　　　　　5　　　　　　　　10
　　　　　　　　　　——ブラジキニン——
　　　　——カリジン——

【ブラジキニン MW = 1,060】
【カリジン MW = 1,189】

アンギオテンシノーゲン（angiotensinogen, MW = 57,000 の糖タンパク質，α_2-グロブリン画分）に，腎臓から血中に分泌されるレニン（renin）が作用してアンギオテンシンⅠが生成する．Ⅰ型からⅡ型への変化は肺や血中にある angiotensin converting enzyme により行われる．
Ⅰ型（10 アミノ酸）→Ⅱ型（8 アミノ酸）→Ⅲ型（7 アミノ酸）と変化し，Ⅱ型が多く作用も強い．

【構　造】 H-Asp-Arg-Val-Tyr-Ile-His-Pro-Phe-His-Leu-OH
　　　　　　　　　　　　　　　　5　　　　　　　　10

【Ⅰ型 MW = 1,297】
【Ⅱ型 MW = 1,046】
【Ⅲ型 MW = 　931】

β-MSH の項参照
【構　造】 91 個のアミノ酸の β-LPH とその 58 番目までのポリペプチドである γ-LPH とがある．β-LPH の 61 〜 91 番の部分は β-エンドルフィンに相当する．

胎盤の合細胞体栄養膜細胞で産生される．
【構　造】 タンパク質　【（ヒト）191 アミノ酸，MW = 21,600】
【血中半減期】 約 15 分

【分泌調節】 腎血流量や血中 Na^+ 濃度の低下により傍糸球体細胞からの分泌が促進される．
【構　造】 大きさの異なる 2 つのサブユニットからなる．
　　　　　 prorenin から生成する．

【分泌調節】 腎組織の酸素濃度が低下すると腎（近位尿細管の細胞）からの分泌が亢進する．強い貧血状態や低酸素状態では肝でも産生される．

【構　造】 種々の分子量のものが知られている．
　　　　　 例えば，thymosin β_4 は 43 個のアミノ酸（MW = 4,982）からなる．

チモシンとともに胸腺因子の一つ．
神経筋伝達障害作用なども有する．

器官名	ホルモン様物質名【化学構造上の分類】	生理作用
脳	CNP (C-type natriuretic peptide) C型Na利尿ペプチド 【ペプチド，22アミノ酸】	1　神経伝達物質として機能 2　血管平滑筋細胞の増殖を抑制 　　（ANP, BNPとともにNa利尿ペプチドファミリーを形成）
脳 下垂体 副腎髄質 消化管	内因性 opioid peptide 【ペプチド】	1　鎮痛作用 2　神経伝達物質として機能 3　神経内分泌機能を調節 4　体温，摂食を制御
各種器官	prostaglandin (PG) プロスタグランジン 【プロスタン酸誘導体】 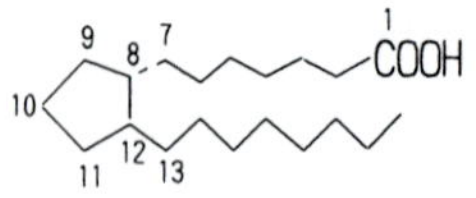 プロスタン酸	生成した細胞の周辺で作用するので，**局所ホルモン**（オータコイド autacoid）の一種とみなされる． 1　血管拡張により血圧を降下（PGE_2, PGI_2） 2　血小板凝集を阻害（PGI_2） 3　睡眠を誘起（PGD_2） 4　覚醒を誘起（PGE_2） 5　子宮の収縮を誘起（PGE_2, $PGF_{2\alpha}$） 6　細胞増殖を抑制（PGA_2） 7　血管収縮により血圧を上昇（$PGF_{2\alpha}$）
	thromboxane (TX) トロンボキサン 【トロンバン酸誘導体】 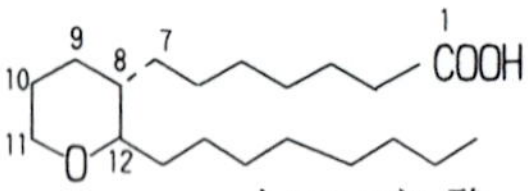 トロンバン酸	局所ホルモンの一種とみなされる． 1　血小板凝集を誘起（TXA_2） 2　動脈血管を収縮（TXA_2） 3　気管支を収縮（TXA_2） 以上の作用から，血栓病，狭心症，気管支喘息の起因物質の1つと考えられている．
	leukotriene (LT) ロイコトリエン 【ポリエン脂肪酸誘導体】	局所ホルモンの一種とみなされる． 1　平滑筋（気管支など）を収縮（LTC_4） 2　白血球遊走を促進（LTB_4） 3　血管透過性を亢進（LTC_4） 　　喘息，アレルギー性鼻炎，アナフィラキシーショック，炎症などの起因物質の1つ．

種　類　・　化　学　構　造　・　そ　の　他

【構　造】　ヒトCNP：

```
          1                    10
H-Gly-Leu-Ser-Lys-Gly-Cys-Phe-Gly-Leu-Lys-Leu-Asp-Arg
                          |                           ⟩Ile
              Cys-Gly-Leu-Gly-Ser-Met-Ser-Gly
                       20
```
　　　　　　　　　　　　　　　　　　　　　　　　【MW = 2,198】

モルヒネ受容体と特異的に結合する一群の化合物で，endorphin（$\alpha, \beta, \gamma, \delta$），neoendorphin（$\alpha, \beta$），enkephalin（4種），adrenorphin，dynorphin（2種）などが知られている．

【構　造】　ヒト　methionine enkephalin ： H-Tyr-Gly-Gly-Phe-Met-OH　　【MW = 574】
　　　　　　ヒト　leucine enkephalin ： H-Tyr-Gly-Gly-Phe-Leu-OH　　【MW = 556】
　　　　　　ヒト　β-endorphin　　　：　H-Tyr-Gly-Gly-Phe-Met-Thr-Ser-Glu-Lys-Ser-
　　　　　　　　　　　【MW = 3,464】　　　　　Glu-Thr-Pro-Leu-Val-Thr-Leu-Phe-Lys-Asn-
　　　　　　　　（代表的な3種の構造）　　　　Ala-Ile-Ile-Lys-Asn-Ala-Thr-Lys-Lys-Gly-Gln-OH

精液中にこの物質を最初に発見したU.S.von Eulerらが前立腺（prostate）から分泌されると考えて命名した．アラキドン酸のようなエイコサポリエン酸から生合成される一群の化合物で，20種以上が知られている．それらの生理作用はそれぞれ異なり，ある種のものは分娩促進剤，血管拡張剤などとして利用されている．

【構　造】　子宮収縮作用，血圧上昇作用などを持つ prostaglandin $F_{2\alpha}$ の構造を示す．

　　　　他の prostaglandin の構造　（☞ p.189）　　　　　　　　　$PGF_{2\alpha}$

血小板（thrombocyte）で多く合成されることから名付けられた．
アラキドン酸のようなエイコサポリエン酸から生合成される一群の化合物で数種知られている．

【構　造】　最も強力な作用を有する
　　　　　thromboxane A_2 の構造．

　　　　他の thromboxane の構造　（☞ p.189）　　　　　　　　　TXA_2

白血球（leukocyte）で多く合成されることから名付けられた．
アラキドン酸のようなエイコサポリエン酸から生合成される一群の化合物で10数種知られている．
SRS-A（slow reacting substance of anaphylaxis）の本体．

【構　造】　白血球遊走作用の強い leukotriene B_4 の構造．

　　　　他の leukotriene の構造　（☞ p.189）　　　　　　　　　LTB_4

器 官 名	ホルモン様物質名 【化学構造上の分類】	生 理 作 用
血管内皮細胞,その他（脳,肺,腎,空腸,副腎,子宮 など）	endothelin（ET） エンドセリン 【ペプチド】 ET-1： 21アミノ酸, MW = 2,494 ET-2： 21アミノ酸, MW = 2,549 ET-3： 21アミノ酸, MW = 2,645	局所ホルモンの一種とみなされる. 1　血管平滑筋を持続的に収縮（血圧を上昇） 　　　　　　　　……… EC_{50} は 4×10^{-10}M 2　心臓収縮力・心拍数を亢進 3　レニン分泌・腎血流量を抑制 4　アルドステロン・コルチゾール分泌を促進 5　神経終末からのノルエピネフリン・アセチルコリン分泌を抑制 6　気管支を収縮 7　血管内皮細胞から NO（一酸化窒素 nitric oxide）を放出
血管内皮細胞,その他（脳,肝,副腎,マクロファージ,好中球,血小板 など）	nitric oxide 一酸化窒素 【窒素酸化物】 MW = 30	1　血管平滑筋を弛緩　（局所ホルモンとして作用） 2　神経伝達調節に関与 3　血小板凝集に関与 4　免疫系（特にマクロファージによる腫瘍細胞の攻撃）に関与 血管平滑筋においては，NO は guanylate cyclase を活性化して，cyclic GMP (cGMP) を増やし，それが cGMP-dependent protein kinase を活性化し，ある種のタンパク質のリン酸化が促進され，平滑筋弛緩すなわち血管拡張が起る.

種　類　・　化　学　構　造　・　そ　の　他

　血管を収縮させる作用が強く，主に血圧の調節に関与していると考えられているが，他にもいろいろな作用を有する．ET-1，ET-2，ET-3がエンドセリンファミリーを形成する．

　昇圧作用はET-1とET-2がET-3よりはるかに強い．レセプターは2種類（ET_AレセプターとET_Bレセプター）存在する．

　血管では，平滑筋にはET_Aレセプター（ET-1とET-2に強い親和性を示す）が存在し，内皮にはET_Bレセプター（3種に同様な親和性をもつ）が存在する．

【構造】　ヒトET-1

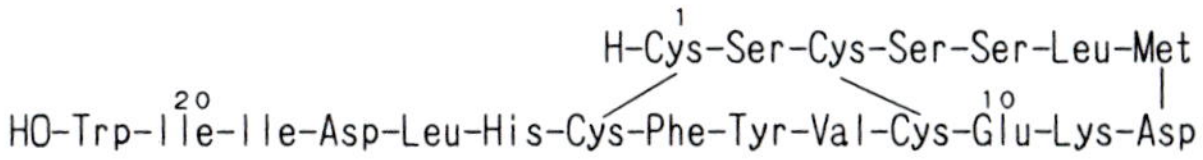

```
                          1
            H-Cys-Ser-Cys-Ser-Ser-Leu-Met
                 20                                    10
HO-Trp-Ile-Ile-Asp-Leu-His-Cys-Phe-Tyr-Val-Cys-Glu-Lys-Asp
```

　ヒトET-2は6位がTrp，7位がLeuである．ヒトET-3はET-1の2，4，5，6，7，14位がそれぞれThr，Phe，Thr，Tyr，Lys，Tyrとなったものである．

　構造式はNOである．きわめて不安定であり，半減期は5秒以下といわれる．

　狭心症薬のニトログリセリンは自然に徐々に分解してNOを生じ，冠動脈を拡張させる．

　NOはNO synthaseにより2段階の反応を経て生成する．

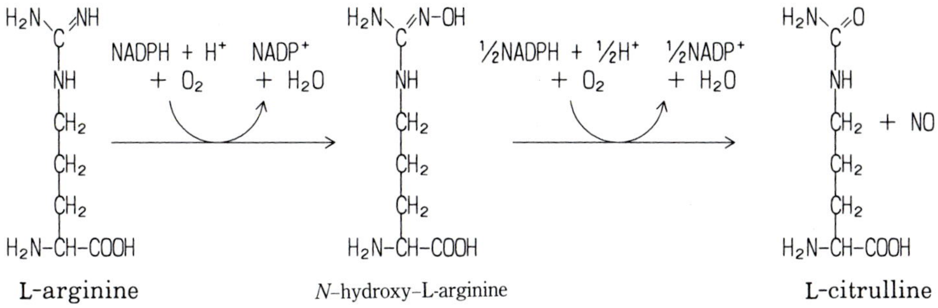

$$\text{L-arginine} \xrightarrow[\quad +O_2 \quad +H_2O \quad]{NADPH+H^+ \quad NADP^+} \text{N-hydroxy-L-arginine} \xrightarrow[\quad +O_2 \quad +H_2O \quad]{½NADPH+½H^+ \quad ½NADP^+} \text{L-citrulline} + NO$$

　この酵素はホモダイマー（同じサブユニット2つから構成されている）であり，各サブユニットにはFMN，FAD，テトラヒドロビオプテリン（☞p. 134），Fe^{3+}-ヘムが結合している．また，本酵素はCa^{2+}結合カルモジュリンにより活性化される．

113　主な副腎皮質ホルモン

グルココルチコイド　(glucocorticoid)

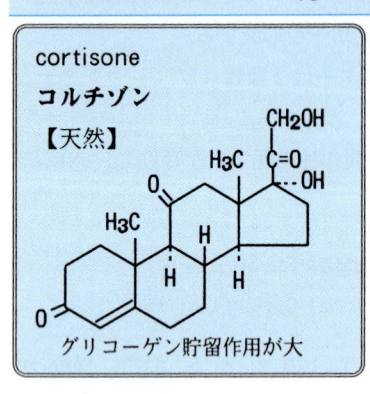

cortisone
コルチゾン
【天然】
グリコーゲン貯留作用が大

cortisol (hydrocortisone)
コルチゾール（ヒドロコルチゾン）
【天然】 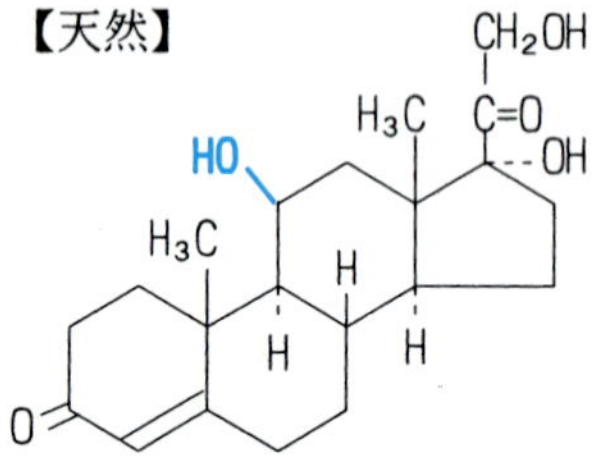
抗炎症作用が強力

corticosterone
コルチコステロン
【天然】

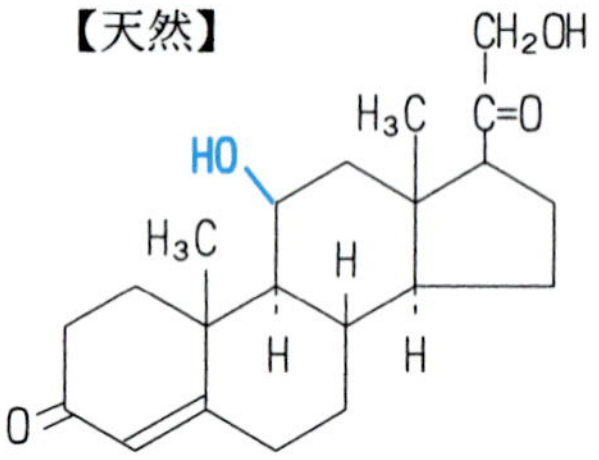

prednisolone
プレドニゾロン
【合成】

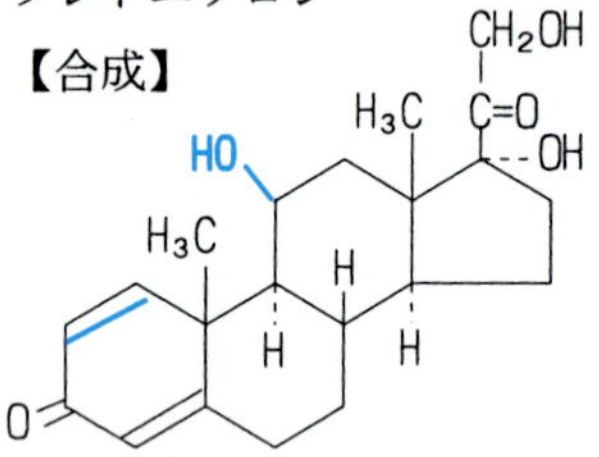

methylprednisolone
メチルプレドニゾロン
【合成】

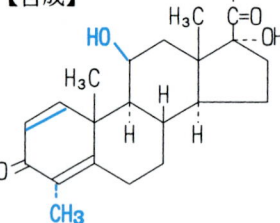

triamcinolone
トリアムシノロン
【合成】

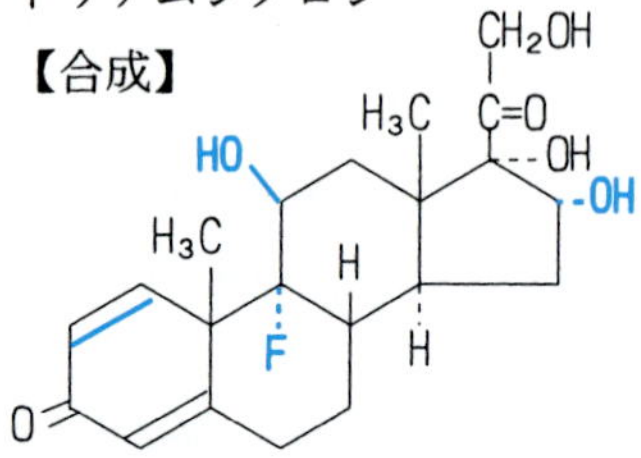

dexamethasone
デキサメタゾン
【合成】

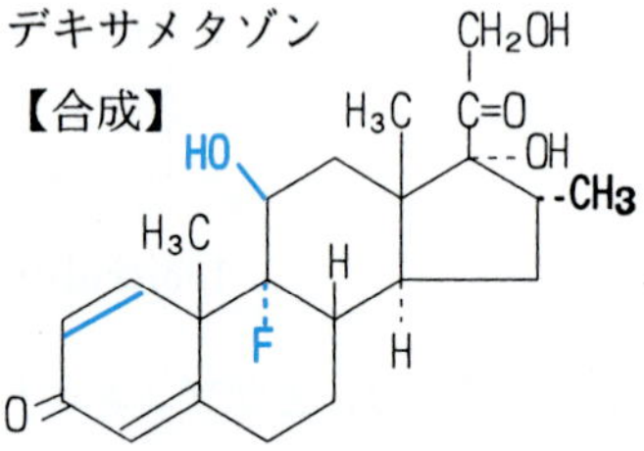

betamethasone
ベタメタゾン
【合成】

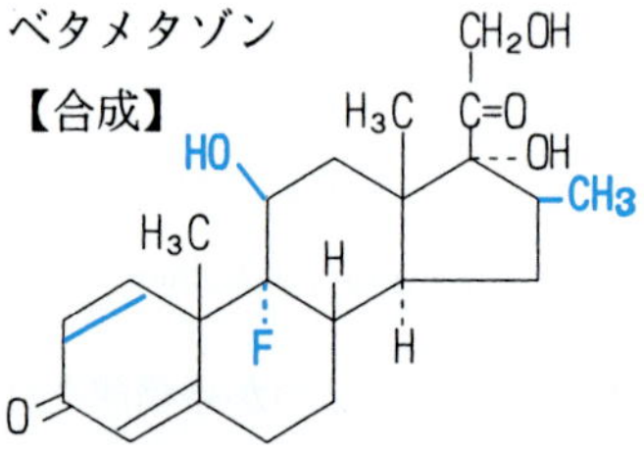

paramethasone
パラメタゾン
【合成】

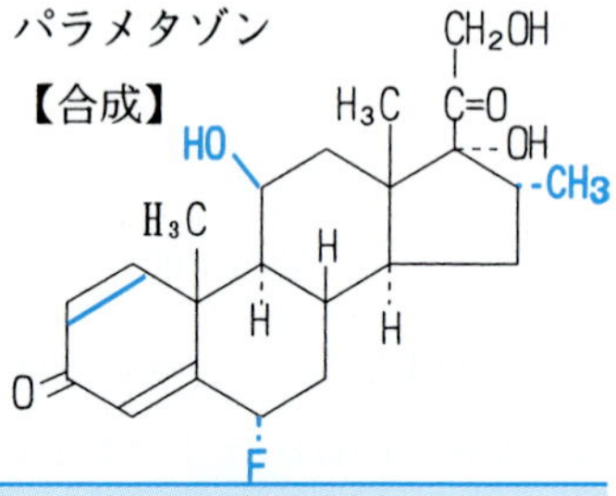

ミネラロコルチコイド　(mineralocorticoid)

aldosterone
アルドステロン
【天然】 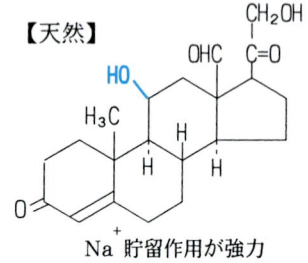
Na$^+$貯留作用が強力

11-deoxycorticosterone
11-デオキシコルチコステロン
【天然】

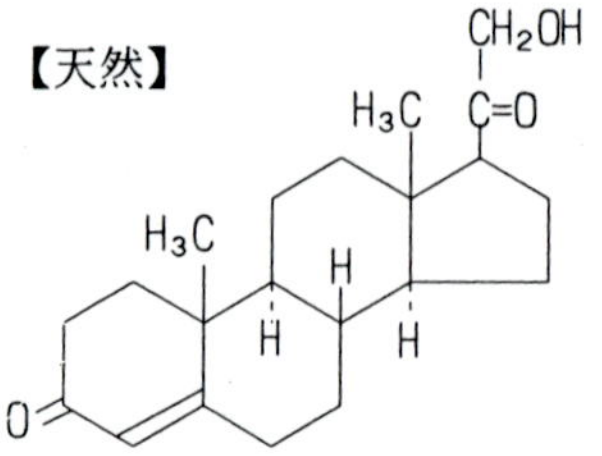

11-deoxycortisol (cortexolone)
11-デオキシコルチゾール
【天然】

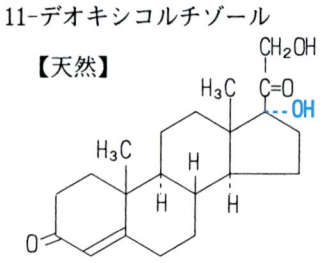

114 主な男性ホルモンと卵胞ホルモン

男性ホルモン (androgen)

androsterone
アンドロステロン
【天然】

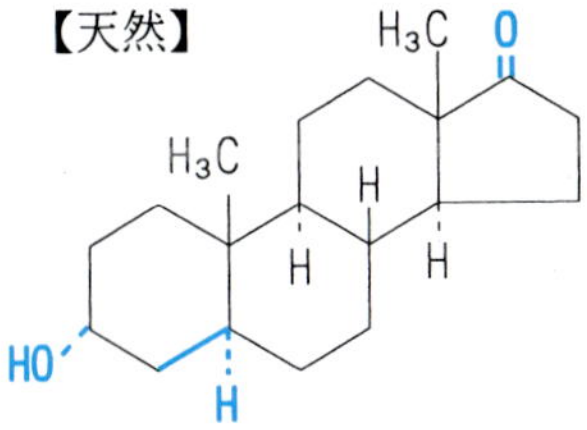

testosterone
テストステロン
【天然】

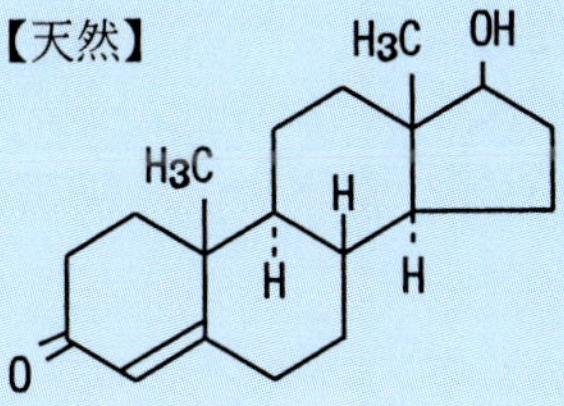

dihydrotestosterone
5α-ジヒドロテストステロン
【活性型】

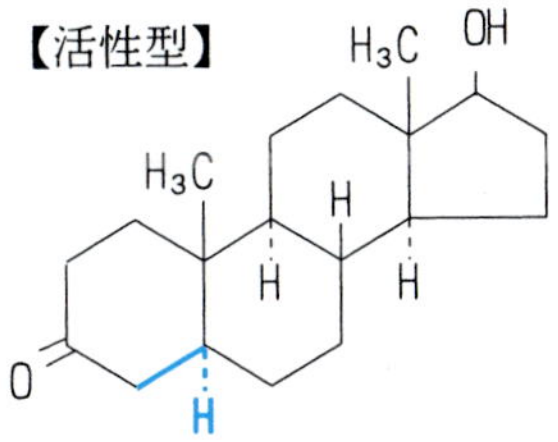

methyltestosterone
メチルテストステロン
【合成】

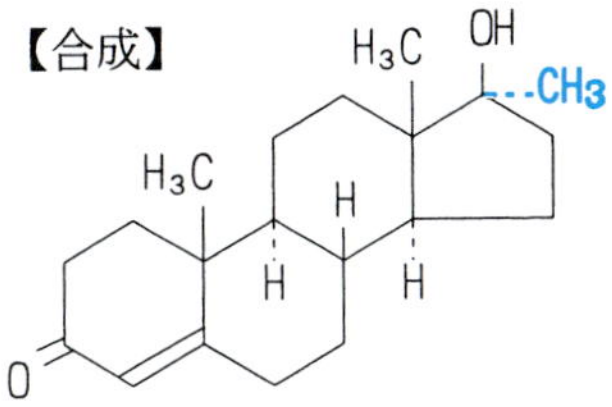

fluoxymesterone
フルオキシメステロン
【合成】
タンパク質同化作用が強い 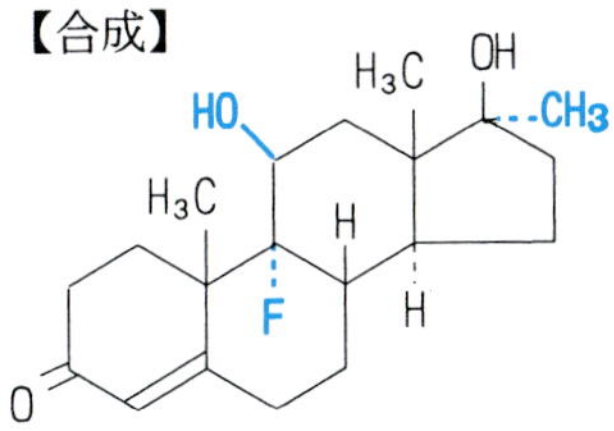

fluocinonide
フルオシノニド
【合成】

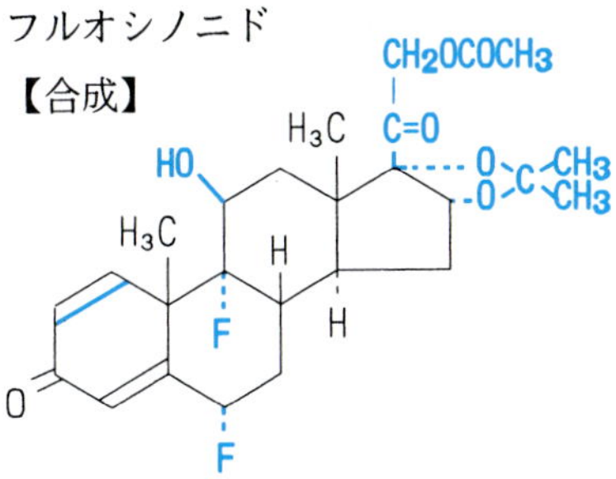

卵胞ホルモン (estrogen)

estrone
エストロン
【天然】

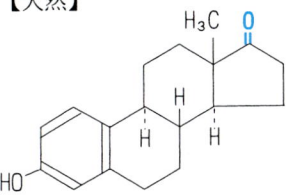

estradiol
エストラジオール
【天然】

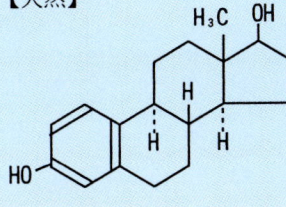

estriol
エストリオール
【天然】

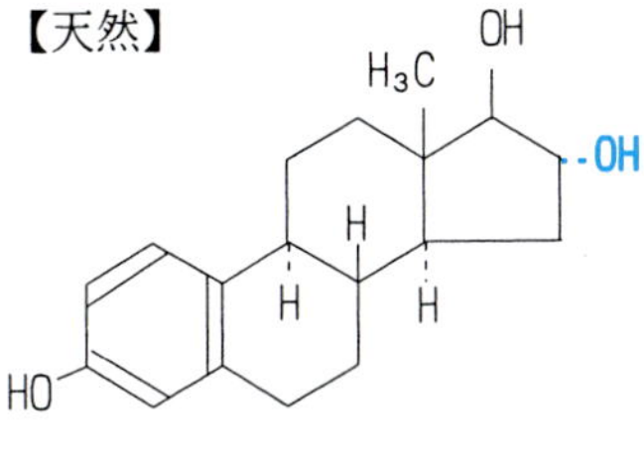

ethinylestradiol
エチニルエストラジオール
【合成】

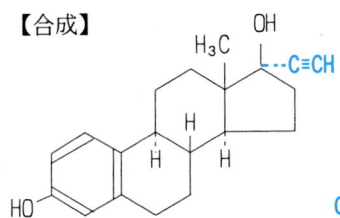

mestranol
メストラノール
【合成】

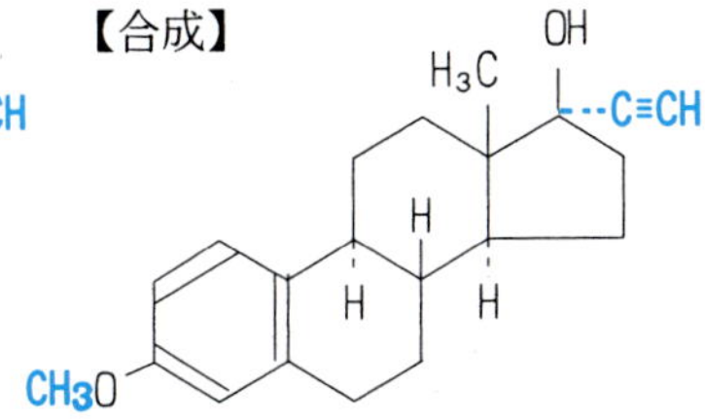

hexestrol
ヘキセストロール
【合成】

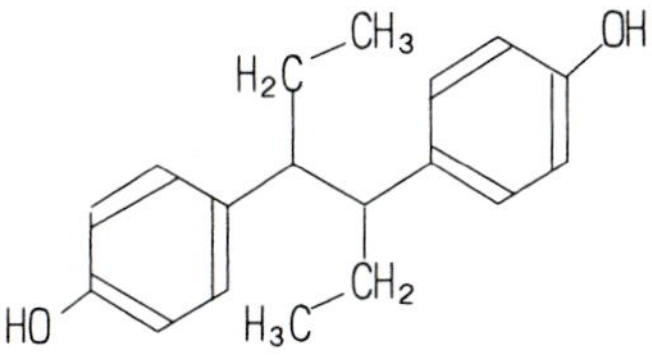

115　主な黄体ホルモン

黄体ホルモン　(gestagen, progestogen)

progesterone
プロゲステロン
【天然】 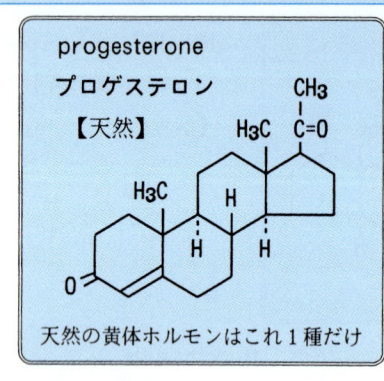
天然の黄体ホルモンはこれ1種だけ

pregnanediol
プレグナンジオール
【左の尿中排泄型】

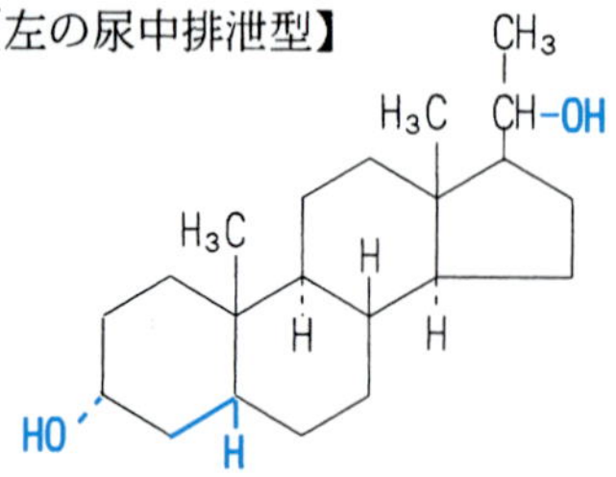

hydroxyprogesterone
ヒドロキシプロゲステロン
【合成】

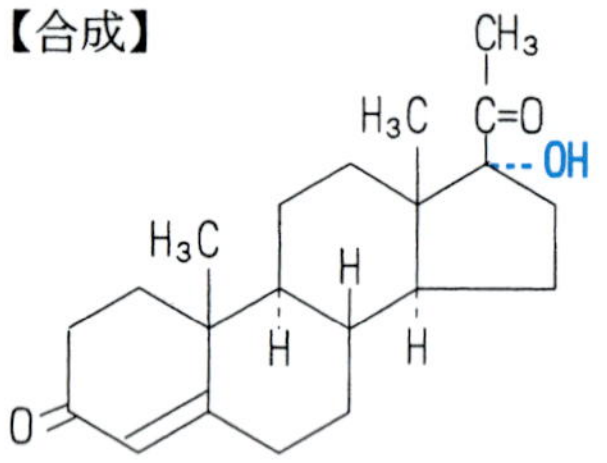

didrogesterone
ジドロゲステロン
【合成】

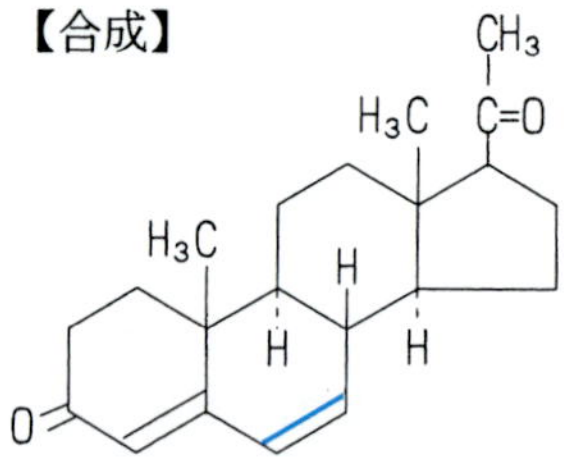

chlormadinone acetate
酢酸クロルマジノン
【合成】

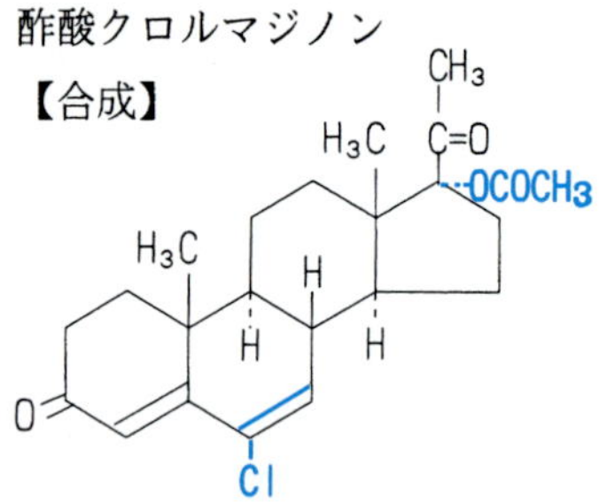

medroxyprogesterone acetate
酢酸メドロキシプロゲステロン
【合成】

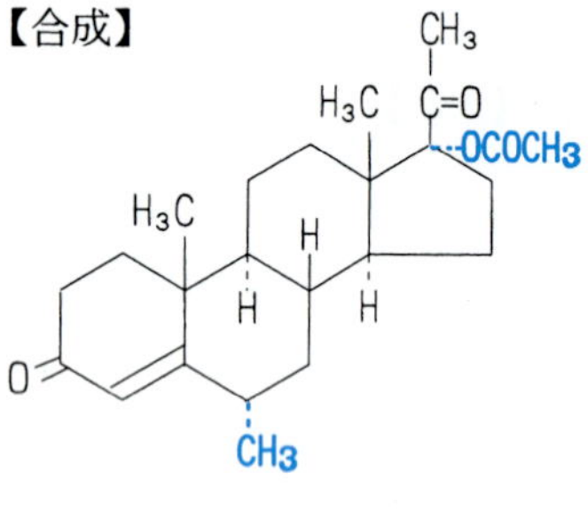

norethisterone
ノルエチステロン
【合成】

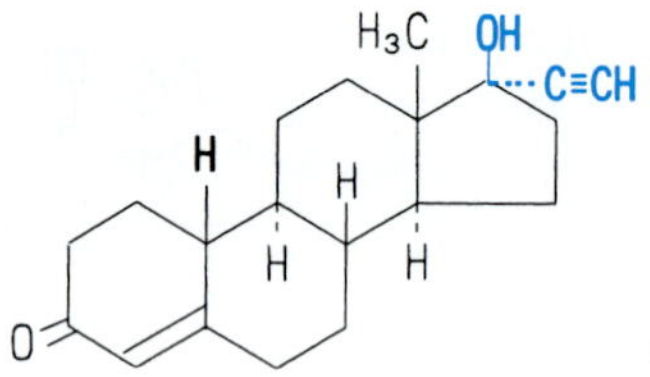

dimethisterone
ジメチステロン
【合成】

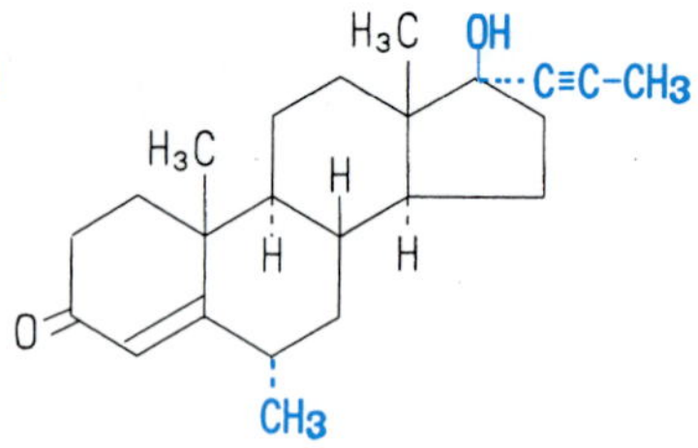

norgestrel
ノルゲストレル
【合成】

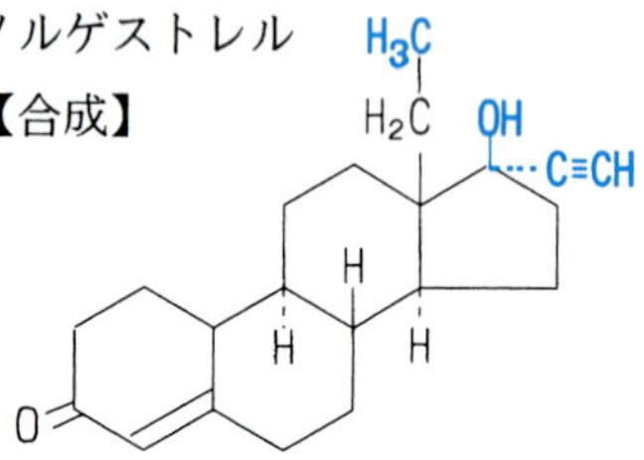

lynestrenol
リネストレノール
【合成】

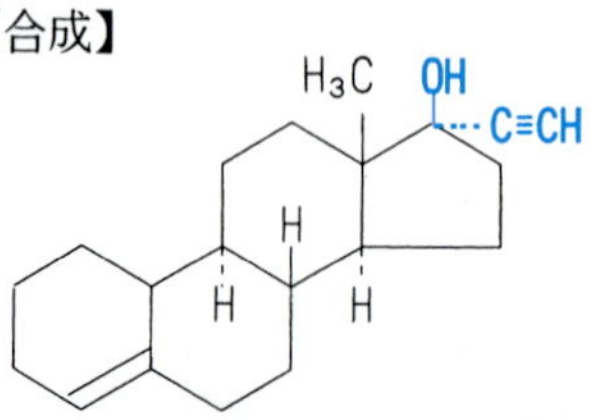

norethynodrel
ノルエチノドレル
【合成】

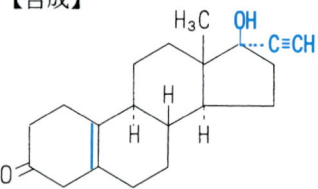

116 主な合成タンパク質同化ステロイド

合成タンパク質同化ステロイド　（anabolic steroid）

mestanolone
メスタノロン

androstanolone valerate
吉草酸アンドロスタノロン

ethylestrenol
エチルエストレノール

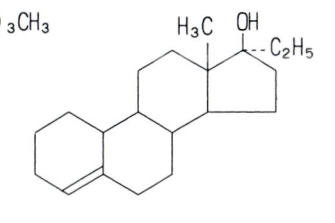

oxymetholone
オキシメトロン

nortestosterone decanoate
デカン酸ノルテストステロン

chlortestosterone acetate
酢酸クロルテストステロン

furazabol
フラザボール

stanozolol
スタノゾロール

methenolone acetate
酢酸メテノロン

oxandrolone
オキサンドロロン

oxabolone cypionate
シピオン酸オキサボロン

117　性周期　(sexual cycle)

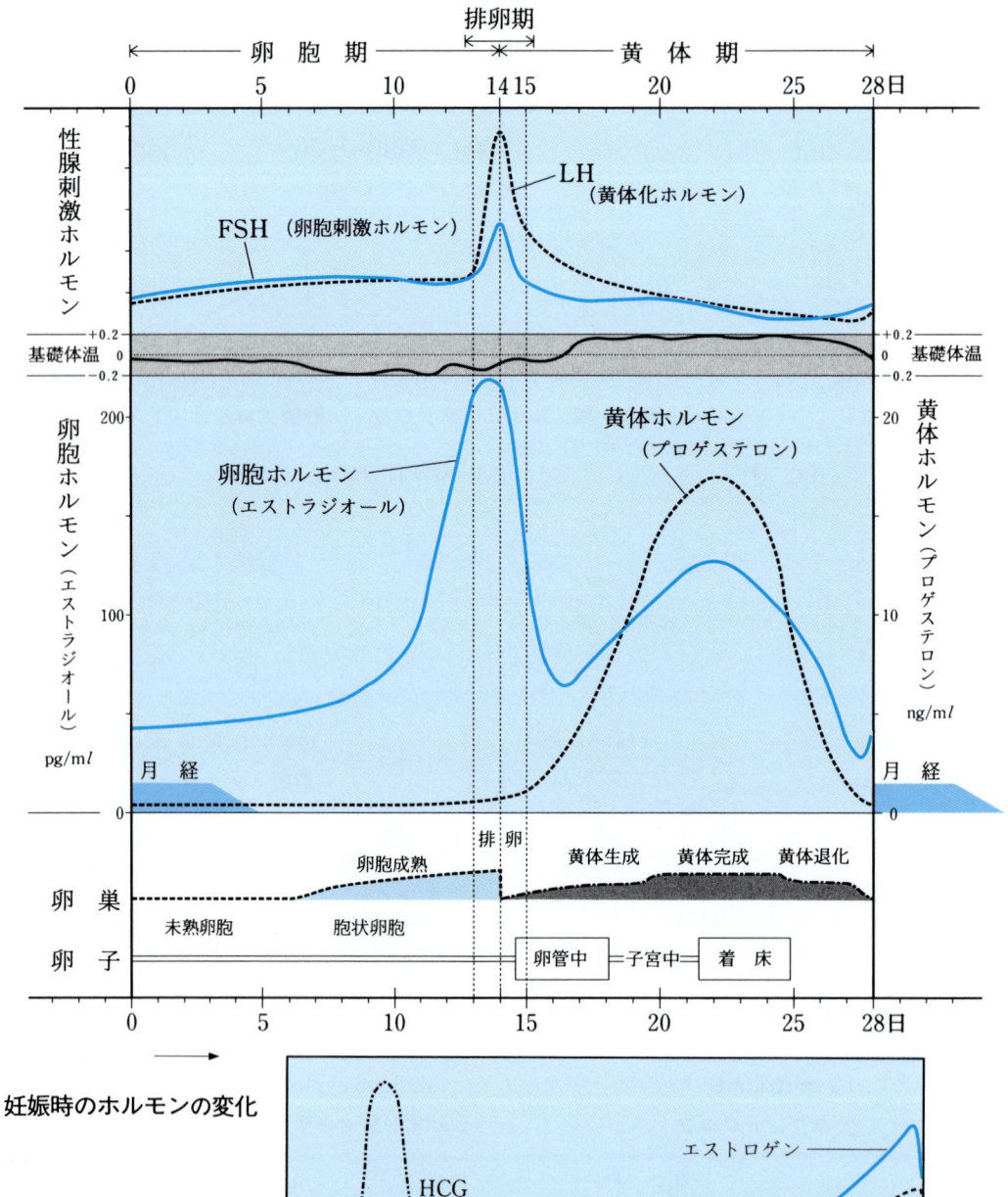

正常性周期

（縦軸上部）性腺刺激ホルモン：FSH（卵胞刺激ホルモン）、LH（黄体化ホルモン）

基礎体温　+0.2 / 0 / −0.2

卵胞ホルモン（エストラジオール）pg/ml
黄体ホルモン（プロゲステロン）ng/ml

黄体ホルモン（プロゲステロン）

卵胞期　排卵期　黄体期
0　5　10　14　15　20　25　28日

卵巣：未熟卵胞／胞状卵胞／卵胞成熟／排卵／黄体生成／黄体完成／黄体退化

卵子：卵管中─子宮中─着床

月経

妊娠時のホルモンの変化

HCG、エストロゲン、プロゲステロン

0　50　100　150　200　250　280日

			状　　　態		日数
			下　垂　体	卵　巣	
正常性周期	卵胞期	1	FSHの分泌がやや高まる．	⇒ 未成熟の卵胞が発育を始め，エストロゲンが徐々に分泌される．	1～6
		2	FSHにLHが加わる．	⇒ 卵胞の発育が促進され，エストロゲンの分泌が増加し，子宮内膜の増殖がはじまる．	6～10
		3	FSHの分泌はやや減少する．LHの分泌はやや増加する．	⇒ 卵胞は成熟し，エストロゲンは増加し，子宮内膜は肥厚する．	10～13
	排卵	4	FSHもLHも急激に増加し，最高値に達する．	⇒ 排卵が起こる．	14
	黄体期	5	FSHは減少する．LHはゆるやかに減少する．	卵胞に黄体が生じ発育しはじめる．黄体からプロゲステロンが分泌されはじめ，増加する．	14～20
		6	（卵子が子宮に着床するのにもっとも適した状態になる．）	プロゲステロンが最高値に達する．	20～25
		7	FSHやLHの分泌が抑制される．	⇐ プロゲステロンが下垂体に作用する．⇒ 黄体が退化しはじめる．	25～28
	月経	1	FSHの分泌がはじまる．（つぎの周期が再開する．）	（子宮内膜は破れ，上部は血液とともに排出される．……月経）	1～4
妊娠時		A	受精した卵子が子宮に着床する．		22～25
		B	胎盤が形成されHCGが分泌される．⇒黄体が存続しプロゲステロンの分泌が継続し，妊娠は成立する．胎盤はエストロゲンをも分泌する．エストロゲンは子宮を保持し，下垂体のFSHやLHの分泌を抑制する．		
		C	オキシトシンの作用により子宮収縮が起こり，分娩が始まる．		280

15 Cell （細胞）

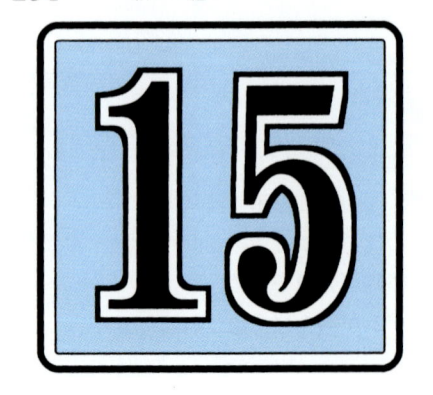

118 細胞の構造と機能

概説

　細胞（cell）は生物の基本構造単位であり，生物が生命を維持するために必要なすべての機能を備えている．その機能を効率よく発揮できるように，細胞は**細胞膜**（plasma membrane）で包まれている．細胞は**核**（nucleus）と**細胞質**（cytoplasm）からなる．細胞質は，**ミトコンドリア**（mitochondria），**小胞体**（endoplasmic reticulum），**リソソーム**（lysosome），**ゴルジ体**（Golgi body），**ペルオキシソーム**（peroxisome）などの膜で囲まれた**細胞小器官**（organelle），脂肪滴やグリコーゲン顆粒などの顆粒，**リボソーム**，**中心体**，**細胞骨格**などの膜を持たない構造物，および可溶性部分である**サイトゾル**（cytosol；細胞質ゾルともいう）からなる．

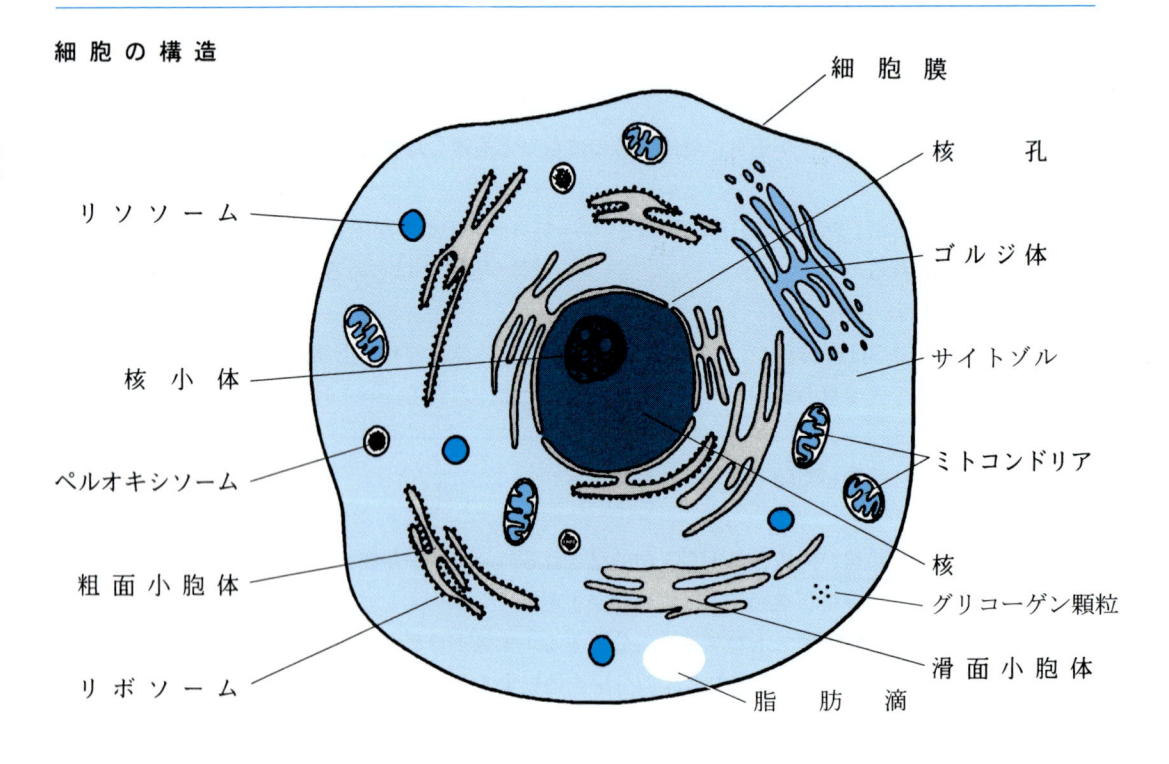

細胞の構造

細胞膜／核孔／ゴルジ体／サイトゾル／ミトコンドリア／核／グリコーゲン顆粒／滑面小胞体／脂肪滴／リボソーム／粗面小胞体／ペルオキシソーム／核小体／リソソーム

細胞分画法 (cell fractionation)

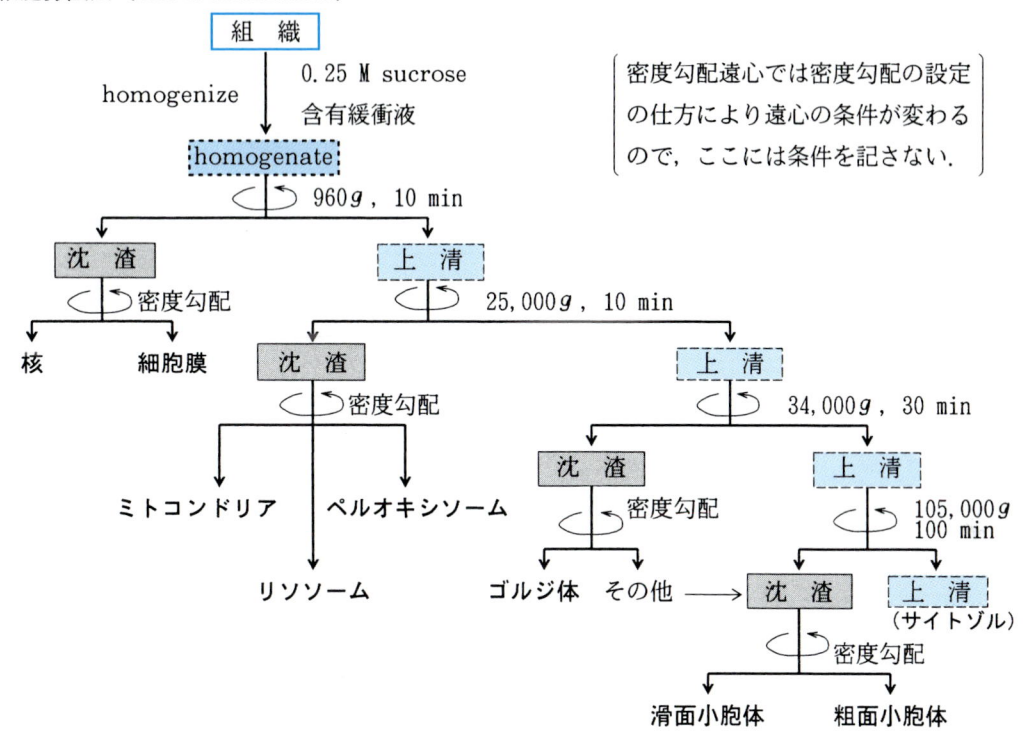

```
組　織
  │ homogenize  0.25 M sucrose
  │             含有緩衝液
  ▼
homogenate
  │ 960 g, 10 min
  ├──────────────┐
沈渣           上清
 │密度勾配       │ 25,000 g, 10 min
 ├──┐           ├──────────────┐
核  細胞膜      沈渣           上清
                │密度勾配       │ 34,000 g, 30 min
                ├──┬──┐        ├──────────┐
           ミトコンドリア ペルオキシソーム  沈渣      上清
                   │                    │密度勾配  │ 105,000 g, 100 min
                  リソソーム              ├──┐     ├──────┐
                                     ゴルジ体 その他→沈渣   上清
                                                    │密度勾配 (サイトゾル)
                                                    ├──┐
                                                 滑面小胞体 粗面小胞体
```

> 密度勾配遠心では密度勾配の設定の仕方により遠心の条件が変わるので，ここには条件を記さない．

細胞膜
原形質膜, 形質膜

plasma membrane

【構造】　リン脂質の二重層が基本となって構成され，その中にタンパク質がモザイク状に存在し，それが流動性をもつリン脂質の二重層中を移動するというSingerとNicolsonによる**流動モザイクモデル**（fluid mosaic model）が広く受け入れられている．細胞膜の厚さは 7.5〜10 nm（75〜100 Å）である．

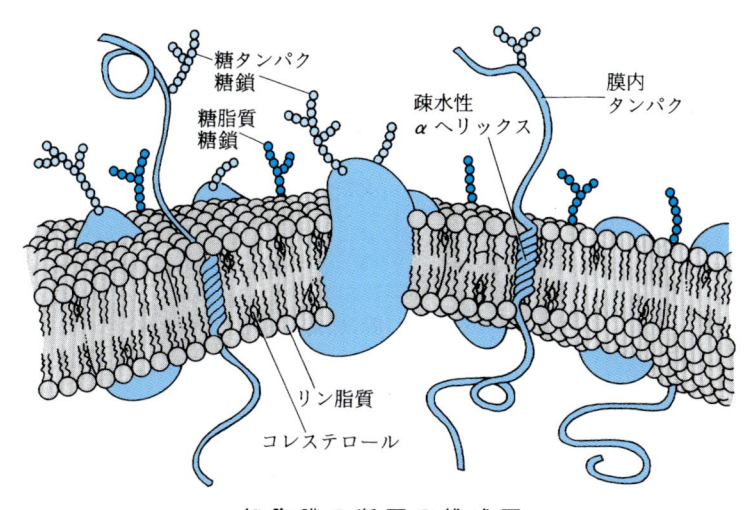

細胞膜の断面の模式図

（糖タンパク糖鎖，糖脂質糖鎖，疎水性αヘリックス，膜内タンパク，リン脂質，コレステロール）

リン脂質の 親水性部分と 疎水性部分	リン脂質の**親水性部分**と**疎水性部分**を下に示す． phosphatidylcholine（1 位にステアリン酸，2 位にオレイン酸を含む例）の場合：

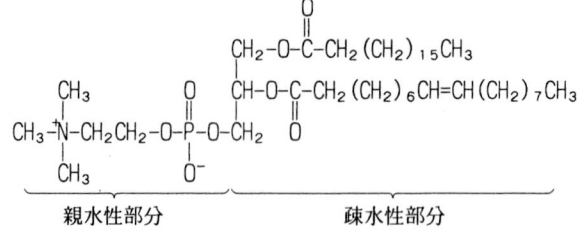

$$\underbrace{CH_3-\underset{\underset{CH_3}{|}}{\overset{\overset{CH_3}{|}}{N^+}}-CH_2-CH_2-O-\underset{\underset{O^-}{|}}{\overset{\overset{O}{\|}}{P}}-O-CH_2}_{親水性部分}\underbrace{\begin{matrix}CH_2-O-\overset{O}{\overset{\|}{C}}-CH_2(CH_2)_{15}CH_3 \\ CH-O-\overset{O}{\overset{\|}{C}}-CH_2(CH_2)_6CH=CH(CH_2)_7CH_3 \end{matrix}}_{疎水性部分}$$

sphingomyelin（アミノ基にパルミチン酸が結合した例）の場合：

$$\underbrace{CH_3-\underset{\underset{CH_3}{|}}{\overset{\overset{CH_3}{|}}{N^+}}-CH_2-CH_2-O-\underset{\underset{O^-}{|}}{\overset{\overset{O}{\|}}{P}}-O-CH_2}_{親水性部分}\underbrace{\begin{matrix}NH-\overset{O}{\overset{\|}{C}}-CH_2(CH_2)_{13}CH_3 \\ CH-CH-CH=CH(CH_2)_{12}CH_3 \\ OH \end{matrix}}_{疎水性部分}$$

なお，糖脂質（ganglioside, cerebroside など）もリン脂質と同様に膜の二重層構成成分として含まれている．この場合には糖部分が親水性部分に相当する．

細胞膜の組成	細胞膜の組成（重量比）は，肝細胞を例にとると，タンパク質 50 ～ 60 %，リン脂質 25 ～ 35 %，コレステロール 5 ～ 10 %，その他約 8 %である． 　細胞膜でのリン脂質の分布は，脂質二重層の内層と外層とでは異なり，phosphatidylcholine や sphingomyelin のようにコリンを含むものは外層に多く，phosphatidylethanolamine や phosphatidylserine は内層に多い．
細胞膜の機能	【機能】 **1．物 質 の 輸 送** 　膜を横切る物質の移動を**膜透過**または**膜輸送**という．

$$\text{膜 輸 送}\begin{cases}\text{受 動 輸 送}\\\text{(passive transport)}\begin{cases}\text{単純拡散(simple diffusion)：}\\\quad\text{濃度の高い方から低い方へ拡散する．}\\\text{促進輸送(facilitated transport)：}\\\quad\text{濃度の高い方から低い方へ輸送担体を介して運ぶ．}\end{cases}\\\text{能 動 輸 送} \cdots\cdots \text{輸送担体を介し，濃度の低い方から高い方}\\\text{(active transport)}\quad\text{へ，エネルギー（通常はATP）を消費して運ぶ．}\end{cases}$$

　促進輸送（例：肝細胞，筋細胞，脂肪細胞，赤血球などでの glucose の輸送）や**能動輸送**（例：各種細胞での Na^+, K^+ - ATPase を介する Na^+, K^+ の輸送）は，膜中に存在する**輸送担体**（通常はタンパク質）を介して行われる．

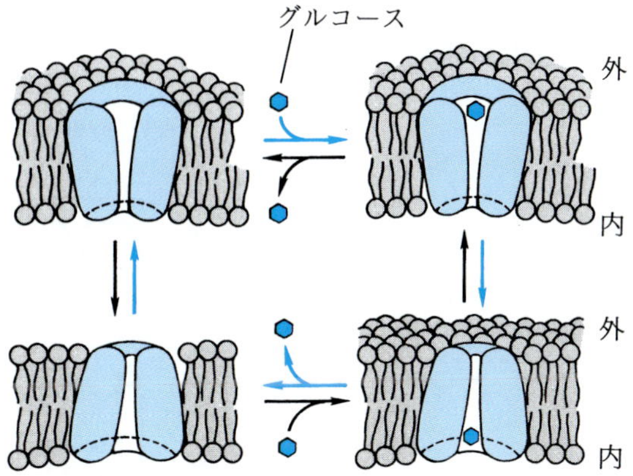

グルコース輸送タンパク質による細胞外から細胞内への（着色矢印），および細胞内から細胞外への（黒色矢印）グルコースの輸送

2. エンドサイトーシスとエキソサイトーシス

細胞膜の陥入による小胞形成を介して外の物質を取り込むことを**エンドサイトーシス**（endocytosis），また細胞膜の突出による小胞形成を介して物質が分泌あるいは放出されることを**エキソサイトーシス**（exocytosis）という．

3. 情報の受容

ホルモンや神経伝達物質などに対する受容体が膜中に存在し，外界からの情報を受容し，細胞内に伝達する．

4. 細胞間相互作用への関与

細胞相互の認識を行う仕組みが形質膜にある．例えば，細胞培養の際，細胞が容器一面に広がると増殖が停止する**接触阻害**（contact inhibition）という現象も細胞間相互作用による．

核 nucleus

【構造】 二重の核膜に囲まれ，核膜には孔（核孔）があいている．DNA と塩基性タンパク質（histone など）の複合体である染色質（chromatin）および核小体（nucleolus）が核中にある．細胞分裂期の染色質が染色体（chromosome）である．

【機能】 DNA の複製，DNA 情報の RNA への転写，核小体における rRNA の合成と ribosome の組み立て，NAD^+ の合成などがある．

ミトコンドリア mitochondria	【構造】 通常 1 細胞当り 100 〜 2,000 個のミトコンドリアを含む．やや細長い球状（長径 0.5 〜 3 μm）で，二重膜構造をとっている．

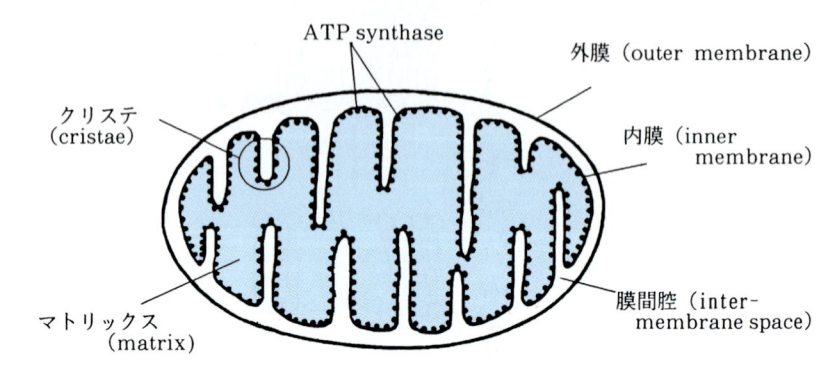

図：ミトコンドリアの構造（ATP synthase，クリステ (cristae)，マトリックス (matrix)，外膜 (outer membrane)，内膜 (inner membrane)，膜間腔 (intermembrane space)）

【機能】
- マトリックス ……… ピルビン酸のアセチル-CoA への酸化，TCA サイクル，脂肪酸の β 酸化．
- 内　膜 ……… 電子伝達系と共役した酸化的リン酸化による ATP の産生．
- 内膜と外膜 ……… 脂肪酸の長鎖化．
- 外　膜 ……… amine oxidase によるアミン(adrenaline など)の酸化．

また，ミトコンドリアには固有の DNA がある（哺乳動物では細胞全 DNA 量の約 1％）．ヒトでは rRNA 2 種，tRNA 22 種，電子伝達系タンパク質 13 種（ミトコンドリア全タンパク質の数％）がコードされる．したがって，ミトコンドリアを構成するタンパク質の大部分はサイトゾルで合成されたものである． |
| 小 胞 体
endoplasmic reticulum | 【構造】 管状または袋状の膜構造が網目状に広がったもので，核の外膜にも連絡する．細胞を破壊すると小胞体は断片となり，分画遠心により**ミクロソーム**(microsome) 画分として得ることができる．表面にリボソームが付着している**粗面小胞体**と，リボソームが付着していない**滑面小胞体**に分けられるが，これらの小胞体は連続したものである．
【機能】 薬物やステロイドの水酸化反応（cytochrome P-450 などによる），脂肪酸の長鎖化（ミトコンドリアとは異なる反応系），トリグリセリド合成，グルクロン酸抱合，粗面小胞体上でのタンパク質合成などがある．なお，粗面小胞体上で合成されるタンパク質のうち，分泌性タンパク質は小胞体内に移行し，ゴルジ体に移送され，分泌小胞となって分泌されていく． |
| ゴルジ体
Golgi body | 【構造】 **ゴルジ装置**(Golgi apparatus)，**ゴルジ複合体**(Golgi complex)ともいう．偏平な袋が 5 〜 10 層平行に配列した構造で，周囲には液胞がある．
【機能】 ムコ多糖の合成，タンパク質への糖鎖の付加，リソソームの形成など．分泌細胞では，粗面小胞体で合成されたタンパク質を濃縮あるいは加工し，分泌顆粒をつくる．小腸粘膜上皮細胞におけるキロミクロンの生成にも関与する． |

リソソーム lysosome	【構造】　一枚膜の小胞で，60種類以上の加水分解酵素を含む．ほとんどの酵素の最適pHは酸性側（pH 3〜5）にあり，リソソーム内も酸性（pH 3〜5）となっている．酵素としては主な生体構成成分（タンパク質，脂質，糖質，核酸など）を低分子化合物にまで分解できるものがそろっている． 　　リソソームはゴルジ体で作られる．これを**一次リソソーム**（primary lysosome）といい，直径は 0.25〜0.5 μmである．それに対し一次リソソームが**ファゴソーム**（phagosome, 貪食胞）や細胞小器官などと融合したものを**二次リソソーム**（secondary lysosome）といい，直径が10数μmにおよぶものもある． 【機能】　異物（細菌などを含む）の消化，細胞内タンパク質，細胞小器官などの自己消化，細胞全体の自己消化などがある． 　　下に異物消化，ミトコンドリアの自己消化の模式図をしめす．
ペルオキシソーム peroxisome	【構造】　直径約 0.5 μmの一枚膜の小胞．ミトコンドリア 4 個に対し 1 個ぐらいの割合で存在する．D-amino acid oxidase, (S)-2-hydroxy-acid oxidase, urate oxidase などの H_2O_2 産生酸化酵素と，H_2O_2 を分解する catalase（全タンパク質の約 1/2）を含んでいる．肝ペルオキシソーム中にはミトコンドリアのものとは異なる脂肪酸β酸化系がある． 【機能】　動物細胞におけるペルオキシソームの役割は明らかとはいえない． 　　植物の脂肪性発芽種子には脂肪酸β酸化系とともにグリオキシル酸回路を含む小胞があり，これを**グリオキシソーム**（glyoxysome）というが，動物のペルオキシソームに相当する．

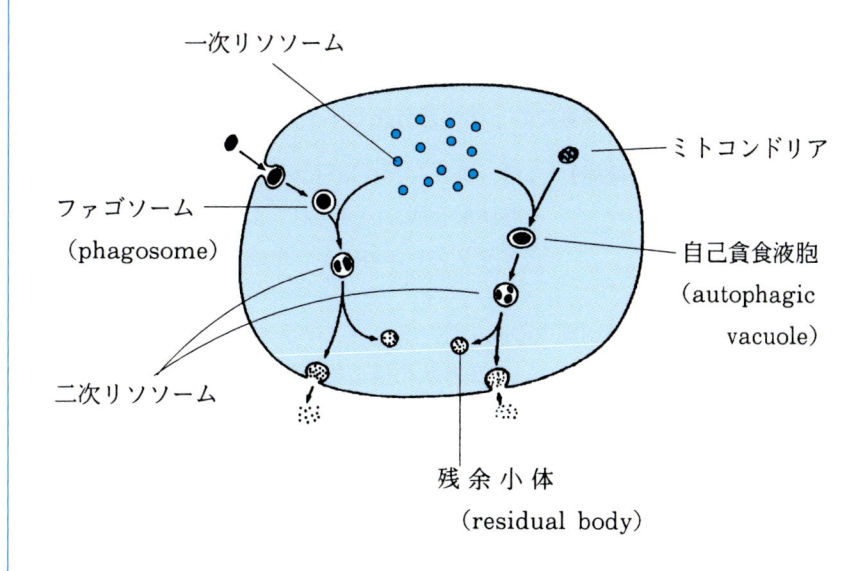

リボソーム ribosome	【構造】 直径約 20 nm のリボ核タンパク質粒子で，約 60 ％が rRNA (ribosomal RNA) で，約 40 ％がタンパク質である．真核細胞のリボソームの多くは小胞体に結合しているが，原核細胞中ではほとんどが遊離している． 40 S サブユニット … 18 S rRNA（MW 70万），タンパク質 33 種 60 S サブユニット … 28 S rRNA（MW 150万），5.8 S rRNA（MW 4.5万），5 S rRNA（MW 3.5万），タンパク質 49 種 【機能】 タンパク質合成の場となる．
サイトゾル cytosol	細胞質中の可溶性部分をサイトゾルという． 【機能】 解糖，ペントースリン酸回路，グリコーゲンの合成と分解，脂肪酸合成，メバロン酸からのスクアレンの合成，アミノアシル tRNA の生成，……………………… など
細胞骨格 cytoskeleton	細胞質中の微小管，ミクロフィラメント，中間径フィラメントなどの網目状，束状あるいは糸まり状の構造物を総称して細胞骨格という．
微小管 microtubule	【構造】 直径約 25 nm の管状構造物で，チューブリン (tubulin) とよばれるタンパク質(MW = 57,000 の α-サブユニットと MW = 53,000 の β-サブユニット) から構成されている． 【機能】 微小管は，細胞構造維持，形態変化，細胞内物質輸送，有糸分裂の際の染色体の移動などに関与している．
ミクロ フィラメント microfilament	【構造】 主としてアクチンにより構成される直径 5〜7 nm の細い線維である． 【機能】 細胞膜直下に多く存在し，細胞形態変化，細胞内物質輸送などに関与している．
中間径 フィラメント intermediate filament	【構造】 直径 10 nm の線維で，細胞により構成分子が異なる．たとえば，上皮細胞ではケラチン，筋細胞ではデスミン，線維芽細胞ではビメンチンが構成タンパク質である． 【機能】 かご状の網目構造をつくって核を取り囲み，位置を固定する．また，細胞膜の裏打ち構造の形成にも関与する．

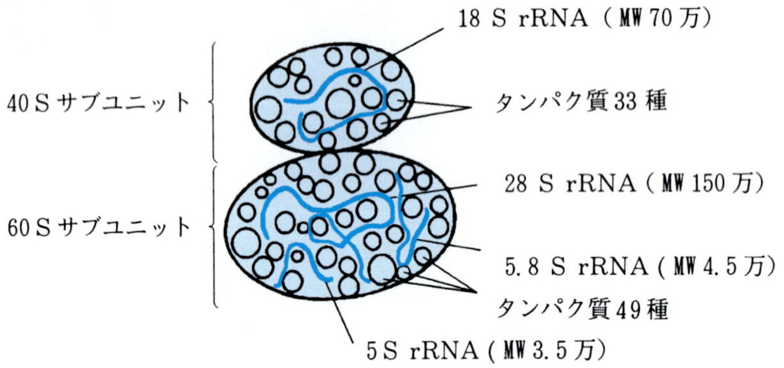

Energy Metabolism
（エネルギー代謝）

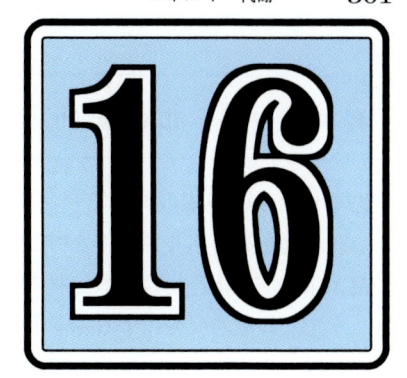

119　エネルギー代謝概説

概 説　生物は摂取した栄養素を酸化して，生活に必要なエネルギーを獲得している．この過程を**生体酸化**といい，酸化により遊離されるエネルギーの一部は熱となり，他の一部は化学的エネルギー（主としてATP）となり，貯蔵，利用される．その過程はつぎのように大別される．

1. acetyl-CoA の生成	糖質，脂質，タンパク質がエネルギー源として利用されるさいには，いずれも酸化的代謝による低分子化が起こり，主としてacetyl-CoAを（嫌気的解糖では乳酸を，アミノ酸の一部は TCA cycle の代謝中間体を）生じる． この過程では基質準位リン酸化によって，わずかながらATPを生じ，そのほか[2H]（NADH + H^+ や $FADH_2$）を生じる．
2. acetyl-CoA の分解	acetyl-CoA の分解は主として TCA cycle で行われ，acetyl-CoA のアセチル基は完全に分解して[2H]とCO_2が生成する．[2H]はNAD^+または FAD が受容体となってNADH + H^+ と $FADH_2$ の形で，つぎの電子伝達系に送られる．
3. 電子伝達系における酸化的リン酸化	上記の両過程で生じた[2H]（NADH + H^+ や $FADH_2$）は電子伝達系（呼吸鎖）で酸化され，最後にH_2Oを生成する．このとき遊離される自由エネルギーの一部がADPと無機リン酸からATP（高エネルギー化合物）を生成するのに用いられる．細胞内でのATPの生成は多くの場合ほとんどが電子伝達系で起こる． ただし，例えば，赤血球にはミトコンドリアがないので電子伝達系もなく，ATPは嫌気的解糖による基質準位リン酸化により供給される．
4. ATP の利用	生成したATPは生体内でつぎのように使われる． 　(1) 機械的仕事（筋収縮など） 　(2) 種々の生合成反応 　(3) 能動輸送 　(4) 種々のリン酸化反応 　(5) その他（生物発光など）

高エネルギー化合物 (high-energy compound)

ある化合物の特定の共有結合が加水分解されたときに，自由エネルギーが大きく減少する場合，その化合物を**高エネルギー化合物**という．（各化合物の特定の共有結合を〜で示した．）
高エネルギー化合物の加水分解により自由エネルギーが減少する理由としては，
  (1) 静電的反発による不安定な結合があるため（例：ATP，1,3-BPG），
  (2) 生成物がイオン化して安定化するため（例：1,3-BPG），
  (3) 生成物が異性化して安定化するため（例：PEP），
  (4) 生成物の方が共鳴構造の数が多いため（例：creatine phosphate）などがある．
下表の高エネルギー化合物に比べ，例えば glucose 6-phosphate や maltose のような非高エネルギー化合物の加水分解の**標準自由エネルギー変化** $\Delta G'$（pH 7.0）はそれぞれ -3.3 および -4.0 kcal/mol であり，下表中の化合物の値よりはるかに小さい．

物質名	構造	$\Delta G'$ (pH 7.0) (kcal/mol)	機能
adenosine triphosphate (ATP)	（アデノシン三リン酸の構造式）	ATP + H$_2$O → ADP + H$_3$PO$_4$ のとき -7.3 ATP + H$_2$O → AMP + PPi のとき -8.6	エネルギー貯蔵 筋収縮 生合成 能動輸送 リン酸化 生物発光
nucleoside triphosphate	GTP, CTP, UTP, dATP, dGTP, dCTP, dTTP	上記と同様	RNA, DNA の生合成 UDPglucose の生成 CDPcholine, その他の生成
carbamoyl phosphate	H$_2$N-C(=O)-O〜PO$_3$H$_2$	-12.3	pyrimidine 塩基生合成 尿素の生合成原料
creatine phosphate	HN=C(NH〜PO$_3$H$_2$)-N(CH$_3$)-CH$_2$-COOH	-10.3	筋肉でのエネルギー貯蔵
1,3-bisphospho-glyceric acid (1,3-BPG)	C(=O)-O〜PO$_3$H$_2$ / H-C-OH / CH$_2$-O-PO$_3$H$_2$	-11.8	解糖系代謝中間体
phosphoenol-pyruvic acid (PEP)	COOH / C-O〜PO$_3$H$_2$ / CH$_2$	-14.8	解糖系代謝中間体
acetyl-CoA	CH$_3$CO〜SCoA	-7.5	脂肪酸，コレステロール，ケトン体などの生合成原料

120 　　　　　　　酸 化 還 元 電 位

酸化還元電位
oxidation-reduction potential

ある任意の酸化還元系

$$AH_n \rightleftarrows A + nH$$

について，これを標準水素電極と組み合わせたときの電位差は次式で表される．

$$Eh = Eo + \frac{RT}{nF} \ln \frac{〔酸化剤〕}{〔還元剤〕}$$

R ＝気体定数
T ＝絶対温度
F ＝ファラデー定数
n ＝電子数

Eh の値はその溶液の酸化力（還元力）の大きさを表し，酸化剤と還元剤の濃度によって変化する．
〔酸化剤〕＝〔還元剤〕のときは，$Eh = Eo$ となる．
Eo（標準酸化還元電位）は反応に関与する物質がすべて標準状態（溶液では1M，気体では1気圧，温度は25℃，pHは0）にある時の電位である．Eo の代わりにある特定のpH（通常は 7.0）における標準酸化還元電位を $E'o$ で表す．
酸化還元電位は，酸化還元反応に伴う自由エネルギーの変化を表す．酸化還元電位の値が高いほど系の酸化力は強く（還元力は弱い），その値が低いほど還元力は強い（酸化力は弱い）．
生体内には種々の酸化還元系が存在し，そのなかの多くは相互に共役しており，各系の酸化還元電位の大きさが反応の方向を規定する．たとえば，一方の系（A）の酸化還元電位が，他方の系（B）より高い場合，（A）は（B）よりも強い酸化剤となり，反応は（A）が還元され，（B）が酸化される方向に進む．
ただし，酸化還元電位によって予想できるのは，反応の方向であって，反応の速度ではない．

標準自由エネルギー変化

酸化還元反応の**標準自由エネルギー変化** $\varDelta G'$ は，つぎの式で求められる．

$$\varDelta G' = -nF\varDelta E'o \quad (\varDelta E'o =両系の酸化還元電位の差)$$
$$(n =移動電子の数)$$
$$F = 23.063 \text{ kcal/volt/mol} \quad であるから$$
$$\varDelta G' = -23.063n \varDelta E'o \text{ kcal} \quad となる.$$

すなわち，1個の電子が 1 volt の電位差のある二つの系の間を移動すると，約 23 kcal の自由エネルギーが遊離する．

標準酸化還元電位（$E'\text{o}$）

半 反 応　（還元反応で表す）	$E'\text{o}$ (pH 7, 25℃) 〔volt〕
$1/2\,O_2 + 2H^+ + 2e^- \longrightarrow H_2O$	0.82
cytochrome a (Fe^{3+}) + e^- $\longrightarrow$ cytochrome a (Fe^{2+})	0.29
cytochrome c (Fe^{3+}) + e^- $\longrightarrow$ cytochrome c (Fe^{2+})	0.25
cytochrome c_1 (Fe^{3+}) + e^- $\longrightarrow$ cytochrome c_1 (Fe^{2+})	0.23
dehydroascorbic acid + $2H^+ + 2e^-$ $\longrightarrow$ ascorbic acid	0.06
glutathione (oxidized) + $2H^+ + 2e^-$ $\longrightarrow$ glutathione (reduced)	0.04
cytochrome b (Fe^{3+}) + e^- $\longrightarrow$ cytochrome b (Fe^{2+})	0.03
fumaric acid + $2H^+ + 2e^-$ $\longrightarrow$ succinic acid	-0.03
ubiquinone + $2H^+ + 2e^-$ $\longrightarrow$ ubiquinol	-0.05
oxaloacetic acid + $2H^+ + 2e^-$ $\longrightarrow$ malic acid	-0.17
pyruvic acid + $2H^+ + 2e^-$ $\longrightarrow$ lactic acid	-0.19
acetaldehyde + $2H^+ + 2e^-$ $\longrightarrow$ ethanol	-0.20
riboflavin + $2H^+ + 2e^-$ $\longrightarrow$ dihydroriboflavin	-0.20
$NAD^+ + 2H^+ + 2e^-$ $\longrightarrow$ $NADH + H^+$	-0.32
$H^+ + e^-$ $\longrightarrow$ $1/2\,H_2$	-0.42
lipoic acid + $2H^+ + 2e^-$ $\longrightarrow$ dihydrolipoic acid	-0.42
ferredoxin (Fe^{3+}) + e^- $\longrightarrow$ ferredoxin (Fe^{2+})	-0.43
acetic acid + $2H^+ + 2e^-$ $\longrightarrow$ acetaldehyde + H_2O	-0.47

例えば，pyruvic acid の還元反応と NAD^+ の還元反応を比べると，前者の方が酸化還元電位が高いので，両反応を組み合わせると pyruvic acid が還元され，NADH が酸化される方向に反応が進む．

$$\begin{aligned}
&\text{pyruvic acid} + 2H^+ + 2e^- \longrightarrow \text{lactic acid} &\cdots\cdots(\text{i})\\
&\underline{NADH + H^+ \longrightarrow NAD^+ + 2H^+ + 2e^-} &\cdots\cdots(\text{ii})\\
&\text{pyruvic acid} + NADH + H^+ \longrightarrow \text{lactic acid} + NAD^+ &\cdots\cdots(\text{iii})
\end{aligned}$$

このように酸化還元反応（ⅲ）は電子を受けとる反応（還元反応）（ⅰ）と電子を失う反応（酸化反応）（ⅱ）に分解できるが，それぞれの反応を**半反応**という．

上記の酸化還元反応の $\Delta E'\text{o}$ は

$$\Delta E'\text{o} = -0.19 - (-0.32) = 0.13 \text{ volt}$$

となり．したがって $\Delta G'$ は

$$\Delta G' = -23.063 \times 2 \times 0.13 = -5.996 \text{ kcal/mol} \fallingdotseq -6.0 \text{ kcal/mol}$$

となる．すなわち，かなり大きな標準自由エネルギー変化の起こることがわかる．これはとりもなおさず，この反応が熱力学的に可能であることを示す．

121　酸化的リン酸化

概説　電子伝達系(electron transport system)による酸化的リン酸化(oxidative phosphorylation)は，ミトコンドリアの内膜で行われる．電子伝達系はフラビンタンパク質，ユビキノン，シトクロム類などから構成される．ミトコンドリア内の代謝過程で生成したNADH + H^+ およびFADH$_2$からの電子がこれらの構成因子の間を段階的に受け渡しされて最後に酸素にわたされ，酸素が還元される．還元された酸素はH^+と反応してH_2Oを生成する．

電子伝達系での酸化還元反応にともない，遊離されるエネルギーを利用して，ADPと無機リン酸からATPが生成される．この過程を**酸化的リン酸化**という．すなわち，電子伝達に共役したATP生成のことをさす．この共役を阻害する物質を**脱共役剤**(uncoupler)といい，dinitrophenol，valinomycinなどがある．

なお，ミトコンドリア外で（例えばサイトゾルの解糖系で）生成したNADHはミトコンドリアの膜を透過できないので，いったん他の化合物に［2H］を渡してそれがミトコンドリア内に入る機構（グリセロールリン酸シャトルおよびリンゴ酸 - アスパラギン酸シャトル）がある．（☞ p. 162）

電子伝達系(electron transport system)あるいは呼吸鎖(respiratory chain)

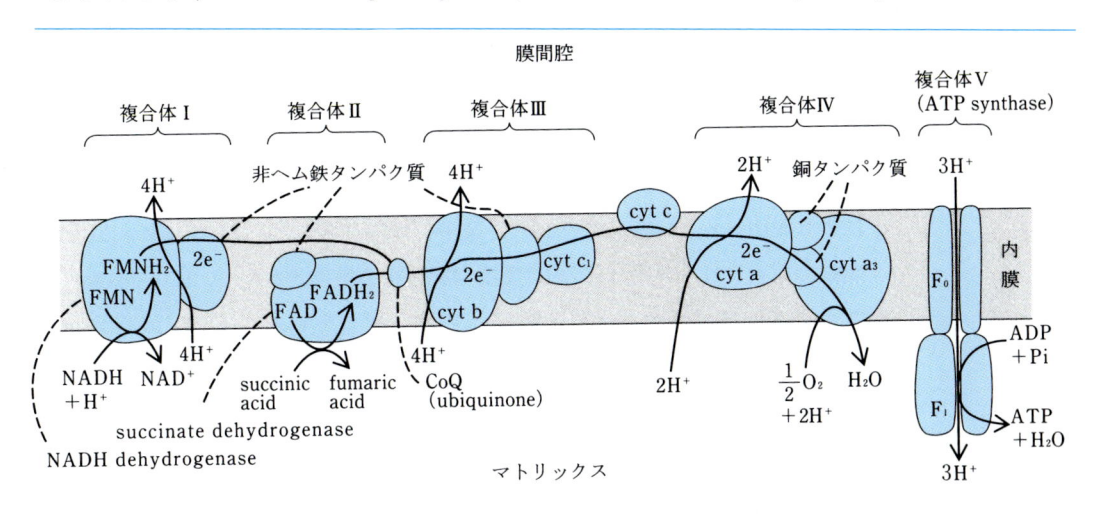

複合体ⅠはNADH-ユビキノン還元酵素複合体ともいわれ，NADH dehydrogenaseや非ヘム鉄タンパク質で構成される．複合体Ⅱはコハク酸脱水素酵素複合体，あるいはコハク酸-ユビキノン還元酵素ともいわれ，succinate dehydrogenaseや非ヘム鉄タンパク質で構成される．複合体Ⅲはユビキノール-シトクロムc還元酵素ともいわれ，シトクロムb，シトクロムc_1，非ヘム鉄タンパク質で構成される．複合体Ⅳはシトクロムc酸化酵素ともいわれ，シトクロムa，シトクロムa_3，銅タンパク質で構成される．

cytochrome は heme protein に属し，cytochrome b（図中では cyt b）をはじめ c_1, c, a, a_3 が電子伝達に関与する．

非ヘム鉄タンパク質は，システイン残基の硫黄原子に鉄イオンを介してスルフィドイオンが結合しているタンパク質のことであり，鉄-硫黄タンパク質ともいわれる．また複合体Ⅳは CN^-，CO, N_3^+ などで阻害される．

電子伝達系では電子は酸化還元電位の低い方から高い方に向かって（すなわち，電子を受け取りやすい方に向かって）渡されていく．ある一つの因子についてみれば，酸化型が電子を受け取り還元型となり，つぎの因子に電子を渡してまた元の酸化型に戻ることを繰り返す．

電子伝達系の構成成分のうち，ユビキノン（ubiquinone）だけはタンパク質ではない．ユビキノンは補酵素 Q（coenzymeQ；CoQ）ともいわれる．天然には下記の構造式の n が 1〜12 のものが存在し，パン酵母では n＝6，大腸菌では n＝8 であるのに対し，高等動物は n＝10 である．高等動物のユビキノンを CoQ_{10} ということがある．

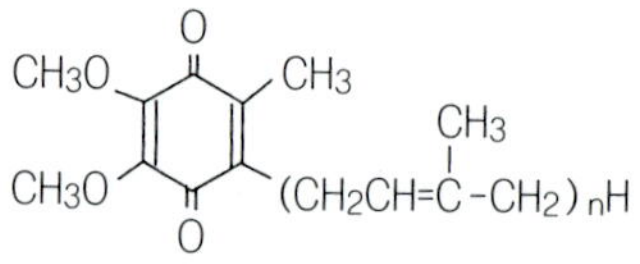

ubiquinone (CoQ)

ATP 産生

電子伝達に共役した ATP の生成は**化学的浸透圧説**（chemiosmotic hypothesis）により説明されている．すなわち，電子伝達に伴い H^+ がマトリックスから膜間腔に放出され，内膜内外の H^+ 濃度勾配による電位差が生じ，H^+ が再びマトリックスに流れ込むときにその電気エネルギーを利用して H^+-transporting ATP synthase により ATP が生成されると考えられる．

NADH から，複合体Ⅰ，複合体Ⅱ，ユビキノン，複合体Ⅲ，シトクロム c，複合体Ⅳを経て O_2 へと 1 対の電子が伝達される際に汲み出される H^+ 数は 10 個であり，また複合体Ⅱの成分の一つである succinate dehydrogenase（TCA サイクル構成成分の一つ）により生成する $FADH_2$ から，ユビキノン，複合体Ⅲ，シトクロム c，複合体Ⅳを経て O_2 へと 1 対の電子が伝達される際に汲み出される H^+ 数は 6 個である．1 モルの ATP の合成に必要な H^+ 数は 4 個である（ただし，そのうちの 1 個は ATP，ADP，Pi のミトコンドリア膜の透過に使われる）ので，NADH からの電子伝達では 10/4＝2.5 モル，$FADH_2$ からでは 6/4＝1.5 モルの ATP が作られることになる．

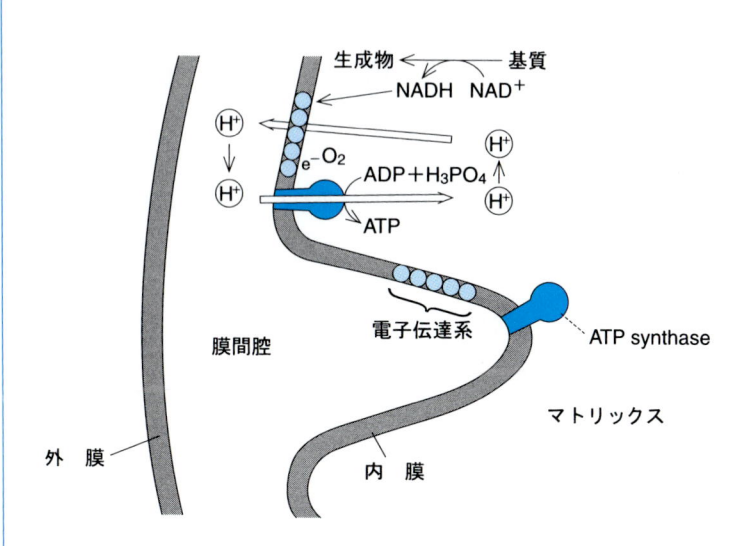

化学的浸透圧説の模式図

基質準位リン酸化	酸化的リン酸化以外に，解糖系およびTCAサイクルの反応の中にATP（あるいはGTP）を生成する反応があり，それを**基質準位リン酸化**（substrate level phosphorylation）によるATP生成という．これは高エネルギー化合物（1,3-bisphosphoglyceric acidなど）の加水分解に伴って放出されるエネルギーを使ってADPをリン酸化してATPを生成する反応である．

a.

1,3-bisphosphoglyceric acid + ADP $\xrightarrow[\text{（解糖系）}]{\text{phosphoglycerate kinase}}$ 3-phosphoglyceric acid + ATP

（☞ p.147）

b.

phosphoenol-pyruvic acid + ADP $\xrightarrow[\text{（解糖系）}]{\text{pyruvate kinase}}$ pyruvic acid + ATP

（☞ p.147）

c.

succinyl-CoA + GDP + H_3PO_4 $\xrightarrow[\text{（TCAサイクル）}]{\text{succinate-CoA ligase}}$ succinic acid + GTP + CoASH

（☞ p.159）

122 呼吸商と基礎代謝量

呼 吸 商 respiratory quotient （RQ）	呼吸のさいに生成した CO_2 の体積を，消費した酸素の体積で割った値．食事の内容により呼吸商は変わるが，通常は0.7～1.0の範囲にある． $$RQ = CO_2 / O_2$$ 【例】 糖質（glucose） $$C_6H_{12}O_6 + 6 O_2 \longrightarrow 6 CO_2 + 6 H_2O$$ $$RQ = 6/6 = 1$$ 脂質（tripalmitin） $$2 (C_{51}H_{98}O_6) + 145 O_2 \longrightarrow 102 CO_2 + 98 H_2O$$ $$RQ = 102/145 = 0.704 ≒ \mathbf{0.7}$$ タンパク質 100 g の酸化に O_2 96.7 l を要し，CO_2 77.5 l が生成する． $$RQ = 77.5/96.7 = 0.801 ≒ \mathbf{0.8}$$
基礎代謝量 basal metabolic rate （BMR）	生命保持に必要な生理的最小のエネルギー代謝量のことである．すなわち，食後 12～15 時間，室温 18～20 ℃，安静時（覚醒状態）のエネルギー代謝量であり，酸素消費量などから求める． 成人の場合はおよそ 1 kg につき毎時 1 kcal と考えてよい． 1 日当りの基礎代謝量は，つぎの式により算出できる． 　　男 ： 14.1 × 体重（kg）＋ 620 （kcal/day） 　　女 ： 10.8 × 体重（kg）＋ 620 （kcal/day）
基礎代謝量に影響をおよぼす因子 体表面積	体表面積当りの基礎代謝量はほぼ一定である． 成人では 1 m² 当り 32～37 kcal/hr
年　令	体表面積当り小児は成人より大きく（140～150 %），20 才ぐらいより一定の値をとり，年令とともに徐々に低下する．
性　別	体重あるいは体表面積あたりで男性は女性より高い．
気　候	冬は高く，夏は低い．
発　熱	体温が 1 ℃ 上昇で約 13 % 増加する．
睡　眠	睡眠中は 10～20 % 減少する．
内分泌	甲状腺機能亢進（Graves病）ではチロキシンの作用で高く，甲状腺機能低下（粘液水腫，クレチン症）では低下する．
妊　娠	胎児および胎盤の代謝と甲状腺の機能亢進によって増加する．
精神作用	精神興奮時では上昇する．

Porphyrin

（ポルフィリン）

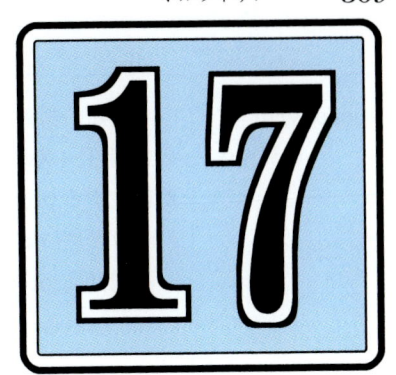

123　ポルフィリンの基礎事項

概説	1　四つのピロール（pyrrole）環がメテニル基により結合閉環した化合物を**ポルフィン**（porphin）という． 2　その側鎖として，メチル，エチル，ビニル，酢酸，プロピオン酸基などが結合したものを**ポルフィリン**（porphyrin）という． 3　porphyrin の pyrrole 環の窒素原子に Fe イオン，Mg イオンなどの配位した物質は，自然界に広く存在し生理的に重要である． 4　その代表的な例は，hemoglobin, myoglobin, cytochrome, chlorophyll, catalase, peroxidase などである．
porphin の骨格	porphin　　　　　簡略形
porphyrin の異性体	側鎖が2種の場合には4種の位置異性体が存在する．これらの異性体の中で，Ⅰ, Ⅲ型の誘導体が天然に存在し，とくにⅢ型が重要である． Ⅰ型　Ⅱ型　Ⅲ型　Ⅳ型 A = $-CH_2COOH$ P = $-CH_2CH_2COOH$　　　　上の例は uroporphyrin である．

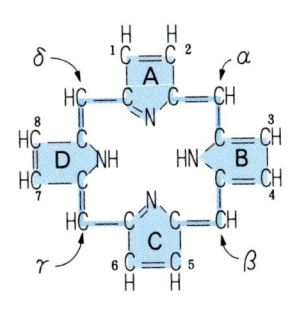

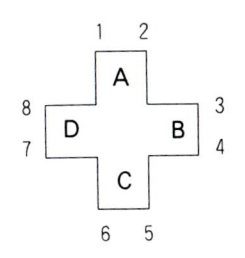

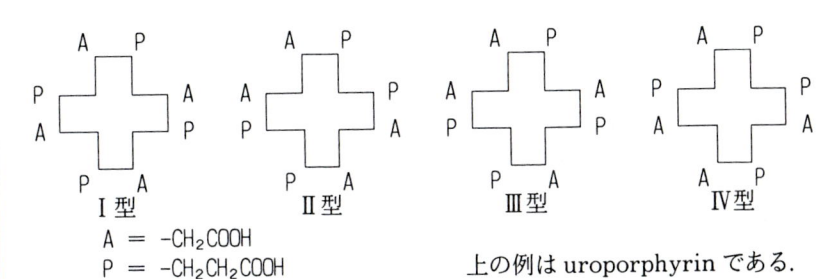

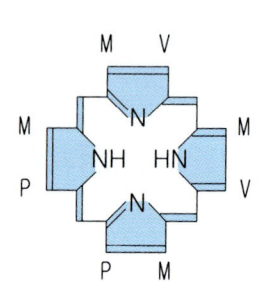

porphyrin の異性体	3種類の側鎖が存在する場合には，異性体の数は15個（I～XV型）となる．しかし，3種類の側鎖が存在する protoporphyrin や hematoporphyrin は天然には IX 型しか存在しない． 右図は protoporphyrin の IX 型である． $M = -CH_3$　$V = -CH=CH_2$　$P = -CH_2-CH_2-COOH$								

主なporphyrin									
porphyrin		1	2	3	4	5	6	7	8
uroporphyrin	I 型	A	P	A	P	A	P	A	P
uroporphyrin	III 型	A	P	A	P	A	P	P	A
coproporphyrin	I 型	M	P	M	P	M	P	M	P
coproporphyrin	III 型	M	P	M	P	M	P	P	M
protoporphyrin	IX 型	M	V	M	V	M	P	P	M
hematoporphyrin	IX 型	M	H	M	H	M	P	P	M

$A = -CH_2COOH$　　$P = -CH_2CH_2COOH$　　$M = -CH_3$
$V = -CH=CH_2$　　$H = -CH(OH)CH_3$

性質

吸収スペクトル　有機溶媒に溶解した porphyrin は可視部に数本の吸収帯を持つ．また 400 nm 付近（近紫外部）に強い吸収帯がある．これをソーレー帯（Soret-band）といい，cytochrome c は 415 nm，catalase は 405 nm などの値を示す．
　porphyrin を無機酸または有機溶媒に溶解した場合，紫外線によって，強い赤色蛍光を発する．これは定性，定量に応用されている．

錯塩　Fe, Mg, Zn, Ni, Co, Cu, Mn などの 2 価の金属と錯塩を作る．

heme ヘム　heme とは porphyrin の鉄錯塩のことである．狭義には，鉄が 2 価のときをヘムという．
　ヘモグロビン，ミオグロビン，カタラーゼ，ペルオキシダーゼ，シトクロムなどが，ヘムを含有するタンパク質である．

124　主なヘム誘導体

ヘモグロビン
hemoglobin
（Hb）

deoxyhemoglobin (Hb)
吸収極大　430, 556nm

oxyhemoglobin (HbO₂)
吸収極大　425, 540, 578nm

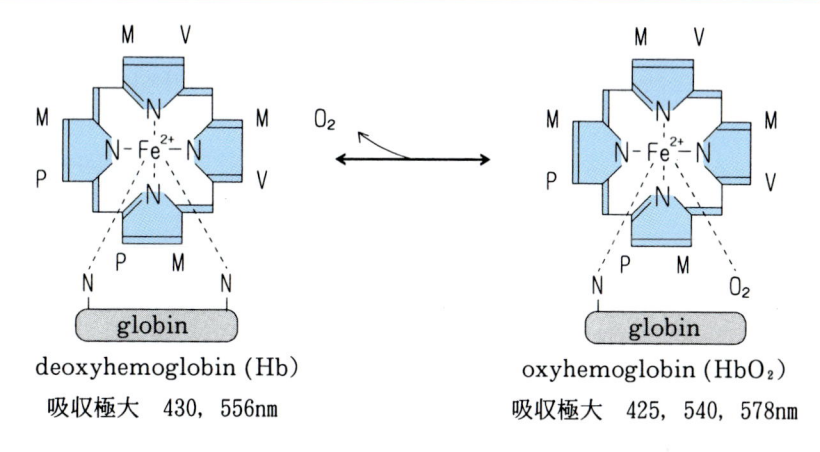

1. hemoglobin はヘム（heme）とタンパク質である globin が結合したものである．hemoglobin 中の heme は protoporphyrin IX 型と Fe^{2+} の錯塩である．

2. hemoglobin 1 分子は 4 本の polypeptide 鎖の集合体であり，それぞれの鎖が 1 個の heme を持っている．分子量は 約 64,500 である．

ヘモグロビンの種類

3. 4 本の polypeptide 鎖のうち 2 本ずつは同じサブユニットである．
   成人赤血球中には HbA（約 90%），HbA1（約 7%），HbA2（2～3%），HbF（約 0.5%）を含む．HbA は α 鎖と β 鎖 各 2 個から，HbA2 は α 鎖と δ 鎖各 2 個からできている．
   胎児期後半では HbF（α 鎖と γ 鎖各 2 個）が主な（約 80%）hemoglobin である．分娩直前から γ 鎖の合成が減少し，代わりに β 鎖の合成が開始され，生後 7 ヵ月で HbF はほとんどなくなる．

HbA1c

4. HbA1 は HbA に glucose や glucose 6-phosphate などが共有結合したもので，HbA1a1, HbA1a2, HbA1b, HbA1c などからなる．このうちもっとも多い HbA1c は HbA の β 鎖の N 末端（バリン残基）のアミノ基に glucose が非酵素的に共有結合したもの（Schiff 塩基形成を経て，Amadori 転移を起こし 1-amino-1-deoxyfructose 誘導体になったもの）であり，健常者では全 Hb 中の 4.6～6.2% を占める．HbA1c は血糖コントロール不良の糖尿病患者では増える．

5. heme 部は共通で動物によって globin の部分が異なる．

6. heme と globin との結合は globin の histidine 残基の imidazole N で行われる．

酸素飽和曲線	7. hemoglobin の**酸素飽和曲線**はS字（シグモイド）形を示すが，これは heme のリガンドである O_2 自身がエフェクターとして作用する，いわゆる homotropic な allosteric 効果による．（☞ p.92） また，この曲線は 2,3-bisphosphoglycerate，H^+，CO_2 などによっても影響され，heterotropic な allosteric 効果も示す． 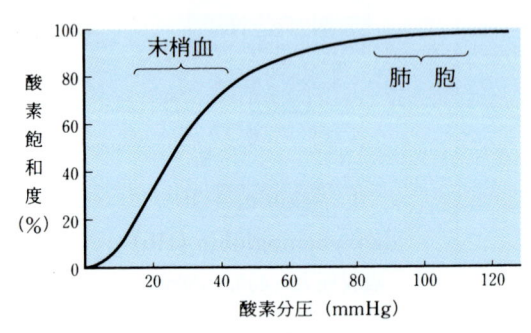 **hemoglobin の酸素飽和曲線**	
一酸化炭素ヘモグロビン carboxy-hemoglobin （または carbon monoxide hemoglobin） （HbCO）	（globin—Fe^{2+}—CO の図）	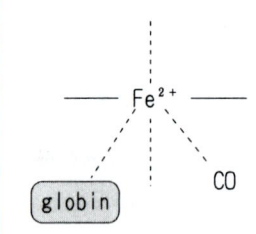 1. CO と Hb の親和力は O_2 と Hb の親和力の 200〜250 倍．すなわち，Hb が CO と結合するには CO の分圧は O_2 の 200〜250 分の 1 でよい． 2. 一酸化炭素中毒では carboxyhemoglobin が生成し，酸素運搬ができなくなる． 3. HbCO は淡紅色である．
炭酸ヘモグロビン carbamino-hemoglobin （$HbCO_2$）	1. CO_2 が globin のアミノ末端の α-アミノ基に結合したもの． $Hb-NH_2 + CO_2 \longleftrightarrow Hb-NH-COOH$ 2. 正常な呼吸作用で 2〜10 % の CO_2 がこの形で血中を運ばれる．	
メトヘモグロビン methemoglobin （Met Hb）	（globin—Fe^{3+}—OH の図）	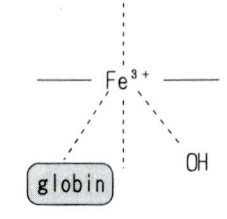 1. Hb の Fe^{2+} が O_2^- や H_2O_2 などにより酸化されて Fe^{3+} になったもの． 2. 正常の赤血球中に全 Hb の 1 % 程度含まれている． 3. 酸素運搬能力はない． 4. 還元によって Hb に戻る． 還元型 cytochrome b_5（cytochrome-b_5 reductase により供給される），還元型 glutathione（glutathione reductase により供給される），アスコルビン酸などにより非酵素的に還元される．

ミオグロビン myoglobin （Mb）	1. globin（Hb 中の globin とは異なる）と heme が結合したものであるが，Hb と異なりモノマータンパク質である． 2. 筋肉中に存在し，O_2 の貯蔵体として機能している． 3. 哺乳類の Mb は 153 個のアミノ酸から成り，分子量はおよそ 17,000 である． 4. Hb より O_2 親和性が高く，また allosteric 効果を示さない． **myoglobin の酸素飽和曲線**
シトクロム c cytochrome c	1. 種々の cytochrome 類のうちもっとも詳しく調べられている．一本鎖のタンパク質に heme の porphyrin 環の側鎖が共有結合したもの． 2. ヒトの cytochrome c はアミノ酸 104 個からなる（分子量 12,500）． 3. ミトコンドリアの電子伝達系の一成分であり，cytochrome c_1 と cytochrome a の間に位置する．（☞ p. 305） 4. $Fe^{2+} \rightleftarrows Fe^{3+} + e^-$ の可逆的変化により，電子伝達体として働く． （酵素ではない．） 5. 還元型（Fe^{2+} 含有）cytochrome c は α 吸収帯，β 吸収帯，ソーレー（Soret）吸収帯 からなる特徴的な吸収スペクトルを示す．

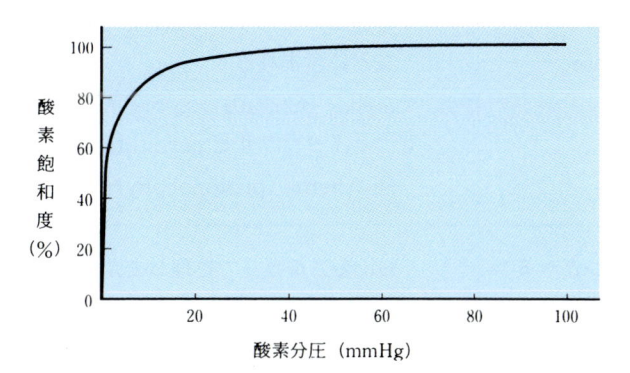

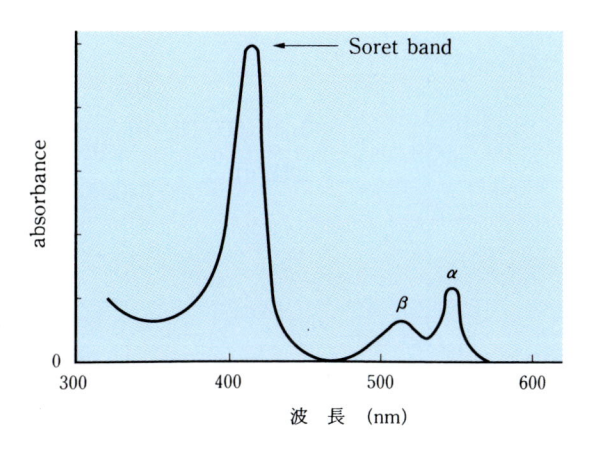

カタラーゼ catalase	1. 動物組織（とくに，肝臓，赤血球，腎臓に多い），細菌中に見られる．肝臓，腎臓ではペルオキシソーム (peroxisome) 中に存在する． 2. $2H_2O_2 \longrightarrow 2H_2O + O_2$ の反応を触媒する． 3. 分子量 約240,000．4個のサブユニットから構成され，各サブユニット当り1個の heme (Fe^{3+}) を含む．
ペルオキシダーゼ peroxidase	1. 白血球，乳汁，甲状腺，小腸，植物（セイヨウワサビなど），酵母，細菌などに含まれる． 2. $AH_2 + H_2O_2 \longrightarrow A + 2H_2O$ の反応を触媒する． 3. セイヨウワサビ peroxidase の分子量は 40,000 であり，1分子当り1個の heme (protoporphyrin IX 型の Fe^{3+} 錯塩) を含む．
ヘマチンとヘミン hematin と 　　　hemin	Hb をアルカリで処理してえられる protoporphyrin - Fe^{3+} 錯塩（2個の OH^- が Fe^{3+} の上下に配位している）を hematin という．酸で処理してえられる錯塩を hemin という（塩酸であれば1個の Cl^- が Fe^{3+} に配位する）． 血液に食塩と酢酸を加えて加熱したのち冷却すると，菱形の褐色微結晶 (hemin) を生じる．これを Teichmann の結晶という．
クロロフィル chlorophyll （葉緑素）	1. porphyrin と Mg^{2+} の錯塩である． 2. 植物，藻類，細菌に含まれる緑色化合物であり，植物，藻類中のものを chlorophyll，光合成細菌中のものを bacteriochlorophyll と呼ぶ． 3. 光合成において重要な役割をもち，タンパク質と複合体（非共有結合性）を作って光合成膜中に存在する． 4. chlorophyll には多くの種類があるが，緑色植物や緑藻中には chlorophyll a と b が含まれている．

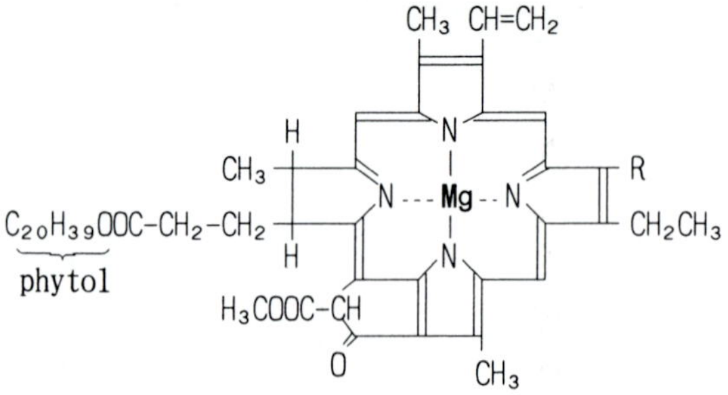

$R = -CH_3$　　chlorophyll a
$R = -CHO$　　chlorophyll b

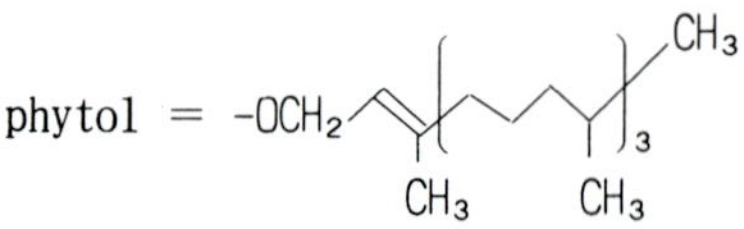

phytol = $-OCH_2-$ ...

125　ポルフィリンの生合成

glycine と succinyl-CoA からできる 5-aminolevulinic acid（δ-aminolevulinic acid）が2分子集まって porphobilinogen となり，それが4分子ずつ集まって各種の porphyrin を生じる．

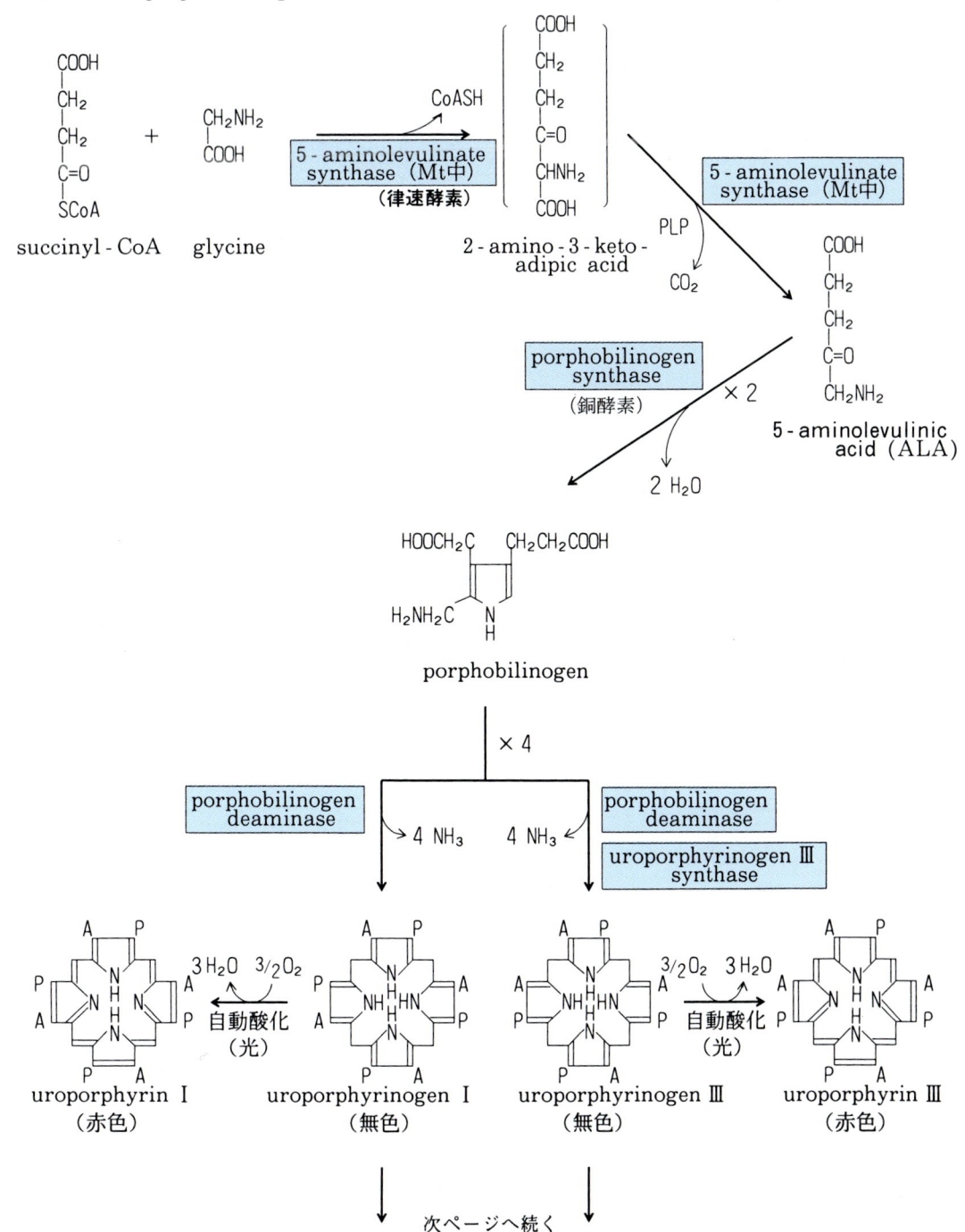

succinyl-CoA ＋ glycine →[5-aminolevulinate synthase（Mt中）（律速酵素）, CoASH] 2-amino-3-keto-adipic acid →[PLP, CO_2] 5-aminolevulinic acid (ALA)

×2 →[porphobilinogen synthase（銅酵素）, $2H_2O$] porphobilinogen

×4 →[porphobilinogen deaminase, $4NH_3$] uroporphyrinogen I →[自動酸化（光）, $3H_2O$, $3/2 O_2$] uroporphyrin I（赤色）

×4 →[porphobilinogen deaminase / uroporphyrinogen III synthase, $4NH_3$] uroporphyrinogen III →[自動酸化（光）, $3/2 O_2$, $3H_2O$] uroporphyrin III（赤色）

uroporphyrin I（赤色） — uroporphyrinogen I（無色） — uroporphyrinogen III（無色） — uroporphyrin III（赤色）

次ページへ続く

前ページより

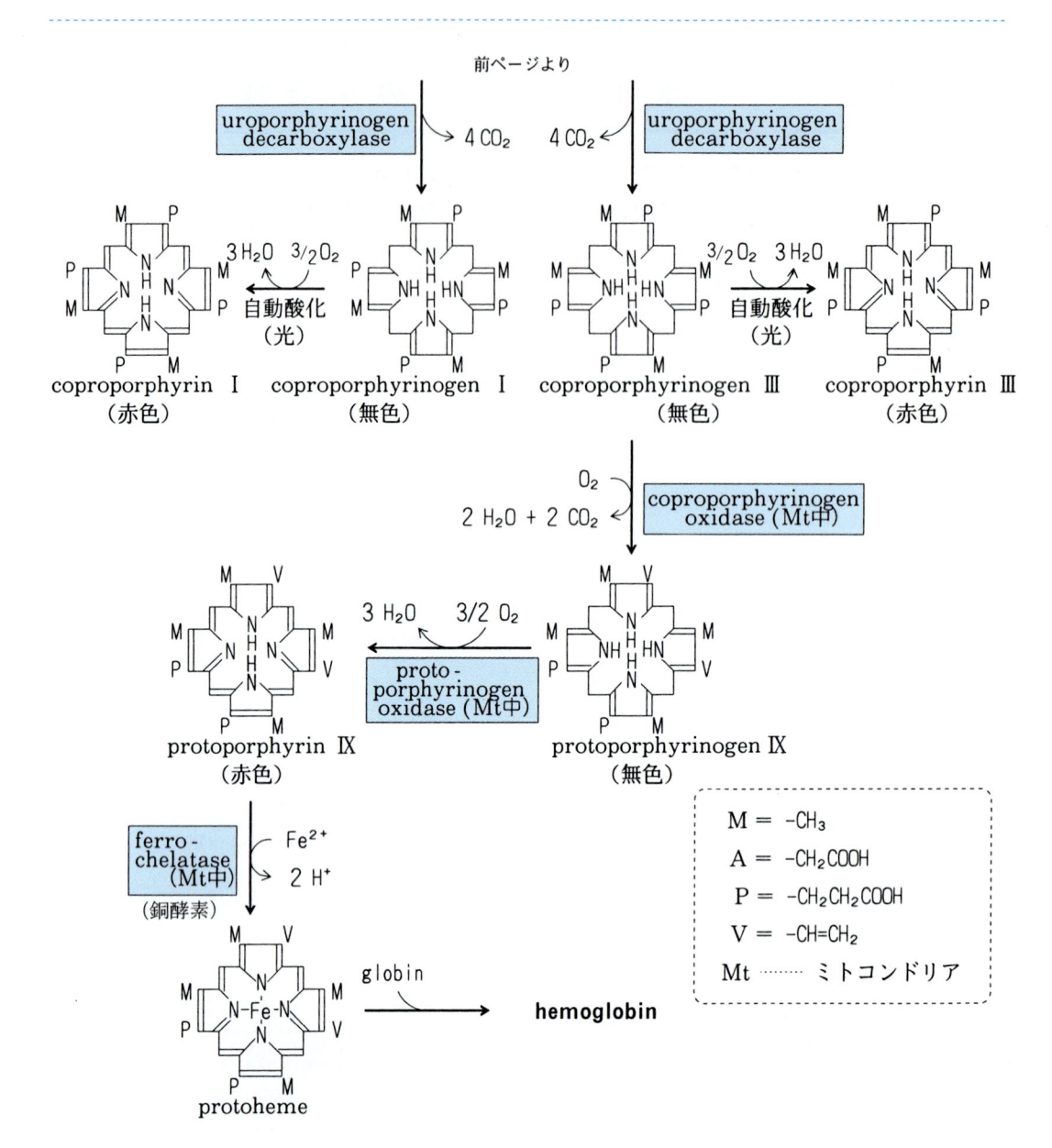

uroporphyrinogen decarboxylase → 4 CO_2 | 4 CO_2 ← uroporphyrinogen decarboxylase

coproporphyrin I（赤色） ← 自動酸化（光） 3 H_2O / $3/2\ O_2$ — coproporphyrinogen I（無色）

coproporphyrinogen III（無色） — $3/2\ O_2$ / 3 H_2O 自動酸化（光）→ coproporphyrin III（赤色）

coproporphyrinogen oxidase（Mt中）：O_2 → 2 H_2O + 2 CO_2

protoporphyrin IX（赤色） ← proto-porphyrinogen oxidase（Mt中） 3 H_2O / $3/2\ O_2$ — protoporphyrinogen IX（無色）

ferrochelatase（Mt中）（銅酵素）：Fe^{2+} → 2 H^+

protoheme —globin→ **hemoglobin**

```
M  = -CH_3
A  = -CH_2COOH
P  = -CH_2CH_2COOH
V  = -CH=CH_2
Mt …… ミトコンドリア
```

　上の反応に関与する酵素のうち，Mt（ミトコンドリア）中と記したもの以外はサイトゾルに存在する．
　heme 生合成のとくに盛んな細胞は，肝実質細胞（cytochrome P-450 などの合成）と赤芽球（ヘモグロビンの合成）である．
　heme の合成の**律速酵素**は最初の反応を触媒する 5-aminolevulinate synthase である．本酵素は，前駆体型酵素としてサイトゾルで生合成され，ミトコンドリア中へ移送されてから N 末端部分のペプチド（transit peptide あるいは extra sequence という）が切断されることにより生成し，マトリックスに局在する．最終産物である heme によりこの酵素の生合成は抑制される．ある種の薬物は cytochrome P-450 を増加させ，それにより heme の分解が促進するため，heme による 5-aminolevulinate synthase 生合成の抑制が除かれ，heme 合成を亢進させる．

126　胆汁色素 (bile pigment) の生成

　古くなった赤血球は主に脾臓でこわされる．hemoglobin は heme と globin になり，heme は肝臓 (約75%) およびその他 (約25%) の細網内皮系組織で分解され，主に bilirubin (およびその glucuronide)，biliverdin となって胆汁中に排出される．bilirubin は腸管内バクテリアによりさらに以下のように代謝されていく．なお，腸管内で生成する urobilinogen や urobilin は腸から吸収され，肝臓で再び bilirubin になって胆汁中に排出される．これを**腸肝循環**という．また，bilirubin glucuronide は腸管内で加水分解され，bilirubin となる．

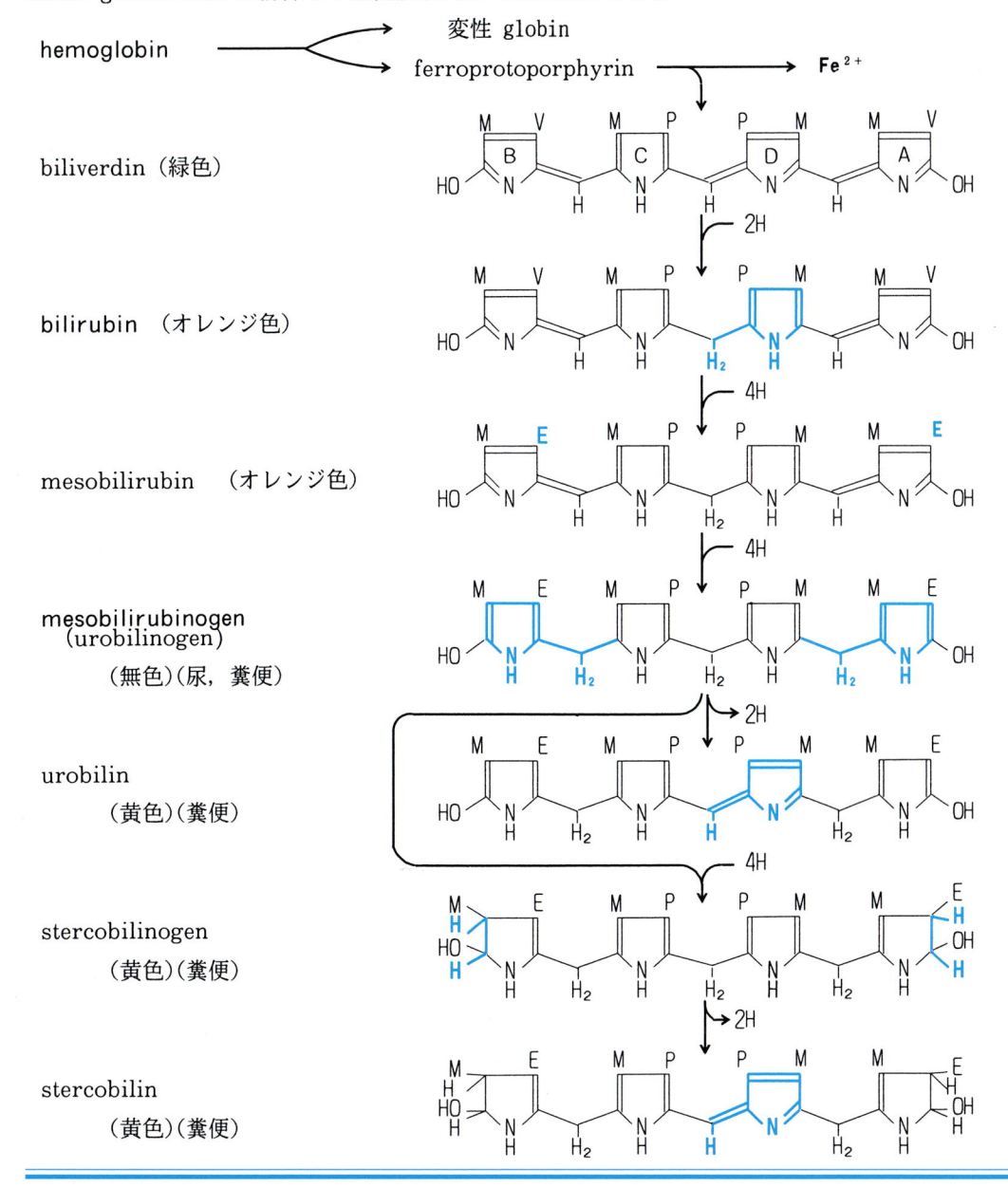

hemoglobin → 変性 globin / ferroprotoporphyrin → Fe^{2+}

biliverdin（緑色）

↓ 2H

bilirubin（オレンジ色）

↓ 4H

mesobilirubin（オレンジ色）

↓ 4H

mesobilirubinogen (urobilinogen)（無色）（尿，糞便）

↓ 2H

urobilin（黄色）（糞便）

↓ 4H

stercobilinogen（黄色）（糞便）

↓ 2H

stercobilin（黄色）（糞便）

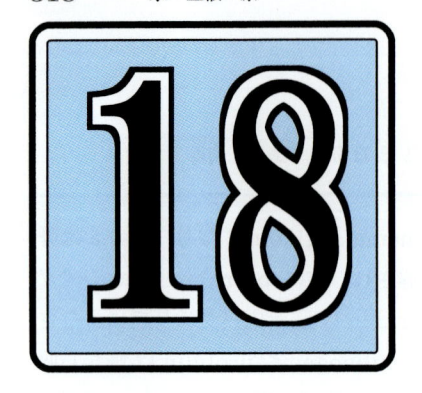

18 Water, Blood and Urine

（水・血液・尿）

127　水の代謝

| 水の生理作用 | 1　溶　媒
2　運搬，排出，分泌　　　（栄養素の摂取，消化，吸収）
3　酸塩基平衡，浸透圧調節
4　体温調節
5　細胞の物理的状態の維持 |

水の摂取と排泄

代謝水
metabolic water
（酸化水）

栄養素が体内で酸化されることによって生じる水を代謝水という．

	代謝水	エネルギー
糖質（1g）	0.60 mL	4.1 kcal
脂質（1g）	10.7 mL	9.3 kcal
タンパク質（1g）	0.41 mL	4.1 kcal
エタノール（1g）	1.17 mL	7.0 kcal

脂質（トリグリセリド）の酸化により多量の代謝水を生じる．

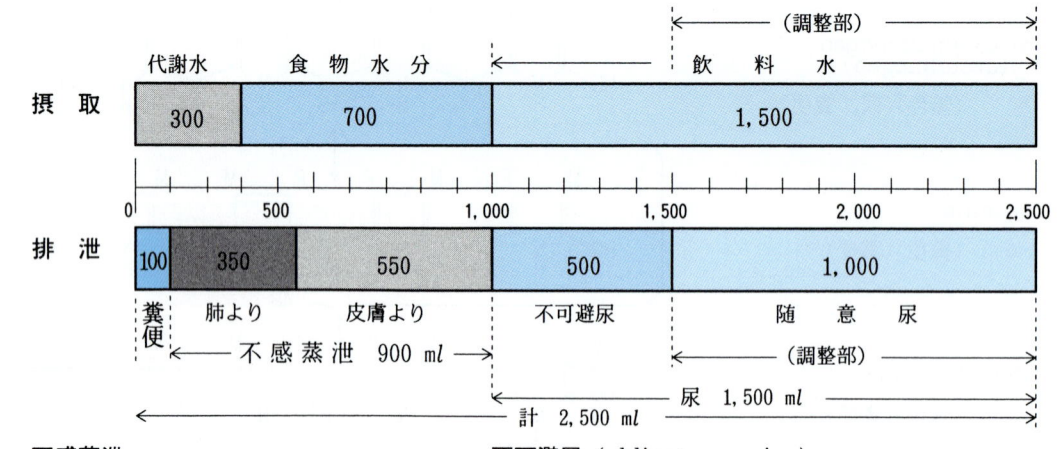

摂取　代謝水 300 ／ 食物水分 700 ／ 飲料水 1,500　（調整部）

排泄　糞便 100 ／ 肺より 350 ／ 皮膚より 550 ／ 不可避尿 500 ／ 随意尿 1,000
不感蒸泄 900 mL
尿 1,500 mL（調整部）
計 2,500 mL

不感蒸泄（insensible perspiration）
　肺や皮膚から，意識されずに絶えず排泄されている水分を不感蒸泄という．

不可避尿（obligatory urine）
　正常な腎機能を維持し，老廃物を排泄するための必要最小尿量を不可避尿という．タンパク質や食塩の摂取量から逆算すると，日本人では約 500 mL となる．

128　細胞内液と細胞外液

人体の水分分布と主要イオン

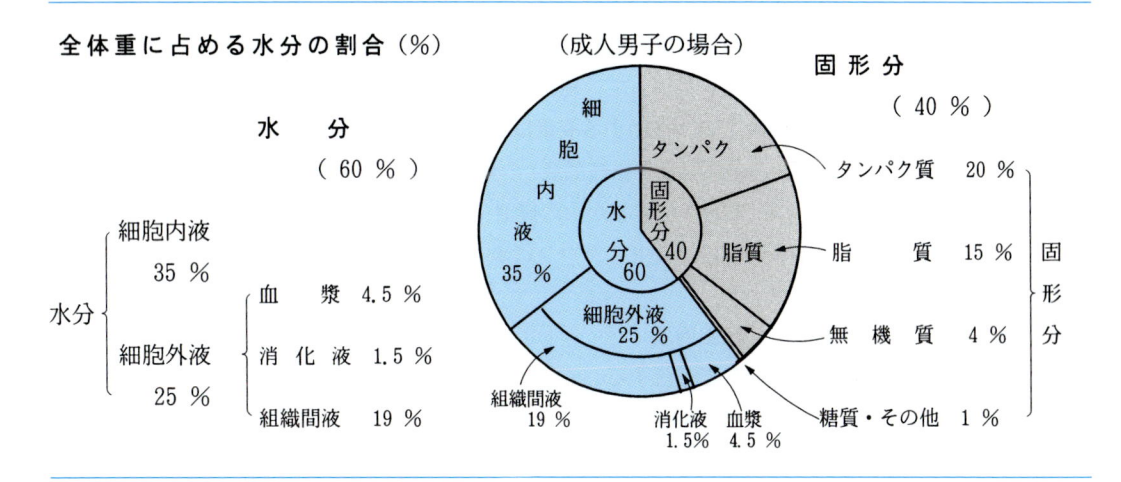

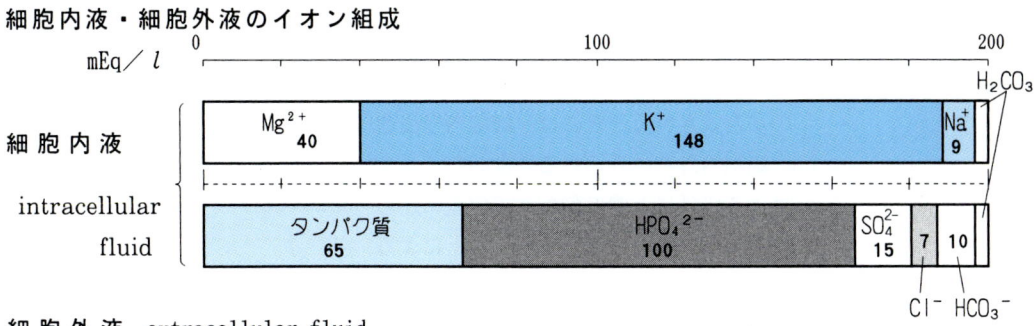

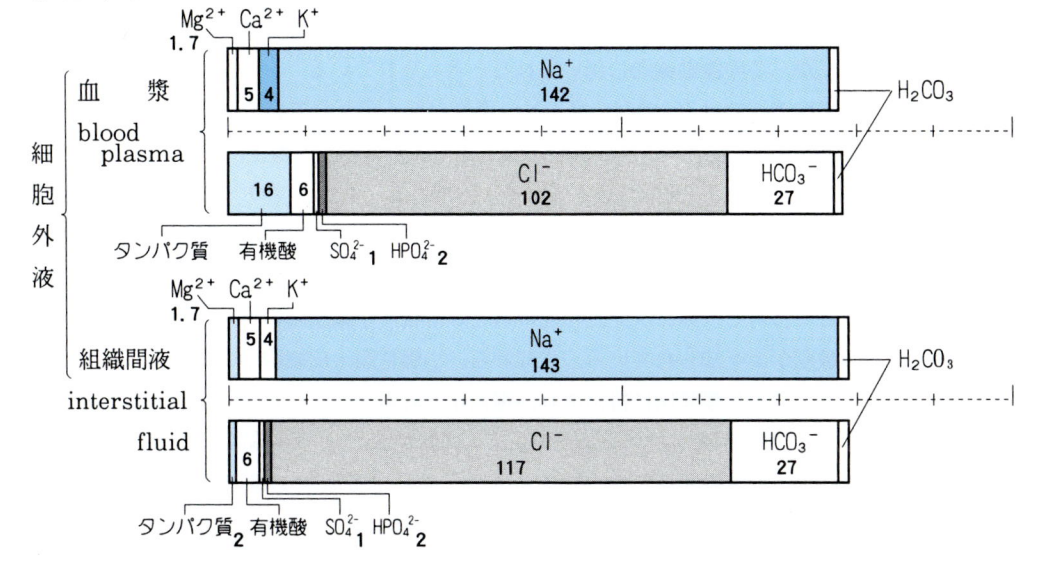

全体重に占める水分の割合（％）　（成人男子の場合）

水分（60％）
- 細胞内液　35％
- 細胞外液　25％
  - 血漿　4.5％
  - 消化液　1.5％
  - 組織間液　19％

固形分（40％）
- タンパク質　20％
- 脂質　15％
- 無機質　4％
- 糖質・その他　1％

細胞内液・細胞外液のイオン組成　mEq/l

細胞内液　intracellular fluid

| Mg²⁺ 40 | K⁺ 148 | Na⁺ 9 | H₂CO₃ |

| タンパク質 65 | HPO₄²⁻ 100 | SO₄²⁻ 15 | Cl⁻ 7 | HCO₃⁻ 10 |

細胞外液　extracellular fluid

血漿　blood plasma

| Mg²⁺ 1.7 | Ca²⁺ 5 | K⁺ 4 | Na⁺ 142 | H₂CO₃ |

| タンパク質 16 | 有機酸 6 | SO₄²⁻ 1 | HPO₄²⁻ 2 | Cl⁻ 102 | HCO₃⁻ 27 |

組織間液　interstitial fluid

| Mg²⁺ 1.7 | Ca²⁺ 5 | K⁺ 4 | Na⁺ 143 | H₂CO₃ |

| タンパク質 2 | 有機酸 6 | SO₄²⁻ 1 | HPO₄²⁻ 2 | Cl⁻ 117 | HCO₃⁻ 27 |

体液量の調節	**血漿 ─ 組織間液** 血漿と組織間液は，毛細血管壁を介して交流する． (1) 血液が毛細血管の動脈側を通過する際に，心臓収縮による圧力によって，血漿から組織間液側へ水および漿質性溶液が移動する．分子量の大きいタンパク質は通常の血漿流速では，毛細血管を通過できない． (2) 逆に，血液が毛細血管の静脈側を通過するときに，血漿タンパク質の浸透圧などの働きによって，組織間液から水や漿質が血漿側へ移動する． (3) この両方向へ移動する液量は等しく，体液量はほぼ一定に保たれる． (4) 細胞外液（血漿＋組織間液）の量は，その主成分である Na^+ の含量で決まり，Na^+ の含量は腎臓からの排泄で調節されている．その調節は主に副腎皮質ホルモンのアルドステロンによっている．
	組織間液 ─ 細胞内液 細胞膜を通して交流する． (1) 細胞膜は Na^+，K^+，Cl^-，HCO_3^- などのイオンをはじめ，水，CO_2，尿素，グルコース，アミノ酸などの低分子化合物は通すが，タンパク質などの高分子化合物は通さない． (2) 細胞内の代謝によって，高分子化合物が分解して低分子化合物に変化するときには，細胞内の浸透圧は高くなる．逆に，低分子のものから高分子のものが合成されるときには，細胞内の浸透圧は低下する． (3) 細胞内外液にみられる特徴的なイオン分布や濃度の相違は，拡散や浸透圧による以外に，濃度勾配や電位差に逆らったエネルギーを必要とする独特の輸送機構（能動輸送）が働くことによる．
能動輸送 active transport	分子やイオンが生体膜を介して，濃度勾配や電位差に逆らって，エネルギーの消費を伴って移動する現象を能動輸送という．生体で消費されるエネルギーの約30％が，この能動輸送に用いられると考えられている． 細胞内液では K^+ 濃度が高く Na^+ 濃度が低く保たれている．これは膜に存在する Na^+, K^+-ポンプ（すなわち，Na^+, K^+-ATPase）の働きによって，Na^+ を外へ出し，逆に K^+ を取り込んでいるからである．他に，プロトンポンプによる H^+ 輸送，Ca^{2+}-ポンプによる Ca^{2+} の輸送なども知られている．これらを第一次能動輸送という． これに対し，第二次能動輸送の例としては，小腸からのグルコースやアミノ酸の吸収がよく知られている．すなわち，小腸粘膜上皮細胞中の Na^+ が Na^+, K^+-ポンプにより漿膜側に排出され，電気化学的ポテンシャル勾配を形成し，それを利用して粘膜側からグルコースやアミノ酸が Na^+ との共輸送により取り込まれる．第二次能動輸送では，ATPの加水分解によるエネルギーが Na^+ の輸送に用いられ，二次的にグルコースやアミノ酸の輸送に利用されている．(☞p. 140, 141)

129　　　　血　液　　　（blood）

血液の機能	(1) 呼吸作用　： O_2 および CO_2 の運搬 (2) 調節作用　： (a) ホルモン運搬，(b) 酸塩基平衡，(c) 水分，(d) 体温 (3) 栄養作用　： 栄養素の溶存および運搬 (4) 排泄作用　： 過剰代謝産物，老廃物および有害物質の排泄 (5) 保護作用　： (a) 白血球・抗体による防御，(b) 血液凝固
血液の組成	血液(blood) ┬ 血漿(plasma) ┬ 血清 (serum) 　　　　　　　│　男 52〜64%　└ フィブリノーゲン (fibrinogen) 　　　　　　　│　女 57〜66% 　　　　　　　└ 血球 ┬ 赤血球　男 430〜570万/μl　女 370〜490万/μl 　　　　　　　　　　 ├ 白血球　4,000〜9,000/μl 　　　　　　　　　　 └ 血小板　12〜40万/μl 　　男 40〜48%　女 36〜43% 　　　　　　　　　　　　　　　　　　　　　　　　　血餅 (blood clot)
血液の性状	全量　　体重の約 8 %（約 1/13） 　　　　体重あたり，子供は大人よりも多く，男は女よりも多い． 比重　　全血　男 1.059（1.055 〜 1.063） 　　　　　　　女 1.056（1.052 〜 1.060） 　　　　血漿　1.027　　（1.024 〜 1.029） 　　　　赤血球 1.095　　（1.090 〜 1.100） pH　　　7.4　　　　（7.35 〜 7.45） 浸透圧　7.7 気圧（37℃）　（0.9 % の NaCl に等しい）
血漿の成分	水分 90 % 溶質 10% 　タンパク質 6.7〜8.3% ┬ albumin 3.5〜5.5% ┬ albumin 54〜65 % 　　　　　　　　　　 │ ├ α_1-globulin 3〜4.5% 　　　　　　　　　　 ├ globulin 2.5〜3.5% ┼ α_2-globulin 6〜9 % 　　　　　　　　　　 │ ├ β-globulin 7〜14 % 　　　　　　　　　　 └ fibrinogen 0.2〜0.4% └ γ-globulin 9〜15 % 　無機質 0.9 % ┬ 陽イオン …… Na^+, K^+, Mg^{2+}, Ca^{2+} 　　　　　　　 └ 陰イオン …… Cl^-, HCO_3^-, HPO_4^{2-} 　その他 2 % ┬ 糖質 …… glucose 約 80 mg/100 ml（空腹時） 　　　　　　　├ 脂質 …… トリグリセリド，脂肪酸，リン脂質，コレステロールおよびそのエステル 　　　　　　　└ その他 …… 尿素，尿酸，creatinine，アミノ酸

血清中の各種成分 （100 ml 中の基準範囲）

分類	成分	値	単位	成分	値	単位
タンパク質	総タンパク質	6.7～8.3	g	albumin	60～73	%
	内訳 albumin	3.9～5.1	〃	タンパク質画分 % α_1-globulin	2～3	〃
	内訳 globulin	2.8～3.2	〃	α_2-globulin	5～9	〃
	（A/G 比	1.2～2.0）		β-globulin	6～10	〃
				γ-globulin	11～21	〃
糖質	glucose	70～110	mg	pentose	1.3～5.0	mg
	fructose	0.6～1.1	〃	myo-inositol	0.4～0.7	〃
	galactose	0.5～1.0	〃	1,5-anhydroglucitol	1.3～5.0	〃
	mannose	0.3～1.0	〃	sorbitol	0.06～0.08	〃
脂質	総脂質	400～600	mg	cholesterol	130～220	mg
	トリグリセリド	50～150	〃	エステル型	80～160	〃
	脂肪酸	18～60	μEq	遊離型	50～70	〃
	リン脂質	150～250	mg	胆汁酸	0.2～0.3	〃
窒素化合物	NPN	15～35	mg	尿酸 男	4.0～7.0	mg
	尿素	20～40	〃	尿酸 女	2.7～6.3	〃
	尿素窒素	8～23	〃	creatine	0.2～0.9	〃
	アミノ酸	27～50	〃	creatinine 男	0.7～1.2	〃
	アミノ酸窒素	3～5.5	〃	creatinine 女	0.5～0.9	〃
				アンモニア	20～50	μg
酸	lactic acid	6～17	mg	citric acid	1.9～2.6	mg
	pyruvic acid	0.5～1.7	〃	ketone bodies	0.3～1.2	〃
無機質	Na	310～340	mg	Fe	0.08～0.20	mg
	K	13～19	〃	Cu	0.07～0.18	〃
	Ca	9.0～11.0	〃	重炭酸塩	2.3～3.0	mEq
	Mg	1.7～2.6	〃	総ヨウ素	8～15	μg
	Cl	348～383	〃	タンパク結合性ヨウ素	6～8	〃
ビタミン	脂溶性ビタミン			水溶性ビタミン ビタミン B_1	2～8	μg
				ビタミン B_2	2～4	〃
	ビタミン A	20～60	μg	ニコチン酸	1.6～5.0	〃
	ビタミン D	1.5～7.5	〃	パントテン酸	20～160	〃
	ビタミン E	900～1,900	〃	葉酸	0.2～1.0	〃
				ビタミン C	400～1,500	〃

血 球 成 分 の 性 状 と 機 能

赤血球 erythrocyte red blood cell	【個　数】　　　　　　血液 1 μl 当りの個数　　　　　　血液中 hemoglobin 濃度 　　　　　　成人男子　……　430～570万　……　14～17 g／dl 　　　　　　成人女子　……　370～490万　……　12～15 g／dl 【性　状】　直径は 6.0～9.5 μm，厚さは中心部で 1 μm，もっとも厚いところは 1.8～2.4 μm，中心部の凹んだ円板状である． 　　　　　　成熟赤血球には細胞小器官はなく，代謝系も解糖系やペントースリン酸経路など限られたものしかない． 【機　能】酸素や二酸化炭素の運搬を行う． 【生　成】腎から分泌される erythropoietin が，骨髄の赤芽球前駆細胞に働いて作られる．寿命 120 日．網内系細胞の食作用で破壊される．
白血球 leucocyte white blood cell	【個　数】　血液 1 μl 当り 4,000～9,000 個 【性状と機能】 | 名　　称	直径（μm）	割合（％）	機　　能
---	---	---	---
好中球 neutrophil	10～15	40～60	食作用
単球 monocyte	12～20	3～10	食作用．マクロファージに変化し免疫成立に関与．
好酸球 eosinophil	13～16	2～8	抗原抗体複合体を貪食し，アレルギー反応を制御．
好塩基球 basophil	12～16	0～2	炎症やアレルギー反応に関与．heparin の放出．
リンパ球 lymphocyte	大 12～16 小 7～11	20～50	T 細胞は細胞性免疫に関与．B 細胞は抗体産生に関与．	 【生　成】顆粒球（好中球，好酸球，好塩基球）および単球は骨髄で作られる．リンパ球は，リンパ組織および骨髄で作られる．マクロファージや T 細胞などから分泌されるタンパク質である CSF（colony-stimulating factor）が幹細胞や顆粒球前駆細胞の増殖や分化を促進する．
血小板 thrombocyte platelet	【個　数】　血液 1 μl 当り 12～40 万個 【性　状】　直径 2～4 μm．無核． 【機　能】 　　（1）血管の損傷個所に付着して，血栓を作り出血を止める． 　　（2）serotonin，ADP などを遊離して，止血を促進させる． 【生　成】骨髄で作られる．寿命は 8 日．脾臓の大食細胞で捕食される．

130 血液凝固 (blood coagulation)

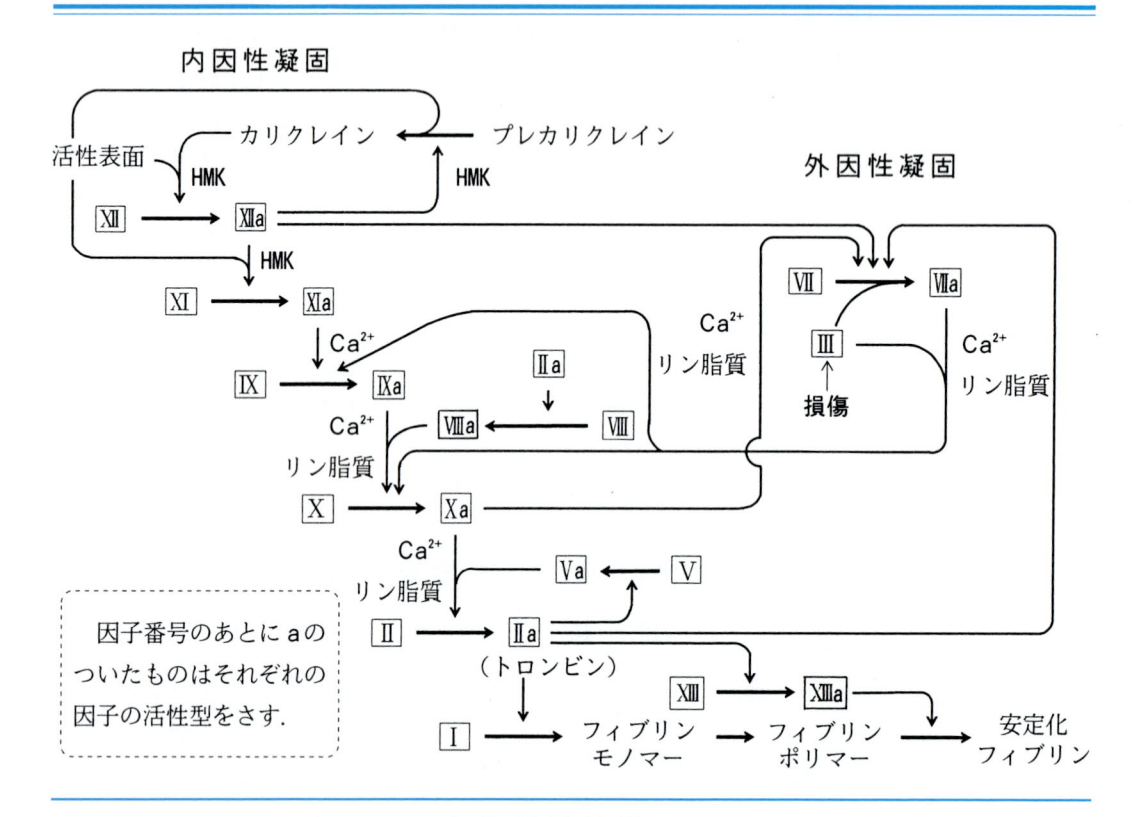

血液凝固因子

factor		
	I	fibrinogen
	II	prothrombin
	III	thromboplastin（組織に含まれる脂質タンパク質複合体）
	IV	calcium　　（これ以外の因子はすべてタンパク質である．）
	V	proaccelerin, accelerator globulin (Ac-G), labile factor
	VI	この因子は存在しない
	VII	proconvertine, serum prothrombin conversion accelerator (SPCA)
	VIII	antihemophilic factor (AHF), antihemophilic globulin (AHG)
	IX	plasma thromboplastin component (PTC), Christmas factor
	X	Stuart-Prower factor, autoprothrombin III
	XI	plasma thromboplastin antecedent (PTA)
	XII	Hageman factor
	XIII	fibrin stabilizing factor (FSF), Laki-Lorand factor (LLF)
		prekalikrein, Fletcher factor
		high molecular weight kininogen (HMK), Fitzgerald factor

因子番号のあとに a のついたものはそれぞれの因子の活性型をさす．

血液凝固とは	血管が損傷を受けると，まず血管が収縮し，さらに血小板が損傷部位のコラーゲンに粘着するとともに血小板同士が凝集し出血を防ぐ．ついで，血漿中の不活性な血液凝固因子がつぎつぎと活性化される． 　最終的にはフィブリノーゲンがフィブリンに変化することにより，赤血球，白血球などを取り込んだ血液凝塊が生じる．この仕組みを血液凝固という． 　血液凝固因子の活性化の過程は階段状の滝（cascade）に似ているので**カスケード反応**（cascade reaction）とよばれることがある．
外因性凝固と 　　内因性凝固	血液凝固に際して組織中の因子（Ⅲ因子）が関与する場合を外因性凝固といい，関与しない場合を内因性凝固という． 　損傷の場合の止血は両方の機序によるのに対し，損傷はなくとも血管壁の異常などが原因となり起こる凝固は内因性凝固による．
各因子の機能	Ⅱ，Ⅶ，Ⅸ，Ⅹ，Ⅺ，Ⅻ因子，およびプレカリクレインは酵素前駆体（zymogen）であり，活性型はすべて**セリンプロテアーゼ**（serine protease）として働く． 　ⅩⅢa は transglutaminase として働き，フィブリン同士を共有結合でつなぐ． 　Ⅱ，Ⅶ，Ⅸ，Ⅹ因子の肝での生合成の最終段階で，ビタミンK存在下にN末端付近のいくつかのグルタミン酸残基が 4-カルボキシグルタミン酸（Gla）残基に変えられる（☞ p. 126）．Gla 残基はそれらの因子が Ca^{2+} を介してリン脂質と結合するのに必要である． 　Ⅲ，Ⅴ，Ⅷ因子，および HMK は補助因子として働く． 　なお，ヘパリンの血液凝固阻止作用は，アンチトロンビンⅢのⅡa，Ⅸa，Ⅹa，Ⅺa および Ⅻa に対する阻害作用を促進することによる．
血液凝固反応	【外因性の場合】　まず Ⅶ が損傷により組織から放出された Ⅲ と結合し，Ⅹa により Ⅶa へと活性化される．なお，Ⅶ は Ⅲ の関与なしにⅡa あるいは Ⅻa によっても活性化される．Ⅶa は Ⅲ および Ca^{2+} の存在下に Ⅹ を活性化して Ⅹa とする．ただし，Ⅶ も弱いながら Ⅶa と同様の活性をもつ． 　なお，外因性凝固は内因性凝固に比べて速やかである． 　【内因性の場合】　異常血管などの活性表面にプレカリクレイン，Ⅺ，Ⅻ，HMK が吸着され，カリクレインによる Ⅻ から Ⅻa の生成，Ⅻa によるプレカリクレインからカリクレインの生成 および Ⅺ から Ⅺa の生成などが起こる．HMK はこれらの反応を促進させる．つぎに Ⅺa が Ⅸ を Ⅸa に変える． 　さらに，Ⅸa が Ⅹ を Ⅹa に変える．この際，Ⅹ の Gla 残基は，こわれた血小板の細胞膜内側のリン脂質に Ca^{2+} を介して結合し，また Ⅷa も血小板膜内側にあるレセプターに結合し，その Ⅷa に Ⅸa が結合して Ⅹ に作用し Ⅹa を生成する．

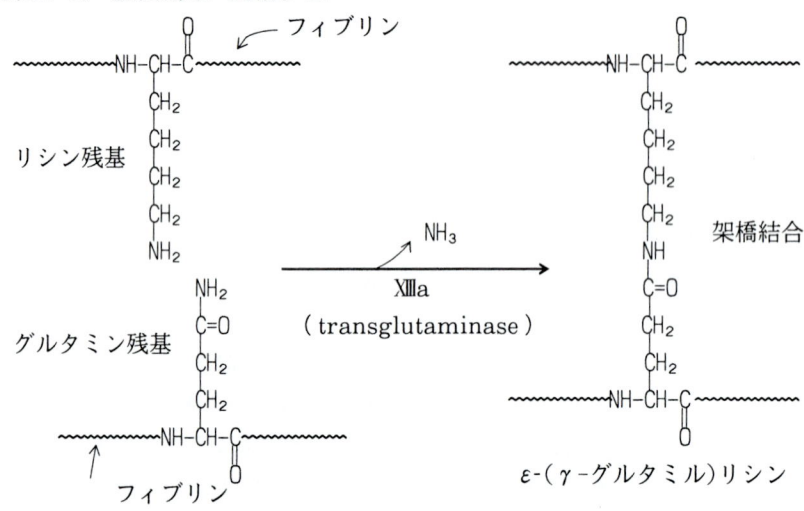

フィブリンの架橋形成	Xaによる II ⟶ IIa への変化以後は外因性, 内因性に共通の反応である. Xa による II ⟶ IIa の変化は, IXa による X ⟶ Xa への変化とよく似た機構で起こる. IIa は I (フィブリノーゲン fibrinogen, 6本のポリペプチド鎖よりなる) に働き, フィブリノペプチドAおよびB (いずれも18アミノ酸残基よりなる) 2本ずつを切り離し, **フィブリンモノマー** (fibrin monomer) を生じる. フィブリンモノマーが会合したものに XIIIa が作用してフィブリン鎖間に共有結合をつくり安定化して, 血液凝固が完結する.

$$\text{フィブリン}-\text{リシン残基} + \text{グルタミン残基}-\text{フィブリン} \xrightarrow[\text{(transglutaminase)}]{\text{XIIIa}} \text{架橋結合} \ (\varepsilon\text{-}(\gamma\text{-グルタミル})\text{リシン}) + NH_3$$

線溶 fibrinolysis	血液凝塊はその役目が終われば取り除かれる. これを**線溶** (fibrinolysis) という. **プラスミン** (plasmin, セリンプロテアーゼに属する) が凝塊中のフィブリンを加水分解することによる.

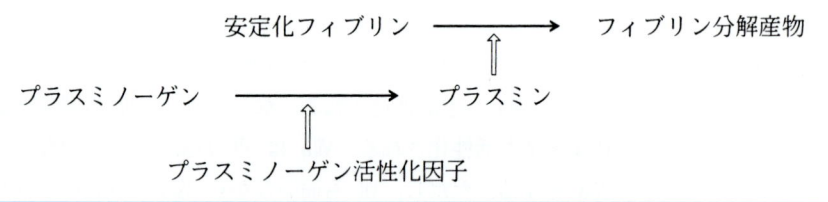

$$\text{安定化フィブリン} \xrightarrow{\text{プラスミン}} \text{フィブリン分解産物}$$
$$\text{プラスミノーゲン} \xrightarrow{\text{プラスミノーゲン活性化因子}} \text{プラスミン}$$

プラスミノーゲン活性化因子 plasminogen activator	プラスミノーゲン活性化因子には, 各種組織中に存在する組織**プラスミノーゲン活性化因子**, 血管内皮細胞から遊離される**血管壁プラスミノーゲン活性化因子**, 腎臓で作られ尿中に排泄される **ウロキナーゼ** (urokinase) などがある. 組織プラスミノーゲン活性化因子はフィブリンに結合して, 始めて活性を発現し, 血液凝塊中に取り込まれ存在するプラスミノーゲンをプラスミンに変える. プラスミンによりフィブリンが加水分解され凝塊が消失すると, 活性化因子は活性を失う. ヒト尿から精製したウロキナーゼは血栓溶解剤として用いられる. また, 微生物が産生する**ストレプトキナーゼ** (streptokinase) や**スタフィロキナーゼ** (staphylokinase) はプラスミノーゲンを水解することなく, それと複合体を形成することにより活性化し, ある種の感染症にみられる出血に関与する.

抗プラスミン	プラスミンがフィブリンを水解して血液凝塊がなくなると、プラスミンが血中に遊離する。そのプラスミンに、血中にある **α_2-プラスミンインヒビター**（α_2-plasmin inhibitor, α_2-PI）や **α_2-マクログロブリン**（α_2-macroglobulin, α_2-M）などの**抗プラスミン**（antiplasmin）が結合し、プラスミンの非特異的タンパク質水解作用を抑える。 　α_2-PIとプラスミンの複合体は網内系の細胞にすばやく取り込まれて処理される。
凝固系障害 （血友病）	凝固因子の遺伝的欠損による種々の凝固系障害が知られている。そのうち、代表的なものとしては Ⅷ の欠損あるいは構造異常による**血友病**（hemophilia）A、Ⅸ の欠損あるいは構造異常による**血友病B**（Christmas病）および von Willebrand因子の構造異常による **von Willebrand病**などがある。 　血友病Aおよび血友病Bはいずれも伴性劣性遺伝で、ほとんど男性のみが発症する。von Willebrand病は常染色体性優性遺伝である。その他の凝固系障害は常染色体性劣性遺伝である。 　ヒト von Willebrand因子は分子量27万のサブユニットが -S-S- 結合によりポリマーとなった分子量100～1,200万の糖タンパク質である。各サブユニット内には -S-S- 結合が極めて多い（約85箇所）のが特徴の一つである。この因子は血小板、コラーゲン、ヘパリンおよび Ⅷ と結合し、血小板凝集に不可欠の役割を果たす。本因子の構造異常による凝固障害が von Willebrand病である。

凝固・線溶系プロテアーゼとその他のプロテアーゼ

　血液凝固や線溶には多くのプロテアーゼ（protease）が関与するが、その他にもさまざまなプロテアーゼが存在する。

プロテアーゼ

分類	分泌酵素 （細胞外プロテアーゼ）		非分泌酵素 （細胞内プロテアーゼ）	
	外分泌酵素	内分泌酵素	リソソーム酵素	非リソソーム酵素
主な機能	食物タンパク質の消化	生理活性分子の生産または分解	細胞内タンパク質の分解	生理活性分子の生産または分解
主な作用様式	ランダム分解	限定分解	ランダム分解	限定分解
具体例	ペプシン トリプシン キモトリプシン エラスターゼ	レニン カリクレイン キニナーゼ トロンビン プラスミン コラゲナーゼ	カテプシン群	カルパイン プロテアソーム プロセシングプロテアーゼ

131　免疫グロブリン　(immunoglobulin)

免疫 immunity

生体が持っている，自己成分と非自己成分とを識別して，非自己成分を排除しようとする機能を免疫 (immunity) といい，つぎの2つの機構がある．

(1) **体液性免疫** (humoral immunity)
　　：抗体 (antibody) すなわち免疫グロブリンが関与．
(2) **細胞性免疫** (cellular immunity)：感作リンパ球が関与．

多くの抗原 (antigen) に対して上の2つの機構が平行して働く．しかし，ツベルクリン反応，移植時拒絶反応，ある種の感染防御反応など，細胞性免疫反応が主に関与する場合もある．

免疫グロブリンはBリンパ球の分化した抗体産生細胞（形質細胞）で産生．
免疫グロブリンは2つの機能を持つ．
(1) 抗原と結合する機能
(2) エフェクター機能………抗原と結合することにより生じる機能で，補体系の活性化，食細胞の食作用亢進などに関与．

免疫グロブリンの種類

各抗原ごとに特異的な免疫グロブリン分子があり，その数は数万種類にのぼると考えられている．

ヒト免疫グロブリンは基本構造の違いから IgG (immunoglobulin G)，IgM，IgA，IgD，IgE，の5つのクラスに大別される．

また，IgG は IgG1～IgG4 の4つのサブクラスに，IgA は IgA1 と IgA2 の2つのサブクラスに分けられる．

いずれの免疫グロブリンも基本的には **L鎖** (light chain) と **H鎖** (heavy chain) という2種類のポリペプチド鎖からできている．

クラス	IgG				IgM	IgA		IgD	IgE
サブクラス	IgG1	IgG2	IgG3	IgG4		IgA1	IgA2		
分子量	146,000	146,000	170,000	146,000	970,000	160,000	160,000	184,000	188,000
L鎖の種類	どの免疫グロブリンも κ 鎖か λ 鎖　（分子量はいずれも 23,000）								
H鎖の種類	$\gamma 1$	$\gamma 2$	$\gamma 3$	$\gamma 4$	μ	$\alpha 1$	$\alpha 2$	δ	ε
H鎖の分子量	51,000	51,000	60,000	51,000	70,000	55,000	55,000	70,000	73,000
半減期（日）	21±5	20±2	7±1	21±3	5	6	6	2～3	2～4
補体結合性	++	+	+++	−	+++	−	−	−	−
単球との結合性	+	−	+	−	−	−	−	−	?
血清中濃度 mg/ml	5～12	2～6	0.5～1	0.2～1	0.5～1.5	0.5～2	0.2	0.4	0.02
血清中存在比 (%)	84				6	7		2	0.1
糖含量 (%)	4				15	10		18	18

**免疫グロブリン
の構造**
L鎖とH鎖
カッパー鎖と
ラムダ鎖

　IgM以外の免疫グロブリンは，L鎖とH鎖が各2本ずつの4本鎖構造である．4本鎖は-S-S-結合により結ばれている．しかし，**クラス**あるいは**サブクラス**ごとにその数や位置が異なる．

　IgMだけは4本鎖構造を1つのサブユニットとする5量体として存在する．

　いずれの免疫グロブリンもL鎖は**カッパー（κ）鎖**か**ラムダ（λ）鎖**である．両鎖は，分子量がともに約23,000であるが，抗原性が異なる．ヒトでは免疫グロブリン全体でのκ型とλ型の割合は6：4である．IgG4ではλ型が多い．なお，1つの免疫グロブリン分子中に違うタイプのH鎖やL鎖を含むことはない．

　免疫グロブリンのうち，IgG1（$\kappa_2\gamma 1_2$あるいは$\lambda_2\gamma 1_2$と表記できる）の構造を下に示す．

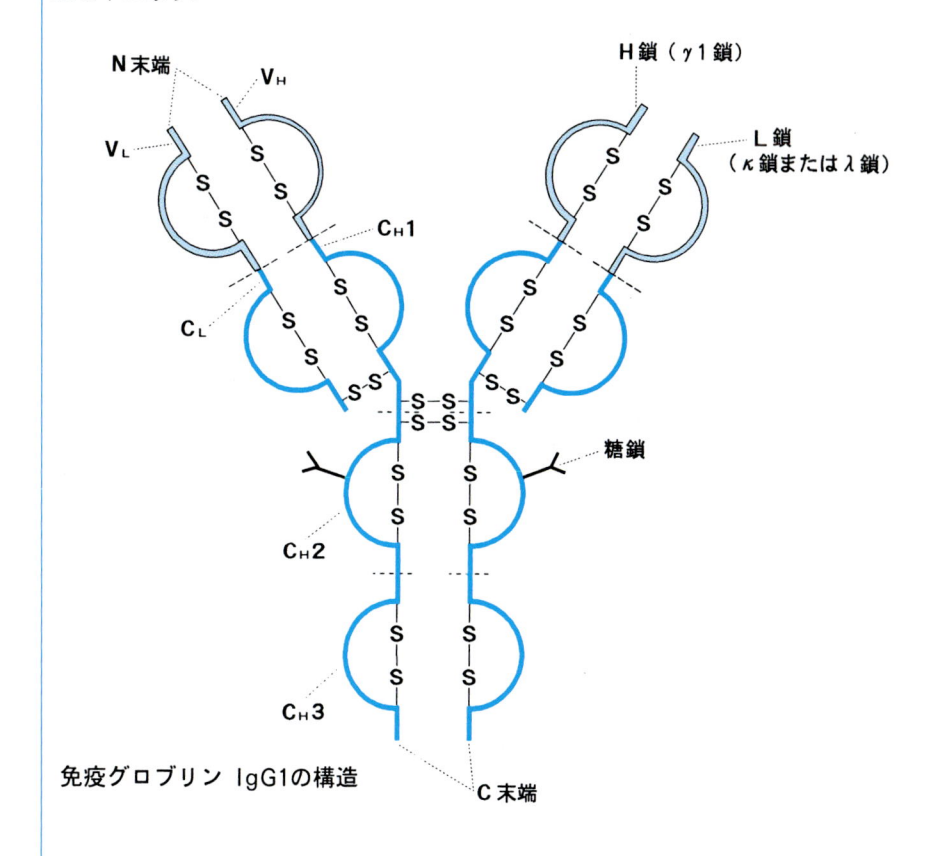

免疫グロブリン IgG1の構造

可変部と不変部

　L鎖は212アミノ酸残基，H鎖は450アミノ酸残基からなる．

　H鎖とL鎖のアミノ末端側の約110アミノ酸残基はアミノ酸配列の変化に富む領域で，**可変部**（variable region）といわれV_HおよびV_Lと表記する．

　この可変部領域が抗原結合部位であり，IgG1の場合2ヵ所あることになる．

　一方，可変部以外の部分は各クラスあるいは各サブクラスごとにアミノ酸配列がほぼ一定で**不変部**（constant region）といわれ，C_HおよびC_Lと表記する．

　不変部は免疫グロブリンのエフェクター機能を発揮する領域である．

ドメイン構造
また，L鎖はV_LとC_Lという2つの**ドメイン**(domain，タンパク質分子において構造上および機能上まとまりをもつ構造単位)からなり，H鎖はV_H, C_H1, C_H2, C_H3の4つのドメインからなる．C_H1, C_H2, C_H3はIgG1の場合$C\gamma1$, $C\gamma2$, $C\gamma3$ともよぶ．これらのドメインはすべて約110個のアミノ酸残基からなる．

C_H1ドメインとC_H2ドメインの間，すなわち**ヒンジ**(hinge，ちょうつがい)部分は柔軟性に富む構造となっており，プロテアーゼの作用を受けやすい．例えば，パパインはヒンジ部分にあるH鎖224番のアミノ酸残基のカルボキシル基側で切断し，抗原結合活性を有するFab (antigen-binding fragment)**フラグメント**と結晶化しやすいFc (crystallizable fragment)**フラグメント**を生じる．

Fab・Fc
フラグメント

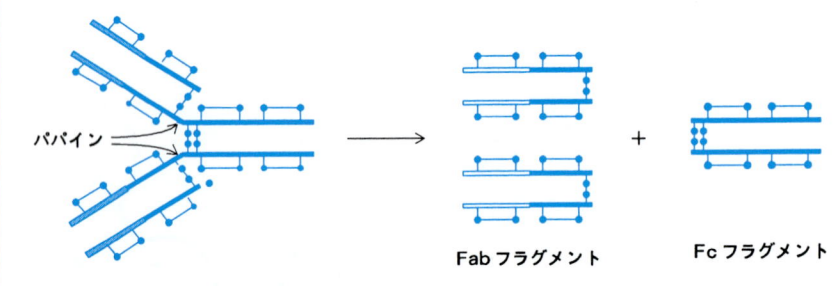

パパインによるIgG1切断の図(—•—•— は S-S 結合を表す)

各種Igの構造
なお，IgM分子中にはJ鎖(joining polypeptide)と呼ばれるポリペプチド鎖(分子量15,000)が存在する．

各種免疫グロブリンの構造

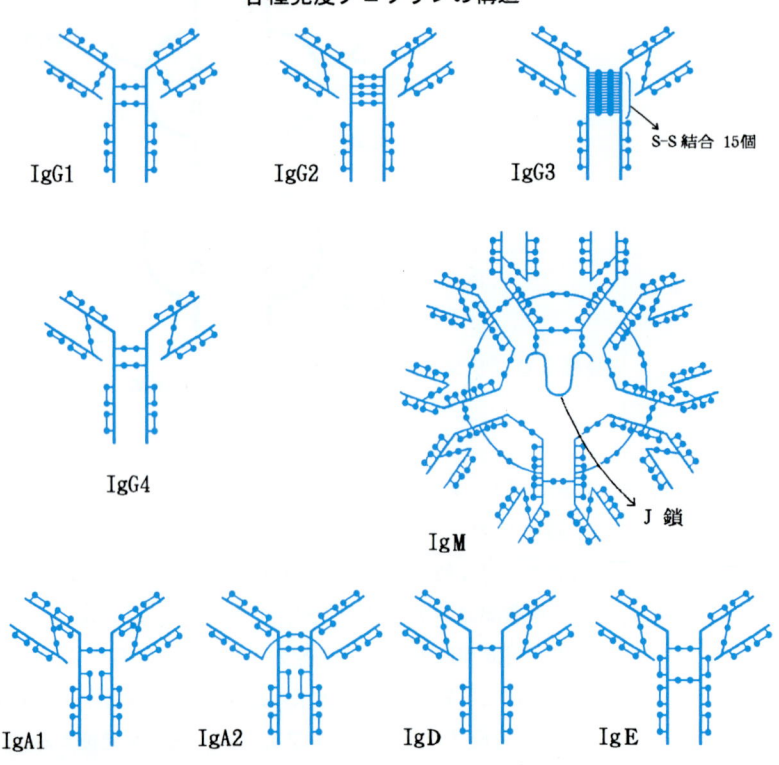

免疫グロブリンの特徴	IgG	(1) 通常の免疫における最も主要な抗体である． (2) 血管内外に分布している． (3) 抗毒素活性をもつ唯一のクラスである． (4) 胎盤を通過する唯一のクラスである． 　新生児血中には母親のIgGが存在するが，生後次第に低下し，3ヵ月頃に最低となる．
	IgM	(1) 血管内のみに存在する． (2) 免疫初期の抗体，粒子状抗原（細菌など）に対する抗体，ABO式血液型抗体，関節リウマチ患者の自己抗体（抗IgG抗体）などの主成分である． (3) Bリンパ球 細胞膜 表面に 単量体（MW 約 190,000）で存在し，抗原レセプターとしてBリンパ球の分化に関与する．
	IgA	(1) 血清中IgAの80％は4本鎖構造の単量体として存在するが，残りは2, 3, 4量体として存在する． (2) 血清のほかに，唾液，初乳，気管支分泌液，泌尿生殖器分泌液，鼻汁，胃腸分泌液などの中にも存在する． (3) 初乳中のIgAは新生児の感染防御に，分泌液中のIgAは粘膜表面の局所免疫反応に重要な役割を果たす． (4) 分泌型IgAは，IgA単量体2分子がJ鎖および分泌片(secretory piece, 分子量70,000の糖タンパク質)と-S-S-結合でつながった複合体である． 　分泌片は外分泌液中でのプロテアーゼによる消化からIgAを保護する．
	IgD	(1) プロテアーゼ，とくにプラスミンによる消化を受けやすいため，血中半減期が2～3日と短い． (2) Bリンパ球細胞膜表面の抗原レセプターとして働き，Bリンパ球の分化に関与する．
	IgE	(1) 寄生虫感染や粘膜からのアレルゲンの侵入などにより産生される． (2) 肥満細胞や好塩基球の膜表面に存在し，抗原レセプターとして働き，即時型アレルギー反応（Ｉ型アレルギーともいい，アトピー性湿疹，喘息，枯草熱などがある）に関与する．

132　尿の基礎事項

尿の機能	(1) 浸透圧の調節と水・塩類の排泄 (2) 酸塩基平衡の維持（pH の維持） (3) 老廃物の排泄 (4) 有毒物質の排泄 (5) 過剰物質の排泄
尿の生成 ネフロン	腎臓の機能単位を**ネフロン**といい，片側の腎臓には 100 〜 200 万個ある． **ネフロンの模式図**（近位尿細管，ボーマン嚢，遠位尿細管，ヘンレ係蹄（上行脚／下行脚），集合管，動脈，静脈）
沪過	1．**沪過**：1日あたり約 1,700 l（腎血漿流量は 900 l）程度の血液が腎臓を通過する．血液は糸球体で血漿成分の約20%が沪過される．これを原尿といい，その量（糸球体沪過量）は 180 l にも達する．原尿はタンパク質と血球を含まないが，その他の組成は血漿とほとんど同じである．
再吸収	2．**再吸収**：尿細管で原尿の 99% は再吸収されて血液へもどる． 　近位尿細管………グルコース，アミノ酸，Na^+，HCO_3^-，水などを再吸収． 　ヘンレ係蹄 $\begin{cases} 下行脚……水を再吸収する． \\ 上行脚……Na^+ を再吸収する． \end{cases}$
分泌	3．**再吸収と分泌**： 　遠位尿細管……(1) Cl^-，Na^+，HCO_3^-，水などを再吸収． 　　　　　　　　(2) NH_3，H^+，K^+，薬物代謝産物などが，血中から尿中へ能動的に分泌される． 　集合管………水が再吸収される． 　水の再吸収は抗利尿ホルモン(バソプレッシン)による調節を受ける．最終的には，原尿は 1/100 程度（約 1.5 l）に濃縮されて，尿として排泄される．

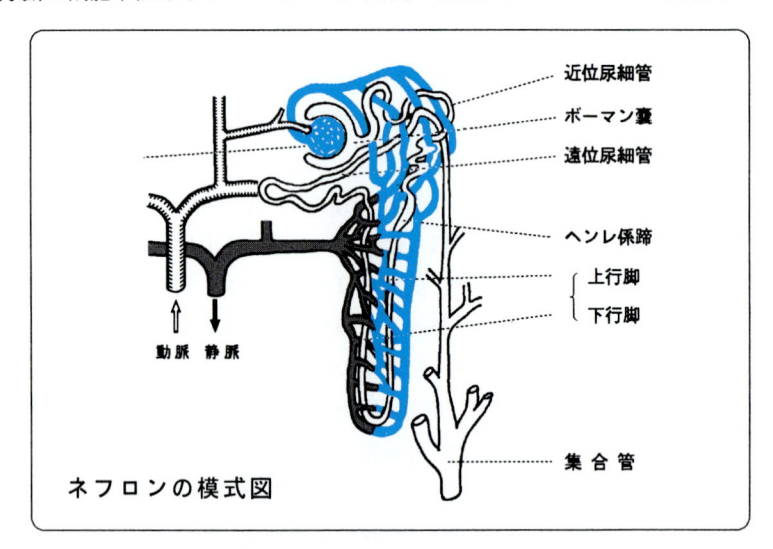

クリアランス clearance	ある物質が血液から尿中へ単位時間あたりに排泄される速さのこと． 腎血流量や糸球体沪過機能を調べるために，**p-アミノ馬尿酸**（p-aminohippuric acid, PAH）や**チオ硫酸ナトリウム**などのクリアランスが測定される． $$\text{クリアランス (m}l\text{/min)} = \frac{(\text{物質の尿中濃度, mg}/\text{m}l) \times (\text{分時尿量, m}l/\text{min})}{(\text{物質の血漿中濃度, mg}/\text{m}l)} \times \frac{1.73}{A}$$ 1.73 は日本人の平均体表面積（単位は㎡），A は被験者の体表面積．
糸球体沪過値 GFR	糸球体から1分間に（限外）沪過される血漿の量(ml)を，糸球体沪過値（GFR : glomerular filtration rate）という． 糸球体で沪過されて，再吸収がまったく行われない物質の場合のクリアランスは，糸球体で1分間に限外沪過される液量に相当する． クレアチニン，チオ硫酸ナトリウムなどが，この測定に用いられる． GFR の値はおよそ 70～130 ml/min である．なお，血圧が増すと糸球体沪過値は増加する． GFR より小さなクリアランスを示す物質は，尿細管で再吸収を受けることを意味する．glucose や L-amino acid はほぼ完全に再吸収されるので，クリアランスはゼロである．一部分 再吸収されるものは，ゼロ～GFR の中間の値（例えば 尿素のクリアランスは 70 ml/min）を示す．
腎血漿流量 RPF	1分間に腎臓を流れる血漿の量を腎血漿流量（RPF：renal plasma flow）という．糸球体で沪過され，尿細管からも分泌される物質，例えば，p-アミノ馬尿酸(PAH)のように，一度腎臓を通過するだけでほとんど排泄される物質では，その濃度があまり高くないときには，除去率は1に近く，そのクリアランスは腎血漿流量に当たる． $$RPF = \frac{(\text{尿中濃度}) \times (\text{分時尿量})}{(\text{腎動脈血中濃度}) - (\text{腎静脈血中濃度})}$$ 〔例〕 PAHクリアランス ＝ 500 ml/min （350～650 ml/min）
腎血流量 RBF	1分間に腎臓を流れる血液の量を腎血流量（RBF：renal blood flow）という．PAHなどを用いて測定した腎血漿流量をヘマトクリット値で補正して求める． $$RBF = \frac{RPF \times 100}{100 - (\text{ヘマトクリット値})} = 900 \text{ m}l/\text{min}$$
沪 過 率 FF	GFR の RPF に対する比を 沪過率（filtration fraction）といい，血漿から原尿になる割合を示す．　　　$FF = \dfrac{GFR}{RPF} = \dfrac{100}{500} = 0.2$

尿 の 性 状

尿 量	正常尿量　　1日平均　　男子 1,500 ml,　女子 1,200 ml. 不可避尿（obligatory urine）………正常な腎機能を維持し，老廃物を完全に排泄するためには，最少 500 ml の尿量が必要である. 　┌ 多尿　　polyuria　……… 1日 2,000 ml 以上，糖尿病，尿崩症，萎縮腎. 　└ 乏尿　　oliguria　……… 1日　500 ml 以下，急性腎炎，ネフローゼ.
比 重	通常　：　1.015 前後（1.002～1.030）　　尿崩症では低い（1.001～1.005）
外 観	正常　：　淡黄色でほとんど蛍光を発しない. 異常　：　無色　………………　尿崩症，萎縮腎，糖尿病 　　　　　赤褐色　……………　urobilin 体（熱性疾患，肝炎） 　　　　　赤～肉色　…………　血尿，血色素尿 　　　　　乳白色　……………　脂肪尿，尿路化膿性疾患 　　　　　黄緑色蛍光　………　riboflavin など服用時
pH	通常　：　4.5 ～ 8.0　（平均 6） 　┌ 酸性にするもの：　(1) 動物性食品摂取 　│　　　　　　　　　(2) 代謝性 acidosis 　│　　　　　　　　　(3) 呼吸性 acidosis 　│　　　　　　　　　(4) 熱性病，激しい運動 　└ アルカリ性にするもの：　(1) 植物性食品摂取 　　　　　　　　　　　　　(2) 代謝性 alkalosis 　　　　　　　　　　　　　(3) 呼吸性 alkalosis 　　　　　　　　　　　　　(4) 尿路感染症（尿素分解によるアンモニア生成）
臭 気	正　　常　：　尿特有の臭気は持つが，不快臭・異臭はない. アセトン臭　：　ケトン体排泄（ケトン尿 ketonuria） アンモニア臭：　尿路感染症，膀胱炎（尿素分解）
濁 り	正常な場合……清澄 濁っている場合……┌ 加熱すると清澄になる ……………… 尿酸塩 　　　　　　　　　　│ 酢酸で発泡して，清澄になる ……… 炭酸塩 　　　　　　　　　　│ 酢酸で発泡せず，清澄になる ……… リン酸塩 　　　　　　　　　　│ 塩酸で清澄になる …………… シュウ酸カルシウム 　　　　　　　　　　│ KOH で清澄になる ………………… 尿酸塩 　　　　　　　　　　│ アルコールとエーテルを加えると清澄 …… 脂　肪 　　　　　　　　　　└ 以上の操作で透明にならないとき ………… 細菌尿

133　尿の成分

正常成分（1日尿中）　　　　　　　　　　（食物の種類によってかなり異なる）

総溶質量	50 ～ 70	g		
有機物	28 ～ 40	g		
├ 総窒素	10 ～ 15	g		
├ 尿素	15 ～ 30	g		
├ creatine	0.06 ～ 0.15	g		
├ creatinine	1 ～ 2	g		
├ 尿酸	0.4 ～ 1.2	g		
├ タンパク質	0.03 ～ 0.2	g		
├ アミノ酸	0.2 ～ 0.4	g		
├ アンモニア	0.4 ～ 1.4	g		
├ 馬尿酸	0.1 ～ 1.0	g		
├ indican	5 ～ 20	mg		
├ allantoin	10 ～ 30	mg		
├ urobilinogen	0.5 ～ 2	mg		
├ 総phenol	0.1 ～ 0.2	g		
└ シュウ酸	15 ～ 20	mg		

無機物	20 ～ 30	g	
├ 塩素	6 ～ 9	g	
├ ナトリウム	4 ～ 8	g	
├ カリウム	1.5 ～ 2.5	g	
├ カルシウム	0.1 ～ 0.3	g	
├ マグネシウム	0.1 ～ 0.2	g	
└ ヨウ素	50 ～ 250	μg	
総硫黄（SO_4として）	2.0 ～ 3.4	g	
├ 無機硫酸	1.7 ～ 2.7	g	
├ エステル硫酸	0.15 ～ 0.3	g	
└ 中性硫黄	0.2 ～ 0.4	g	
リン酸	0.5 ～ 3.5	g	
水	1,200 ～ 1,700	ml	

異常成分（通常尿中には含まれないもの）

glucose　　glucose が多量に尿中に現れる場合を**糖尿**（glycosuria）という．

（正常値：150 mg／日以下）

糖尿の原因

　腎性糖尿：　糖排泄腎閾値の低下（近位尿細管の再吸収能低下）．
　　　(1)　腎障害（腎炎，ネフローゼなど）
　　糖排泄腎閾値 renal threshold for glucose：糖が尿中へ排泄される
　　　　　　　ようになる血糖の最低値をいう．170 ～ 180 mg／dl
　高血糖性糖尿：　血糖の増加による．（170 ～ 180 mg／dl 以上）
　　　(1)　insulin 分泌・insulin 作用の不足（糖尿病）
　　　(2)　下垂体前葉ホルモン，副腎皮質ホルモンなどの過剰

グルコース負荷試験　glucose tolerance test：glucose 75 g を経口投与して
　　　　　　　血糖の変化を経時的に測定し，復元の状態によって判定す
　　　　　　　る．結果は正常型，境界型，糖尿病型に分けられる．
　　　　　　　糖尿病の場合は血糖値が高く，復元時間も長い．

タンパク質	albumin などの血漿由来タンパク質が多量に尿中に現れる場合を **タンパク尿**（proteinuria）という． **生理的タンパク尿** ……… 過度の運動，ストレス，長時間の起立 **腎性タンパク尿** ┤ 糸球体性タンパク尿 ……… 糸球体障害による．アルブミン，トランスフェリン，IgG など高分子量タンパク質が多い． └ 尿細管性タンパク尿 ……… 尿細管障害による．アルブミンは少なく，β_2-ミクログロブリンなど低分子量のタンパク質が多い．
ケトン体	ケトン体が多量に尿中に現れる（正常値：40〜50 mg／day）場合を **ケトン尿**（ketonuria）という． 糖質の代謝障害時（糖尿病，飢餓）に尿中へ排泄される．
胆汁酸	正常尿では 0.4 mg／day 以下．閉塞性黄疸では 60 mg／dl 以上になることもある．
urobilinogen	大部分は糞便中へ排泄（40〜280 mg／day）．一部は吸収されて，正常な場合も少量尿中へ排泄（0.5〜2 mg／day），残りは肝臓で bilirubin になり，再び胆汁成分となって腸内へ排泄される．少量含まれている状態が正常で，増加や減少は病的である． 　　増加 ： 肝機能障害，赤血球崩壊の増加． 　　減少 ： 胆管閉塞．
bilirubin	血中の直接ビリルビンが 2〜3 mg／dl 以上になると尿中に排泄される． 　　増加 ： 閉塞性黄疸，肝実質性黄疸（溶血性黄疸では陰性）．
血液	腎臓，膀胱，尿道の炎症，結石，腫瘍などの際，尿中に赤血球が現れる．これを **血尿**（hematuria）という．
結石	大部分が，腎臓または膀胱の結石である． シュウ酸カルシウム（43％），リン酸カルシウム（39％），尿酸または尿酸塩（13％）などからなる．
その他の異常成分	各種の先天性代謝異常症で異常成分が尿中に現れる． 　phenylpyruvic acid ： phenylketone 尿症 ……（phenylalanine の代謝異常症） 　　　　　　　　　　　　phenylalanine 4-monooxygenase が欠損 　4-hydroxyphenylpyruvic acid ： チロシン症 ……（tyrosine の代謝異常症） 　　　　　　　　　　　　4-hydroxyphenylpyruvate dioxygenase が欠損 　homogentisic acid ： alkaptone 尿症 ……（tyrosine の代謝異常症） 　　　　　　　　　　　　homogentisate 1,2-dioxygenase が欠損 　uroporphyrin, coproporphyrin ： ポルフィリン症（porphyria） 　　　　　　　　　　　　uroporphyrinogen III synthase が欠損

生化学年表

| 1773 | Rouelle | 尿素を単離 |
| 1780〜89 | Lavoisier | 動物による酸素の消費を証明 |

1802	Prout	ブドウ汁からグルコースを単離
1806	Vauquelin, Robiquet	アスパラギンを単離　（最初のアミノ酸）
1815	Biot	光学活性を発見
1823	Chevreul	油脂がグリセロールと脂肪酸からなることを発見
1828	Wöhler	尿素を合成　（最初の有機化合物）
1833	Payen, Persoz	小麦のアミラーゼを精製し，酵素の重要性を指摘
1845〜49	Huenefeld, Reichert	タンパク質（ヘモグロビン）を初めて結晶化
1847	Jones	Bence-Jones タンパク質を記載
1848	Garrod	血清尿酸量を測り，患者血清を初めて診断に利用

1850〜55	Bernard	肝臓のグルコース新生能およびグリコーゲンを発見
1854〜64	Pasteur	発酵が微生物の作用によることを証明
1861	Fischer, Boedeker	軟骨からコンドロイチン硫酸を単離
1868	Daikonow	卵黄および脳からレシチンを単離
1871	Miescher	膿から DNA を単離
1883	吉田彦六郎	ウルシ汁からラッカーゼを単離　（最初の酸化酵素）
1889	Mehring, Minkowski	膵剔出による糖尿の発見
1894	Fischer	グルコースの構造（立体配置）を決定
1894	高峰譲吉	タカジアスターゼを開発

1900	Landsteiner	ABO 式血液型を発見
1901〜04	高峰譲吉, Aldrich, Abel	アドレナリンを単離（最初のホルモン単離）
1902	Bayliss, Starling	セクレチン（最初のホルモン）を発見
1904	Knoop	脂肪酸の β 酸化説を提唱
1906	Tswett	クロマトグラフィーを開発
1908	Garrod	先天性代謝異常の概念を提唱
1909〜15	Rous	がんウイルスを発見

1910	鈴木梅太郎	米ぬかからオリザニン（ビタミン B_1）を抽出（最初のビタミン）
1912	Wieland	胆汁酸を単離
1913	Michaelis, Menten	酵素反応を速度論的に考察
1914	Dale	アセチルコリンによる神経伝達を発見
1914	Twort, Hérelle	バクテリオファージを発見
1915	山極勝三郎，市川厚一	実験的皮膚がんの発生に成功
1921	Banting, Best	インスリンを発見
1924	Svedberg	超遠心機を開発
1926	Sumner	酵素（ウレアーゼ）を初めて結晶化し，それがタンパク質であることを証明
1926	Haworth	単糖の化学構造の立体的表現を考案
1928	Fleming	ペニシリンを発見
1929	Fiske, Subbarow	ATPとホスホクレアチンを単離
1929	Cori 夫妻	Cori サイクルを提唱
1933	Keilin	シトクロム c を単離
1933	Krebs, Henseleit	尿素サイクルを発見
1933	Embden, Meyerhof	解糖系を確立
1934	Goldblatt, von Euler	プロスタグランジンを発見
1935	Stanley	ウイルス（タバコモザイクウイルス）を初めて結晶化
1936	Warburg, Christian, Euler	NAD^+, $NADP^+$ を単離
1937	Tiselius	電気泳動装置を開発
1937	Krebs	TCA サイクルを提唱
1939	Gomori	酵素（アルカリホスファターゼ）の組織化学的検出に初めて成功
1939〜42	Lipmann	エネルギー代謝における ATP の中心的役割を提唱
1939〜46	Szent-Györgi	アクチンとアクトミオシンを発見
1943	Waksmann	ストレプトマイシンを発見
1945	Sanger	N末端決定法としてのジニトロフルオロベンゼン法を開発
1945	Porter	小胞体を発見
1946	Libby	^{14}C の生化学への応用を開始
1946〜50	Beadle, Tatum	一遺伝子一酵素仮説を提唱
1947〜50	Lipmann, Kaplan	CoASH を単離
1948	Leloir	糖代謝におけるウリジンヌクレオチドの役割を解明
1948〜50	Kennedy, Lehninger	TCA サイクル，β酸化，酸化的リン酸化などがミトコンドリアで起こることを発見

1950	Edman	フェニルイソチオシアネート法を開発
1950	Pauling, Corey	α ヘリックスを提唱
1951	Lynen	アセチル CoA を単離
1951〜53	山川民夫	赤血球膜糖脂質の ABO 式活性を発見
1952	赤堀四郎	C 末端決定法としてのヒドラジン分解法を開発
1952	James, Martin	ガスクロマトグラフィーを開発
1953	Sanger, Thompson	インスリンのアミノ酸配列を決定
1953	Horecker, Dickens	ペントースリン酸回路を解明
1953	Watson, Crick	DNA の二重らせん構造を提唱
1954〜58	Kennedy	トリグリセリドとホスホグリセリドの生合成経路を解明
1955	早石 修	酸素添加酵素を発見
1956	秦 藤樹	マイトマイシン C を発見
1956	Peterson, Sorber	イオン交換セルロースを開発
1956	Calvin	光合成におけるリブロースリン酸の意義を解明
1956	Kornberg	DNA ポリメラーゼを発見
1957	Isaacs, 長野泰一	インターフェロンを発見
1957	江上不二夫	リボヌクレアーゼ T_1, T_2 を精製し,特異性を決定
1957	Burnet	抗体産生のクローン選択説を提唱
1957	Bergström	プロスタグランジンを結晶化
1957	Sutherland	サイクリック AMP を発見
1957	Skou	Na^+, K^+-ATPase を発見し,その役割を提唱
1958	Palade	リボソームを発見
1958	Stein, Moore, Spackman	自動アミノ酸分析機を開発
1958〜65	Axelrod	交感神経の化学伝達機構を解明
1959	Yalow, Berson	ラジオイムノアッセイ法を開発
1959	Porath, Flodin	ゲル沪過法を開発
1959〜63	梅沢浜夫	カナマイシンなどの抗生物質を発見
1960	Kendrew, Perutz	X 線解析によりタンパク質(ミオグロビン)の三次構造を初めて解明
1960〜65	江橋節郎	筋収縮における Ca^{2+} の役割を発見
1961	Mitchell	酸化的リン酸化の化学浸透圧説を提唱
1961	Jacob, Monod	オペロン仮説を提唱
1961〜65	Nirenberg, Khorana, Ochoa	アミノ酸に対する遺伝暗号を解明
1962	Merrifield	固相法によるペプチド合成を開始
1962	柴田 進	異常 HbA (HbA1c) の存在を指摘

1962〜63	Edelman, Porter	IgGの構造を解明
1963	Blumberg	B型血清肝炎ウイルスを発見
1964	箱守仙一郎	箱守法（メチル化による糖鎖解析法）を開発
1966	石坂公成	IgEを発見
1966〜67	Chambon，杉村 隆，西塚泰美	ポリADPリボースを発見
1968	Krebs	Protein kinase Aを発見
1968	岡崎令治	岡崎フラグメントを発見
1969	Arber, Nathans, Smith	制限酵素を発見し，遺伝子操作を開始
1969	Huebner, Todaro	がん遺伝子の存在を提唱
1970	垣内史朗，Cheung	Calmodulinを発見
1970	水谷 哲，Temin, Baltimore	逆転写酵素を発見
1969〜71	Schalley, Guillemin，松尾寿之	視床下部ホルモン（TRH, LH-RH）を単離し，構造を決定
1972	Singer, Nicolson	生体膜の流動モザイクモデルを提唱
1975	Hughes	エンケファリンを発見
1975	Köhler, Milstein	モノクローン抗体の作成法を確立
1975	Sanger	DNAの塩基配列決定法（酵素法）の原理を提唱
1976	利根川 進	抗体遺伝子の多様性を解明
1976	Goldstein	LDLレセプターを発見し，役割を解明
1977	Maxam, Gilbert	DNAの塩基配列決定法（化学分析法）を開発
1977	Sharp	DNA中のイントロンおよびmRNA前駆体のスプライシングを発見
1977	Miyake, Goldwasser	エリスロポエチンを単離
1979	西塚泰美，高井義美	Protein kinase Cを発見
1979	谷口維紹	インターフェロン（サイトカイン）の一次構造を決定
1980	van Schaftingen, Uyeda，古谷栄助	フルクトース 2,6-ビスリン酸を発見
1981	de Bold	心房性Na利尿ポリペプチドを発見
1982	Ceck	RNAの触媒機能を発見
1983	沼 正作	シビレエイのアセチルコリンレセプターの一次構造を決定
1985	Chambon, Greene	ヒトのエストロゲンレセプターの一次構造を決定
1985	Mullis, Faloona	PCR(polymerase chain reaction)を開発
1986	Evans	ヒトのグルココルチコイドレセプターの一次構造を決定
1986	Lernen, Shultz	アブザイム（abzyme, 酵素活性を持つ抗体）を発見
1989	関谷剛男	SSCP (single strand conformation polymorphism)法を開発

生化学略語

枠つきの記号は，つぎの記載のあるこを示す． 構=化学構造式　義=意義・定義　類=分類　生=生理作用
化=化学的性質，　検=検出・反応　経=名称のある代謝経路　代=一般代謝経路　合=生合成経路　図=挿図

A	alanine	アラニン	（アミノ酸の一文字略号）	46構
A(Ado)	adenosine	アデノシン	（ヌクレオシド）	76構
Ac-G	accelerator globulin	（血液凝固第V因子）		324
AcNeu	*N*-acetylneuraminic acid	*N*-アセチルノイラミン酸		169構
ACP	acyl carrier protein	アシルキャリアータンパク質		132, 179
ACTH	adrenocorticotropic hormone	副腎皮質刺激ホルモン		57構, 274
ADH	alcohol dehydrogenase	アルコールデヒドロゲナーゼ		104, 147, 166
ADH	antidiuretic hormone	抗利尿ホルモン　= vasopressin		276
Ado	adenosine	アデノシン	（ヌクレオシド）	76構
ADP	adenosine diphosphate	アデノシン二リン酸	（ヌクレオチド）	146
AHF	antihemophilic factor	抗血友病因子	（=血液凝固第VIII因子）	324
AHG	antihemophilic globulin	抗血友病ヒトグロブリン	（同上）	324
Ala	alanine	アラニン	（アミノ酸）	47構, 207代
ALA	δ-aminolevulinic acid	5-アミノレブリン酸		206構, 315構
AMP	adenosine monophosphate	アデノシン（一）リン酸	（ヌクレオチド）	77構, 226合
ANP	atrial natriuretic polypeptide	心房性ナトリウム利尿ポリペプチド（ホルモン）		280, 281生
Ara	arabinose	アラビノース	（単糖類）	8構
Arg	arginine	アルギニン	（アミノ酸）	48構, 198, 213構経
AsA	ascorbic acid	アスコルビン酸		122構
ASL	argininosuccinate lyase	アルギニノサクシネート　リアーゼ		198
Asn	asparagine	アスパラギン	（アミノ酸）	46構, 211構経
Asp	aspartic acid	アスパラギン酸	（アミノ酸）	48構, 158構, 211経
ASS	argininosuccinate synthase	アルギニノサクシネートシンターゼ	（酵素）	198
ATP	adenosine triphosphate	アデノシン三リン酸	（ヌクレオチド）	79構, 301生
AVP	arginine-vasopressin	アルギニン-バソプレシン	（ホルモン）	277
BCCP	biotin carboxyl carrier protein	ビオチンカルボキシルキャリアータンパク質		132
BMR	basal metabolic rate	基礎代謝速度		308
BNP	brain natriuretic peptide	脳性Na利尿ペプチド		280, 281生
bp	base pair	塩基対		82図, 237
C	cysteine	システイン	（アミノ酸の一文字略号）	46構
C(Cyd)	cytidine	シチジン	（ヌクレオシド）	76構
cAMP	cyclic AMP	サイクリックAMP	（ヌクレオチド）	78構, 265生
CAP	catabolite gene activator protein	カタボライト遺伝子活性化タンパク質		248
CCK	cholecystokinin	コレシストキニン	（ホルモン）	280
CDP	cytidine diphosphate	シチジン二リン酸	（ヌクレオチド）	229合
cGMP	cyclic GMP	サイクリックGMP	（ヌクレオチド）	78構, 264構
CMP	cytidine monophosphate	シチジン（一）リン酸	（ヌクレオチド）	77構, 229合

略語	英語	日本語	ページ
CNP	C-type natriuretic peptide	C型Na利尿ペプチド	284, 285㊐
CoA	coenzyme A	コエンザイムA （補酵素）	118㊂, 131㊂
CoASH	coenzyme A	コエンザイムA （補酵素）	118㊂, 131㊂
CoQ	coenzyme Q = ubiquinone	コエンザイムQ （補酵素）	306㊂㊕
CRF	corticotropin-releasing factor	副腎皮質刺激ホルモン放出因子（ホルモン）	278, 279㊂
CRH	corticotropin-releasing hormone	→ CRF	278, 279㊂
CT	calcitonin	カルシトニン （ホルモン）	268, 269㊂
CTP	cytidine triphosphate	シチジン三リン酸 （ヌクレオチド）	76, 229㊕
Cyd	cytidine	シチジン （ヌクレオシド）	76㊂
Cys	cysteine	システイン （アミノ酸）	47㊂, 222㊙
Cys-Cys	cystine	シスチン （アミノ酸）	47㊂, 222㊙
D	aspartic acid	アスパラギン酸 （アミノ酸の一文字略号）	48㊂, 211㊂㊙
dCDP	deoxycytidine diphosphate	デオキシシチジン二リン酸（ヌクレオチド）	228㊂
dCMP	deoxycytidine monophosphate	デオキシシチジン(一)リン酸（ヌクレオチド）	77㊂
dCTP	deoxycytidine triphosphate	デオキシシチジン三リン酸（ヌクレオチド）	228㊕
DG	diglyceride → diacylglycerol	ジグリセリド （脂質の一種）	29㊂, 184㊂㊕
DHF	dihydrofolic acid	ジヒドロ葉酸（補酵素前駆体）	202㊂
DNA	deoxyribonucleic acid	デオキシリボ核酸	74, 80㊕
DNFB	dinitrofluorobenzene	ジニトロフルオロベンゼン（試薬）	68㊂
DNP-	dinitrophenyl	ジニトロフェニル- （基名）	68㊂
DNS	dimethylaminonaphthalenesulfonyl	ダンシル （dansyl, 基名）	68㊂
DOPA	dihydroxyphenylalanine	ドーパ （アミノ酸代謝中間体）	216㊂
1,3-DPG	1,3-diphosphoglyceric acid → 1,3-bisphosphoglyceric acid	1,3-ジホスホグリセリン酸（糖代謝中間体）	143㊂
DPN	diphosphopyridine nucleotide	= NAD （補酵素）	130㊂
dT	deoxythymidine	デオキシチミジン （ヌクレオシド）	78㊂
dTDP	deoxythymidine diphosphate	デオキシチミジン二リン酸（ヌクレオチド）	228㊂㊕
dThd	deoxythymidine	デオキシチミジン （ヌクレオシド）	76㊂
dTMP	deoxythymidine monophosphate	デオキシチミジン(一)リン酸（ヌクレオチド）	76㊂
dTTP	deoxythymidine triphosphate	デオキシチミジン三リン酸（ヌクレオチド）	228㊕
E	glutamic acid	グルタミン酸 （アミノ酸の一文字略号）	48㊂, 212㊂㊙
F	phenylalanine	フェニルアラニン（アミノ酸の一文字略号）	47㊂, 215㊙
FA	fatty acid	脂肪酸	30㊗, 179㊕
FA	folic acid	葉酸 （ビタミン）	120㊂, 202㊕
FAD	flavin adenine dinucleotide	フラビンアデニンジヌクレオチド （補酵素）	129㊂
FADH₂	（還元型 FAD）	同 上 還元型	129㊂
FF	filtration fraction	濾過率	333
FFA	free fatty acid	遊離脂肪酸	173
FMN	flavin mononucleotide	フラビンモノヌクレオチド（補酵素）	130㊂
FMNH₂	（還元型 FMN）	同 上 還元型	130㊂
Fru	fructose	フルクトース （単糖類）	8㊂, 156㊙
FSF	fibrin stabilizing factor	（血液凝固第XIII因子）	324
FSH	follicle stimulating hormone	卵胞刺激ホルモン	274
G	glycine	グリシン （アミノ酸の一文字略号）	46㊂, 206㊂㊙
G	gastrin	ガストリン （消化管ホルモン）	280, 281㊂

枠つきの記号は，つぎの記載のあるこを示す． ㊂=化学構造式　㊙=意義・定義　㊗=分類　㊕=生理作用

略語	英語	日本語	分類	ページ
G	guanosine	グアノシン	（ヌクレオシド）	76㋾
Gal	galactose	ガラクトース	（単糖類）	8㋾, 157㋿
GalN	galactosamine	ガラクトサミン	（糖誘導体）	19
GalNAc	*N*-acetylgalactosamine	*N*-アセチルガラクトサミン	（糖誘導体）	16㋾
GDP	guanosine diphosphate	グアノシン二リン酸	（ヌクレオチド）	159
GFR	glomerular filtration rate	糸球体沪過量		333
GH	growth hormone	成長ホルモン		274
GH-RIF	growth hormone release-inhibiting factor	→ SRIF 成長ホルモン放出抑制因子		279
GIP	gastric inhibitory polypeptide	胃酸分泌抑制ポリペプチド（ホルモン）		280
GLC	gas liquid chromatography	ガスクロマトグラフィー		109
Glc	glucose	グルコース	（単糖類）	8㋾, 146㋾㋿
GlcN	glucosamine	グルコサミン	（糖誘導体）	9㋾, 168㋾㊥
GlcNAc	*N*-acetylglucosamine	*N*-アセチルグルコサミン	（糖誘導体）	16㋾, 169㊥
GlcUA	glucuronic acid	グルクロン酸	（糖誘導体）	9㋾, 167㋾
Gln	glutamine	グルタミン	（アミノ酸）	46㋾, 212㋿
Glu	glutamic acid	グルタミン酸	（アミノ酸）	48㋾, 212㋿
Gly	glycine	グリシン	（アミノ酸）	46㋾, 206㋿
GMP	guanosine monophosphate	グアノシン（一）リン酸	（ヌクレオチド）	77㋾, 226㊥, 230㋿
Gn-RH	gonadotropin-releasing hormone	性腺刺激ホルモン放出ホルモン		278
GOT	glutamic oxaloacetic transaminase	(= aspartase transaminase)		194
GPT	glutamic pyrvic transaminase	(= alanine transaminase)		194
GRF	growth hormone-releasing factor	成長ホルモン放出因子		278, 279㋾
GRH	growth hormone-releasing hormone	→ GRF		278, 279㋾
GSH	glutathione	グルタチオン	（酸化還元作用物質）	56㋾, 136
GTP	guanosine triphosphate	グアノシン三リン酸	（ヌクレオチド）	159, 242
Guo	guanosine	グアノシン	（ヌクレオシド）	76㋾
H	histidine	ヒスチジン	（アミノ酸の一文字略号）	48㋾, 220㋿
Hb	hemoglobin	ヘモグロビン	（血色素）	311
HbCO	carbon monoxide hemoglobin	一酸化炭素ヘモグロビン		312
HbCO₂	carbaminohemoglobin	炭酸ヘモグロビン		312
HCG	human chorionic gonadotropin	ヒト絨毛性性腺刺激ホルモン		274
HDL	high density lipoprotein	高密度リポタンパク質		174
His	histidine	ヒスチジン	（アミノ酸）	48㋾, 220㋿㋾
HMG	human menopausal gonadotropin	ヒト閉経婦人尿性腺刺激ホルモン		275
HMG-CoA	hydroxymethylglutaryl-CoA	ヒドロキシメチルグルタリル-CoA （脂質代謝中間物）		183㋾, 191㋾
HMK	high molecular weight kininogen	（血液凝固第Ⅷ因子）		324
HPLC	high pressure liquid chromatography	高圧液体クロマトグラフィー	（分析法）	111
Hyl	hydroxylysine	ヒドロキシリシン	（アミノ酸）	48㋾, 221㊥
Hyp	hydroxyproline	ヒドロキシプロリン	（アミノ酸）	48㋾, 214㋿
I	inosine	イノシン	（ヌクレオシド）	75㋾
I	isoleucine	イソロイシン	（アミノ酸の一文字略号）	46㋾, 208㋿
ICSH	interstitial cell-stimulating hormone	間質細胞刺激ホルモン (=LH)		277
IDL	intermediate density lipoprotein	中間密度リポタンパク質		174
IduA	iduronic acid	イズロン酸		16㋾
IF	initiation factor	ペプチド鎖開始因子		242
Ig	immunoglobulin	免疫グロブリン		328, 329図, 特徴331

㋕=化学的性質，　㋮=検出・反応　㋛=名称のある代謝経路　㋿=一般代謝経路　㊥=生合成経路　図=挿図

Ile	isoleucine	イソロイシン	（アミノ酸）		46●, 208■●
IMP	inosine monophosphate	イノシン(一)リン酸	（ヌクレオシド）	77●,	226■, 230■●
Ino	inosine	イノシン	（ヌクレオシド）		76●
IP₃	inositol 1,4,5-triphosphate	イノシトール 1,4,5-トリスリン酸			264
IVS	intervening sequence	介在配列			234, 266

K	lysine	リシン	（アミノ酸の一文字略号）	48●,	221■
kat	katal		（酵素単位）		88

L	leucine	ロイシン	（アミノ酸の一文字略号）	46●,	208■
Lac	lactose	乳糖	（二糖類）	10●,	166■●
LDH	lactate dehydrogenase	乳酸脱水素酵素			90, 104, 147
LDL	low density lipoprotein	低密度リポタンパク質			174
Leu	leucine	ロイシン	（アミノ酸）	46●,	208■
LH	luteinizing hormone	黄体化ホルモン			276
LLF	Laki-Lorand factor	（血液凝固第XIII因子）			324
LPH	lipotropic hormone	リポトロピン	（ホルモン）		282
LPL	lipoprotein lipase	リポプロテインリパーゼ	（酵素）		173
LRF	luteinizing hormone releasing factor	→ LH-RH			279
LRH	luteinizing hormone releasing hormone	→ LH-RH			279
LT	leukotriene	ロイコトリエン	（ホルモン様物質）		188, 284
LTH	luteotropic hormone (=PRL)	黄体刺激ホルモン			274
LVP	lysine-vasopressin	リシンバソプレシン	（ホルモン）		277●
Lys	lysine	リシン	（アミノ酸）	48●,	221■

M	methionine	メチオニン	（アミノ酸の一文字略号）	47●,	223■
Man	mannose	マンノース	（単糖類）	8●,	157■
Mb	myoglobin	ミオグロビン			60図, 322
Met	methionine	メチオニン	（アミノ酸）	47●,	223■
MetHb	methemoglobin	メトヘモグロビン			312
MIF	melanocyte-stimulating hormone release-inhibiting factor				
		メラニン細胞刺激ホルモン放出抑制因子			278●
MIH	melanocyte-stimulating hormone release-inhibiting hormone	→ MIF			
		メラニン細胞刺激ホルモン放出抑制因子			279●
MRF	melanocyte-stimulating hormone releasing factor				
		メラニン細胞刺激ホルモン放出因子			278
MRH	melanocyte-stimulating hormone releasing hormone	→ MRF			
		メラニン細胞刺激ホルモン放出因子			279
MSH	melanocyte stimulating hormone	色素細胞刺激ホルモン			276
MTH	mammotropic hormone → PRL	乳腺刺激ホルモン			274

N	asparagine	アスパラギン	（アミノ酸の一文字略号）	46●,	211■
NAD⁺	nicotinamide adenine dinucleotide	ニコチンアミド アデニン ジヌクレオチド（補酵素）			130●
NADH	（還元型NAD⁺）				131●
NADP⁺	nicotinamide adenine dinucleotide phosphate				
		ニコチンアミド アデニン ジヌクレオチド リン酸 （補酵素）			130●
NADPH	（還元型NADP⁺）				131●
NANA	N-acetylneuraminic acid	N-アセチルノイラミン酸			169●
NPN	non-protein nitrogen	非タンパク性窒素			322

枠つきの記号は，つぎの記載のあることを示す．　●=化学構造式　■=意義・定義　■=分類　●=生理作用

略号	英名	和名	ページ
OCT	ornithine carbamoyltransferase	オルニチン　カルバモイルトランスフェラーゼ（酵素）	198
Orn	ornithine	オルニチン　　　　　　（アミノ酸）	48㊅, 198㊅
OT	oxytocin	オキシトシン　　　　　（ホルモン）	276, 277㊅
P	proline	プロリン　　（アミノ酸の一文字略号）	47㊅, 214㊆
P-PaSH		ホスホパンテテイン	118, 179
PABA	p-aminobenzoic acid	p-アミノ安息香酸	134
PAF	platelet activating factor	血小板活性化因子	39㊅, 186㊅
PALP	pyridoxal phosphate	ピリドキサルリン酸　　（補酵素）	130㊅
PAMP	pyridoxamine phosphate	ピリドキサミンリン酸　（補酵素）	130㊅
PAPS	3'-phosphoadenosine-5'-phosphosulfate	活性硫酸	80㊅
PEP	phosphoenolpyruvic acid	ホスホエノールピルビン酸（糖代謝中間物）	147㊅, 302㊅
PG	prostaglandin	プロスタグランジン　　（ホルモン様物質）	188㊆㊅, 284
Phe	phenylalanine	フェニルアラニン　　　（アミノ酸）	47㊅, 215㊆
Pi	phosphoric acid	リン酸	76㊅
PIF	prolactin release-inhibiting factor	プロラクチン放出抑制因子	278
PIH	prolactin release-inhibiting hormone	→PIF	278
PL	placental lactogen	胎盤性ラクトゲン　　　（ホルモン）	282
PL	pyridoxal	ピリドキサル　　　　　（VB₆）	116㊅
PLP	pyridoxal phosphate	ピリドキサルリン酸　　（補酵素）　16, 130㊅, 194㊅㊆
PM	pyridoxamine	ピリドキサミン　　　　（VB₆）	116㊅
PN	pyridoxine	ピリドキシン　　　　　（VB₆）	116㊅
PPC	paper partition chromatography	ペーパークロマトグラフィー	54
PPi	pyrophosphoric acid	ピロリン酸　（= diphosphate）	129
PQQ	pyrroloquinoline quinone	ピロロキノリンキノン　（補酵素）	122, 136㊅
PQQH₂	pyrroloquinoline hydroquinone	同上　（還元型）	136㊅
PRF	prolactin-releasing factor	プロラクチン放出因子	278
PRH	prolactin-releasing hormone	プロラクチン放出ホルモン　→PRF	278
PRL	prolactin	プロラクチン　　　　　（ホルモン）	274
Pro	proline	プロリン　　　　　　　（アミノ酸）	47㊅, 214㊆
PRPP	5-phosphoribosyl-1-pyrophosphate	ホスホリボシルピロリン酸（生合成原料）	226㊅, 232
PTA	plasma thromboplastin antecedent	（血液凝固第XI因子）	324
PTC	phenylisothiocyanate	フェニルイソチオシアネート（試薬）	68㊅
PTC	plasma thromboplastin component	（血液凝固第IX因子）	324
PTH	parathyroid hormone	副甲状腺ホルモン	268
PZ	pancreozymin	パンクレオザイミン　→コレシストキニン	281
Q	glutamine	グルタミン　（アミノ酸の一文字略号）	46㊅, 212㊆
R	arginine	アルギニン　（アミノ酸の一文字略号）	48㊅, 198, 213㊆
RBF	retinol-blood flow	腎血流量	333
RBP	retinol-binding protein	レチノール結合タンパク質	110
Ri	inhibitory receptor	抑制性受容体	264
Rib	ribose	リボース　　　　　　　（単糖類）	8㊅, 164㊆
RNA	ribonucleic acid	リボ核酸	80㊅, 構造82
RPF	renal plasma flow	腎血漿流量	333
RQ	respiratory quotient	呼吸商	308
rRNA	ribosomal RNA	リボソームRNA	80㊅, 241
Rs	stimulatory receptor	刺激性受容体	264
S	serine	セリン　　　（アミノ酸の一文字略号）	47㊅, 207㊆

㊅=化学的性質, ㊆=検出・反応, ㊆=名称のある代謝経路, ㊆=一般代謝経路, ㊆=生合成経路, 図=挿図

S	secretin	セクレチン	（ホルモン）	280,	281化
Ser	serine	セリン	（アミノ酸）	47化,	207謝
SBG	sex steroid binding β-globulin	性腺ステロイド結合グロブリン			273
SP	substance P	サブスタンスP	（神経伝達物質）		57化
SPCA	serum prothrombin conversion accelerator	（血液凝固第VII因子）			324
SRF	somatotropin-releasing factor	成長ホルモン放出因子 → GRF			279化
SRIF	somatotropin-release inhibiting factor	成長ホルモン放出抑制因子		278,	279化
T	threonine	トレオニン	（アミノ酸の一文字略号）	47化,	210謝
T₃	triiodothyronine	トリヨードチロニン	（ホルモン）	268,	269化
T₄	thyroxine	チロキシン	（ホルモン）	216検,	269化
TCA cycle	tricarboxylic acid cycle	トリカルボン酸サイクル			158系
TG	triglyceride	トリグリセリド		29化,	182検
THF	tetrahydrofolic acid	テトラヒドロ葉酸	（補酵素）	134化,	202検
Thr	threonine	トレオニン	（アミノ酸）	47化,	210謝
Tm	midpoint temperature	融点　（核酸の）	（補酵素）		81
TPP	thiamine pyrophosphate	チアミンピロリン酸	（補酵素）	114,	129化
TRF	thyrotropin releasing factor	甲状腺刺激ホルモン放出因子 → TRH		278,	279化
TRH	thyrotropin releasing hormone	甲状腺刺激ホルモン放出ホルモン		278,	279化
Trp	tryptophan	トリプトファン	（アミノ酸）	47化,	218謝
TSH	thyroid stimulating hormone	甲状腺刺激ホルモン			276
TX	thromboxane	トロンボキサン	（ホルモン様物質）	188,	284
Tyr	tyrosine	チロシン	（アミノ酸）	47化,	216謝
U	unit	単位			
U	uridine	ウリジン	（ヌクレオシド）		76化
UDP	uridine 5'-diphosphate	ウリジン二リン酸	（ヌクレオチド）		229化
UMP	uridine monophosphate	ウリジン(一)リン酸	（ヌクレオチド）	77化,	229化
Urd	uridine	ウリジン	（核酸塩基）		76化
UTP	uridine triphosphate	ウリジン三リン酸	（ヌクレオチド）	146,	229化
V	valine	バリン	（アミノ酸の一文字略号）	46化,	208謝
Val	valine	バリン	（アミノ酸）	46化,	208謝
VHDL	very high density lipoprotein	超高密度リポタンパク質			174
VIP	vasoactive intestinal polypeptide		（消化管ホルモン）	280,	281化
VLDL	very low density lipoprotein	超低密度リポタンパク質			174
VP	vasopressin	バソプレシン	（ホルモン）	276,	277化
W	wyosine	ワイオシン	（ヌクレオシド）		78化
W	tryptophan	トリプトファン	（アミノ酸の一文字略号）	47化,	218謝
X	xanthosine	キサントシン	（ヌクレオシド）		78化
Xyl	xylose	キシロース	（単糖類）	2化,	8化
Y	tyrosine	チロシン	（アミノ酸の一文字略号）	47化,	216謝
Z	zeatosine	ゼアトシン	（ヌクレオシド）		78化

化＝化学的性質，　検＝検出・反応　　系＝名称のある代謝経路　　謝＝一般代謝経路　　生＝生合成経路　　図＝挿図

日本語索引

アールエヌエー 〜 アルファベータ

あ

RNA（リボ核酸）80囲，構造2
RNAポリメラーゼ 237
アイソザイム（isozyme）90
亜鉛（zin）258
悪性貧血（pernicious anemia）120
アクチン（actin）45
アグマチン（agmatine）196化，213囲
アグリコン（aglycon）7
アクロレイン反応（acrolein——）29
アコニターゼ（aconitase）106
cis-アコニット酸（cis-aconitic acid）159代
アジソン病（Addison——）271，275
アシドーシス（acidosis）183
アシルカルニチン（acylcarnitine）177
アシルキャリアプロテイン（＝ACP）179
アシルCoA（acyl-CoA）176化
N-アシルスフィンゴシン（N-acylsphingosine）187化
アスコルビン酸（ascorbic acid）122化，血清中322
アスパラギン（asparagine）46化，211謝化
アスパラギン酸（aspartic acid）48化，158化，211謝化
アセチルCoA 158化，TCAとの関連160，173謝
N-アセチルガラクトサミン（N-acetylgalactosamin）15，16化，169囲
N-アセチルグルコサミン（N-acetylglucosamine）15，16化，169囲
N-アセチルノイラミン酸 169化
アセトアセチルCoA 183化，191化
アセトアルデヒド（acetaldehyde）147化，166化
アセト酢酸（acetoacetic acid）183化
アセトン（acetone）183化
アデニル酸（adenylic acid）77化，226囲，230謝
アデニルシクラーゼ（adenyl cyclase）106，265
アデニレートシクラーゼ（adenylate cyclase）106，265
アデニン（adenine）74化，230謝，226囲
アデノシルコバラミン（adenosylcobalamin）120，135化，178
アデノシルメチオニン（S-adenosylmethionin）203化，204化，223
アデノシン（adenosine）76化
アデノシン（一）リン酸（adenosine monophosphate）（AMP）77化，226囲，230謝
アドレナリン（adrenaline）217囲，作用機構265，270，271化
アドレノルフィン（adrenorphin）285
アニーリング（annearling）251

アノイリナーゼ（aneurinase）115
アノマー（anomer）5
アビジン（avidin）119
アポ酵素（apoenzyme）86
アポトーシス（apoptosis）37
アポフェリチン（apoferritin）260
アポリポタンパク質（apolipoprotein）174
アミグダリン（amygdalin）10
アミグダロース（amygdalose）10化
アミノアシル-tRNA 241図
p-アミノ安息香酸（p-aminobenzoic acid）134
アミノ基転移（transamination）194
アミノ基転移酵素 194
アミノ酸 46化，分子量46，等電点49，溶解度46
略号46〜48，49化，滴定曲線50，反応一覧51
定性・定量52，クロマト54，分解194
アミン生成196，血清中322，尿中量335
アミノ糖（amino sugar）9化，18
6-アミノプリン（6-aminopurine）74化
アミノペプチダーゼ法（aminopeptidase）69
γ-アミノ酪酸（γ-aminobutyric acid）196化
2アミラーゼ（amylase）α-, β- 12，138
アミロース（amylose）12化
アミロペクチン（amylopectin）12化
アミン生成 196
アラキジン酸（arachidic acid）30化，181
アラキドン酸（arachidonic acid）32化，181囲，188
アラニン（alanine）46化，207化囲
β-アラニン（β-alanine）131化，196
アラバン（araban）8
アラビノース（arabinose）2化，8化
アラントイン（allantoin）尿中量335
アルカプトン尿症（alcaptonuria）216
アルカリホスファターゼ（alkaline phosphatase）137
アルギナーゼ（arginase）198
アルギニノコハク酸（argininosuccinic acid）198
アルギニン（arginine）48化，198，213謝化
アルコールデヒドロゲナーゼ（alcohol dehydrogenase）104，147，166
アルコール発酵（alcohol fermentation）147
アルドース（aldose）1義，2類
アルドステロン（aldosterone）272囲，288化
アルドラーゼ（aldolase）106，147
アルトロース（altrose）2化
アルドン酸（aldonic acid）9化，21化
α構造（α-helix）（タンパク質の）63
α酸化（脂肪酸の）（α oxidation）178
α-デンプン（α-starch）13
α, β（糖の）（α-, β-structure）5

αヘリックス（α-helix）63
αらせん構造（α-helix）63
アルブミノイド（albuminoid）60
アルブミン（albumin）60, 血清中322
アルロース（allulose）2図
アロース（allose）2図
アロキサン（alloxan）78図, 271図
アロステリック酵素（allosteric enzyme）92
アロステリック効果（allosteric effect）92
アンギオテンシノーゲン（angiotensinogen）283
アンギオテンシンⅡ（angiotensin Ⅱ）282, 283図
アンスロン反応（anthrone —）26
アンセリン（anserine）220図
アンチセンス鎖 237図
アンチコドン（anticodon）82図,
アントラニル酸（anthranilic acid）219図
アンドロゲン（androgen）272生, 一覧289図
アンドロスタノロン（androstanolone）291図
アンドロスタン（androstane）40図
アンドロステロン（androsterone）272生, 289図
アンドロステンジオン（androstenedione）272
アンヒドログルシトール（anhydroglucitol）血清中322
アンモニア 197働, 血清中322, 尿中量335

遺伝子操作（gene manipulation）250, 251図
遺伝子増幅（gene amplification）248
遺伝子発現調節（gene expression）247
遺伝情報（genetic information）233
イドース（idose）2図
イヌリナーゼ（inulinase）14
イヌリン（inuline）14図
イノシトール（inositol）37図, 血清中322
イノシトール1,4,5-トリスリン酸（IP₃）264
イノシトールリン脂質化 246
イノシン（inosine）76
イノシン酸（inosinic acid）77図, 226生, 230関
イノシン(一)リン酸
　　　　（inosine monophosphate）77図, 226生
いわし酸（docosapentaenoic acid）32図
インジカン（indican）尿中量335
インスリン（insulin）57図, 266生, 分泌266, 270生
インターフェロン（interferon）45
インドール（indole）218図
インドール酢酸（indoleacetic acid）218図
インドフェノール滴定法（indophenol —）123
イントロン（intron）239, 234

い

EMP経路 → 解糖 146系
胃液（gastric juice）138
硫黄（sulfur）256生
イオン交換クロマトグラフィー（アミノ酸の）
　　　　（ion-exchange chromatography）54図
鋳型（template）235
一酸化窒素（nitric oxide）286, 287生
イズロン酸（idulonic acid）16
異性化酵素（isomerase）103
イソ吉草酸（isovaleric acid）30図
イソクエン酸（isocitric acid）159図
イソニアジド → INAH 130
イソパルミチン酸（isopalmitic acid）30図
イソペンテニルピロリン酸
　　　　（isopentenyl pyrophosphate）191図
イソマルターゼ（isomaltase）10, 137
イソマルトース（isomaltose）10図
イソメラーゼ（isomerase）103
イソ酪酸（isobutyric acid）30図
イソロイシン（isoleucine）46図, 208関図
イタコン酸（itaconic acid）32図
一次構造（primary structure）（タンパク質の）63
　　　　——決定法（タンパク質の）66
一次リソソーム（primary lysosome）299
一酸化炭素ヘモグロビン（carboxyhemoglobin）312
一倍体（haploid）249
胃底腺（fundic gland）144
遺伝暗号（genetic code）243
遺伝子組換え（genetic recombination）250 251図
遺伝子再編成（gene rearrangement）248

う

ウイルソン病（Wilson —）259
右旋性（dextro-rotatory）4
ウラシル（uracil）75図
ウリジル酸（uridylic acid）（UMP）77図, 229生図
ウリジン（uridine）76図
ウリジン(一)リン酸（uridine monophosphate）
　　　　（UMP）77図, 229生図
ウリジン(二)リン酸（uridine diphosphate）229生図
ウリジン(三)リン酸（uridine triphosphate）229生図
　　　　（UTP）146, 229生図
ウリジン(三)リン酸（uridine triphosphate）229生図
ウレアーゼ（urease）104
ウロビリノーゲン（urobilinogen）
　　　　317生図, 尿中量335, 336
ウロビリン（urobilin）317図
ウロポルフィリン（uroporphyrin）310, 315図
ウロン酸（uronic acid）9図, 製法22, 26関
運動タンパク質 45

え

エイコサジエン酸（eicosadienoic acid）181生
エイコサテトラエン酸（eicosatetraenoic acid）188
エイコサトリエン酸（eicosatrienoic acid）181生, 188図
エイコサノイド（eicosanoid）188意生
エイコサペンタエン酸（eicosapentaenoic acid）
　　　　32図, 181生, 188図
ATP（アデノシン三リン酸）　　79図
　産生機構306（糖代謝161図, TCA 163, 脂肪酸177）

エーテル結合グリセロ脂質　186㊇
エールリッヒのアルデヒド試験　53
エキソ型酵素　(exo型──)　12㊇
エキソサイトシス　(exocytosis)　297
エキソヌクレアーゼ　(exonuclease)　81, 225
エキソン　(exon)　234, 239
エストラジオール　(estradiol)　272, 289㊇
エストラン　(estrane)　40㊇
エストリオール(estriol)　272, 289㊇
エストロゲン　(estrogen)　272, 性周期292, 一覧289㊇
エストロン　(estrone)　272, 289㊇
エタノール　(ethanol)　147㊇, 166㊇㊇
エタノールアミンプラスマローゲン　39㊇
エタノールアミン　(ethanolamine)　36㊇
エチニルエストラジオール　(ethinylestradiol)　289㊇
エチルエストレノール　(ethylestrenol)　291㊇
H鎖(免疫グロブリンの)　329
エドマン分解法　(Edman──)　66, 68
N末端アミノ酸決定法　68
エネルギー代謝　(energy metabolism)　301
エノラーゼ　(enolase)　106, 147
エピネフリン　(epinephrine)　270, 271㊇
エピマー　(epimer)　6
エピレナミン　(epirenamine)　270, 271㊇
エポキシスクアレン　(epoxysqualene)　191㊇
エムデン-マイヤーホーフ経路　146㊇
エムデン-マイヤーホーフ-パルナス経路　146㊇
エラスターゼ　(elastase)　141
エラスチン　(elastin)　45, 60
エリスロポエチン　(erythropoietin)　282
エリツルロース　(erythrulose)　2㊇
エリトロース　(erythrose)　2㊇, 8
エリトロポエチン　(erythropoietin)　282
エルカ酸　(erucic acid)　32㊇, 181㊇
エルゴカルシフェロール　(ergocalciferol)　44㊇, 110㊇
エルゴスタン　(ergostane)　40㊇
エルゴステロール　(ergosterol)　41, 109㊇
L鎖(免疫グロブリンの)　329
エルソン-モルガン法(糖の定量)　27
LDLレセプター　175
塩基対　(base pair)　82㊇
エンケファリン　(enkephalin)　57㊇, 284㊇, 285㊇
塩酸　(hydrochloric acid)　生成(胃)144
塩素　(chlorine)　256㊇, 尿中量335
エンジオール　(enediol)　21
延長因子　(elongation factor)　242
エンテロペプチダーゼ　(enteropeptidase)　137
エンド型酵素　(endoenzyme)　12㊇
エンドサイトーシス　(endocytosis)　175, 297
エンドセリン　(endothelin)(ET)　286, 287㊇
エンドヌクレアーゼ　(endonuclease)　81, 250
エンドリボヌクレアーゼ　(endoribonuclease)　225
β-エンドルフィン　(β-endorphin)　57, 285㊇
塩分欠乏症　(salt depletion)　255

お

黄体　(corpus luteum)　272
黄体化ホルモン　(luteinizing hormone)
　　　　276, 性周期292
黄体ホルモン　(gestagen)
　　構造上の特徴43, 272, 一覧290㊇, 性周期292
オータコイド　(autacoid)　284
岡崎フラグメント　(Okazaki fragment)　236
オキサボロン　(oxabolone)　291㊇
オキサロ酢酸　(oxaloacetic acid)　158㊇
オキサンドロロン　(oxandrolone)　291㊇
オキシ脂肪酸　(hydroxyfatty acid)　32㊇
オキシトシン　(oxytocin)　276, 277㊇
オキシム　(oxime)　25
オキシメトロン　(oxymetholone)　291㊇
オサゾン　(osazone)　24
オピオイドペプチド　(opioid peptide)　284
オプシン　(opsin)　124㊇
オペロン　(operon)　247
オペレーター　(operator)　247
ω酸化(脂肪酸の)　178
オリゴ糖　(oligosaccharide)　2㊇
オリゴマー酵素　(oligomeric enzyme)　89
オリゴマータンパク質　(oligomeric protein)　64
オリゼニン　(oryzenin)　45, 60
オルニチン　(ornithine)　48㊇, 198㊇
オルニチンサイクル　(ornithine cycle)　198㊇
オレイン酸　(oleic acid)　32㊇, 181㊇
オロト酸　(orotic acid)　78㊇, 229㊇㊇
黄体刺激ホルモン(LTH : luteotropic hormone)

か

カールプライス反応　(Carr-Price──)　111
壊血病　(scurvy)　123
介在配列　(intervening sequence)　234, 239, 266
回腸　(ileum)　137
解糖　(glycolysis)　146㊇, 調節154, 165㊇
解糖系　(glycolytic pathway)　146㊇
化学的浸透圧説　(chemiosmotic hypothesis)　306
可逆阻害　(reversible inhibition)　99
核　(nucleus)　297
核酸　(nucleic acid)　　73㊇, 融解81, 変性81
　　　　構造82, 81㊇, 224㊇, 分解225
核タンパク質　(nucleoprotein)　61, 73
下垂体前葉　(anterior pituitary)　274
下垂体中葉　(intermediary pituitary)　276
下垂体後葉　(posterior pituitary)　276
加水分解型酸敗　(hydrolytic rancidity)　35
加水分解酵素　(hydrolase)　103
ガスクロマトグラフィー　(GLC) (分析法)　111ほか
カスケード反応　(cascade──)　325
ガストリン　(gastrin)　280, 281㊇

カゼイン (casein) 45, 61
カダベリン (cadaverine) 196⊗, 221⊗
カタボライト遺伝子活性化タンパク質 248
カタラーゼ (catalase) 104, 314
脚気 (beriberi) 115
活性アミノ酸 (active amino acid) 241
活性中心(酵素の) (active center) 86
カッパー(κ)鎖 329
果糖 (fructose) 8⊗
寡糖類 → オリゴ糖 2
ガドレイン酸 (gadoleic acid) 32⊗, 181圧
カフェイン (caffeine) 78⊗
カプリル酸 (caprylic acid) 30⊗
カプリン酸 (capric acid) 30⊗
カプロン酸 (caproic acid) 30⊗
可変部 (variable region) (免疫グロブリンの) 329
可溶性デンプン (soluble starch) 13
ガラクタン (galactan) 8
ガラクトース (galactose) 8⊗, 157圖, 血清中322
ガラクトース血症 (galactosemia) 157
ガラクトサミン (galactosamine) 19
ガラクトセレブロシド (galactocerebroside) 38⊗, 187圧
カリウム (potassium) 254圧, 血清中322, 尿中量335
カリクレイン (kallikrein) 324
カリジン (kallidin) 282, 283⊗
ガリン (galline) 60
カルシウム (calcium) 254圧, 255, 血清中322, 尿中量335
カルシウム-リン比 (Ca/P ratio) 255
カルジオリピン (cardiolipin) 37⊗
カルシトニン (calcitonin) 268, 269⊗
カルシフェロール → ([chole] calciferol) 110⊗
カルニチン (carnitine) 177⊗, 212
カルノシン (carnosine) 56⊗, 220⊗
カルバゾール-硫酸反応 26
カルバモイルアスパラギン酸 (carbamoyl aspartic acid) 228⊗
カルバモイルリン酸 (carbamoyl phosphate) 198⊗, 228⊗
カルボキシビオチン (carboxybiotin) 132⊗
カルボキシペプチダーゼ (——法) 69, 141
カルモジュリン (calmodulin) 45
カロテン (carotene) α-, β-, γ- 109⊗
ガングリオシド (ganglioside) 38⊗
還元糖 (reducing sugar) 7, 26
杆体視細胞 (rod cell) 124図
間質細胞 (interstitial cell) 272
間質細胞刺激ホルモン (ICSH) 277
環状脂肪酸 (cyclic fatty acid) 32圖
乾性油 (drying oil) 34
肝胆汁 (liver bile) 138
ガンマアミノ酪酸 (γ-aminobutyric acid) 196⊗

き

ギ酸 (formic acid) 30⊗, 202⊗
キサンチン (xanthine) 78⊗, 230圧
キサントシン (xanthosine) 78
キサントプロテイン反応 (xanthoproteine——) 53
基質 (substrate) 84
基質準位リン酸化 (substratelevel phosphorylation) 161図, 307
基質特異性 (substrate specificity) 86
キシラン (xylan) 8
キシリトール (xylitol) 167圖⊗
キシルロース (xylulose) 2⊗, 8⊗
キシロース (xylose) 2⊗, 8⊗
基礎体温 (basal body temperature) 292
基礎代謝量 (basal metabolic rate) 308
キチナーゼ (chitinase) 14
キチン (chitin) 14⊗
拮抗阻害 (competitive inhibition) 100
吉草酸 (valeric acid) 30⊗
キニノーゲン (kininogen) 283
キニナーゼ (kininase) 283
キヌレニン (kynurenine) 219⊗
キモシン (chymosin) 139
キモトリプシノーゲン (chymotrypsinogen) 89
キモトリプシン (chymotrypsin) 89, 反応機構94, 141
キャップ構造 (cap structure) 239図
吸収 (absorption) 137
吸収スペクトル (タンパク質の) 59
球状タンパク質 (globular protein) 58
鏡像異性体 (enantiomer) 4
協同性(酵素作用の) (cooperativity) 92
共輸送 (cotransport) 140
巨赤芽球性貧血 (megaloblastic anemia) 121
キリアニ反応 (Kiliani——) 25
キロミクロン (chylomicron) 174
筋グリコーゲンの分解 171
筋ジストロフィー (myotonic dystrophy) 113
金属活性化酵素 (metal-activated enzyme) 261
金属酵素 (metalloenzyme) 261
金属タンパク質 (metalloprotein) 61
金属要求酵素 (metal-requiring enzyme) 261

く

グアニジノ酢酸 (guanidinoacetic acid) 199⊗, 206⊗
グアニル酸 (guanylic acid) 77⊗, 226圧, 230圖
グアニン (guanine) 74⊗, 226圧, 230圖
グアノシン (guanosine) 76⊗
グアノシン三リン酸 (guanosine triphosphate) (GTP) 159, 242
空腸 (jejunum) 137
クエン酸 (citric acid) 158⊗, 血清中322
クエン酸サイクル → TCAサイクル 158図

クッシング病 (Cushing disease) 271, 275
組換えDNA (recombinant DNA) 251
クラススイッチ組換え
　　　　　　　(class switch recombination) 249
グリアジン (gliadin) 60
クリアランス (clearance) 333
グリオキシソーム (glyoxysome) 299
グリコーゲン (glycogen)
　　　　12, 146図, 148圧, 分解149, 調節150, 肝・筋171
グリコーゲン合成 (glycogenesis) 171
グリココール酸 (glycocholic acid) 42化, 190圧図
グリコサイド-OH (glycoside-OH) 7
グリコサミノグリカン (glycosaminoglycan) 2, 16化
グリコフォリン (glycophorin) 61
グリシニン (glycinin) 60
グリシン (glycine) 46化, 206圧化, 抱合206
クリスマス病 (Christmas disease) 327
クリスマス因子 (Christmas factor) 125, 324
グリセリド (glyceride) 29
グリセルアルデヒド (glyceraldehyde) 2化, 8化
グリセルアルデヒド3-リン酸　147圧
グリセロール (glycerol) 29検化, 166図化
グリセロールリン酸シャトル 162
グリセロ糖脂質 (glyceroglycolipid) 38
グリセロリン酸経路 (glycerophosphate pathway)
　　　　　　　　　　　　　　　　　　142
グリセロリン脂質 (glycerophosphatid)
　　　　　　　　　　　　36, 184圧, 185図
クリプトキサンチン (cryptoxanthin) 109化
グルカゴン (glucagon) 270, 作用機構265, 271化
β-グルクロニド (β-glucuronide) 166圧
グルクロン酸 (glucuronic acid) 9化, 経路167
グルクロン酸経路　167図
グルコアミラーゼ (glucoamylase) 137
グルコース (glucose) 8化, 146図化
　　　　　肝臓, 筋肉での代謝170, 血清中322
グルコースオキシダーゼ法 (糖の定量) 27
グルコース負荷試験 (glucose tolerance test) 335
グルコース6-リン酸 (glucose 6-phosphate) 146化
グルコース1-リン酸 (glucose 1-phosphate) 146化
グルココルチコイド (glucocorticoid) 270
グルコサミン (glucosamine) 9化, 168圧化
グルコ糖酸 (glucosaccharic acid) 9化
グルコン酸 (gluconic acid) 9化, 21化
グルシトール (glucitol) 9化, 23化, 166化
グルタチオン (glutathione) 56化, 126, (補酵素)136
グルタミナーゼ (glutaminase) 195
グルタミン (glutamine) 46化, 生成197, 212図化
グルタミン酸 (glutamic acid) 48化, 生成197, 212図化
グルテニン (glutenin) 45, 60
グルテリン (glutelin) 60
クルパノドン酸 (clupanodonic acid) 181圧
くる病 (rickets) 111, 255
クルペイン (clupeine) 60
クレーブスサイクル (Krebs cycle→TCA) 158図
クレアチニン (creatinine)
　　　　　　199化, 係数199, 血清中322, 尿中量335
クレアチン (creatine) 199圧化, 血清中322, 尿中量335

クレアチンキナーゼ (creatine kinase) 199
クレアチンリン酸 (creatine phosphate) 199圧化
グレイブス病 (Graves' disease) 269
クレチン病 (cretinism) 269
グロース (gulose) 2化
クローバー型構造 (tRNAの) 83図
クロトン酸 (crotonic acid) 30化
グロブリン (globulin) 60, 血清中322
クロマチン (chromatin) 構造233図, 234
クロム (chromium) 258
クロルテストステロン (chlortestosterone) 291化
クロルマジノン (chlormadinone) 290化
クロロフィル (chlorophyll) 314
グロース (gulose) 2化

け

系統名 (酵素の) (systematic name) 102
ゲスターゲン (gestagen) 272
血液 (blood) 321
血液凝固 (blood coagulation) 324図
血液凝固系プロテアーゼ (blood coagulation) 327
血液凝固因子 (blood clotting [coagulation] factor)
　　　　　　　　　　　　　　　　　　324
結合酵素 (ligase) 103
血漿 (blood plasma) 321
血小板 (thrombocyte) 323
血小板活性化因子 (thrombocyte activating factor)
　　　　　　　　　　　　　　(PAF) 39化
血清 (serum) 321, ――中の各種成分322
血清アルブミン (serum albumin) 60, 322
血清グロブリン (serum globulin) 60, 322
結石 (stone [calculus]) 尿中の336
血尿 (hematuria) 336
結膜炎 (conjunctivitis) 115
血友病 (hemophilia) 327
ケトース (ketose) 1義, 2圧, 26検
α-ケトグルタル酸 (α-ketoglutaric acid) 159化
ケト原性アミノ酸 (ketogenic amino acid) 200
α-ケト酸 (α-keto acid) 200図図
ケトン型酸敗 (ketonic rancidity) 35
ケトン血症 (ketosis) 183
ケトン体 (ketone body) 183圧化, 血清中322, 尿中336
ゲニン (genin) 7
ケノデオキシコール酸 (chenodeoxycholic acid)
　　　　　　　　　　　　　　　　42化, 190化
ケラタン硫酸 (keratan sulfate) 16化
ケラチン (keratin) 45, 60
ゲラニルゲラニル化 246
ゲラニルピロリン酸 (geranyl pyrophosphate) 191化
下痢 (diarrhea) 117
限界デキストリン (limit dextrin) 13
嫌気的解糖　161図
元素 (人体構成) (element) 253
ゲンチオビオース (gentiobiose) 10化

こ

コア酵素　(core enzyme) 237
高エネルギー化合物　(high-energy compound) 302
好塩基球 (basophil) 323
光学異性体 (糖の)(optical isomer) 4
睾丸　→　精巣 (testis) 272
好気的解糖　161図
高血圧症 (hypertonia) 255
抗酸化作用 (ビタミンEの) 112, 126
好酸球 (eosinophil) 323
鉱質コルチコイド (mineralocorticoid) 272, 288⊕
甲状腺 (thyroid) 268
甲状腺機能 (thyroidism) 低下症269, 亢進症269
甲状腺腫 (goiter) 259, 269
甲状腺刺激ホルモン (TSH) 276
甲状腺刺激ホルモン放出ホルモン (TRH) 278, 279⊕
甲状腺ホルモン (thyroid hormone) 268囲⊕, 作用機構265
口唇炎 (cheilitis) 115
酵素 (enzyme)　84羲, 触媒能84, 酵素基質複合体84　反応特異性85, 活性部位86, 単位88, 前駆体89　反応機構例94, 反応速度95, 阻害形式99, 分類104囲
酵素番号 (enzyme code, EC) 102
構造タンパク質 (structural protein) 45
構造配列 (exon) 239
硬タンパク質 (scleroprotein) 60
好中球 (neutrophil) 323
抗プラスミン (antiplasmin) 327
高密度リポタンパク質 (HDL) 174
抗利尿ホルモン (antidiuretic hormone) 276
コエンザイムA (coenzyme A) 118, 131⊕
糊化 (gelatinization) 13
コーチコステロン (corticosterone) 270, 288⊕
コーチコトロピン (corticotropin) 274
コーチゾール (cortisol) 270, 288⊕
コーチゾン (cortisone) 270, 288⊕
コール酸 (cholic acid) 42⊕, 190⊕
呼吸鎖 (respiratory chain) 305
呼吸商 (respiratory quotient) 308
国際単位 (ビタミンの) (international unit) 108
糊精 (dextrin) 12
五炭糖 (pentose) 2
骨粗鬆症 (osteoporosis)(骨多孔症) 111, 255
骨軟化症 (osteomalacia) 111
コドン (codon) 243
ゴナドリベリン (gonadoliberin)→ LH-RH 279
コハク酸 (succinic acid) 159⊕
コバラミン (cobalamin) 135⊕
コバルト (cobalt) 258
コプロスタノール (coprostanol) 41⊕
コプロポルフィリン (coproporphyrin) 310
コラーゲン (collagen) 45, 60, 生成127図
コリオマモトロピン (→placental lactogen) 282
コリのサイクル (Cori cycle) 171
コリパーゼ (colipase) 142

コリン (choline) 36⊕
コリンプラスマローゲン (choline plasmalogen) 39⊕, 186⊕
ゴルジ (Golgi) ──装置, ──体, ──複合体 298
コルチコイド (corticoid) 270囲, 一覧288⊕
コルチコステロイド結合性グロブリン (CBG) 273
コルチコステロン (corticosterone) 270⊕ 288⊕
コルチコトロピン (corticotropin) 274
コルチコリベリン (corticoliberin) → CRF 279⊕
コルチゾール (cortisol) 270, 288⊕
コルチゾン (cortisone) 270囲 288⊕
ゴルリン酸 (gorlic acid) 32⊕
コレカルシフェロール (cholecalciferol) 44⊕ 110囲⊕
コレシストキニン (cholecystokinin) 280
コレスタノール (cholestanol) 41⊕
コレスタン (cholestane) 40⊕
コレステロール (cholesterol) 41囲⊕, 誘導体41⊕, 190図, 191囲, 血清中322
混合型阻害 (酵素の) (mixed type inhibition) 101
コンドロイチン硫酸 C 16⊕

さ

サーモリシン (thermolysin) 67
サイアミン (thiamine) (→vitamin B_1) 114⊕
サイクリック-AMP (cyclic-AMP)(cAMP) 78⊕, 263囲, 265囲
サイクリックAMP受容タンパク質　→ CRP 248
サイクリック-GMP (cyclic-GMP)(cGMP) 78⊕, 264囲
サイクリックヌクレオチド (cyclic nucleotide) 78
最適pH (optimum pH) 88
サイトゾル (cytosol) 294
細胞 (cell) 294図
細胞外液 (extracellular fluid) 319
細胞質 (cytoplasm) 300
細胞小器官 (organelle) 294
細胞分画 (cell fractionation) 295
細胞膜 (plasma membrane) 構造295図, 機能296
細胞融合 (cell fusion) 252図
坂口反応 (Sakaguchi──) 53
左旋性 (levo-rotatory) 4
酢酸 (acetic acid) 30⊕, 166図⊕, 183⊕
サッカロース (saccharose) 10⊕
刷子縁 (brush border) 137, 140, 141
サブスタンスP (substance P) 57
サブユニット (subunit) 64, 90
サルベージ経路 (salvage pathway〔核酸の〕) 224
サルミン (salmine) 60
酸化 (oxidation) α 178, β 176, ω 178
サンガー法 (Sanger ──) 70
酸化型酸敗 (oxidative rancidity) 35
酸化還元酵素 (oxidoreductase) 103
酸化還元電位 (redox potential) 303, 304
酸化水 (metabolic water) 318
酸化的脱アミノ (oxidative deamination) 195羲

酸化的脱炭酸反応（α-ケト酸の）
　　　　　　　　　（oxidative decarboxylation）133
酸化的リン酸化（oxidative phosphorylation）305
酸血症（acidosis）183
三次構造（tertiary structure）（タンパク質の）64
三炭糖（triose）2, 8⑯
酸素飽和曲線（oxygen saturation curve）312図
酸敗（rancidity）35

し

シアノコバラミン（cyanocobalamin）120⑯
シアノヒドリン（糖の）（cyanohydrin）25
シアログリコリピド（sialoglycolipid）38⑯
C型Na利尿ペプチド（C-type natriuretic peptide, CNP）284, 285⑯
GTP結合タンパク質（Gs）264
CDPコリン（CDP-choline）79⑯, 184
C末端アミノ酸決定法 69
C_1基転移 201
色素細胞刺激ホルモン → MSH 276
糸球体濾過値（glomerular filtration rate）333
シグナル認識粒子（signal recognition particle）244
シグナルペプチド（signal peptide）244
シクロオキシゲナーゼ（cyclooxygenase）188
シクロデキストリン（α-cyclodextrin）11⑯
シクロヘキサアミロース（cyclohexaamylose）11⑯
刺激性受容体（Rs〔stimulatory receptor〕）264
脂質（lipid）28⑯㊥, 173㊥, 血清中 322
視床下部（hypothalamus）278
シスアコニット酸（cis-aconitic acid）159⑯
シスチン（cystine）47⑯, 222㊥
システイン（cysteine）47⑯
シチジル酸（cytidylic acid）77⑯
シチジン（cytidine）76
シチジン（一）リン酸（cytidine monophosphate）77⑯
至適pH（optimum pH）88
至適温度（optimum temperature）88
シデロフィリン（siderophilin）260
自動酸化の機構（脂肪酸の）35
シトクロム（cytochrome）61, 305, ——c 313
シトシン（cytosine）75⑯
β-シトステロール（β-sitosterol）41⑯
シトルリン（citrulline）198⑯
ジドロゲステロン（didrogesterone）290⑯
ジニトロフルオロベンゼン
　　　　　　　　（dinitrofluorobenzene）68⑯, ——法68
ジパルミトイルレシチン（dipalmitoyl-lecithin）39⑯
ジヒドロウリジン（5,6-）（dihydrouridine）83⑯
ジヒドロキシアセトン（dihydroxyacetone）2⑯, 8⑯
ジヒドロキシアセトンリン酸
　　　　　　　　（dihydroxyacetone phosphate）147⑯
ジヒドロキシステアリン酸（dihydroxystearic acid）32⑯

1,25-ジヒドロキシビタミンD 125
ジヒドロスフィンゴシン（dihydrosphingosine）187⑯
ジヒドロテストステロン（dihydrotestosterone）289⑯
ジヒドロ葉酸（dihydrofolic acid = DHF）202⑯
ジヒドロリポ酸（dihydrolipoic acid）133⑯
視物質（visual substance）124
ジペプチダーゼ（dipeptidase）137
脂肪酸（fatty acid）　　30㊥, 34㊨, TCAとの関連160
　　　　　β酸化176㊥㊤, 生成ATP数177, α酸化174
　　　　　　　　179㊥, 伸長181, 調節182, 血清中322
脂肪酸合成酵素複合体（fatty-acid synthase）179
1,3-ジホスホグリセリン酸
　　　　　　　　→ 1,3-bisphosphoglyceric acid 147⑯
ジメチステロン（dimethisterone）290⑯
シモンズ病（Simmonds disease）275
シャペロン（chaperone）246
臭化シアン法（cyanogen bromide法）66
シュウ酸（oxalic acid）尿中量335
終止コドン（stop codon）244
収縮タンパク質（contractile protein）45
重炭酸塩（HCO_3^-）319, 血清中322
十二指腸（duodenum）137
終末消化（terminal digestion）137
絨毛性性腺刺激ホルモン → HCG 274
シュクロース（sucrose）10
受動輸送（passive transport）296
消化（digestion）137, 138〜144
松果体（pineal body）268
脂溶性ビタミン（fat-soluble vitamin）108
少糖類 → オリゴ糖 2
小胞体（endoplasmic reticulum）298㊤
触媒サブユニット（catalytic subunit）92
除タンパク（deproteinization）59
ショ糖（sucrose〔saccharose〕）10⑯
脂漏性皮膚炎（seborrheic dermatitis）115
腎血漿流量（renal plasma flow）333
腎血流量（renal blood flow）333
人体構成元素 253
心房性ナトリウム利尿ポリペプチド 280, 281⑯

す

膵液（pancreatic juice）138
推奨名（酵素の）（recommended name）102
膵臓（pancreas）137, 270
水素結合（hydrogen bond）62, 82
水溶性ビタミン（water-soluble vitamin）108
スクシニル-CoA（succinyl-CoA）159⑯
スクラーゼ（sucrase）10, 137
スクロース（sucrose）10⑯
スクワレン（squalene）191⑯
スタノゾロール（stanozolol）291⑯
スタフィロキナーゼ（staphylokinase）326
スチグマスタン（stigmastane）40⑯
スチグマステロール（stigmasterol）41⑯
ステアリン酸（stearic acid）30⑯, 181㊤

ステルコビリノーゲン (stercobilinogen) 317 ☆
ステルコビリン (stercobilin) 317 ☆
ステロイド (steroid) 40 意 生 ☆
　　　骨格の名称のつけ方 40, 191 分
ステロイドホルモン　構造上の特徴 43, 作用機構 265
ステロール (sterol) 40
スフィンガニン (sphinganine) 187 ☆
スフィンゴシン (sphingosine) 36 ☆, 187 ☆
スフィンゴ糖脂質 (sphingoglycolipid) 38
スフィンゴミエリン (sphingomyelin) 37 ☆, 187 分 ☆
スフィンゴリン脂質 (sphingolipid) 37
スプライシング (splicing) 239, 240
スペーサー (spacer) 234
スルファチド (sulfatide) 38 ☆

せ

ゼアトシン (zeatosine) 78 ☆
制限アミノ酸 (limiting amino acid) 205
制限酵素 (restriction enzyme) 250
性周期 (sexual cycle) 292
性腺刺激ホルモン放出ホルモン (Gn-RH) 278
性腺ステロイド結合グロブリン 273
精巣 (testis) 272
生体内触媒　84
成長ホルモン (growth hormone) 274
成長ホルモン放出抑制因子 (somatostatin) 278
成長ホルモン放出因子 (GH-RF) 278
静電結合 (electrostatic bond) 62
ゼイン (zein) 60
セクレチン (secretin) 280, 281 ☆
赤血球 (erythrocyte) 323
セドヘプツロース (sedoheptulose) 8 ☆
ゼラチン (gelatin) 61
セラミド (ceramide) 37 ☆, 187 ☆
セリワノフ反応 (Seliwanoff――)　26
セリン (serine) 36 ☆, 47 ☆, 207 分 ☆
セリンプロテアーゼ (serine protease) 325
セリン (serine) 36 ☆, 47 ☆, 207 分 ☆
セルラーゼ (cellulase) 14
セルロース (cellulose) 14 ☆
セルロプラスミン (ceruloplasmin) 61, 260
セレブロン酸 (cerebronic acid) 32 ☆
セレン (selenium) 258
セロチン酸 (cerotic acid) 30 ☆
セロトニン (serotonin) 196 ☆, 218 ☆
セロビオース (cellobiose) 10 ☆
遷移状態 (transition state) 84
繊維状タンパク質 (fibrous protein) 58
繊維素 (cellulose) 14 ☆
旋光度 (optical rotation) 20
染色体 (chromosome) 234
センス鎖　237 図
線溶 (fibrinolysis) 326
線溶系プロテアーゼ　327

そ

双極子イオン (dipolar ion) 49
阻害剤 (inhibitor) 99
阻害の形式（酵素の） 99
促進輸送 (facilitated transport) 296
組織間液 (interstitial fluid) 319
疎水結合 (hydrophobic bond) 62
ソマトスタチン (somatostatin) 270, 279 ☆
ソマトトロピン (somatotropin) 274
ソマトリベリン (somatoliberin → GRF) 279
ソモギ-ネルソン法（糖の定量） 27
ソルビトール (sorbitol) 9 ☆, 166 ☆, 血清中 322
ソルビトール経路 (sorbitol pathway) 166 図
ソルボース (sorbose) 2 ☆

た

代謝水 (metabolic water) 318
ダイノルフィン (dynorphin) 285
胎盤 (placenta) 274
胎盤性ラクトゲン (placental lactogen = PL) 282
大風子酸 (hydnocarpic acid) 32 ☆
ダイマー (dimer) → 二量体　64
タウリン (taurine) 222 ☆
タウロケノデオキシコール酸
　　　(taurochenodeoxycholic acid) 190 分 ☆
タウロコール酸 (taurocholic acid) 42 ☆, 190 分 ☆
唾液 (saliva) 138
タガトース (tagatose) 2 ☆
多型酵素 (multiple enzyme forms) 89
多酵素複合体 (multi-enzyme complex) 91
脱アミノ (deamination) 195
脱水症 (dehydration) 255
脱炭酸（アミノ酸の）(decarboxylation) 196
脱離酵素 (lyase) 103
多発性神経炎 (polyneuritis) 115
タロース (talose) 2 ☆
単位（酵素の）(unit) 87
単球 (monocyte) 323
炭酸水素ナトリウムの生成　144
炭酸ヘモグロビン (carbaminohemoglobin) 312
胆汁 (bile) 138
胆汁酸 (bile acid) 42 ☆, 190 分 ☆, 血清中 322, 尿中 336
胆汁色素 (bile pigment) 317
単純拡散 (simple diffusion) 296
単純脂質 (simple lipid) 28 分 意
ダンシルクロリド (dansyl chloride) 68 ☆, ――法 68
男性ホルモン　構造上の特徴 43, 272 分, 一覧 289 ☆
胆石 (gallstone) 42
単糖類 (monosaccharide)　　　1 意, 2 ☆
　　　構造の表し方 3, 一覧 8 ☆, 誘導体 9 ☆
胆嚢胆汁 (bladder bile) 138
タンパク質 (protein)　　　45 意, 形状 58, 58 分, 60 分

分子量58, 吸収スペクトル59, 分類60, 構造62
193⽣, 生合成241, 血清中322, 尿中336
タンパク質価 (protein score) 205
タンパク質同化ステロイド 291化
ダンマラン (dammarane) 40化
単量体酵素 (monomeric enzyme) 90

ち

チアミナーゼ (thiaminase) 115
チアミン (thiamine) (→vitamin B₁) 114化
チアミンジリン酸 (thiamine diphosphate, TDP)
　　　　　　(＝thiamine pyrophosphate, TPP) 114化
地域性甲状腺腫 (endemic goiter) 269
チオウラシル (thiouracil) 78化
チオエタノールアミン (thioethanolamine) 131化
チオクト酸 (thioctic acid) 118化
チオクロム (thiochrome) 115化, ――法115
チオネイン (thionein) 260
チオバルビツール酸法 (糖の定量) 27
チトクロム (→シトクロム) 61, 305, ―― c 313
痴呆 (dementia) 117
チミジル酸 (thymidylic acid) 77化
チミジン (thymidine) 76化
チミジン(一)リン酸 (thymidine monophosphate)
　　　　　　　　　　　　　　　77化
チミン (thymine) 75化
チムノドン酸 (timnodonic acid) 188化
チモーゲン (zymogen) 89
チモシン (thymosin) 282
チモステロール (zymosterol) 192化
チモポエチン (thymopoietin) 282
中性脂肪 (neutral fat) 28
中間密度リポタンパク質 (IDL) 174
チューブリン (tubulin) 45, 300生
超可変部領域 (diversity) (免疫グロブリンの) 249
腸肝循環 (enterohepatic circulation) 190, 317
超高密度リポタンパク質 (VHDL) 174
調節サブユニット (regulatory subunit) 92
調節タンパク質 (regulatory protein) 45
超低密度リポタンパク質 (VLDL) 174
超らせん構造 (super helix) 234
貯蔵タンパク質 (storage protein) 45
チラミン (tyramine) 196化
チロキシン (thyroxine)
　　　　216生, 作用機構265, 分泌267生, 268生, 269
チロシン (tyrosine) 47化, 216生
チロシン血症 (tyrosinemia) 216
チロトロピン　→甲状腺刺激ホルモン 276
チロリベリン (thyroliberin) → TRH 278

つ　て

通過配列　245
痛風 (gout) 230
ツベルクロステアリン酸 (tuberculostearic acid) 30化
tRNA 80生, 構造83図, 241生
TCAサイクル 158経, 関連代謝160, ATP数163, 165解
D, Lの区別 (糖の) 4
定常状態 (stationary state) 96
低密度リポタンパク質 (LDL) 174
DNA (デオキシリボ核酸)
　　　　80生, 構造82, 複製235, 伸長反応236
DNAジャイレース (DNA gyrase) 235
DNAポリメラーゼ 236
デオキシグルコース (2-deoxyglucose) 9化
デオキシコルチコステロン (deoxycorticosterone)
　　　　　　　　　272生, 288化
デオキシコール酸 (deoxycholic acid) 42化, 190生化
デオキシコルチゾール (deoxycortisol) 288化
デオキシシチジン (deoxycytidine) 76化
デオキシチミジン (deoxythymidine＝dT) 76化
デオキシ糖 (deoxysugar) 9化
デオキシリボ核酸 (DNA)
　　　　80生, 構造82, 複製235, 伸長反応236
デオキシリボース (deoxyribose) 75化
デオキシリボヌクレアーゼ (deoxyribonuclease)
　　　　　　　　　81, 225
テオフィリン (theophylline) 78化
テオブロミン (theobromine) 78化
デキサメタゾン (dexamethasone) 288化
デキストラナーゼ (dextranase) 14
デキストラン (dextran) 14化
デキストリン (dextrin) 12
滴定曲線 (アミノ酸の) 50
テストステロン (testosterone) 272生, 289化
デスメチルラノステロール (desmethyllanosterol)
　　　　　　　　　　　　192化
デスモステロール (desmosterol) 41化
鉄 (iron) 256生, 血清中322, 尿中量335
鉄硫黄タンパク質 (iron-sulfur protein) 305
鉄欠乏性貧血 (iron deficiency anemia) 257, 259
テトラヒドロビオプテリン (tetrahydrobiopterin) 134化
テトラヒドロ葉酸
　　　(tetrahydrofolic acid) (THF) 134化, 202化
テトロース (tetrose) 2図, 8
デノボ合成 (de novo synthesis＝新生) 224
デヒドロアスコルビン酸 (dehydroascorbic acid)
　　　　　　　　　　　　122化
デヒドロコレステロール (dehydrocholesterol)
　　　　　　　　　41化, 109, 192化
デルマタン硫酸 (dermatan sulfate C) 16化
転移RNA (tRNA) 80生, 構造83図, 245生
転移酵素 (transferase) 103
電子伝達系 (electron transfer system) 163, 305図
転写 (transcription) 233, 237, 239

てんしゃしゅうけつしいんし 〜 ノルゲストレル

転写終結因子（ρ因子）(termination factor) 238
テンプレート（鋳型）235
デンプン (starch) 12図

と

ドーパ (L-DOPA)(dihydroxyphenylalanine) 216化
銅 (copper) 258, 血清中322
糖アルコール (sugar alcohol) 9化, 18化
糖原性アミノ酸 (glycogenic amino acid) 200
糖酸 (saccharic acid) 22化
糖脂質 (glycolipid) 38分
糖質 (carbohydrate) 1意, 2類, 反応総括18
　略号19化, 定量法27, 145生, 代謝の意義165意
糖質コルチコイド (glucocorticoid) 270, 288化
糖新生 (gluconeogenesis) アミノ酸から151
　乳酸から152, 原料・意義153, 代謝調節155
糖タンパク質 (glycoprotein) 61, 71意分生
等電点 (isoelectric point) 49
糖尿 (glycosuria) 腎性——335, 高血糖性——335
糖ヌクレオチド (glyconucleotide) 168生
糖排泄腎閾値 (renal sugar threshold) 335
動脈硬化 (arteriosclerosis) 175
糖メチルエーテル (sugar methyl ether) 9化
ドコサヘキサエン酸 (docosahexaenoic acid) 32化, 181生
ドコサペンタエン酸 (docosapentaenoic acid) 32化, 181生
トコトリエノール (tocotrienol) 112化
トコフェロール (tocopherol) 112化
トポイソメラーゼ (topoisomerase) 235
ドメイン (domain) 64, 330
トランスケトラーゼ (transketorase) 129, 164
トランスフェラーゼ (transferase) 103
トランスフェリン (transferrin) 45, 260
トリアシルグリセロール (triacylglycerol) → トリグリセリド 29化, 182生
トリアムシノロン (triamcinolone) 288化
トリオース (triose) 2類, 8
トリグリセリド (triglyceride) 29化, 182生
トリコールピロリン酸 (dolichol pyrophosphate) 72
トリコサン二酸 (tricosanedioic acid) 32化
トリプシノーゲン (trypsinogen) 89
トリプシン (trypsin) 104, 139, 141
トリプトファン (tryptophan) 47化, 117, 218分化
トリプレット (triplet) 243
トリホスホイノシチド (triphosphoinositide) 37化
トリヨードチロニン (triiodothyronine, T₃) 268, 269化
トレオース (threose) 2化
トレオニン (threonine)(＝スレオニン) 47化, 210生
トレハラーゼ (trehalase) 10, 137
トレハロース (trehalose) 10化
トロポニン (troponin) 45
トロンボキサン (thromboxane) 188, 284
トロンボプラスチン (thromboplastin) 324
貪食胞 (phagosome) 299

な　に

ナイアシン（ニアシン）(niacin) 116化, 血清中322
ナイアシンアミド (niacinamide) 116化
ナトリウム (sodium) 254生, 血清中322, 尿中量335
七炭糖（→ heptose）2, 8
ニーランデル反応 (Nylander——) 26
二塩基脂肪酸 (dicarboxylic fatty acid) 32化
ニコチンアミド (nicotinamide) 116化
ニコチン酸 (nicotinic acid) 116化, 血清中322
二次構造（タンパク質の）(secondary structure) 63
二重らせん構造（DNAの）(double helix) 82図
二次リソソーム (secondary lysosome) 299
二糖類 (disaccharide) 2意, 10化
ニトロプルシド反応 (nitroprusside——) 53
乳酸 (lactic acid) 147化, 血清中322
乳酸サイクル (lactic acid cycle) 171図
乳酸脱水素酵素 (lactate dehydrogenase) 104, 147
乳腺刺激ホルモン (MTH) 274
乳糖 (lactose) 10化, 166生
尿 (urine) 332, 性状334, 尿中成分335
尿酸 (uric acid) 78化, 230化, 血清中322, 尿中量335
尿素 (urea) 198化, 血清中322, 尿中量335
尿素サイクル (urea cycle) 198図
尿崩症 (diabetes insipidus) 277
二量体 (dimer)（タンパク質の）64
ニンヒドリン (ninhydrin) 52化, ——反応52

ぬ　ね　の

ヌクレオシド (nucleoside) 76意
ヌクレオソーム (nucleosome) 234
ヌクレオチダーゼ (nucleotidase) 225
ヌクレオチド (nucleotide) 77意, 機能79, 合成の調節232
ネオエンドルフィン (neoendorphin) 285
ネフロン (nephron) 332図
ネルボン酸 (nervonic acid) 32化, 181生
粘液酸 (mucic acid) 22化
粘液水腫 (myxedema) 269

濃色効果（核酸の）(hyperchromism) 81
脳性Na利尿ペプチド (brain natriuretic peptide, BNP) 280, 281化
能動輸送 (active transport) 296, 320意
ノルアドレナリン (noradrenaline) 作用機構263, 270生, 271化
ノルエチステロン (norethisterone) 290化
ノルエチノドレル (norethinodrel) 290化
ノルエピネフリン (norepinephrine) 270, 271化
ノルエピレナミン (norepirenamine) 270, 271化
ノルゲストレル (norgestrel) 290化

枠つきの記号は，つぎの記載のあることを示す．　化＝化学構造式　　意＝意義・定義　　類＝分類　　生＝生理作用

ノルテストステロン (nortestosterone) 291⑰

は

ハースの式 (Haworth's formula) 3
ハイドロコーチゾン (→hydrocortisone) 270, 288⑰
ハイブリドーマ (hybridoma) 252
排卵 (ovulation) 292, 293
パウリ反応 (Pauly──) 53
バクセン酸 (vaccenic acid) 32⑰, 181⑪
薄層クロマトグラフィー (→TLC) 54
バセドウ病 (→Graves disease) 269
バソプレシン (vasopressin) 276, 277⑰
白血球 (leukocyte) 323
発現調節 (遺伝の)247, (真核細胞の)248
馬尿酸 (hippuric acid) 206⑰, 尿中量335
パノース (panose) 11⑰
ハプロイド (haploid) (一倍体) 249
パラトルモン (parathormone) 268, 作用機構125
パラメタゾン (paramethasone) 288⑰
バリン (valine) 46⑰, 208⑭
パルミチン酸 (palmitic acid) 30⑰, 181⑪
パルミトイル化 246
パルミトレイン酸 (palmitoleic acid) 30⑰
半乾性油 (semi-drying oil) 34
パンクレアチックポリペプチド 270, 271⑰
斑状歯 (mottled tooth) 259
バンスライク (van Slyke) アミノ窒素定量法54
パンテテイン (pantetheine) 131⑰
パントテン酸 (pantothenic acid) 118⑰, 131⑰, 血清中322
反応特異性 (reaction specificity) 85

ひ

ビアル反応 (Bial ──) 26
ヒアルロニダーゼ (hyaluronidase) 16⑰
ヒアルロン酸 (hyaluronic acid) 16⑰
ビオチン (biotin) 118⑰, 132
ビオチンカルボキシルキャリアータンパク質 132
比活性 (specific activity) 88
非拮抗阻害 (non-competitive inhibition) 100
微絨毛 (microvillus) 140
微小管 (microtubule) 300
微小膵管 144
ヒスタミン (histamine) 196⑰, 220⑰
ヒスチジン (histidine) 48⑰, 220⑰⑭
ヒストン (histone) 60, 73, 233
比旋光度 (specific rotation) 20
ひだ折り構造 (pleated sheet) 64図
ビタミン → vitamin 108⑭, 所要量108, プロビタミン109, 補酵素との関連一覧表172
ビタミンA 110⑪, 作用詳細124, 血清中322
ビタミンB_1 114⑰, 血清中322
ビタミンB_2 114⑰, 血清中322
ビタミンB_6 116⑰
ビタミンB_{12} 120⑰
ビタミンC (→アスコルビン酸) 122⑰, 作用127
ビタミンD 44⑰, 110⑪⑰, 作用詳細125, 血清中322
ビタミンD_2, D_3 44⑰, 110
ビタミンE 112⑰, 抗酸化作用126, 血清中322
ビタミンK 112⑰
非タンパク質窒素 (non-protein nitrogen = NPN) 血清中322
必須アミノ酸 (essential amino acid) 205⑭⑰
ビテリン (vitelline) 61
ヒト絨毛性性腺刺激ホルモン (HCG) 274
ヒドノカルプス酸 (hydnocarpic acid) 32⑰
ヒト閉経婦人尿性腺刺激ホルモン (human menopausal gonadotropin) (HMG) 275
ヒドラジン分解法 69
ヒドロキシネルボン酸 (hydroxynervonic acid) 32⑰
ヒドロキシプロゲステロン (hydroxyprogesterone) 290⑰
ヒドロキシプロリン (hydroxyproline) 48⑰, 214⑭⑰
ヒドロキシメチルグルタリル-CoA 183
ヒドロキシメチルフルフラール (hydroxymethylfurfural) 20⑰
ヒドロキシ酪酸 (3-hydroxybutyric acid) 183⑰
ヒドロキシリシン (hydroxylysine) 48⑰, 128, 221⑰
ヒドロキソコバラミン (hydroxocobalamin) 120
ヒドロコルチゾン (hydrocortisone) 270, 288⑰
ヒドロラーゼ (hydrolase) 103
皮膚炎 (dermatitis) 115, 117
ヒポキサンチン (hypoxanthine) 78⑰, 230⑰
ピラノース構造 (pyranose structure) 6
ピラン (pyran) 6⑰
ピリドキサミン (pyridoxamine) 116⑰
ピリドキサミンリン酸 (pyridoxamine phosphate) 130⑰
ピリドキサル (pyridoxal) 116⑰
ピリドキサルリン酸 (pyridoxal phosphate) 116, 130⑰, 194⑪
ピリドキシン (pyridoxine) 116⑰
ビリベルジン (biliverdin) 317⑰
ピリミジン (pyrimidine) 75⑰
ピリミジンヌクレオチド (pyrimidine nucleotide) 228⑪, 231⑭, 合成の調節 232
微量元素 (minor [trace] element) 253
ビリルビン (bilirubin) 生成317, 尿中336
ピルビン酸 (pyruvic acid) 147⑰, 血清中322
ピロリン酸 (pyrophosphoric acid) →ジリン酸 129⑰
貧血 (anemia) 121, 123

ふ

ファルネシル化 246
フィードバック制御 (feedback regulation) 93
フィードバック阻害 (feedback inhibition) 93
フィブリノーゲン (fibrinogen) 60, 324

フィブリン (fibrin) 326
フィブロイン (fibroin) 60
フィブロネクチン (fibronectin) 45
フィロキノン (phylloquinone) 112[式]
フェーリング反応 (Fehling ――) 26
フェニルアセチルグリシン(phenylacetylglycine) 215[式]
フェニルアセチルグルタミン
(phenylacetylglutamine) 215[式]
フェニルアラニン (phenylalanine) 47[式], 215[謝][式]
フェニルイソチオシアネート法
(phenylisothiocyanate method) 68, 68[式]
フェニルケトン尿症 (phenylketonuria) 215
フェニル酢酸 (phenylacetic acid) 215[式]
フェニル乳酸 (phenyllactic acid) 215[式]
フェニルヒドラジン (phenylhydrazine) 23[式]
フェニルヒドラゾン (phenylhydrazone) 23
フェニルピルビン酸 (phenylpyruvic acid) 215[式]
フェノール硫酸法 (糖の定量) 27
フェリチン (ferritin) 61, 257, 260
フェロキシダーゼ (ferroxidase) 260
不可逆阻害 (irreversible inhibition) 99
不可欠アミノ酸 (essential amino acid) 205
不可避尿 (obligatory urine) 318
不感蒸泄 (insensible perspiration) 318
不乾性油 (nondrying oil) 34
不規則構造 (unordered structure) (タンパク質の) 64
不拮抗阻害 (uncompetitive inhibition) 101
複合脂質 (compound lipid) 28[類][義]
副甲状腺 (parathyroid)
268[作], 機能低下症 269, 機能亢進症 269
複合多糖類 (heteropolysaccharide) 2[義]
副腎 (髄質, 皮質) 262[図], 270
副腎性器症候群 (adrenogenital syndorome) 273
副腎皮質刺激ホルモン (ACTH) 57[式], 274,
副腎皮質ホルモン (corticoid) 270[作], 一覧288[式]
複製 (replication) 233, 235
複製点 (replication fork) 235
プソイドウリジン (pseudouridine) 83[式]
フッ素 (fluorine) 258
プテロイルグルタミン酸 (pteroylglutamic acid) 120[式]
ブドウ糖 ⟶ グルコース 8[式]
プトレッシン (putrescine) 196[式]
不変部 (constant region) (免疫グロブリンの) 329
不飽和脂肪酸 (unsaturated fatty acid) 30[類], 178[謝]
フマル酸 (fumaric acid) 159[式], 198[式]
プライマーRNA (primer DNA) 236
フラザボール (furazabol) 291[式]
ブラジキニン (bradykinin) 56[式], 283[作][式]
刷子縁 (brush border) 137, 140, 141
プラスマローゲン (plasmalogen) 39[式]
プラスミド (plasmid) 250
プラスミノーゲン (plasminogen) 89, 326
プラスミン (plasmin) 89, 326
プラスミンインヒビター (plasmin inhibitor) 327
フラノース構造 (furanose structure) 6
フラビン ⟶リボフラビン114[式], FMN130[式], FAD129
フラン (furan) 6[式]
プリン塩基 (purine base) 74 [式]
プリンヌクレオチド 226[生], 230[謝]
フルオキシメステロン (fluoxymesterone) 289[式]
フルオシノニド (fluocinonide) 289[式]
フルクツロン酸 (fructuronic acid) 22[式]
フルクトース (fructose) 8[式], 156[謝], 166[生], 血清中322
フルクトース 6-リン酸 (fructose 6-phosphate) 146[式]
フルクトース 1,6-ビスリン酸
(fructose 1,6-bisphosphate) 146[式]
フルクトース 1,6-二リン酸
⟶ フルクトース 1,6-ビスリン酸 146[式]
フルフラール (furfural) 20[式]
プルラナーゼ (pullulanase) 14
プルラン (pullulan) 14[式]
プレアクセレリン (proaccelerin) 324
プレカリクレイン (precallikrein) 324
プレグナン (pregnane) 40[式]
プレグナンジオール (pregnanediol) 290[式]
プレβ-グロブリン (preβ-globulin) 174
プレドニゾロン (prednisolone) 288[式]
プレプロインスリン (preproinsulin) 266
プロインスリン (proinsulin) 266
プロエラスターゼ (proelastase) 89
プロカルボキシペプシダーゼ (procarboxypeptidase)
89
プロゲステロン (progesterone) 272[作], 290[式]
プロコンバーチン (proconvertin) 129, 324
プロスタグランジン (prostaglandin) 284[作]
プロスタン酸 (prostanoic acid) 188[式]
プロセシング (processing) 240
プロタミン (protamine) 60
プロテインスコア (⟶タンパク質価) 205
プロテオース (proteose) 61
プロテアーゼ (protease) 327[類]
プロテインスコア (protein score) 205
プロテオグリカン (proteoglycan) 構造17[図]
プロトポルフィリン (protoporphyrin) 310, 316[式]
プロトマー (protomer) 90
プロトロンビン (prothrombin) 89, 125, 324
プロピオニルCoA (propionyl-CoA) 178[謝][式]
プロピオン酸 (propionic acid) 30[式]
プロビタミン (provitamin) (A, D) 109[式]
ブロメライン (bromelain) 61
プロモーター (promoter) 237, 247
プロラクチン (prolactin) 274
プロラクチン放出因子 (⟶PRF) 278
プロラクチン放出抑制因子 (⟶PIF) 278
プロラクトスタチン (prolactostatin) ⟶PIF 279
プロラクトリベリン (prolactoliberin) ⟶PRF 279
プロラミン (prolamine) 60
プロリパーゼ (prolipase) 89
プロリン (proline) 47[式], 214[謝][式]
分子旋光度 (molar rotation) 20

[日] 索引

枠つきの記号は, つぎの記載のあることを示す. [式]=化学構造式 [義]=意義・定義 [類]=分類 [作]=生理作用

へ

閉経婦人尿性腺刺激ホルモン　→HMG
　　　(human menopausal gonadotropin) 275
β-アラニン　(β-alanine) 196㋕
β構造 (タンパク質の) (β-structure) 64図
β酸化 (脂肪酸の) (β oxidation) 176系図㋭
β-デンプン　(β-starch) 13
ヘキセストール　(hexestrol) 289㋕
ヘキソース (hexose) 2㋕, 8
ヘキソキナーゼ　(hexokinase) 104, 146
ヘキソキナーゼ法 (糖の定量) 27
ペクチナーゼ　(pectinase) 14
ペクチン　(pectin) 14㋕
ベタメタゾン　(betamethasone) 288㋕
ヘテロトロピック　(heterotropic) 92
ベネディクト反応 (Benedict——) 26
ヘパリン　(heparin) 16㋕
ペプシノーゲン　(pepsinogen) 89
ペプシン　(pepsin) 137, 139, 141
ペプチド　(peptide) 55㋕, 命名法55
ヘプチル酸　(heptylic acid) 30㋕
ヘプトース　(heptose) 2, 8
ペプトン　(peptone) 61
ベヘン酸　(behenic acid) 30㋕, 181田
ヘマチン　(hematin) 314
ヘマトポルフィリン　(hematoporphyrin) 310
ヘミアセタール-OH　(hemiacetal-OH) 7
ヘミケタール-OH　(hemiketal-OH) 7
ヘミン　(hemin) 314
ヘム　(heme) 310
ヘモグロビン　(hemoglobin) 45, 311
ヘモジデリン　(hemosiderin) 257, 260
ペラグラ　(pellagra) 117
ヘリカーゼ　(helicase) 235
αヘリックス　(α-helix) 63図
ペルオキシソーム　(peroxisome) 299
ペルオキシダーゼ　(peroxidase) 104, 314
ベルトラン法　(Bertrand method) (糖の定量) 27
変性　(denaturation) タンパク質の59, 核酸の81
変旋光　(mutarotation) 5㋕, 機構20
ペントース　(pentose) 2㋕, 8, 26㋕, 血清中322
ペントースリン酸回路
　　　(pentose phosphate cycle) 164系図, 165㋭
傍沪胞細胞　(paracortical cell) 268

ほ

防御タンパク質　(defence protein) 45
抱合　(conjugation) グリシン—— 206
ホウ素　(boron) 258
飽和脂肪酸　(saturated fatty acid) 30㋕
補酵素　(coenzyme)
　　　86, 131㋕, 作用機構129, ビタミンとの関連一覧表172
補酵素Q　(coenzyme Q) 122㋕, 作用

補欠分子族 (prosthetic group) 87
補因子　(cofactor) 87, 261
ホスファチジルイノシトール-リン酸 37㋕
ホスファチジルイノシトール
　　　(phosphatidylinositol) 37㋕
ホスファチジルエタノールアミン
　　　(phosphatidylethanolamine) 37㋕, 184㋕
ホスファチジルコリン　(phosphatidylcholine)
　　　36㋕, 181田, 184㋕
ホスファチジルセリン　(phosphatidylserine) 36㋕
ホスファチジン酸　(phosphatidic acid) 36㋕
ホスホイノシチド　(phosphoinositide) 37㋕
ホスホエノールピルビン酸
　　　(phosphoenolpyruvic acid) 147㋕, 302㋕
2-ホスホグリセリン酸 (3-phosphoglyceric acid) 147㋕
3-ホスホグリセリン酸 (2-phosphoglyceric acid) 147㋕
ホスホグルコムターゼ (phosphoglucomutase) 106, 146
ホスホクレアチン　(phosphocreatine) 199田
ホスホコリン　(phosphocholine) 184㋕
ホスホジエステラーゼ　(phosphodiesterase) 81, 225
ホスホパンテテイン　(phosphopantetheine)
　　　118, 132, 179
ホスホリパーゼA_2 (phospholipase A_2) 185
ホスホリボシルピロリン酸　(PRPP)
　　　(phosphoribosyl pyrophosphate) 226㋕, 232
ホスホリラーゼ　(phoshorylase) 104, 146
ホスホリラーゼキナーゼ　(phosphorylase kinase)
　　　150
ホプキンス-コール反応 (Hopkins-Cole——) 53
ホモシスチン尿症 (homocystinuria) 223
ホモシステイン　(homocysteine) 204㋕
ホモ多糖類　(homopoylsaccharide) 2, 12, 14
ホモトロピック 92
ポリガラクツロナーゼ　(polygalacturonase) 14
ホリン-シオカルト反応 (Folin-Ciocalteu——) 52
ホルムイミノグルタミン酸
　　　(formiminoglutamic acid) 202㋕
ホルモン　262㋭, 産生器官262図, 作用機構263・265
　　　生合成と分泌266, メッセンジャー264
ホルデイン (hordein) 60
ポルフィリン (porphyrin) 309㋕㋭, 315田, 分解317
ポルフィン (porphin) 309㋕
ホロ酵素 (holoenzyme) 86
翻訳 (translation) 241, 開始242, 終了244

ま

巻き戻し (unwinding) (DNAの) 235
膜消化 (membrane digestion) 137
マグネシウム (magnesium)
　　　256田, 血清中322, 尿中量335
膜輸送 (membrane transport) 296
マクログロブリン (macroglobulin) 327
C末端アミノ酸決定法 69
マルターゼ (maltase) 10, 137
マルトース (maltose) 10㋕
マルトトリオース (maltotriose) 11㋕

マロニルCoA (malonyl-CoA) 179構
マロニル基転移 (transmalonylation) 179
マンガン (manganese) 258
マンナン (mannan) 8
マンニトール (mannitol) 23構
マンノース (mannose) 8構, 157類, 血清中322

み

ミオグロビン (myoglobin) 65図, 313
ミオシン (myosin) 45
ミカエリス定数 (Michaelis constant) 97
ミカエリス-メンテンの式 97
ミクロソーム (microsome) 298
ミクロフィラメント (microfilament) 300
水 (作用・摂取・排泄) 318
ミトコンドリア (mitochondria) 298作図
ミネラル (→ 無機質) 253, 254作
ミネラロコーチコイド (mineralocorticoid) 272
ミリスチン酸 (myristic acid) 30構
ミリストイル化 246
ミリストレイン酸 (myristoleic acid) 30構
ミロン反応 (Millon──) 52

む め も

無機質 (mineral) 253, 254作
ムコ多糖 (→ glycosaminoglycan) 2義, 16構
ムタロターゼ (mutarotase) 106

メスタノロン (mestanolone) 291構
メストラノール (mestranol) 289構
メソビリルビノーゲン (mesobilirubinogen) 317構
メソビリルビン (mesobilirubin) 317構
メタプロテイン (metaprotein) 61
メタロチオネイン (metallothionein) 45, 260
メチオニン (methionine) 47構, 再生204, 223類
メチル基転移 (transmethylation) 204
メチルグアノシン (1-methylguanosine) 83構
0-メチルグルコース (0-methylglucose) 9構
メチルコバラミン (methylcobalamin) 120, 135, 203, 204
5-メチルシチジン (5-methylcytidine) 83構
5-メチルシトシン (5-methylcytosine) 75
4α-メチルチモステロール (4α-methylzymosterol) 192構
N^5-メチル-THF (N^5-methyl-THF) 202, 204, 205
メチルテストステロン (methyltestosterone) 289構
メチルプレドニゾロン (methylprednisolone) 288構
メチルマロニルCoA (methylmalonyl-CoA) 178構, 209構, 210構
$N^{5,10}$-メチレン-THF ($N^{5,10}$-methylene-THF) 202
メッセンジャーRNA (mRNA) 80作, 合成239
メッセンジャー (messenger) ホルモンの 264
メテノロン (methenolone) 291構

メトトレキサート (methotrexate) 121, 134構
メトヘモグロビン (methemoglobin) 312
メドロキシプロゲステロン (medroxyprogesterone) 290構
メナキノン (menaquinone) 112構
メナジオン (menadione) 112
メバロン酸 (mevalonic acid) 191構
メラトニン (melatonin) 268, 269構
メラニン類 (melanins) 217
メラニン細胞刺激ホルモン放出抑制因子 →MIF 278
メラニン細胞刺激ホルモン放出因子 →MRF 278
メラノスタチン → MIF 279
メラノトロピン (melanotropin)→MSH 276
メラノリベリン (melanoliberi)→MRF 279
メリシン酸 (melissic acid) 30構
免疫 (immunity) 328
免疫グロブリン (immunoglobulin) 45, 328, 329図, 330図, 特徴331

網膜桿細胞 (retinal rod) 124
モーリッシュ反応 (Molisch──) 26
モチリン (motilin) 280, 281構
モノグリセリド (β-monoglyceride) 29, 138, 142
モノグリセリド経路 (monoglyceride pathway) 142
モノクロナール抗体 (monoclonal antibody) 252
モリブデン (molybdenum) 258
モル活性 (molecular activity) 89
モンタン酸 (montanoic acid) 30構

や ゆ

夜盲症 (night blindness〔nyctalopia〕) 111
融解温度 (midpoint temperature) (核酸の) 81
融点 (midpoint temperature) (Tm) (核酸の) 81
誘導脂質 (derived lipid) 28類義
誘導タンパク質 (derived protein) 61
誘導物質 (inducer) (遺伝子発現の) 248
遊離因子 (release factor) (終結因子) 244
遊離脂肪酸 (free fatty acid) (FFA) 173
UDPグルコース(UDP-glucose) 79構, 146構, 148構
輸送タンパク質 (transport protein) 45
ユビキノン (ubiquinone) 122構, 作用306構

よ

葉酸 (folic acid) 120構, 134, 202, 血清中322
ヨウ素 (iodine) 258, 血清中322, 尿中量335
ヨウ素デンプン反応 13
葉緑素 (chlorophyll) 314
抑制受容体 (Ri) (inhibitory receptor) 264
四次構造 (タンパク質の) (quaternary structure) 64
四炭糖 (tetrose) 2

ら　り

ライディッヒ細胞 (Leydig cell) 272
ラインウィーバー・バーク法　97
ラインウィーバー・バークの式　98
ラウリン酸　(lauric acid) 30⑰
ラギング鎖 (lagging strand) 235
酪酸 (butyric acid) 30⑰
ラクターゼ (lactase) 10, 137
ラクトアルブミン (α-lactalbumin) 60
ラクトース (lactose) 10⑰, 166㊥
ラクトグロブリン (β-lactoglobulin) 60
ラクトバシル酸 (lactobacillic acid) 32⑰
ラセミ体 (racemic compound) 4
αらせん構造 (α-helix) 63
ラノスタン (lanostane) 40⑰
ラノステロール (lanosterol) 41⑰, 191㊥
ラフィノース (raffinose) 11⑰
ラミニン (laminin) 45
ラムダ(λ)鎖　329
卵アルブミン (ovalbumin) 45, 60
ランゲルハンス島 (Langerhans islet) 270
卵巣 (ovary) 272
卵胞 (follicle) 272
卵胞刺激ホルモン （→FSH）274, 性周期292
卵胞ホルモン (estrogen)
　　　　構造上の特徴44, 272㊥, 一覧289⑰, 性周期292
リアーゼ (lyase) 103
リーディング鎖 (leading strand) 235
リガーゼ (ligase) 103
リキソース (lyxose) 2⑰
リグノセリン酸 (lignoceric acid) 30⑰, 181㊥
リシノール酸 (ricinoleic acid) 32⑰
リシン (lysine) 48⑰, 221㊟
理想タンパク質　205
リソソーム (lysosome) 構造・機能299
リゾチーム (lysozyme) 14, 60
リトコール酸 (lithocholic acid) 42⑰, 190㊥
リネストレノール (lynestrenol) 290
リノール酸 (linoleic acid) 32⑰, 181㊥
リノレン酸 (linolenic acid) α-, γ- 32⑰, 181㊥
リパーゼ (lipase) 104, 138, 142
リプレッサー (repressor) 248
リブロース (ribulose) 2⑰
リブロース5-リン酸 (ribulose 5-phosphate) 164㊥
リボ核酸 (ribonucleic acid〔RNA〕)
　　　　　　　　　74, 80㊥, 241, 300
リボース (ribose) 8⑰, 75⑰
リボース5-リン酸 (ribose 5-phosphate)
　　　　　　　164㊥, 核酸合成226㊥
リボ酸 (lipoic acid) 118⑰, 133⑰
リボソーム (ribosome) 241, 構造・機能300
リボソームRNA (ribosomal RNA) 80㊥
リポタンパク質 (lipoprotein) 45, 61, 174図, 機能175
リボチミジン (ribothymidine) 83⑰

リポトロピン (lipotropin) 282
リボヌクレアーゼ (ribonuclease) 81
リボフラビン (riboflavin) 114⑰
リポプロテイン (　→リポタンパク質) 45, 174図
硫化鉛反応 (lead sulfide——) 53
流動モザイクモデル (fluid mosaic model) 295図
両性イオン (amphoteric ion) 49
両性電解質 (タンパク質の) 59
リン (phosphorus) 256㊥
リンゴ酸 (malic acid) 158⑰, 162
リンゴ酸-アスパラギン酸シャトル 162
リン酸 (phosphoric acid) 256㊥, 尿中量335
リン脂質 (phospholipid) 36㊪㊎, 184㊟, 血清中322
リンタンパク質 (phosphoprotein) 61
リンパ球 (lymphocyte) 323

る　れ　ろ

ルチノース (rutinose) 10⑰
ルテオトロピン (luteotropin) 276
ルミクローム (lumichrome) 115
ルミフラビン (lumiflavin) 115⑰
ルリベリン (luliberin) → LH-RH 279

レグメリン (legumelin) 60
レグミン (legumin) 60
レシチン (lecithin) 36⑰
レシチン-コレステロールアシルトランスフェラーゼ
　(lecithin-cholesterol acyltransferase) 175, 185
レセプター (receptor) ホルモンの263
レゾルシノール反応 (resorcinol——) 26
レチナール (retinal) 110⑰, 125
レチノイン酸 (retinoic acid) 110⑰
レチノール (retinol) 110⑰
レニン (renin) 282
レプリコン (replicon) 235
レンニン (rennin) 139

ロイコシン (leucosin) 60
ロイコトリエン (leukotriene) 188, 284㊥
ロイシン (leucine) 46⑰, 208㊟
ロウ (wax) 28
老化 (retrogradation) (デンプンの) 13
ρ因子 (ρ-factor) (転写終結因子) 238
濾過率 (filtration fraction) 333
六炭糖 (hexose) 2, 8
濾胞細胞 (folicle cell) (甲状腺の) 268

わ

ワイオシン (wyosine) 78⑰
ワルファリン (warfarin) 112

外国語索引

A

absorption（吸収）137
accelerator globulin（Ac-G）324
acetaldehyde（アセトアルデヒド）147[式], 166[式]
acetate-CoA ligase 106, 166
acetic acid（酢酸）30[式], 166[謝][式], 183[式]
acetoacetic acid（アセト酢酸）183[式]
acetoacetyl-CoA（アセトアセチルCoA）183[式], 191[式]
acetone（アセトン）183[式]
acetyl-CoA（アセチルCoA）
158[式], TCAとの関連160, 173[謝][図]
N-acetylgalactosamine（*N*-アセチルガラクトサミン）
15, 16[式], 169[生]
N-acetylglucosamine（*N*-アセチルグルコサミン）
15, 16[式], 169[生]
N-acetylglucosamine 1-phosphate 169[式]
N-acetylglucosamine 6-phosphate 169[式]
N-acetylglutamate 198
N-acetylmannosamine 6-phosphate 169[式]
N-acetylmannosamine 169[式]
N-acetylneuraminic acid
（*N*-アセチルノイラミン酸）169[式]
N-acetylneuraminic acid 9-phosphate 169[式]
Ac-G（accelerator globulin）324
aconitase（アコニターゼ）106
aconitate hydratase 106, 159
cis-aconitic acid（*cis*-アコニット酸）159[式]
ACP（acyl carrier protein）132, 179
acrolein（アクロレイン）──反応 29
ACTH（adrenocorticotropic hormone）
（副腎皮質刺激ホルモン）57[式], 274
actin（アクチン）45
active center（活性中心）(酵素の）86
active site（活性部位）(酵素の）86
active transport（能動輸送）296, 320[義]
acyl-CoA（アシルCoA）176[式]
acyl-CoA caboxylase 106
acyl-CoA dehydrogenase 176
acylcarnitine（アシルカルニチン）177
acyl carrier protein
（アシルキャリヤータンパク質）132, 179
1-acylglycerol 3-phosphate 182[式], 184[式]
N-acylsphingosine（*N*-アシルスフィンゴシン）187[式]
acyltransferase（アシルトランスフェラーゼ）184,186
Addison disease（アジソン病）271, 275
adenine（アデニン）74[式], 230[謝], 226[生]
adenosine（アデノシン）76[式]
adenosine diphosphate（ADP）161
adenosine 3′-monophosphate（3′-AMP）77[式]
adenosine monophosphate（5′-AMP）
（アデノシン〔一〕リン酸）77[式], 226[生], 230[謝]
adenosine triphosphate（ATP）(アデノシン三リン酸）
79[式], 生成161[図], 179, 302[作], 306[生]
adenosylcobalamin（アデノシルコバラミン）
135[式], 178
S-adenosylmethionine（*S*-アデノシルメチオニン）
203[式], 204[式], 223[式]
adenyl cyclase（アデニルシクラーゼ）106, 265
adenylate cyclase（アデニレート シクラーゼ）106, 265
adenylic acid（アデニル酸）77[式], 226[生], 230[謝]
ADH（alcohol dehydrogenase）104, 147, 166
ADH（antidiuretic hormone）(抗利尿ホルモン）276
Ado（adenosine）(アデノシン）76[式]
ADP（adenosine diphosphate）146
adrenal cortex（副腎皮質）270
adrenaline（アドレナリン）
217[生][式], 作用機構265, 270, 271[式]
adrenal medulla（副腎髄質）270
adrenate 181[生]
adrenocorticotropic hormone（→ACTH）
57[式], 274
adrenorphin（アドレノルフィン）285
aerobic glycolysis（好気的解糖）161[図]
aglycon（アグリコン）7
agmatine（アグマチン）196[式], 213[式]
AHF（antihemophilic factor）324
AHG（antihemophilic globulin）324
ALA（5-aminolevulinic acid）206[式], 315[式]
alanine（アラニン）46[式], 207[謝][式]
β-alanine（*β*-アラニン）131[式], 196[式]
alanine racemase（アラニンラセマーゼ）106
alanine transaminase（=GPT）104, 194
albumin（アルブミン）60, 血清中322
albuminoid（アルブミノイド）60
alcaptonuria（アルカプトン尿症）216
alcohol dehydrogenase
（アルコール デヒドロゲナーゼ）104, 147, 166
aldehyde dehydrogenase
（アルデヒド デヒドロゲナーゼ）166
aldolase（アルドラーゼ）106
aldonic acid（アルドン酸）9[式], 21[式]
aldose（アルドース）1[義], 2[類]
aldosterone（アルドステロン）272, 288[式]
alkaline phosphatase（アルカリホスファターゼ）137
1-alkyl-2-acylglycerol 186[式]
1-alkyl-2,3-diacylglycerol 186[式]

枠つきの記号は，つぎの記載のあることを示す．[式]=化学構造式 [義]=意義・定義 [類]=分類 [作]=生理作用

1-alkylglycerol 3-phosphate　186⊛
allantoin（アラントイン）尿中量 335
allose（アロース）2⊛
allosteric effect（アロステリック効果）92
allosteric enzyme（アロステリック酵素）90, 92
alloxan（アロキサン）78⊛, 271⊛
allulose（アルロース）2⊛
altrose（アルトロース）2⊛
amino acid（アミノ酸）　　　46⊛, 分子量46, 等電点49
　　　溶解度46, 49囮, 溶解性49, 反応一覧51, クロマト54
　　　定性・定量52, 活性──203, 血清中322, 尿中量335
L-amino acid oxidase（L-アミノ酸オキシダーゼ）195
amino acyl-tRNA（アミノアシル-tRNA）241図
p-aminobenzoic acid（p-アミノ安息香酸）134
γ-aminobutyric acid（γ-アミノ酪酸）196⊛
2-amino-6-hydroxypurine　74⊛
5-aminolevulinate synthase　315
δ-aminolevulinic acid　→　5-aminolevulinic acid
5-aminolevulinic acid（= ALA）206⊛, 315⊛
aminopeptidase method（アミノペプチダーゼ法）69
6-aminopurine（6-アミノプリン）74⊛
aminosugar（アミノ糖）9⊛, 18⊛
aminotransferase　→　transaminase
AMP（adenosine monophosphate）
　　　（アデノシン[一]-リン酸）77⊛, 226囲, 230圀
amphoteric ion（両性イオン）49
amygdalin（アミグダリン）10
amygdalose（アミグダロース）10⊛
α-amylase（α-アミラーゼ）12, 104, 138
β-amylase（β-アミラーゼ）12, 104
amylo-1,6-glucosidase　149
amylopectin（アミロペクチン）12⊛
amylose（アミロース）12⊛
anaerobic glycolysis（嫌気的解糖）161図
anaerobic steroid（タンパク質同化ステロイド）291⊛
androgen（アンドロゲン）272囮, 一覧289⊛
androstanolone（アンドロスタノロン）291⊛
androstenedione（アンドロステンジオン）272
androsterone（アンドロステロン）272, 289⊛
anemia（貧血）121, 123
aneurinase（アノイリナーゼ）115
angiotensin Ⅱ（アンギオテンシンⅡ）282, 283⊛
angiotensinogen（アンギオテンシノーゲン）283
anhydroglucitol（アンヒドログルシトール）血清中322
annealing（アニーリング）251
anomer（アノマー）5
ANP（atrial natriuretic polypeptide）
　　　（心房性Na利尿ポリペプチド）280, 281⊛
anserine（アンセリン）220
anthranilic acid（アントラニル酸）219⊛
anthrone reaction（アンスロン反応）26
anticodon（アンチコドン）82図,
antidiuretic hormone（抗利尿ホルモン）276
antihemophilic factor（AHF）324
antihemophilic globulin（AHG）324
antiplasmin（抗プラスミン）327
antisense strand（アンチセンス鎖）237図
apoenzyme（アポ酵素）86

apoferritin（アポフェリチン）260
apolipoprotein（アポリポタンパク質）174
apoptosis（アポトーシス）37
araban（アラバン）8
arabinose（アラビノース）2⊛, 8⊛
arachidic acid（アラキジン酸）30⊛, 181囲
arachidonic acid（アラキドン酸）32⊛, 181囲, 188⊛
arginase（アルギナーゼ）198
arginine（アルギニン）48⊛, 198⊛, 213⊛圀
argininosuccinate synthase（ASS）198
argininosuccinate lyase（ASL）198
argininosuccinic acid（アルギニノコハク酸）198
AsA（L-ascorbic acid）122囮⊛
ascorbic acid（アスコルビン酸）122囮⊛, 血清中322
asparagine（アスパラギン）46⊛, 211⊛圀
aspartate carbomoyltransferase　228
aspartate transaminase（=GOT）104, 194
aspartic acid（アスパラギン酸）48⊛, 158⊛, 211圀⊛
ASL（argininosuccinate lyase）198
ASS（argininosuccinate synthase）198
ATP（adenosine triphosphate）79⊛, 糖代謝161図
　　　TCA 163, 脂肪酸177, 301囲, 302⊛, 306囲
ATP-ADP carrier（ATP-ADP交換輸送体）246
　　　TCA 163, 脂肪酸177, 301囲, 302⊛, 306囲
atrial natriuretic polypeptide
　　　（心房性Na利尿ポリペプチド）280, 281⊛
autacoid（オータコイド）284
autoprothrombin Ⅲ　324
avidin（アビジン）119
AVP（arginine-vasopressin）277⊛

B

B（boron）（ホウ素）258
basal metabolic rate（基礎代謝量）308
base pair（塩基対）82図
Basedow disease（バセドウ病）269
basophil（好塩基球）323
BCCP（biotin carboxyl carrier protein）132
behenic acid（ベヘン酸）30⊛, 181囲
Benedict reaction（ベネディクト反応）26
beriberi（脚気）115
Bertrand method（ベルトラン法）(糖の定量) 27
betamethasone（ベタメタゾン）288⊛
Bial reaction（ビアル反応）26
bile（胆汁）138
bile acid（胆汁酸）42囮⊛, 190囲, 尿中336, 血清中322
bile pigment（胆汁色素）317圀⊛
bilirubin（ビリルビン）317⊛, 尿中336
biliverdin（ビリベルジン）317
biotin（ビオチン）118⊛, 132
biotin carboxyl carrier protein（BCCP）132
bisphosphoglyceric acid　147⊛
blood（血液）321
blood coagulation（血液凝固）324図
blood plasma（血漿）321
BMR（basal metabolic rate）（基礎代謝量）308

BNP (brain natriuretic peptide)
　　　　　　　（脳性Na利尿ペプチド）280, 281囲
boron（ホウ素）258
bp (base pair)（塩基対）82図
bradykinin（ブラジキニン）56化, 283囲
bromelain（ブロメライン）61
brush border（刷子縁）137, 140, 141
butyric acid（酪酸）30化
γ-butyrobetaine（γ-ブチロベタイン）212

C

Ca/P ratio（カルシウム・リン比）255
cadaverine（カダベリン）196化, 221囲
caffeine（カフェイン）78化
calcitonin（カルシトニン）268化
calcium（カルシウム）254囲, 血清中322, 尿中量335
calmodulin（カルモジュリン）45
cAMP (cyclic AMP)
　　　　　　　（サイクリックAMP）78化, 235囲, 265囲
CAP (catabolite gene activator protein) 248
cap structure（キャップ構造）239
capric acid（カプリン酸）30化
caproic acid（カプロン酸）30化
caprylic acid（カプリル酸）30化
carbaminohemoglobin（炭酸ヘモグロビン）312
carbamoylaspartic acid
　　　　　　　（カルバモイルアスパラギン酸）228化
carbamoyl phosphate
　　　　　　　（カルバモイルリン酸）198, 228化
carbamoyl phosphate synthase (CPS) 198, 228
carbazole-硫酸反応（カルバゾール硫酸反応）26
carbohydrate（糖質, 炭水化物）1, 145分
carbon monoxide hemoglobin
　　　　　　　（一酸化炭素ヘモグロビン）312
carbonate dehydratase 106
carbonic anhydrase 106
carboxybiotin（カルボキシビオチン）132化
carboxyhemoglobin（一酸化炭素ヘモグロビン）312
carboxypeptidase法（カルボキシペプチダーゼ法）69
carboxypeptidase（カルボキシペプチダーゼ）141
cardiolipin（カルジオリピン）37化
carnitine（カルニチン）177化, 212
carnosine（カルノシン）56化, 220囲
carotene (α-, β-, γ-)（カロテン）109化
Carr-Price reaction（カールプライス反応）111
cascade reaction（カスケード反応）325
casein（カゼイン）45, 61
catalase（カタラーゼ）104, 314
catalytic subunit（触媒サブユニット）92
corticosteroid binding globulin (CBG) 273
CCK (cholecystokinin)（コレシストキニン）280
CDP (cytidine diphosphate) 229囲
CDP-choline 79化, 184
CDP-diacylglycerol 184化
cell（細胞）294図
cell fractionation（細胞分画）295

cell fusion（細胞融合）252図
cellobiose（セロビオース）10化
cellulose（セルロース）14化
ceramide（セラミド）37化, 187化
cerebronic acid（セレブロン酸）32化
cerebroside（セレブロシド）38化, 187囲化
cerebroside sulfate（セレブロシド硫酸）38化
cerotic acid（セロチン酸, セロト酸）30化
ceruloplasmin（セルロプラスミン）61, 260
cGMP (cyclic GMP) 78化, 264化
chaperone（シャペロン）246
chemiosmotic hypothesis（化学的浸透圧説）306
chenodeoxycholic acid（ケノデオキシコール酸）
　　　　　　　　　　42化, 190化
chitin（キチン）14化
chitinase（キチナーゼ）14
chlorine（塩素）256囲, 尿中量335
chlormadinone（クロルマジノン）290化
chlorophyll（クロロフィル）314
chlortestosterone（クロルテストステロン）291化
cholecalciferol（コレカルシフェロール）44化, 110化
cholecystokinin (CCK)（コレシストキニン）280
cholestanol（コレスタノール）41化
cholesterol（コレステロール）
　　　　　　　41囲, 誘導体41化, 190囲, 191囲, 血清中322
cholesterol esterase（コレステロールエステラーゼ）
　　　　　　　　　　138
cholic acid（コール酸）42化, 190化
choline（コリン）36化
choline plasmalogen（コリンプラスマローゲン）
　　　　　　　　　　39化, 186化
chondroitinase（コンドロイチナーゼ）16化
chondroitin sulfate C（コンドロイチン硫酸C）16化
choriomammotropin → placental lactogen 282
Christmas disease（クリスマス病）327
Christmas factor（クリスマス因子）125, 324
chromatin（クロマチン）構造233図, 234
chromium（クロム）258
chromoprotein（色素タンパク質）61
chromosome（染色体）234
chylomicron（キロミクロン）174
chymosin（キモシン）139
chymotrypsin（キモトリプシン）反応機構94, 141
chymotrypsinogen（キモトリプシノーゲン）89
citrate synthase（クエン酸合成酵素）158
citric acid（クエン酸）158化, 血清中322
citric acid cycle（クエン酸サイクル＝TCA）158系
citrulline（シトルリン）198化
Cl（塩素）256囲, 尿中量335
class switch recombination
　　　　　　　（クラススイッチ組換え）249
clearance（クリアランス）333
clupanodonic acid（クルパノドン酸）181囲
clupeine（クルペイン）60
CMP (cytidine monophosphate) 77化, 229囲
CMP-N-acetylneuraminic acid 169囲化
CNP (C-type natriuretic peptide)
　　　　　　　（C型Na利尿ペプチド）284, 285化

Co (コバルト) 258
CoA (coenzyme A = CoASH) 118化, 131化
CoASH (coenzyme A) (補酵素A) 118化, 131化
cobalamin (コバラミン) 135化
cobalt (コバルト) 258
codon (コドン) 243
coenzyme (補酵素)
　　　　　86, 作用機構129, ビタミンとの関連一覧表172
coenzyme A (補酵素A) 118化, 131化
coenzyme Q (補酵素Q) 122化, 306化
cofactor (補因子) 87, 261
colipase (コリパーゼ) 142
collagen (コラーゲン) 45, 60, 生成127
competitive inhibition (拮抗阻害) 100
compound lipid (複合脂質) 28一般図
constant region (不変部) (免疫グロブリンの) 329
cooperativity (協同性) 酵素の 92
copper (銅) 258, 血清中322
coproporphyrin (コプロポルフィリン) 310
coprostanol (コプロスタノール) 41化
CoQ (coenzyme Q) = ubiquinone 306化
ore enzyme (コア酵素) 237
Cori cycle (コリのサイクル) 171
corpus luteum (黄体) 272
corticoid (コルチコイド) 270化, 一覧288化
corticoliberin →CRF 279
corticosterone (コルチコステロン) 270化, 288化
corticotropin (副腎皮質刺激ホルモン) 274
corticotropin - releasing factor (CRF)
　　　　　(副腎皮質刺激ホルモン放出因子) 278, 279
cortisol (コルチゾール) 270, 288化
cortisone (コルチゾン) 270, 288化
Corynebacterium bovis 119
cotransport (共輸送) 140
CPS (carbamoyl phosphate synthase) 198, 228
Cr (chromium) (クロム) 258
creatine (クレアチン)
　　　　　199生化, ——係数199, 血清中322, 尿中量335
creatine kinase (クレアチンキナーゼ) 199
creatine phosphate (クレアチンリン酸) 199生化
creatinine (クレアチニン)
　　　　　199生化, 血清中322, 尿中量335
cretinism (クレチン病) 269
CRF (corticotropin - releasing factor)
　　　　　(副腎皮質刺激ホルモン放出因子) 278, 279
CRH (corticotropin - releasing hormone)
　　　　　　　　　　　　　　　(= CRF) 279
crotonic acid (クロトン酸) 30化
CRP (cyclic AMP receptor protein) 248
CSF (colony - stimulating factor) 323
cryptoxanthin (クリプトキサンチン) 109化
CT (calcitonin) (カルシトニン) 268, 269化
CTP (cytidine triphosphate) 31, 229生
Cu (copper) (銅) 258, 血清中322
Cushing disease (クッシング病) 271, 275
cyanocobalamin (シアノコバラミン) 120化
cyanogen bromide 法 66
cyanohydrin (シアノヒドリン) 25

cyclicAMP (サイクリックAMP) (cAMP)
　　　　　78化, 263代, 265代
cyclicGMP (サイクリックGMP) (GMP) 78化, 264代
cyclic fatty acid (環状脂肪酸) 32図
cyclic nucleotide (サイクリックヌクレオチド) 78
α-cyclodextrin (α-シクロデキストリン) 11化
cyclohexaamylose (シクロヘキサアミロース) 11化
cyclooxygenase (シクロオキシゲナーゼ) 188
cyclopentanophenanthrene 40
Cyd (cytidine) (シチジン) 76化
cysteine (システイン) 47化, 222一般
cystine (シスチン) 47化
cytidine (シチジン) 76化
cytidine diphosphate (シチジン二リン酸) 229代
cytidine monophosphate (シチジン(一)リン酸) 77化
cytidine triphosphate (シチジン三リン酸) 31, 229代
cytidylic acid (シチジル酸) 77化
cytochrome (シトクロム〔チトクロム〕) 61, 305, 313
cytoplasm (細胞質) 300
cytosine (シトシン) 75化
cytosol (サイトゾル) 294

D

dansyl chloride (1 - dimethylaminonaphthalene
　　　　　　　　5 - sulfonyl chloride) 68化, ——法68
dCDP (deoxycytidine diphosphate) 228生
dCTP (deoxycytidine triphosphate) 228生
decarboxylase (デカルボキシラーゼ, 脱炭酸酵素) 196
decarboxylation (脱炭酸) アミノ酸の 196
2, 3 - dehydroacyl - CoA 176化
dehydroascorbic acid (デヒドロアスコルビン酸)
　　　　　　　　　　　　　　　　122化
7 - dehydrocholesterol (7 - デヒドロコレステロール)
　　　　　　　　　　　　41化, 109, 192化
7 - dehydrodesmosterol
　　　　　　(7 - デヒドロデスモステロール) 192化
dementia (痴呆) 117
denaturation (変性) タンパク質の 59, 核酸の 81
de novo synthesis (デノボ合成, 新生) 224
deoxycholic acid (デオキシコール酸) 42化, 190生化
deoxycortisol (11 - デオキシコルチゾール) 288化
deoxycorticosterone
　　　　　　　(デオキシコルチコステロン) 272, 288化
deoxycytidine (デオキシシチジン) 76化
deoxycytidine diphosphate (= dCDP) 230生
deoxycytidine monophosphate (= dCMP) 76化
deoxycytidine triphosphate (= dCTP) 230生
2 - deoxyglucose (2 - デオキシグルコース) 9化
deoxyribonuclease (デオキシリボヌクレアーゼ)
　　　　　　　　　　　　　　　　81,225
deoxyribonucleic acid (デオキシリボ核酸)
　　　　　　80代, 構造82, 複製235, 伸長反応236
D-2-deoxyribose (デオキシリボース) 75化
deoxy sugar (デオキシ糖) 9化
deoxythymidine (= dT) 76化

deoxythymidine diphosphate (＝dTDP) 230囲
deoxythymidine monophosphate (＝dTMP) 77⊕, 230囲
deoxythymidine triphosphate (＝dTTP) 230囲
deoxyuridine diphosphate (＝dUDP) 229囲
deoxyuridine monophosphate (＝dUMP) 230囲
deproteinization (除タンパク) 59
derived lipid (誘導脂質) 28囲意
derived protein (誘導タンパク質) 61
dermatan sulfate (デルマタン硫酸) 16⊕
dermatitis (皮膚炎) 115, 117
desmethyllanosterol (デスメチルラノステロール) 192⊕
desmosterol (デスモステロール) 41⊕, 192⊕
dexamethasone (デキサメタゾン) 288⊕
dextran (デキストラン) 14⊕
dextranase (デキストラナーゼ) 14
dextrin (デキストリン) 12
dextro-rotatory (右旋性) 4
dextrose (デキストロース) 8
DG (diglyceride) 29⊕, 184囲
HF (dihydrofolic acid) 202⊕
diactylglycerol (ジアシルグリセロール) 29⊕, 184⊕囲
diarrhea (下痢) 117
diastereomer (ジアステレオマー) 6
dicarboxylic fatty acid (二塩基脂肪酸) 32囲
dicumarol (ジクマロール) 112, 113
didrogesterone (ジドロゲステロン) 290⊕
digestion (消化) 137, 138〜144
diglyceride 29⊕
dihomo-γ-linolenic acid 188⊕
dihydrofolic acid (DHF) (ジヒドロ葉酸) 202⊕
dihydrolipoic acid (ジヒドロリポ酸) 133⊕
dihydrosphingosine (ジヒドロスフィンゴシン) 187⊕
dihydrotestosterone (ジヒドロテストステロン) 289⊕
dihydrouridine (5,6-) (ジヒドロウリジン) 83⊕
dihydroxyacetone (ジヒドロキシアセトン) 2⊕, 8⊕
dihydroxyacetone phosphate (ジヒドロキシアセトンリン酸) 147⊕
dihydroxycholanic acid (ジヒドロキシコラン酸) 42⊕
3,4-dihydroxyphenylalanine (＝DOPA) 216⊕
dihydroxystearic acid (ジヒドロキシステアリン酸) 32⊕
dihydroxy vitamin D 125
dimethisterone (ジメチステロン) 290⊕
dimethylallyl pyrophosphate (ジメチルアリルピロリン酸) 191⊕
dinitrofluorobenzene (＝DNFB) (ジニトロフルオロベンゼン) 68⊕, ――法68
dipalmitoyllecithin (ジパルミトイルレシチン) 39⊕
dipeptidase (ジペプチダーゼ) 137
diphosphatidylglycerol (ジホスファチジルグリセロール) 37⊕
1,3-diphosphoglyceric acid 147⊕
diphosphoric acid (ジリン酸) 129⊕
disaccharide (二糖類) 2意, 10⊕

diversity (超可変部領域)(免疫グロブリンの) 249
DNA (deoxyribonucleic acid)(デオキシリボ核酸) 74, 80囲, 構造82図 特徴234, 伸長反応236
DNA gyrase (DNAジャイレース) 235
DNase (deoxyribonuclease) 81
DNA sequencing 65
DNFB (dinitrofluorobenzene) 68⊕
DNP-(dinitrophenyl-)(ジニトロフェニル基) 68
DNS化(法)(ダンシル化(法)) 68⊕
docosahexaenoic acid (ドコサヘキサエン酸) 32⊕, 181囲
docosapentaenoic acid (ドコサペンタエン酸) 32⊕, 181囲
domain (ドメイン) 64, 330
L-DOPA (dihydroxyphenylalanine)(ドーパ) 216⊕
drying oil (乾性油) 34
dTDP (deoxythymidine diphosphate) 78⊕, 228囲
dThd (deoxythymidine) 76⊕
dTMP (deoxythymidine monophosphate) 77⊕, 228囲
dTTP (deoxythymidine triphosphate) 228囲
dynorphin (ダイノルフィン) 285

E

EC (enzyme code)(酵素番号) 102
Edman 分解法 66, 68
Ehrlich aldehyde test 53
eicosadienoic acid (エイコサジエン酸) 181囲
eicosanoid (エイコサノイド) 188意囲
eicosapentaenoic acid (エイコサペンタエン酸) 32, 188⊕
eicosatetraenoic acid (エイコサテトラエン酸) 188
eicosatrienoic acid(エイコサトリエン酸) 181囲,188⊕
elastase (エラスターゼ) 141
elastin (エラスチン) 45, 60
electron transport system (電子伝達系) 163, 305図
electrostatic bond (静電結合) 62
elongation factor (延長因子) 242
Elson-Morgan method (――法)(糖の定量) 27
Embden-Meyerhof pathway (＝EMP) 146
Embden-Meyerhof-Parnas pathway 146
EMP pathway (→TCA) 146
enantiomer (鏡像異性体) 4
endemic goiter (地域性甲状腺腫) 269
endocytosis (エンドサイトーシス) 175, 297
endonuclease (エンドヌクレアーゼ) 81, 250
endoplasmic reticulum (小胞体) 298囲
endoribonuclease (エンドリボヌクレアーゼ) 225
endorphin (エンドルフィン) 57⊕, 285⊕
endothelin (エンドセリン)(ET) 286, 287⊕
enediol (エンジオール) 21
energy metabolism (エネルギー代謝) 301
enkephalin (エンケファリン) 57⊕, 284囲, 285⊕
enolase (エノラーゼ) 106, 147
enoyl-CoA hydratase 176

enteropeptidase (エンテロペプチダーゼ) 137
enzyme (酵素) 84圖, 触媒能84, 酵素基質複合体84
　　　　反応特異性85, 活性部位86, 単位88, 前駆体89
　　　　反応機構例94, 反応速度95, 阻害形式99, 分類104圖
eosinophil (好酸球) 323
epimer (エピマー) 6
epinephrine (エピネフリン)
　　　→ アドレナリン 270, 271圖
epirenamine (エピレナミン)→アドレナリン 270, 271圖
epoxysqualene (エポキシスクアレン) 191圖
electron transfer system (電子伝達系) 163, 305図
ergocalciferol (エルゴカルシフェロール) 110
ergosterol (エルゴステロール) 41圖, 109圖
erucic acid (エルカ酸) 32圖, 181圖
erythrocyte (赤血球) 323
erythropoietin (エリスロポエチン) 282
D-erythrose (エリトロース) 2圖, 8圖
erythrose 4-phosphate 164圖
D-erythrulose (エリツルロース) 2圖
Escherichia coli 121
essential amino acid (必須アミノ酸) 205圖圖
estradiol (エストラジオール) 272, 289圖
estriol (エストリオール) 272, 289圖
estrogen (エストロゲン) 272, 性周期292, 一覧289圖
estrone (エストロン) 272, 289圖
ethanol (エタノール) 147圖圖, 166圖
ethanolamine (エタノールアミン) 36圖
ethanolaminephosphotransferase 184
ethanolamine plasmalogen
　　　　(エタノールアミンプラスマローゲン) 39圖, 186圖
ethinylestradiol (エチニルエストラジオール) 289圖
ethylestrenol (エチルエストレノール) 291圖
Euglena gracilis 121
exocytosis (エキソサイトーシス) 297
exon (エキソン) 234, 239
exonuclease (エキソヌクレアーゼ) 81, 225
extracellular fluid (細胞外液) 319
extra sequence 316

F

F (fluorine) (フッ素) 258
Fab (antigen-binding fragment) 330
facilitated transport (促進輸送) 296
ρ-factor (ρ因子) 238
FAD (flavin adenine dinucleotide) 129圖
FADH₂ (還元型FAD) 129圖
farnesyl pyrophosphate (ファルネシルピロリン酸)
　　　　191圖
fat-soluble vitamin (脂溶性ビタミン) 108
fatty acid (脂肪酸) 　　30圖, 34圖, TCAとの関連160
　　　　β-酸化176圖圖, 生成ATP数177, α-酸化174
　　　　179圖, 伸長181, 調節182, 血清中322
fatty-acid-CoA ligase 182
fatty-acid synthase (脂肪酸合成酵素) 179
Fe (iron) (鉄) 256圖, 血清中322, 尿中量335

feedback inhibition (フィードバック阻害) 93
feedback regulation (フィードバック制御) 93
Fehling reaction (フェーリング反応) 26
ferritin (フェリチン) 61, 257, 260圖
ferroxidase I (フェロキシダーゼ I) 260
FF (filtration fraction) (沪過率) 333
fibrin (フィブリン) 326
fibrinogen (フィブリノーゲン) 45, 324
fibrinolysis (線溶) 326
fibrin stabilizing factor (FSF) 324
fibroin (フィブロイン) 60
fibronectin (フィブロネクチン) 45
fibrous protein (繊維状タンパク質) 58
filtration fraction (沪過率) 333
Fischer-Tollensの式 3
Fitzgerald factor 324
flavin adenine dinucleotide (FAD) 129圖
flavin mononucleotide (FMN) 130圖
Fletcher factor 324
fluid mosaic model (流動モザイクモデル) 295図
fluocinonide (フルオシノニド) 289圖
fluorine (フッ素) 258
fluoxymesterone (フルオキシメステロン) 289圖
FMN (flavin mononucleotide) 130圖
FMNH₂ (還元型FMN) 130圖
folic acid (葉酸) 120圖, 134, 202, 血清中322
Folin-Ciocalteu reaction (ホリン-シオカルト反応) 52
follicle (卵胞) 272
follicle-stimulating hormone (卵胞刺激ホルモン) 274
follitropin (卵胞刺激ホルモン) 274
formic acid (ギ酸) 30圖, 202
N^5-formimino-THF 202
formiminoglutamic acid
　　　　(ホルムイミノグルタミン酸) 202圖
N^{10}-formyl-THF 202
free fatty acid (FFA) (遊離脂肪酸) 173
fructose (フルクトース) 8圖, 156圖, 166圖, 血清中322
fructose 1,6-bisphosphate 147圖, 糖新生151, 154
fructose-bisphosphate aldolase 106, 147
fructose 6-phosphate 146圖
fructuronic acid (フルクツロン酸) 22圖
FSF (fibrin stabilizing factor) 324
FSH (follicle stimulating hormone) 274
fumarate hydratase 159
fumaric acid (フマル酸) 159圖, 198圖
fundic gland (胃底腺) 144
furan (フラン) 6圖
furanose (フラノース) 6
furazabol (フラザボール) 291圖
furfural (フルフラール) 20圖

G

G (gastrin) (ガストリン) 280, 281圖
gadoleic acid (ガドレイン酸) 32圖, 181圖
galactan (ガラクタン) 8

galactocerebroside ～ glyoxysome

galactocerebroside （ガラクトセレブロシド） 38⦿, 187⊞
galactosamine （ガラクトサミン） 19
galactose （ガラクトース） 8⦿, 157⊡, 血清中322
galactosemia （ガラクトース血症） 157
galline （ガリン） 60
ganglioside （ガングリオシド） 38⦿
gastric juice （胃液） 138
gastrin （ガストリン） 280, 281⦿
GDPmannose 168⊞⦿
gelatin （ゼラチン） 61
gelatinization （糊化） 13
gene amplification （遺伝子増幅） 248
gene expression （遺伝子発現） 247
gene manipulation （遺伝子操作） 250, 251図
gene rearrangement （遺伝子再編成） 248
genetic code （遺伝暗号） 243
genetic information （遺伝情報） 233
genetic recombination （遺伝子組換え） 250, 251図
genin （ゲニン） 7
gentiobiose （ゲンチオビオース） 10⦿
geranyl pyrophosphate （ゲラニルピロリン酸） 191⦿
gestagen （黄体ホルモン）
　　　構造上の特徴43, 272, 一覧290⦿, 性周期292
GFR （glomerular filtration rate）
　　　　　　　　　　　　　（糸球体沪過値） 333
GH （growth hormone） (成長ホルモン） 274
GH-RIF （growth hormone release-inhibiting factor） → SRIF 279
GIP （gastric inhibitory polypeptide） 280
GIP （seneral insertion protein） 245
GLC （ガスクロマトグラフィー） （分析法） 111 ほか
gliadin （グリアジン） 60
globular protein （球状タンパク質） 58
globulin （グロブリン） 60, 血清中322
glomerular filtration rate （糸球体沪過量） 333
glucagon （グルカゴン） 270, 作用機構265
1,4-α-glucan branching enzyme 148
glucitol （グルシトール） 9⦿, 23⦿, 166⦿
glucoamylase （グルコアミラーゼ） 137
glucocorticoid （糖質コルチコイド） 270, 288⦿
gluconeogenesis （糖新生）　アミノ酸から151
　　　乳酸から152, 原料・意義153, 調節155
gluconic acid （グルコン酸） 9⦿, 21⦿
glucosaccharic acid （グルコ糖酸） 9⦿
glucosamine （グルコサミン） 9⦿, 168⊞⦿
glucosamine 6-phosphate 168⦿
glucose （グルコース） 8⦿, 146⊡, 血清中322
　　　　　肝臓での代謝170, 筋肉での代謝171
glucose 1,6-bisphosphate
　　　　　　　　　（グルコース 1,6-二リン酸） 146
glucose oxidase （グルコースオキシダーゼ）
　　　　　　　　　　　　　　　104, ―法 27
glucose 1-phosphate 146⊡⦿
glucose 6-phosphate 146⊡⦿
glucose-6-phosphate isomerase 104, 146
glucose-6-phosphate dehydrogenase 164
glucose tolerance test （グルコース負荷試験） 335

glucronate pathway
　　　　　　　　　　（グルクロン酸経路） 167図
glucuronate reductase 167
glucuronic acid （グルクロン酸） 9⦿, 経路167⦿
β-glucuronide （β-グルクロニド） 166⊞
glucuronosyltransferase
　　　　　　　（グルクロノシルトランスフェラーゼ） 166
glutamate-ammonia ligase 106, 197
glutamate decarboxylase 106
glutamate dehydrogenase 195, 197
glutamic acid （グルタミン酸） 48⦿, 生成197, 212⊡⦿
glutamic-oxaloacetic transaminase （=GOT）
　　　　　　　　　　　　　　　　104, 194
glutamic-pyruvic transaminase （=GPT）
　　　　　　　　　　　　　　　　104, 194
glutaminase （グルタミナーゼ） 195
glutamine （グルタミン） 46⦿, 生成197, 212⊡⦿
glutamine synthetase 106
glutathione （グルタチオン） 56⦿, 126, （補酵素）136
glutelin （グルテリン） 60
glutenin （グルテニン） 45, 60
glyceraldehyde （グリセルアルデヒド） 2⦿, 8⦿
glyceraldehyde 3-phosphate 147⦿
glyceraldehyde-3-phosphate dehydrogenase
　　　　　　　　　　サブユニットの構造65, 147
glyceride （グリセリド） 28
glyceroglycolipid （グリセロ糖脂質） 38
glycerol （グリセロール） 29⊞⦿, 166⊡
glycerol kinase （グリセロールキナーゼ） 166
glycerol-3-phosphate 166⦿
glycerol-3-phosphate dehydrogenase 166, 185
glycerol phosphate shuttle
　　　　　　　　　（グリセロールリン酸シャトル） 162
α-glycerol phosphate 162
glycerophospholipid （グリセロリン脂質）
　　　　　　　　　　　　　36, 184⊞, 185⊡
glycerophosphorylcholine
　　　　　　　　（グリセロホスホリルコリン） 36, 185
glycine （グリシン） 46⦿, 206⊡, 抱合206
glycine amidinotransferase 199
glycochenodeoxycholic acid
　　　　　　　（グリコケノデオキシコール酸） 190⊞
glycocholic acid （グリココール酸） 42⦿, 190⊞
glycogen （グリコーゲン） 12⦿, 146⊡, 148⊞
　　　　　分解149, 調節150, 肝・筋171
glycogenesis （グリコーゲン合成） 171
glycogenic amino acid （糖原性アミノ酸） 200
glycogen synthase 146, 148
glycogen (starch) synthase 106
glycolipid （糖脂質） 38⊞
glycolysis （解糖） 146図, 調節154, 165⊞
glycolytic pathway （解糖系） 146図, 165⊞
glycophorin （グリコフォリン） 61
glycoprotein （糖タンパク質） 61, 71⊞⊞⊞
glycosaminoglycan 2, 16⦿
glycoside-OH （グリコシド-OH） 7
glycinin （グリシニン） 60
glyoxysome （グリオキシソーム） 299

枠つきの記号は，つぎの記載のあることを示す．　⦿=化学構造式　⊞=意義・定義　⊡=分類　⊞=生理作用

GMP(guanosine monophosphate)
　　　　　　　　　　226囲, 77化, 230代
Gn‐RH（gonadotropin-releasing hormone）
　　　　　　　　（性腺刺激ホルモン放出ホルモン）278
Golgi apparatus （ゴルジ装置）298
Golgi body （ゴルジ体）298
Golgi complex （ゴルジ複合体）298
gonadoliberin → Gn‐RH 279
gorlic acid （ゴルリン酸）32化
GOT （＝glutamic oxaloacetic transaminase）194
GPT （＝glutamic pyruvic transaminase）194
Graves' disease （グレイブス病）269
GRF （growth hormone‐releasing factor）
　　　　　　　　　成長ホルモン放出因子）278, 279化
GRH （growth hormone‐releasing hormone）
　　　　（→GRF）（成長ホルモン放出ホルモン）278, 279化
growth hormone （成長ホルモン）274
growth hormone‐releasing factor （GRF）
　　　　　　　　（成長ホルモン放出因子）278, 279化
G_s （GTP 結合タンパク質）264
GSH （glutathione） 56化, 136
guanidinoacetate methyltransferase 199
guanidinoacetic acid （グアニジノ酢酸） 199化, 206化
guanine （グアニン）74化, 226囲, 230代
guanosine （グアノシン）76化
guanosine 5'‐monophosphate （GMP）77化
guanosine monophosphate （グアノシン―リン酸）
　　　　　　　　　　　77化, 226囲, 230代
guanosine triphosphate （GTP）
　　　　　　　　（グアノシン三リン酸）159, 242
guanylic acid （グアニル酸）77化, 226囲, 230代
L‐gulonic acid （グロン酸）167化
D‐gulose （グロース）2
Guo (guanosine （グアノシン）76化

H

Hageman factor 324
haploid （一倍体）249
Haworth's formula （ハースの式）3
Hb （hemoglobin） （ヘモグロビン）311
HbCO （carbon monoxide hemoglobin）
　　　　　　　　（一酸化炭素ヘモグロビン）312
HbCO_2 （carbaminohemoglobin）
　　　　　　　　（炭酸ヘモグロビン）312
HCG （ヒト絨毛性性腺刺激ホルモン）274
HDL （高密度リポタンパク質）174
helicase （ヘリカーゼ）235
α‐helix （αらせん構造）63
hematin （ヘマチン）314
hematoporphyrin （ヘマトポルフィリン）310
hematuria （血尿）336
heme （ヘム）310
hemiacetal‐OH （ヘミアセタール‐OH）7
hemiketal‐OH （ヘミケタール‐OH）7
hemin （ヘミン）314
hemoglobin （ヘモグロビン）45, 311

hemosiderin （ヘモジデリン）257, 260
heparinase （ヘパリナーゼ）16化
heptose （ヘプトース）（七炭糖）2, 8
heptylic acid （ヘプチル酸）30
heteropolysaccharide （複合多糖類）2代
heterotropic （ヘテロトロピック）92
hexestrol （ヘキセストール）289化
hexokinase （ヘキソキナーゼ）104, 146
hexokinase method （――法）（糖の定量）27
hexose （ヘキソース）（六炭糖）2代, 8
hexose monophosphate shunt （＝HMP）
　　　　　　　　　（→ペントースリン酸経路）164経, 165代
high molecular weight kininogen （HMK）324
hippuric acid （馬尿酸）206化, 尿中量335
histamine （ヒスタミン）196化, 220化
histidine （ヒスチジン）48化, 220代化
histone （ヒストン）60, 73, 233
HMG （human menopausal gonadotropin）
　　　　　　　　（ヒト閉経婦人尿性腺刺激ホルモン）275
HMK （high molecular weight kininogen） 324
holoenzyme （ホロ酵素）86
homocysteine （ホモステイン）204化
homocystinuria （ホモシスチン尿症）223
homopolysaccharide （ホモ多糖類）2代
homotropic （ホモトロピック）92
Hopkins‐Cole reaction （ホプキンス―コール反応）
　　　　　　　　　　　　　53
hordein （ホルデイン）60
hormone （ホルモン）産生器官262図, 作用機構263・265
　　　　　　　　生合成と分泌266, メッセンジャー264
HPLC （高圧液体クロマトグラフィー）分析法111 ほか
HSP70 （heat shock protein 70）
　　　　　　　　（70kDa熱ショックタンパク質）245
human chorionic gonadotropin （HCG）
　　　　　　　　　（絨毛性性腺刺激ホルモン）274
human menopausal gonadotropin
　　　　　　　　　（ヒト閉経期尿性性腺刺激ホルモン）275
hyaluronic acid （ヒアルロン酸）16化
hyaluronidase （ヒアルロニダーゼ）16化
hybridization （細胞融合）252
hybridoma （ハイブリドーマ）252
hydnocarpic acid （ヒドノカルプス酸）32化
hydrazinolysis （ヒドラジン分解法）69
hydrocortisone （ヒドロコルチゾン）270, 288化
hydrogen bond （水素結合）62, 82
hydrolase （ヒドロラーゼ）（加水分解酵素）103
hydrolytic rancidity （加水分解型酸敗）35
5‐hydroperoxyeicosatetraenoic acid 189化
hydrophobic bond （疎水結合）62
hydroxocobalamin （ヒドロキソコバラミン）120
3‐hydroxyacyl‐CoA 176化
3‐hydroxybutyric acid （3‐ヒドロキシ酪酸）183化
3‐hydroxycholanic acid （3‐ヒドロキシコラン酸）42化
7α‐hydroxycholesterol
　　　　　　　　　（7α‐ヒドロキシコレステロール）190化
hydroxyfatty acid （オキシ脂肪酸）32代
hydroxylysine （ヒドロキシリシン）48化, 128, 221囲
hydroxymethylfurfural

3 - hydroxy - 3 - methylglutaryl - CoA ～ lactobacillic acid

　　　　　　　　（ヒドロキシメチルフルフラール）20⊛
3 - hydroxy - 3 - methylglutaryl - CoA　183⊛, 191⊛
hydroxynervonic acid （ヒドロキシネルボン酸）32⊛
hydroxyprogesterone
　　　　　　　　（ヒドロキシプロゲステロン）290⊛
hydroxyproline （ヒドロキシプロリン）48⊛, 214図
hyperchromic effect （濃色効果）81
hyperthyroidism （甲状腺機能亢進症）269
hypothalamus （視床下部）278
hypothyroidism （甲状腺機能低下症）269
hypoxanthine （ヒポキサンチン）78⊛, 230⊛

I

I （iodine） （ヨウ素）258, 血清中322, 尿中量335
ICSH （interstitial cell - stimulating hormone）
　　　　　　　　（間質細胞刺激ホルモン）277
IDL （中間密度リポタンパク質）174
D-idose （イドース）2⊛
idulonic acid （イズロン酸）16⊛
immunity （免疫）328
immunoglobulin （免疫グロブリン）
　　　　　　　　45, 328, 329図, 330図, 特徴331
IMP （inosine monophosphate）77⊛, 226図, 230⊛
indican （インジカン）218⊛, 尿中量335
indole （インドール）218⊛
indoleacetic acid （インドール酢酸）218⊛
inducer （誘導物質） （遺伝子発現の）248
inhibition （阻害） 酵素の阻害の形式 99
inhibitor （阻害剤）99
initiation factor （ペプチド鎖開始因子）242
Ino （inosine） （イノシン）76⊛
inosine （イノシン）76⊛
inosine monophosphate （IMP）
　　　　　　　　（イノシン一リン酸）77⊛, 226図, 230⊛
inosinic acid （イノシン酸）77⊛, 226図, 230⊛
inositol （イノシトール）37⊛, 血清中322
inositol 1,4,5 - trisphosphate （IP₃）
　　　　　　　　（イノシトール 1,4,5 - トリスリン酸）264
insensible perspiration （不感蒸泄）318
insulin （インスリン）57⊛, 266図, 分泌266, 270図
interferon （インターフェロン）45
international unit （国際単位）（ビタミンの）108
interstitial cell （間質細胞）272
interstitial cell - stimulating hormone
　　　　　　　　（間質細胞刺激ホルモン）277
intervening sequence （介在配列）234, 239, 266
intracellular fluid （細胞内液）319
intron （イントロン）234, 239
inulin （イヌリン）14⊛
inulinase （イヌリナーゼ）14
iodine （ヨウ素）258, 血清中322, 尿中量335
o-iodosylbenzoic acid （o-ヨードシル安息香酸）67⊛
ion exchange chromatography
　　　　　　　　（イオン交換クロマトグラフィー）54
iron （鉄）256図, 血清中322, 尿中量335

irreversible inhibition （不可逆阻害）99
isobutyric acid （イソ酪酸）30⊛
isocitrate dehydrogenase
　　　　　　　　（イソクエン酸デヒドロゲナーゼ）159
isocitric acid （イソクエン酸）159⊛
isoelectric point （等電点）49
isoleucine （イソロイシン）46⊛, 208調⊛
isomaltase （イソマルターゼ）10, 137
isomaltose （イソマルトース）10⊛, 137
isomerase （異性化酵素）103
isoniazid （INAH）（イソニアジド）130
isopalmitic acid （イソパルミチン酸）30⊛
isopentenyl pyrophosphate
　　　　　　　　（イソペンテニルピロリン酸）191⊛
isovaleric acid （イソ吉草酸）30⊛
isozyme （アイソザイム）89
itaconic acid （イタコン酸）32⊛
IU （international unit） （国際単位）（ビタミンの）108
IVS （= intervening sequence） （介在配列）234, 266

K

K （potassium） （カリウム）
　　　　　　　　254図, 255, 血清中322, 尿中量335
kallidin （カリジン）282, 283⊛
katal （酵素単位）88
keratan sulfate （ケラタン硫酸）16⊛
keratin （ケラチン）45, 60
3 - ketoacyl - CoA　176⊛
ketogenic amino acid （ケト原性アミノ酸）200
α-ketoglutaric acid （α-ケトグルタル酸）159⊛
3 - ketogulonate （3 - ケトグロン酸）167⊛
ketone body （ケトン体）183図⊛, 血清中322, 尿中336
ketonic rancidity （ケトン型酸敗）35
3 - keto - 6 - phosphogluconic acid　164⊛
ketose （ケトース）1義, 2題, 26機
ketosis （ケトン血症）183
3 - ketosphinganine （3 - ケトスフィンガニン）187⊛
Kiliani reaction （――反応）25
kininase （キニナーゼ）283
kininogen （キニノーゲン）283
chitinase （キチナーゼ）14
Krebs cycle （クレーブスサイクル）158図
kynurenine （キヌレニン）219⊛

L

labile factor （不安定因子）324
α-lactalbumin （ラクトアルブミン）60
lactase （ラクターゼ）10, 137
lactate dehydrogenase （乳酸脱水素酵素）90, 104, 147
lactic acid （乳酸）147⊛, 血清中322
lactic acid cycle （乳酸サイクル）171
lactobacillic acid （ラクトバシル酸）32⊛

枠つきの記号は，つぎの記載のあることを示す　⊛=化学構造式　題=意義・定義　機=分類　図=生理作用

Lactobacillus arabinosus 117, 119
Lactobacillus casei 119, 121
Lactobacillus leichmannii 121
Lactobacillus plantarum 119
β-lactoglobulin（ラクトグロブリン） 60
lactose（ラクトース）(乳糖) 10化, 166由
lactose synthase 166
lagging strand（ラギング鎖） 235
Laki-Lorand factor （LLF） 324
laminin（ラミニン） 45
Langerhans islet（ランゲルハンス島） 270
lanosterol（ラノステロール） 41化, 191, 192生
lauric acid（ラウリン酸） 30化
LCAT（レシチン-コレステロールアシルトランスフェラーゼ） 175
LDL（低密度リポタンパク質） 174
LDL receptor 175
leading strand （リーディング鎖） 235
lead sulfide reaction（硫化鉛反応） 53
lecithin（レシチン） 36化
legumelin（レグメリン） 60
legumin（レグミン） 60
Lesch-Nyhan 症候群 230
leucine（ロイシン） 46化, 208闘
leucosin（ロイコシン） 60
leukocyte（白血球） 323
leukotriene（ロイコトリエン） 188, 284由
levo-rotatory（左旋性） 4
Leydig cell（ライディッヒ細胞） 272
LH（luteinizing hormone）（黄体化ホルモン） 276
LH/FSH-RH → Gn-RH 279
LH-RH → GnRH 279
ligase（リガーゼ）（結合酵素） 103
lignoceric acid（リグノセリン酸） 30化, 181由
limit dextrin（限界デキストリン） 13
Lineweaver-Burk equation （──の式） 97, 98
linoleic acid（リノール酸） 32化, 181由
α-linolenic acid（α-リノレン酸） 32化, 181由
γ-linolenic acid（γ-リノレン酸） 32
lipase（リパーゼ） 104, 138, 142
lipid（脂質） 28頭図, 173闘, 血清中322
lipoic acid（リポ酸） 118化, 133化
lipoprotein（リポプロテイン）（リポタンパク質） 45, 61, 174, 機能175, 変換175
lipoprotein lipase（リポプロテインリパーゼ） 173
lipotropic hormone（脂肪(刺激)放出ホルモン） 282
lipotropin → lipotropic hormone 282
lipoxygenase（リポキシゲナーゼ） 188, 189
lithocholic acid（リトコール酸） 42化, 190由
LLF（Laki-Lorand factor） 324
LPH（lipotropic hormone） 282
LRF → Gn-RH 279
LR → Gn-RH 279
LT（leukotriene）（ロイコトリエン） 188, 284
LTH（luteotropic hormone）（黄体刺激ホルモン） 274
lumichrome（ルミクロム） 115
lumiflavin（ルミフラビン） 115化
luteinizing hormone（黄体化ホルモン） 276

luteotropin（黄体化ホルモン） 276
LVP（lysine-vasopressin） 277化
lyase（脱離酵素） 103
lymphocyte（リンパ球） 323
lynestrenol（リネストレノール） 290化
lysine（リシン） 48, 221闘
lysophosphatidic acid （リソホスファチジン酸） 182化, 184化
lysophosphatidylcholine （リソホスファチジルコリン） 185化
lysophospholipase（リソホスホリパーゼ） 185
lysosome（リソソーム） 299
lysozyme（リゾチーム） 14, 60
lyxose（リキソース） 2化

M

macroglobulin（マクログロブリン） 327
magnesium（マグネシウム） 256由, 血清中322, 尿中量335
malate-aspartate shuttle （リンゴ酸-アスパラギン酸シャトル） 162
malate dehydrogenase 158
malic acid （リンゴ酸） 158化, 162
malonyl-CoA（マロニルCoA） 179化
maltase（マルターゼ） 10, 137
maltose（マルトース） 10化
maltotriose（マルトトリオース） 11化
manganese（マンガン） 258
mannan（マンナン） 8
mannitol（マンニトール） 23化
mannose（マンノース） 8化, 157闘, 血清中322
mannose 1-phosphate 168化
mannose 6-phosphate 168化
Maxam-Gilbert method （──法） 70
Mb（myoglobin）（ミオグロビン） 65図, 313
medroxyprogesterone （メドロキシプロゲステロン） 290化
melanins （メラニン） 217
melanocyte-stimulating hormone-releasing factor （メラニン細胞刺激ホルモン放出因子） 278
melanocyte-stimulating hormone-release-inhibiting-factor （メラニン細胞刺激ホルモン放出抑制因子） 278
melanoliberin → MRF 279
melanostatin → MIF 279
melanotropin （色素細胞刺激ホルモン） 276
melatonin（メラトニン） 268, 269化
melissic acid（メリシン酸） 30化
membrane transport（膜輸送） 296
menadione（メナジオン） 112化
menaquinone（メナキノン） 112化
mesobilirubin（メソビリルビン） 317化
mesobilirubinogen（メソビリルビノーゲン） 317化
messenger RNA（メッセンジャーRNA） 80由, 239由
mestanolone（メスタノロン） 291化

mestranol (メストラノール) 289⬚
Met Hb (methemoglobin) (メトヘモグロビン) 312
metabolic water (代謝水) 318
metal - activated enzyme (金属活性化酵素) 261
metalloenzyme (金属酵素) 261
metalloprotein (金属タンパク質) 61
metallothionein (メタロチオネイン) 45, 260
metal - requiring enzyme (金属要求酵素) 261
metaprotein (メタプロテイン) 61
methemoglobin (メトヘモグロビン) 312
methenolone (メテノロン) 291⬚
methionine (メチオニン) 47⬚, 再生204, 223⬚⬚
methotrexate (メトトレキサート) 121, 134⬚
methylcobalamin (メチルコバラミン) 120, 135⬚, 203, 204
5 - methylcytosine (5 - メチルシトシン) 75⬚
5 - methylcytidine (5 - メチルシチジン) 83⬚
$N^{5,10}$ - methylene - THF 202
0-methylglucose (メチルグルコース) 9⬚
1 - methylguanosine (メチルグアノシン) 83⬚
methylmalonyl - CoA (メチルマロニル - CoA) 178⬚, 209⬚, 210⬚
methylmalonyl - CoA mutase 106, 178, 209, 210
methylprednisolone (メチルプレドニゾロン) 288⬚
methyltestosterone (メチルテストステロン) 289⬚
N^5 - methyl - THF 202⬚, 204, 205
4α-methylzymosterol (4α-メチルチモステロール) 192⬚
mevalonate 5 - phosphate 191⬚
mevalonate 5 - pyrophosphate 191⬚
mevalonic acid (メバロン酸) 191⬚
Michaelis - Menten の式 (ミカエリス - メンテンの式) 97
microfilament (ミクロフィラメント) 300
microsome (ミクロソーム) 298
microtubule (微小管) 300
microvillus (微絨毛) 140
midpoint temperature (融解温度) (核酸の) 81
MIF (melanocyte - stimulating hormone release - inhibiting factor) (メラニン細胞刺激ホルモン放出抑制因子) 278, 279⬚
MIH → MIF 278, 279⬚
Millon reaction (ミロン反応) 52
mineral (無機質) 253, 254⬚
mineralocorticoid (鉱質コルチコイド) 272, 288⬚
mitochondria (ミトコンドリア) 298⬚⬚
mixed type inhibition (混合型阻害) 101
Mn (manganese) (マンガン) 258
Mo (molybdenum) (モリブデン) 258
molecular activity (モル活性) 89
Molisch reaction (モーリッシュ反応) 26
molybdenum (モリブデン) 258
monocyte (単球) 323
monoclonal antibody (モノクロナール抗体) 252
β-monoglyceride (β-モノグリセリド) 29, 138, 142
monomeric enzyme (単量体酵素) 90
monosaccharide (単糖類) 1⬚, 2⬚, 8⬚
montanic acid (モンタン酸) 30⬚
motilin (モチリン) 280, 281⬚
MPP (matrix processing peptidase) 245

MRF (melanocyte - stimulating hormone releasing factor) (メラニン細胞刺激ホルモン放出抑制因子) 279
MRH → MRF 279
mRNA (messenger RNA) (メッセンジャーRNA) 80⬚, 合成239
MSH (melanocyte stimulating hormone) (色素細胞刺激ホルモン) 276
MTH (mammotropic hormone) (乳腺刺激ホルモン) 274
mucic acid (粘液酸) 22⬚
mucopolysaccharide (ムコ多糖) (→ glycosaminoglycan) 2⬚, 16⬚
multi - enzyme complex (多酵素複合体) 91
multiple enzyme forms (多型酵素) 89
mutarotase (ムタロターゼ) 106
mutarotation (変旋光) 5, 機構20
myoglobin (ミオグロビン) 65⬚, 322
myosin (ミオシン) 45
myristic acid (ミリスチン酸) 30⬚
myristoleic acid (ミリストレイン酸) 30⬚
myxedema (粘液水腫) 269

N

Na (sodium)(ナトリウム) 254⬚, 血清中322, 尿中量335
NAD⁺ (nicotinamide adenine dinucleotide) 130⬚
 NAD⁺の作用詳細 (高エネルギーとしての) 130
NADP⁺ (nicotinamide adenine dinucleotide phosphate) 130⬚
NANA (N-acetylneuraminic acid) (N-アセチルノイラミン酸) 169⬚
neoendorphin (ネオエンドルフィン) 285
nephron (ネフロン) 332⬚
nervonic acid (ネルボン酸) 32⬚, 181⬚
neutral fat (中性脂肪) 28, 血清中322
neutrophil (好中球) 323
niacin (ナイアシン) 116⬚, 血清中322
niacinamide (ナイアシンアミド) 116⬚
nicotinamide (ニコチンアミド) 116⬚
nicotinamide adenine dinucleotide (NAD⁺) 130⬚
nicotinamide adenine dinucleotide phosphate (= NADP⁺) 130⬚
nicotinic acid (ニコチン酸) 116⬚, 219⬚, 血清中322
ninhydrin (ニンヒドリン) 52⬚, ——反応52
nitric oxide (一酸化窒素) 286, 287⬚
nitroprusside reaction (ニトロプルシド反応) 53
nitrothiocyanobenzoic acid (ニトロチオシアノ安息香酸) 67
non - competitive inhibition (非拮抗阻害) 100
non - drying oil (不乾性油) 34
noradrenaline (ノルアドレナリン) 作用機構263, 270⬚, 271⬚
norepinephrine (ノルエピネフリン) 270, 271⬚
norepirenamine (ノルエピレナミン) 270, 271⬚
norethisterone (ノルエチステロン) 290⬚

外国語索引　373

norethynodrel ～ peroxisome

norethynodrel（ノルエチノドレル）290🔷
norgestrel（ノルゲストレル）290🔷
nortestosterone（ノルテストステロン）291🔷
NPN（non-protein nitrogen）
　　　　　　　　（非タンパク性窒素）血清中322
nucleic acid（核酸）
　　　73🔷, 融解81, 構造82, 分解225, 226🔷
nucleoprotein（核タンパク質）61, 73
nucleoside（ヌクレオシド）76🔷
nucleosome（ヌクレオソーム）234
nucleotidase（ヌクレオチダーゼ）225
nucleotide（ヌクレオチド）77🔷🔷, 機能79,
　合成の調節232
nucleus（核）297
nyctalopia（夜盲症）111
Nylander reaction（ニーランデル反応）26

O

obligatory urine（不可避尿）318
Ochromonas danica 119
Ochromonas malhamensis 121
octadecatetraenoic acid
　　　　　　　　　（オクタデカテトラエン酸）188
OCT（ornithine carbamoyltransferase）198
Okazaki fragment（岡崎フラグメント）236
oleic acid（オレイン酸）32🔷, 181🔷
oligomeric enzyme（オリゴマー酵素）90
oligomeric protein（オリゴマータンパク質）64
oligosaccharide（オリゴ糖）2🔷
operator（オペレーター）247
operon（オペロン）247
opioid peptide 284
optical isomer（光学異性体）4
optimum pH（最適pH）88
optimum temperature（最適温度）88
ordered Bi, Bi 機構 98
ornithine（オルニチン）48🔷, 198🔷
ornithine carbamoyltransferase（OCT）
　　　　（オルニチンカルバモイルトランスフェラーゼ）198
ornithine cycle（オルニチンサイクル）198🔷
orotic acid（オロト酸）（オロチン酸）78🔷, 229🔷
oryzenin（オリゼニン）45, 60
osazone（オサゾン）24
osteomalacia（骨軟化症）111
osteoporosis（骨粗鬆症）111, 255
OT（oxytocin）（オキシトシン）276, 277🔷
ovalbumin（卵アルブミン）45, 60
ovulation（排卵）292, 293
ovary（卵巣）272
oxabolone（オキサボロン）291🔷
oxalic acid（シュウ酸）尿中量335
oxaloacetic acid（オキサロ酢酸）158🔷
oxandrolone（オキサンドロロン）291🔷
α oxidation（α酸化）（脂肪酸の）178
β oxidation（β酸化）（脂肪酸の）176🔷🔷

ω oxidation（ω酸化）（脂肪酸の）178
oxidation-reduction potential（酸化還元電位）303
oxidative deamination（酸化的脱アミノ）195🔷
oxidative phosphorylation（酸化的リン酸化）305
oxidative rancidity（酸化型酸敗）35
oxidoreductase（酸化還元酵素）103
oxime（オキシム）25
2-oxoglutarate dehydrogenase complex 159
2-oxoglutaric acid（2-オキソグルタル酸）
　　　　　　　　　　（→α-ケトグルタル酸）159🔷
oxymetholone（オキシメトロン）291🔷
oxytocin（オキシトシン）276, 277🔷

P

P（phosphorus）（リン）256🔷
PABA（*p*-aminobenzoic acid）（*p*-アミノ安息香酸）
　　　　　　　　　　　　　　　　　134
PAF（platelet activating factor）39🔷, 186🔷
PAGE（ポリアクリルアミドゲル電気泳動）58
palmitic acid（パルミチン酸）30🔷
palmitoleic acid（パルミトレイン酸）30🔷, 181🔷
PALP（pyridoxal phosphate）130🔷, 194🔷🔷
PAMP（pyridoxamine phosphate）130🔷
pancreas（膵臓）137, 270
pancreatic juice（膵液）138
pancreatic polypeptide 270
pancreozymin（パンクレオザイミン）
　　　　　　　　　　→ コレシストキニン 280
panose（パノース）11🔷
pantetheine（パンテテイン）131🔷
panthoic acid（パントイン酸）131🔷
pantothenic acid（パントテン酸）
　　　　　　　　　　118🔷, 131🔷, 血清中322
PAPS（phosphoadenosine phosphosulfate）80🔷
paramethasone（パラメタゾン）288
parathormone（パラトルモン）268, 作用機構125
parathyroid（副甲状腺）
　　　　268🔷, 機能低下症269, 機能亢進症269
parathyroid hormone → パラトルモン 268
passive transport（受動輸送）296
Pauly reaction（パウリ反応）53
pectin（ペクチン）14🔷
pectinase（ペクチナーゼ）14
Pediococcus cerevisiae 121
pellagra（ペラグラ）117
pentose（ペントース）（五炭糖）2🔷, 8, 血清中322
pentose phosphate cycle
　　　　　　　（ペントースリン酸回路）164🔷, 165🔷
PEP（ホスホエノールピルビン酸）147🔷, 302🔷
pepsin（ペプシン）137, 139, 141
pepsinogen（ペプシノーゲン）89
peptide（ペプチド）55🔷, 命名法55
peptone（ペプトン）61
peroxidase（ペルオキシダーゼ）104, 314
peroxisome（ペルオキシソーム）299

🔷=化学的性質　🔷=検出・反応　🔷=名称のある経路　🔷=一般代謝経路　🔷=生合成経路　🔷=挿図

PG (prostaglandin) (プロスタグランジン) 188構意, 284
　phagosome (貪食胞) 299
　phenol-硫酸法 (糖の定量) 27
　phenylacetic acid (フェニル酢酸) 215構
　phenylacetylglutamine
　　　　　　　　　(フェニルアセチルグルタミン) 215構
　phenylacetylglycine
　　　　　　　　　(フェニルアセチルグリシン) 215構
　phenylalanine (フェニルアラニン) 47構, 215意
　phenylhydrazine (フェニルヒドラジン) 23構
　phenylhydrazone (フェニルヒドラゾン) 23構
　phenylisothiocyanate
　　　　　　　　(フェニルイソチオシアネート) 68, 69構
　phenylketonuria (フェニルケトン尿症) 215
　phenyllactic acid (フェニル乳酸) 215構
　phenylpyruvic acid (フェニルピルビン酸) 215構
　phoshorylase (ホスホリラーゼ) 146
　phosphatidic acid (ホスファチジン酸) 36構, 182分
　phosphatidylcholine
　　　　　　　　(ホスファチジルコリン) 36構, 184構, 185意
　phosphatidylethanolamine
　　　　　　　　(ホスファチジルエタノールアミン) 36構, 184
　phosphatidylinositol
　　　　　　　　(ホスファチジルイノシトール) 37構, 184
　phosphatidylserine
　　　　　　　　(ホスファチジルセリン) 36構, 184構
　phosphatidylserine decarboxylase 184
　phosphoacetylglucosamine mutase 169
　phosphoadenosine phosphosulfate (=PAPS) 79
　phosphocholine (ホスホコリン) 184
　phosphodiesterase (ホスホジエステラーゼ) 81, 225
　phosphoenolpyruvic acid
　　　　　　　　(ホスホエノールピルビン酸) 147構, 302
　phosphoenolpyruvate carboxykinase 151, 158
　6-phosphofructokinase 104, 146
　phospho-α-D-glucuronic acid 167構
　phosphoglucomutase
　　　　　　　　(ホスホグルコムターゼ) 106, 146
　6-phosphogluconic acid (6-ホスホグルコン酸) 164構
　6-phosphogluconolactone
　　　　　　　　(6-ホスホグルコノラクトン) 164構
　phosphoglycerate kinase 147
　phosphoglycerate mutase 147
　2-phosphoglyceric acid (2-ホスホグリセリン酸) 147構
　3-phosphoglyceric acid (3-ホスホグリセリン酸) 147構
　phosphohexokinase (ホスホヘキソキナーゼ) 104
　phosphoinositide (ホスホイノシチド) 37構
　phospholipase A_2 (ホスホリパーゼ A_2) 185
　phospholipid (リン脂質) 36意, 184分, 血清中322
　phospho-mannomutase (ホスホマンノムターゼ) 168
　3-phosphomevalonate 5-pyrophosphate
　　　　　　　　(3-ホスホメバロン酸5-ピロリン酸) 191構
　phosphomonoesterase (ホスホモノエステラーゼ) 225
　phosphopantetheine (ホスホパンテテイン)
　　　　　　　　　　　　　　　　118, 132, 179
　phosphoprotein (リンタンパク質) 61
　phosphoribosyl pyrophosphate (PRPP)
　　　　　　　　(ホスホリボシルピロリン酸) 226構, 232
　phosphoric acid (リン酸) 76構, 256囲, 尿中量335
　phosphorus (リン) 256囲
　phosphorylase (ホスホリラーゼ) 104, 146
　phosphorylase kinase (ホスホリラーゼキナーゼ)
　　　　　　　　　　　　　　　　　　　　150
　phylloquinone (フィロキノン) 112構
　PIF (prolactin release-inhibiting factor)
　　　　　　　　(プロラクチン放出抑制因子) 278
　PIH (プロラクチン放出抑制ホルモン) → PIF 279
　pineal body (松果体) 268
　pituitary anterior (下垂体前葉) 274
　pituitary intermediary (下垂体中葉) 276
　pituitary posterior (下垂体後葉) 276
　PL (pyridoxal) 116構
　PL (placental lactogen) (胎盤性ラクトゲン) 282
　placenta (胎盤) 274
　placental lactogen (PL) (胎盤性ラクトゲン) 282
　plasmalogen (プラスマローゲン) 39構
　plasma membrane (形質膜) 295図, 機能296
　plasma thromboplastin component (=PTC) 324
　plasma thromboplastin antecedent (=PTA) 324
　plasmid (プラスミド) 250
　plasmin (プラスミン) 89, 326
　plasmin inhibitor (プラスミンインヒビター) 327
　platelet activating factor (PAF)
　　　　　　　　(血小板活性化因子) 39構 186構
　pleated sheet (ひだ折り構造) 64図
　PLP (pyridoxal phosphate) 116, 130構, 194構
　PM (pyridoxamine) 116構
　PN (pyridoxine) 116
　polygalacturonase (ポリガラクツロナーゼ) 14
　P/O ratio (P/O比) 306
　porphin (ポルフィン) 309構
　porphobilinogen (ポルフォビリノーゲン) 315構
　porphyrin (ポルフィリン) 309構意, 315囲, 分解317
　potassium (カリウム) 254囲, 血清中322, 尿中量335
　PQQ (pyrroloquinoline quinone) 122構, 136構
　$PQQH_2$ (pyrroloquinoline hydroquinone) 136構
　precallikrein (プレカリクレイン) 324
　prednisolone (プレドニゾロン) 288構
　preβ-globulin画分 174
　pregnanediol (プレグナンジオール) 290構
　preproinsulin (プレプロインスリン) 266
　PRF (prolactin-releasing factor)
　　　　　　　　　(プロラクチン放出因子) 278
　PRH (prolactin-releasing hormone) → PRF
　　　　　　　　(プロラクチン放出ホルモン) 279
　primary lysosome (一次リソソーム) 299
　primary structure (一次構造) (タンパク質の)
　　　　　　　　　　　　　　　63, 決定法66
　primer RNA (プライマーRNA) 236
　PRL (prolactin) (プロラクチン) 274
　proaccelerin (プレアクセレリン) 324
　processing (プロセシング) 240
　procollagen (プロコラーゲン) 127
　proconvertin (プロコンバーチン) 129, 324
　proelastase (プロエラスターゼ) 89

外国語索引　375

proenzyme　～　ribosomal RNA

proenzyme（プロ酵素）(酵素前駆体) 89
progesterone（プロゲステロン）272, 290化, 性周期292
proinsulin（プロインスリン）266
prolactin（プロラクチン）274
prolactin release-inhibiting factor
　　　　　　　　（プロラクチン放出抑制因子）278
prolactin-releasing factor
　　　　　　　　（プロラクチン放出因子）278
prolactoliberin → PRF 279
prolactostatin → PIF 279
prolamin（プロラミン）60
proline（プロリン）47化, 214生化
prolipase（プロリパーゼ）89
promoter（プロモーター）237, 247
propionic acid（プロピオン酸）30化
propionyl-CoA（プロピオニルCoA）178経化
prostacyclin（プロスタサイクリン）189
prostaglandin（プロスタグランジン）284作
prostanoic acid（プロスタン酸）188化, 284作
prosthetic group（補欠分子族）87
protamine（プロタミン）60
protease（プロテアーゼ）327検
protein（タンパク質）　　45構, 形状58, 58化, 60類
　　　分子量58, 吸収スペクトル59, 分類60, 構造62
　　　193経, 生合成241, 血清中322, 尿中336
protein kinase（プロテインキナーゼ）150
protein score（タンパク質価）205
proteose（プロテオース）61
protocollagen（プロトコラーゲン）127
prothrombin（プロトロンビン）89, 125, 324
protomer（プロトマー）89
protoporphyrin（プロトポルフィリン）310, 316化
provitamin A（プロビタミンA）109化
provitamin D（プロビタミンD）109化
PRPP（phosphoribosyl-1-pyrrophosphate）
　　　　　　　　　　　　　　　　226化, 232
pseudouridine（プソイドウリジン）83化
PTA（plasma thromboplastin antecedent）324
PTC（plasma thromboplastin component）324
PTC method（phenylisothiocyanate法）68
pteroylglutamic acid（プテロイルグルタミン酸）120化
PTH（parathyroid hormone）
　　　　　　　　（副甲状腺ホルモン）268
pullulan（プルラン）14化
pullulanase（プルラナーゼ）14
purine base（プリン塩基）74化, 226生, 230経
purine nucleotide（プリンヌクレオチド）226生, 230経
putrescine（プトレッシン）196化
pyran（ピラン）6化
pyranose（ピラノース）6
pyridoxal（ピリドキサル）116化
pyridoxal phosphate（=PLP）
　　　　　（ピリドキサルリン酸）116, 130化, 194
pyridoxamine（ピリドキサミン）116化
pyridoxamine phosphate
　　　　　　　　（ピリドキサミンリン酸）130化
pyrimidine（ピリミジン）75化
pyrimidine nucleotide（ピリミジンヌクレオチド）
　　　　　　228生, 231経, 合成の調節232
pyrophosphoric acid（ピロリン酸）→ ジリン酸 129化
pyrroloquinoline quinone（=PQQ）122化, 136化
pyrroloquinoline hydroquinone（PQQH₂）136化
PPi = pyrophosphoric acid（ピロリン酸）
　　　　　　　　　　　　→ ジリン酸 129化
pyruvate carboxylase 106, 151, 158
pyruvate decarboxylase 147
pyruvate dehydrogenase complex 158
pyruvate kinase 147
pyruvic acid（ピルビン酸）147化, 血清中322
PZ（pancreozymin）→ コレシストキニン 281

Q　R

quaternary structure（四次構造）64

racemic compound（ラセミ体）4
raffinose（ラフィノース）11化
rancidity（酸敗）35
random Bi Bi 機構 98
RBF（renal blood flow）(腎血流量) 333
RBP（retinol-binding protein）
　　　　　　　（レチノール結合タンパク質）110
receptor（レセプター）(ホルモンの) 263
recommended name（推奨名）102
red blood cell（erythrocyte）(赤血球) 323
reducing sugar（還元糖）7
regulatory subunit（調節サブユニット）92
renal blood flow（腎血流量）333
renal plasma flow（RPF）(腎血漿流量) 332, 333
renal threshold for glucose（糖排泄腎閾値）335
renin（レニン）282
rennin（レンニン）139
replication（複製）235
replication fork（複製点）235
replicon（レプリコン）235
repressor（リプレッサー）248
resorcinol reaction（レゾルシノール反応）26
respiratory chain（呼吸鎖）305
respiratory quotient（呼吸商）308
retinal（レチナール）110化, 125
retinoic acid（レチノイン酸）110化
retinol（レチノール）110化
retinol-binding protein（RBP）
　　　　　　　（レチノール結合タンパク質）110
retrogradation（老化）(でんぷんの) 13
reversible inhibition（可逆阻害）99
Ri（抑制性受容体）264
riboflavin（リボフラビン）114化
ribonuclease（リボヌクレアーゼ）81
ribonucleic acid（リボ核酸）74, 80生, 構造82
ribose（リボース）8化, 75化
ribose 5-phosphate（リボース5-リン酸）
　　　　　　　　　　　164生, 核酸合成226
ribosomal RNA（リボソームRNA）(rRNA) 80生

化=化学的性質　　検=検出・反応　　名=名称のある経路　　経=一般代謝経路　　生=生合成経路　　図=挿図

ribosome（リボソーム）241, 構造・機能300
ribothymidine（リボチミジン）83[式]
D-ribulose（リブロース）2[式]
ribulose 5 - phosphate（リブロース 5 - リン酸）164[式]
ricinoleic acid（リシノール酸） 32[式]
rickets（くる病）111, 255
RNA（ribonucleic acid）(リボ核酸)
74, 80[作], 構造82, タンパクの生合成241
RNase（ribonuclease）(リボヌクレアーゼ）81
RPF（renal plasma flow）(腎血漿流量）333
RQ（respiratory quotient）(呼吸商）308
rRNA（ribosomal RNA）80[作], 241, 300
R_s（stimulatory receptor）(刺激性受容体）264
rutinose（ルチノース）10[式]

S

S（sulfur）(硫黄）256[作]
S（secretin）(セクレチン）280, 281[式]
saccharic acid（糖酸）22[式]
saccharose （サッカロース）10[式]
Sacchromyces carlsbergensis 117
saliva（唾液）138
salmine（サルミン）60
salt depletion（塩分欠乏症）255
salvage pathway（サルベージ経路）(核酸の）224
Sanger method（サンガー法）70
saturated fatty acid （飽和脂肪酸）30[類]
SBG（sex steroid binding β-globulin）
(性腺ステロイド結合グロブリン）273
scleroprotein（硬タンパク質）60
scurvy（壊血病）123
Se（selenium）(セレン）258
secondary lysosome（二次リソソーム）299
secondary structure（二次構造）63
secretin（セクレチン）280, 281[式]
D-sedoheptulose（セドヘプツロース）8[式]
sedoheptulose 7 - phosphate
(セドヘプツロース 7 - リン酸）164[式]
selenium（セレン）258
Seliwanoff reaction（セリワノフ反応）26
semi - drying oil（半乾性油）34
sense strand（センス鎖）237[図]
sequenator（アミノ酸配列自動決定装置）66
sequence analyzer （アミノ酸配列自動決定装置）66
sequencer （アミノ酸配列自動決定装置）66
serine（セリン）36[式], 47[式], 207[謝][式]
serine protease（セリンプロテアーゼ）325
serotonin（セロトニン）196[式], 218[式]
serum（血清）321, ——中各種成分322
serum albumin（血清アルブミン）60, 322
serum globulin（血清グロブリン）60, 322
serum prothrombin conversion accelerator
(SPCA）31
sex steroid binding β-globulin（SBG）273
sexual cycle （性周期）292[図]
sialoglycolipid（シアログリコリピド）38[式]
siderophilin（シデロフィリン）260
signal peptide（シグナルペプチド）244
signal recognition particie（シグナル認識粒子）244
Simmonds disease（シモンズ病）275
simple diffusion（単純拡散）296
simple lipid（単純脂質）28[類][義]
sitosterol（β-シトステロール）41[式]
sodium（ナトリウム）254[作], 血清中322, 尿中量335
somatoliberin ⟶ GRF 279
somatostatin（成長ホルモン放出抑制因子）270, 279[式]
somatotropin（成長ホルモン）274
Somogyi - Nelson method（——法）(糖の定量）27
sorbitol（ソルビトール）9[式], 166[式], 血清中322
sorbitol pathway （ソルビトール経路）166[系]
sorbose（ソルボース）2[式]
spacer （スペーサー）234
SPCA（serum prothrombin conversion
accelerator）(血液凝固第VII因子）324
specific activity（比活性）88
sphinganine（スフィンガニン）187[式]
4 - sphingenine（スフィンゲニン）187[式]
sphingoglycolipid（スフィンゴ糖脂質）38
sphingomyelin（スフィンゴミエリン）37[式], 187[生][式]
sphingophospholipid（スフィンゴリン脂質）37
sphingosine（スフィンゴシン）36[式], 187[式]
sphingosine acyltransferase 187
splicing（スプライシング）239, 240
squalene（スクワレン）191[式]
SRF ⟶ GRF 279
SRIF（somatotropin - release inhibiting factor）
(成長ホルモン放出抑制因子）278, 279[式]
stanozolol（スタノゾロール）291[式]
staphylokinase（スタフィロキナーゼ）326
starch（デンプン）12[図], 13
stearic acid（ステアリン酸）30[式], 181[生]
stercobilin（ステルコビリン）317[式]
stercobilinogen（ステルコビリノーゲン）317[式]
steroid（ステロイド）40[義][作][式], 191[生]
steroid hormone（ステロイドホルモン）(作用機構）265
sterol（ステロール）40
stigmasterol （スチグマステロール）41[式]
Streptococcus faecalis 119, 121
streptokinase（ストレプトキナーゼ）326
streptozotocin（ストレプトゾトシン）271
β-structure（β構造）64[図]
Stuart - Prower factor 125, 324
substance P 57[式]
ssubstrate（基質）(酵素の） 84
substrate level phosphorylation
(基質準位リン酸化）161[図], 307
subunit（サブユニット）64, 90
succinate dehydrogenase
(コハク酸デヒドロゲナーゼ）104, 159
succinic acid（コハク酸）159[式]
succinyl - CoA（スクシニル - CoA）159[式]
sucrase（シュクラーゼ）10, 137
sucrose （シュクロース）(ショ糖）10[式]

[外] 索引

枠つきの記号は，つぎの記載のあることを示す． [式]＝化学構造式 [義]＝意義・定義 [類]＝分類 [作]＝生理作用

sugar alcohol （糖アルコール）9㊐, 18㊐
sugar methyl ether （糖メチルエーテル）9㊐
sulfatide （スルファチド）38㊐
sulfur （硫黄）256㊐
systematic name （系統名）（酵素の）102

T

D-tagatose （タガトース）2㊐
D-talose （タロース）2㊐
TATA box 237
taurine （タウリン）222㊐
taurochenodeoxycholic acid
　　　　（タウロケノデオキシコール酸）190㊐
taurocholic acid （タウロコール酸）42㊐, 190㊐
TCA cycle （tricarboxylic acid cycle）
　　　158㊐, 関連代謝160, ATPの生成163, 165㊐
template （鋳型）235
termination factor （転写終結因子）238
tertiary structure （三次構造）（タンパク質の）64
testicle （精巣）272
testis （精巣）272
testosterone （テストステロン）272, 289㊐
tetrahydrobiopterin （テトラヒドロビオプテリン）134
tetrahydrofolic acid （THF）134㊐, 202㊐
tetrahydrofuran （テトラヒドロフラン）6㊐
tetrahydropyran （テトラヒドロピラン）6㊐
tetrose （テトロース）（四炭糖）2㊐, 8
theobromine （テオブロミン）78㊐
theophylline （テオフィリン）78㊐
thermolysin （サーモリシン）67
THF （tetrahydrofolic acid）（テトラヒドロ葉酸）134㊐
thiaminase （チアミナーゼ）115
thiamin （チアミン）114㊐
thiamin diphosphate （TDP）114, 129㊐
thiamin pyrophosphate （TPP）114, 129㊐
thiobarbituric acid 法
　　　　（チオバルビツール酸法）（糖の定量）27
thiochrome （チオクロム）115㊐, ──法115
thioctic acid （チオクト酸）118㊐
thioethanolamine （チオエタノールアミン）131㊐
thionein （チオネイン）260
thiouracil （チオウラシル）78㊐
threonine （スレオニン）（トレオニン）47㊐, 210㊐㊐
D-threose （スレオース）（トレオース）2㊐
thrombocyte （血小板）323
thromboplastin （トロンボプラスチン）324
thromboxane （トロンボキサン）188, 284
thymidine （チミジン）76㊐
thymidine5'-monophosphate （TMP）77㊐
thymidine monophosphate （チミジン(一)リン酸）77㊐
thymidylic acid （チミジル酸）77㊐
thymine （チミン）75㊐
thymopoietin （チモポエチン）282
thymosin （チモシン）282
thyroid （甲状腺）268

thyroliberin　──→ TRH 279㊐
thyrotropin （甲状腺刺激ホルモン）276
thyroxine （T₄）（チロキシン）
　　　216㊐, 作用機構265, 分泌267㊐, 268㊐, 269㊐
timnodonic acid （チムノドン酸）188㊐
Tm （midpoint temperature）（融点）（核酸の）81
tocopherol （トコフェロール）112㊐
tocotrienol （トコトリエノール）112㊐
topoisomerase （トポイソメラーゼ）235
TPP （thiamin pyrophosphate）114, 129㊐
transaldolase （トランスアルドラーゼ）164
transamination （アミノ基転移）194
transcortin　──→ CBG 273
transcription （転写）233, 237, 239
transferase （トランスフェラーゼ）（転移酵素）103
transferrin （トランスフェリン）45, 260
transfer RNA （転移RNA）（tRNA）
　　　　　　　　　80㊐, 構造83図, 245㊐
transketolase （トランスケトラーゼ）129, 164
translation （翻訳）241, 開始242, 終了244
transmethylation （メチル基転移）204㊐
trehalase （トレハラーゼ）10, 137
trehalose （トレハロース）10
TRF ──→ TRH
　　　　（甲状腺刺激ホルモン放出ホルモン）278, 279㊐
tropocollagen （トロポコラーゲン）127
TRH （thyrotropin releasing hormone）
　　　　（甲状腺刺激ホルモン放出ホルモン）278, 279㊐
triacylglycerol （トリアシルグリセロール）
　　　　（→triglyceride）（トリグリセリド）29㊐, 182㊐
triacylglycerol lipase 104
triamcinolone （トリアムシノロン）288㊐
tricarboxylic acid cycle （TCA cycle）
　　　158㊐, 関連代謝160, ATPの生成163, 165㊐
tricosanedioic acid （トリコサン二酸）32㊐
triglyceride （トリグリセリド）29㊐, 182㊐
triiodothyronine（T₃）（トリヨードチロニン）268, 269㊐
triose （トリオース）（三炭糖）2㊐, 8
triose phosphate isomerase　構造65図, 147
triphosphoinositide （トリホスホイノシチド）37㊐
triplet （トリプレット）243
tRNA （transfer RNA）（トランスファーRNA）
　　　　　　　　（転移RNA）80㊐, 構造82, 245㊐
troponin （トロポニン）45
trypsin （トリプシン）104, 139, 141
trypsinogen （トリプシノーゲン）89
tryptophan （トリプトファン）47㊐, 117, 218㊐㊐
TSH （thyroid-stimulating hormone）
　　　　　　　　（甲状腺刺激ホルモン）276
tuberculostearic acid （ツベルクロステアリン酸）30㊐
tubulin （チューブリン）45, 300㊐
tyramine （チラミン）196
tyrosine （チロシン）47㊐, 216㊐㊐
tyrosinemia （チロシン血症）216

㊐=化学的性質　　㊐=検出・反応　　㊐=名称のある経路　　㊐=一般代謝経路　　㊐=生合成経路　　図=挿図

U

ubiquinone （ユビキノン） 122❸, 作用, 306❸
UDP (uridine diphosphate) 229㊄
UDP-N-acetylgalactosamine 169㊄❸
UDP-N-acetylglucosamine 169㊄❸
UDPcholine (UDPコリン) 79❸
UDPgalactose (UDPガラクトース) 166❸, 168㊄
UDPglucose (UDPグルコース) 146❸, 148, 166❸
UDPglucose-hexose-1-phosphate uridylyltransferase 157
UDPglucuronic acid （UDPグルクロン酸） 166❸, 168㊄
UDPxylose (UDPキシロース) 168㊄❸
UMP (uridine monophosphate) 77❸, 229㊄
non-competitive inhibition （不拮抗阻害） 101
unordered structure （不規則構造）（タンパク質の） 64
unsaturated fatty acid （不飽和脂肪酸） 30㊄, 178㊄
unwinding （巻き戻し） 235
uracil （ウラシル） 75❸
Urd (uridine) （ウリジン） 76❸
urea （尿素） 198❸, 血清中322, 尿中量335
urea cycle （尿素サイクル） 198㊄
urease （ウレアーゼ） 104
uric acid （尿酸） 78❸, 230㊄, 血清中322, 尿中量335
uridine （ウリジン） 76❸
uridine monophosphate (UMP) （ウリジン[一]リン酸） 77❸, 229㊄❸
uridine diphosphate (UDP) （ウリジン二リン酸） 229
uridylic acid (UMP) （ウリジル酸） 77❸, 229㊄
urine （尿） 332㊄, 性状334, 成分335
urobilin （ウロビリン） 317❸
urobilinogen （ウロビリノーゲン） 317㊄❸, 尿中量335, 336
urocanic acid （ウロカニン酸） 220❸
uronic acid （ウロン酸） 9❸, 22❸, 26㊄
uroporphyrin （ウロポルフィリン） 310, 315❸
UTP (uridine triphosphate) （ウリジン三リン酸） 146, 229㊄
UTP-glucose-1-phosphate uridylyltransferase 146, 148, 168

V

vaccenic acid （バクセン酸） 32❸, 181㊄
valeric acid （吉草酸） 30㊄
valine （バリン） 46❸, 208㊄
van Slyke method （――法）アミノ窒素定量法54
variable region （可変部）（免疫グロブリンの） 329
vasoactive intestinal polypeptide 280, 281❸
vasopressin （バソプレシン） 276, 277

VHDL （超高密度リポタンパク質） 174
VIP (vasoactive intestinal polypeptide) 280, 281❸
visual substance （視物質） 124
vitamin （ビタミン） 108㊄, 所要量108, 補酵素との関連一覧表172
vitamin A 110❸, 視覚作用124, 血清中322
vitamin B_1 114❸, 血清中322
vitamin B_2 114❸, 血清中322
vitamin B_6 116❸
vitamin B_{12} 120❸
vitamin C → L-ascorbic acid 122❸, 作用詳細127, 血清中322
vitamin D 44❸, 110㊄❸, 作用詳細125, 血清中322
vitamin D_2, D_3 44❸, 110❸
vitamin E 112❸, 抗酸化作用126, 血清中322
vitamin K 112❸, 作用詳細125
vitelline （ビテリン） 61
VLDL （超低密度リポタンパク質） 174
von Willebrand desease （――病） 327
VP (vasopressin) （バソプレシン） 作用機構264, 276, 277❸

W

warfarin （ワルファリン） 112
water-soluble vitamin （水溶性ビタミン） 108
wax （ロウ） 28
white blood cell （白血球）(leukocyte) 323
Wilson disease （――病） 259
Wohl 分解 25
wyosine （ワイオシン） 78❸

X

xanthine （キサンチン） 78❸, 230㊄
xanthine oxidase （キサンチンオキシダーゼ） 104
xanthoprotein 反応（キサントプロテイン――） 53
xanthosine （キサントシン） 78❸
xylan （キシラン） 8
xylitol （キシリトール） 167㊄❸
D-xylose （キシロース） 2❸, 8❸
xylulose （キシルロース） 2❸, 167❸
xylulose 5-phosphate 164❸, 167❸

Z

zeatosine （ゼアトシン） 78❸
zein （ゼイン） 60
zinc (Zn)（亜鉛） 258
zymogen （チモーゲン） 89
zymosterol （チモステロール） 192❸

参 考 図 書

本書の作成にあたり，下記の書籍を参考にしました．著者および編者の方々に謝意を表します．

1 石橋貞彦，遠藤浩良，東 惠彦（編著） ： 生化学（丸善）
2 今堀和友，山川民夫（監修） ： 生化学辞典（東京化学同人）
3 入江昌親，小木曽健人，倉田宗司，篠田雅人（編著） ： 生化学（廣川書店）
4 奥田拓道，高田明和，前田 浩 ： 病気を理解するための生理学・生化学（金芳堂）
5 小野宗三郎（編著） ： 入門酵素反応速度論（共立出版）
6 鹿取 信，山本尚三，佐藤和雄 ： プロスタグランジン（講談社）
7 金井 泉，金井正光（編著） ： 臨床検査法提要（金原出版）
8 宿谷良一，東 惠彦，島津慶造，細谷憲政，紺野邦夫 ： 生化学（文光堂）
9 多田富雄（監訳） ： 免疫学イラストレイテッド（南江堂）
10 永井 裕，石倉久之，林 利彦 ： シーゲル 生化学計算法（廣川書店）
11 日経バイオテク（編） ： 日経バイオテクノロジー最新用語辞典（日経マグロウヒル）
12 日本化学会（編） ： 生化学実験講座 1～16巻（東京化学同人）
13 日本生化学会（編） ： 生化学データブック Ⅰ，Ⅱ（東京化学同人）
14 日本ビタミン学会（編） ： ビタミン学実験法 Ⅰ，Ⅱ（東京化学同人）
15 馬場茂明，和田 博，北村元仕，奥田 潤（編） ： 臨床酵素ハンドブック（講談社）
16 水上茂樹（訳） ： フルートン 生化学史—分子と生命（共立出版）
17 E. E. Conn, P. K. Stumpf ： Outlines of Biochemistry (Wiley & Sons)
18 T. M. Devlin (Ed) ： Textbook of Biochemistry with Clinical Correlations (Wiley Medical)
19 R. W. Hay ： Bio-inorganic Chemistry (Ellis Horwood)
20 A. L. Lehninger ： Biochemistry (Worth)
21 D. W. Martin, Jr., P. A. Mayes, V. W. Rodwell, D. K. Granner ： Harper's Review of Biochemistry (Maruzen)
22 R. W. McGilvery, G. W. Goldstein ： Biochemistry—A Functional Approach (Igakushoin Saunders)
23 R. Montgomery, R. L. Dryer, T. W. Conway, A. A. Spector ： Biochemistry —A Case-Oriented Approach (C. V. Mosby)
24 Nomenclature Committee of the International Union of Biochemistry ： Enzyme Nomenclature (Academic Press)
25 D. E. Vance, J. E. Vance (Eds) ： Biochemistry of Lipids and Membranes (Benjamin-Cummings)
26 R. M. C. Dawson, D. C. Elliott, W. H. Elliott, K. M. Jones ： Data for Biochemical Research (Clarendon)
27 D. Voet, J. G. Voet ： Biochemistry (John Wiley & Sons)
28 J. D. Rawn ： Biochemistry (Neil Patterson)

・著者紹介・

遠藤　克己（えんどう　かつみ）

略歴
- 1936 年　上海市生まれ
- 1961 年　京都薬科大学卒業
- 1972 年　大阪樟蔭女子大学助教授
- 1992 年　大阪樟蔭女子大学教授
- 2001 年　大阪樟蔭女子大学名誉教授

著書
- 1965 年　"生化学ガイドブック"（共著，南江堂）
- 1969 年　"新生化学ガイドブック"（共著，南江堂）
- 1984 年　"栄養生理生化学ガイド 99"（南江堂）
- 1988 年　"生化学ガイドブック"（南江堂）
- 1991 年　"栄養の生化学 ①②③"（南江堂）

三輪　一智（みわ　いちとも）

略歴
- 1943 年 1 月　名古屋市生まれ
- 1965 年　名古屋市立大学薬学部卒業
- 1968 年　名城大学薬学部助手
- 1975 年　講師
- 1979—80 年　マイアミ大学医学部客員助教授
- 1982 年　名城大学薬学部助教授
- 1994 年　名城大学薬学部教授
- 2012 年　名城大学名誉教授

著書（いずれも共同執筆者の一人として）
- 1973 年　"Methods of Biochemical Analysis" Vol 21 (John Wiley & Sons)
- 1979 年　"臨床化学実習書"（廣川書店）
- 1982 年　"臨床酵素ハンドブック"（講談社）
- 1984 年　"生化学分析法"（南江堂）
- 1985 年　"高分子分析ハンドブック"（朝倉書店）
- 1987 年　"臨床化学"（南江堂）
- 1994 年　"1994 糖尿病学"（診断と治療社）
- 1995 年　"糖尿病研究ストラテジー"（秀潤社）
- 1997 年　"1997 糖尿病学"（診断と治療社）
- 1998 年　"病態生理・生化学 I"（共立出版）
- 1998 年　"病態生理・生化学 II"（共立出版）
- 1999 年　"薬学生のための臨床化学"（南江堂）
- 2001 年　"生化学"（医学書院）
- 2001 年　"疾病と病態生理"（南江堂）
- 2003 年　"医学大辞典"（医学書院）
- 2004 年　"Glucokinase and Glycemic Disease: From Basics to Novel Therapeutics" (Karger)
- 2004 年　"AGEs 研究の最前線"（メディカルレビュー社）
- 2005 年　"薬剤師のための臨床検査ハンドブック"（丸善）
- 2005 年　"生物系薬学 II—スタンダード薬学シリーズ 4"（東京化学同人）
- 2011 年　"生物系薬学 IV 演習編—スタンダード薬学シリーズ 4"（東京化学同人）
- 2012 年　"薬学用語辞典"（東京化学同人）

生化学ガイドブック（改訂第 3 版増補）

1988 年 4 月 15 日　第 1 版第 1 刷発行	著　者　遠藤克己，三輪一智
1990 年 3 月 10 日　第 2 版第 1 刷発行	発行者　小立鉦彦
1996 年 10 月 1 日　第 3 版第 1 刷発行	発行所　株式会社　南 江 堂
2006 年 1 月 20 日　第 3 版第 8 刷発行	☏ 113-8410　東京都文京区本郷三丁目 42 番 6 号
2006 年 10 月 1 日　第 3 版増補第 1 刷発行	☎ (出版)03-3811-7235　　（営業）03-3811-7239
2019 年 9 月 1 日　第 3 版増補第 5 刷発行	ホームページ https://www.nankodo.co.jp/
	振替口座　00120-1-149
	印刷　壮光舎印刷／製本　ブックアート

Ⓒ Katsumi Endo, Ichitomo Miwa, 2006

Guidebook to Biochemistry

定価は表紙に表示してあります．
落丁・乱丁の場合はお取り替えいたします．

Printed and Bound in Japan
ISBN978-4-524-24363-1

本書の無断複写を禁じます．

JCOPY 〈出版者著作権管理機構　委託出版物〉

本書の無断複写は，著作権法上での例外を除き，禁じられています．複写される場合は，そのつど事前に，出版者著作権管理機構（TEL 03-5244-5088, FAX 03-5244-5089, e-mail: info@jcopy.or.jp）の許諾を得てください．

本書をスキャン，デジタルデータ化するなどの複製を無許諾で行う行為は，著作権法上での限られた例外（「私的使用のための複製」など）を除き禁じられています．大学，病院，企業などにおいて，内部的に業務上使用する目的で上記の行為を行うことは私的使用には該当せず違法です．また私的使用のためであっても，代行業者等の第三者に依頼して上記の行為を行うことは違法です．

メモ

メモ

メモ

メ　モ

メ　モ